全国中医药行业高等教育"十四五"规划教材

全国高等中医药院校规划教材（第十一版）

医学影像学

（新世纪第三版）

（供中医学、针灸推拿学、中西医临床医学、护理学等专业用）

主 编 侯 键 许茂盛

U0364256

中国中医药出版社

·北 京·

图书在版编目（CIP）数据

医学影像学 / 侯键，许茂盛主编 . —3 版 . —北京：
中国中医药出版社，2021.6（2024.5 重印）
全国中医药行业高等教育"十四五"规划教材
ISBN 978-7-5132-6835-6

Ⅰ . ①医… Ⅱ . ①侯… ②许… Ⅲ . ①医学摄影—中
医学院—教材 Ⅳ . ① R445

中国版本图书馆 CIP 数据核字（2021）第 052105 号

融合出版数字化资源服务说明

全国中医药行业高等教育"十四五"规划教材为融合教材，各教材相关数字化资源（电子教材、PPT 课件、
视频、复习思考题等）在全国中医药行业教育云平台"医开讲"发布。

资源访问说明

扫描右方二维码下载"医开讲 APP"或到"医开讲网站"（网址：www.e-lesson.cn）注
册登录，输入封底"序列号"进行账号绑定后即可访问相关数字化资源（注意：序列号
只可绑定一个账号，为避免不必要的损失，请您刮开序列号立即进行账号绑定激活）。

资源下载说明

本书有配套 PPT 课件，供教师下载使用，请到"医开讲网站"（网址：www.e-lesson.cn）认证教师身份后，
搜索书名进入具体图书页面实现下载。

中国中医药出版社出版

北京经济技术开发区科创十三街 31 号院二区 8 号楼
邮政编码 100176
传真 010-64405721
河北新华第二印刷有限责任公司印刷
各地新华书店经销

开本 889×1194 1/16 印张 23 字数 608 千字
2021 年 6 月第 3 版 2024 年 5 月第 4 次印刷
书号 ISBN 978-7-5132-6835-6

定价 89.00 元
网址 www.cptcm.com

服 务 热 线 010-64405510 微信服务号 zgzyycbs
购 书 热 线 010-89535836 微商城网址 https://kdt.im/LIdUGr
维 权 打 假 010-64405753 天猫旗舰店网址 https://zgzyycbs.tmall.com

如有印装质量问题请与本社出版部联系（010-64405510）

全国中医药行业高等教育"十四五"规划教材
全国高等中医药院校规划教材（第十一版）

《医学影像学》
融合出版数字化资源编创委员会

主　编

侯　键（成都中医药大学）　　　　　　许茂盛（浙江中医药大学）

副主编

张东友（湖北中医药大学）　　　　　　王　嵩（上海中医药大学）
丁承宗（山东中医药大学）　　　　　　栾金红（黑龙江中医药大学）
贺太平（陕西中医药大学）

编　委（以姓氏笔画为序）

王丹妮（中国科学院大学）　　　　　　王志远（湖南省肿瘤医院）
王芳军（广州中医药大学）　　　　　　毛伍兵（广东中山市中医院）
方继良（中国中医科学院）　　　　　　邓开玉（湖南医药学院）
朱　宁（湖南医药学院）　　　　　　　任羿陶（中国科学院大学）
刘　军（中南大学）　　　　　　　　　刘　勇（西南医科大学）
刘　璐（甘肃中医药大学）　　　　　　刘红成（西南医科大学）
孙　黎（中国中医科学院）　　　　　　阳　义（湖北中医药大学）
李　康（中国科学院大学）　　　　　　李文斌（湖南省怀化市第一人民医院）
杨中杰（河南中医药大学）　　　　　　何　欣（广西中医药大学）
宋连英（北京中医药大学）　　　　　　宋宗根（湖南医药学院）
张　红（北京中医药大学）　　　　　　张　锐（湖南省怀化市第一人民医院）
张刘璐（西南医科大学）　　　　　　　张英俊（湖南医药学院）
张明星（成都中医药大学）　　　　　　张荣森（中南大学）
张雪珍（湖南省怀化市第一人民医院）　陆玉敏（广西中医药大学）
陈立军（湖南医药学院）　　　　　　　陈宗桂（湖南医药学院）
林　林（黑龙江中医药大学）　　　　　林江南（浙江中医药大学）
林志艳（甘肃中医药大学）　　　　　　周国兴（黑龙江中医药大学）
郑　玲（湖南医药学院）　　　　　　　封　敏（湖南医药学院）
柏晨辉（广州中医药大学）　　　　　　柳越冬（辽宁中医药大学）

施皓洋（中国科学院大学）　　　　　姜莹佳（中南大学）

祝铭山（湖南医药学院）　　　　　　聂　婷（湖南医药学院）

莫夏萍（广西中医药大学）　　　　　栾　丽（新疆医科大学）

席　伟（新疆医科大学）　　　　　　陶弘武（辽宁中医药大学）

黄德健（南京中医药大学）　　　　　曹志坚（浙江中医药大学）

彭　波（成都中医药大学）　　　　　韩　冬（陕西中医药大学）

谢明国（成都中医药大学）　　　　　管海辰（湖南医药学院）

廖海燕（中南大学）　　　　　　　　魏宁宁（湖南医药学院）

学术秘书

彭　波（成都中医药大学）　　　　　林江南（浙江中医药大学）

匡海学（黑龙江中医药大学教授、教育部高等学校中药学类专业教学指导委员会主任委员）

吕志平（南方医科大学教授、全国名中医）

吕晓东（辽宁中医药大学党委书记）

朱卫丰（江西中医药大学校长）

朱兆云（云南中医药大学教授、中国工程院院士）

刘　良（广州中医药大学教授、中国工程院院士）

刘松林（湖北中医药大学校长）

刘叔文（南方医科大学副校长）

刘清泉（首都医科大学附属北京中医医院院长）

李可建（山东中医药大学校长）

李灿东（福建中医药大学校长）

杨　柱（贵州中医药大学党委书记）

杨晓航（陕西中医药大学校长）

肖　伟（南京中医药大学教授、中国工程院院士）

吴以岭（河北中医药大学名誉校长、中国工程院院士）

余曙光（成都中医药大学校长）

谷晓红（北京中医药大学教授、教育部高等学校中医学类专业教学指导委员会主任委员）

冷向阳（长春中医药大学校长）

张忠德（广东省中医院院长）

陆付耳（华中科技大学同济医学院教授）

阿吉艾克拜尔·艾萨（新疆医科大学校长）

陈　忠（浙江中医药大学校长）

陈凯先（中国科学院上海药物研究所研究员、中国科学院院士）

陈香美（解放军总医院教授、中国工程院院士）

易刚强（湖南中医药大学校长）

季　光（上海中医药大学校长）

周建军（重庆中医药学院院长）

赵继荣（甘肃中医药大学校长）

郝慧琴（山西中医药大学党委书记）

胡　刚（江苏省政协副主席、南京中医药大学教授）

侯卫伟（中国中医药出版社有限公司董事长）

姚　春（广西中医药大学校长）

徐安龙（北京中医药大学校长、教育部高等学校中西医结合类专业教学指导委员会主任委员）

高秀梅（天津中医药大学校长）

高维娟（河北中医药大学校长）

郭宏伟（黑龙江中医药大学校长）

唐志书（中国中医科学院副院长、研究生院院长）

彭代银（安徽中医药大学校长）

董竞成（复旦大学中西医结合研究院院长）

韩晶岩（北京大学医学部基础医学院中西医结合教研室主任）

程海波（南京中医药大学校长）

鲁海文（内蒙古医科大学副校长）

翟理祥（广东药科大学校长）

秘书长（兼）

陆建伟（国家中医药管理局人事教育司司长）

侯卫伟（中国中医药出版社有限公司董事长）

办公室主任

周景玉（国家中医药管理局人事教育司副司长）

李秀明（中国中医药出版社有限公司总编辑）

办公室成员

陈令轩（国家中医药管理局人事教育司综合协调处处长）

李占永（中国中医药出版社有限公司副总编辑）

张岠宇（中国中医药出版社有限公司副总经理）

芮立新（中国中医药出版社有限公司副总编辑）

沈承玲（中国中医药出版社有限公司教材中心主任）

前　言

为全面贯彻《中共中央 国务院关于促进中医药传承创新发展的意见》和全国中医药大会精神，落实《国务院办公厅关于加快医学教育创新发展的指导意见》《教育部 国家卫生健康委 国家中医药管理局关于深化医教协同进一步推动中医药教育改革与高质量发展的实施意见》，紧密对接新医科建设对中医药教育改革的新要求和中医药传承创新发展对人才培养的新需求，国家中医药管理局教材办公室（以下简称"教材办"）、中国中医药出版社在国家中医药管理局领导下，在教育部高等学校中医学类、中药学类、中西医结合类专业教学指导委员会及全国中医药行业高等教育规划教材专家指导委员会指导下，对全国中医药行业高等教育"十三五"规划教材进行综合评价，研究制定《全国中医药行业高等教育"十四五"规划教材建设方案》，并全面组织实施。鉴于全国中医药行业主管部门主持编写的全国高等中医药院校规划教材目前已出版十版，为体现其系统性和传承性，本套教材称为第十一版。

本套教材建设，坚持问题导向、目标导向、需求导向，结合"十三五"规划教材综合评价中发现的问题和收集的意见建议，对教材建设知识体系、结构安排等进行系统整体优化，进一步加强顶层设计和组织管理，坚持立德树人根本任务，力求构建适应中医药教育教学改革需求的教材体系，更好地服务院校人才培养和学科专业建设，促进中医药教育创新发展。

本套教材建设过程中，教材办聘请中医学、中药学、针灸推拿学三个专业的权威专家组成编审专家组，参与主编确定，提出指导意见，审查编写质量。特别是对核心示范教材建设加强了组织管理，成立了专门评价专家组，全程指导教材建设，确保教材质量。

本套教材具有以下特点：

1.坚持立德树人，融入课程思政内容

将党的二十大精神进教材，把立德树人贯穿教材建设全过程、各方面，体现课程思政建设新要求，发挥中医药文化育人优势，促进中医药人文教育与专业教育有机融合，指导学生树立正确世界观、人生观、价值观，帮助学生立大志、明大德、成大才、担大任，坚定信念信心，努力成为堪当民族复兴重任的时代新人。

2.优化知识结构，强化中医思维培养

在"十三五"规划教材知识架构基础上，进一步整合优化学科知识结构体系，减少不同学科教材间相同知识内容交叉重复，增强教材知识结构的系统性、完整性。强化中医思维培养，突出中医思维在教材编写中的主导作用，注重中医经典内容编写，在《内经》《伤寒论》等经典课程中更加突出重点，同时更加强化经典与临床的融合，增强中医经典的临床运用，帮助学生筑牢中医经典基础，逐步形成中医思维。

3.突出"三基五性"，注重内容严谨准确

坚持"以本为本"，更加突出教材的"三基五性"，即基本知识、基本理论、基本技能，思想性、科学性、先进性、启发性、适用性。注重名词术语统一，概念准确，表述科学严谨，知识点结合完备，内容精炼完整。教材编写综合考虑学科的分化、交叉，既充分体现不同学科自身特点，又注意各学科之间的有机衔接；注重理论与临床实践结合，与医师规范化培训、医师资格考试接轨。

4.强化精品意识，建设行业示范教材

遴选行业权威专家，吸纳一线优秀教师，组建经验丰富、专业精湛、治学严谨、作风扎实的高水平编写团队，将精品意识和质量意识贯穿教材建设始终，严格编审把关，确保教材编写质量。特别是对32门核心示范教材建设，更加强调知识体系架构建设，紧密结合国家精品课程、一流学科、一流专业建设，提高编写标准和要求，着力推出一批高质量的核心示范教材。

5.加强数字化建设，丰富拓展教材内容

为适应新型出版业态，充分借助现代信息技术，在纸质教材基础上，强化数字化教材开发建设，对全国中医药行业教育云平台"医开讲"进行了升级改造，融入了更多更实用的数字化教学素材，如精品视频、复习思考题、AR/VR等，对纸质教材内容进行拓展和延伸，更好地服务教师线上教学和学生线下自主学习，满足中医药教育教学需要。

本套教材的建设，凝聚了全国中医药行业高等教育工作者的集体智慧，体现了中医药行业齐心协力、求真务实、精益求精的工作作风，谨此向有关单位和个人致以衷心的感谢！

尽管所有组织者与编写者竭尽心智，精益求精，本套教材仍有进一步提升空间，敬请广大师生提出宝贵意见和建议，以便不断修订完善。

国家中医药管理局教材办公室
中国中医药出版社有限公司
2023 年 6 月

编写说明

医学影像学与科技成果的密切结合，使得医学影像学发展迅速。各种影像设备不断出现和改进，影像技术不断创新，从形态显像扩展到功能、代谢成像，并深入到分子影像、基因影像，从影像诊断发展到介入治疗，从辅助检查发展到临床诊疗，结合信息技术，形成了完整的医学影像系统。同时，医学影像学也推动着医学的飞速发展。中医的先进认识论与原始实现方法的矛盾，阻碍着中医的发展，应用现代科技成果包括医学影像学与中医的结合，将是解决这一矛盾、发展中医的重要途径之一。学好医学影像学，具备影像学基础知识与基本技能，也是临床医疗工作的需要。

本教材在编写过程中，着重结合中医药院校实际，针对解剖课程较少、病理生理教学较薄弱等特点，本着以学生为中心，坚持以"三基""五性"为基础，突出实用性，并配有大量精选图片，图中着重从初学者角度给予较详细指示与说明。努力做到"教师易教、学生易学、临床实用"，力求"授人以渔"，传授学习思路与方法，使初学者易学，举一反三，利于继续教育。

本教材分为三篇，第一篇较详细介绍了医学影像学的发展特点、常用设备的成像原理与临床应用，并结合目前医疗机构的实际，介绍了医师应掌握的影像学基本技能，包括如何选择影像检查与影像检查申请及图像阅读方法；并较详尽介绍了中医与影像学结合研究的思路、内容、方法与具体研究实例，希望对中医院校学生今后的学习、临床实践、研究工作有所启迪。第二篇介绍各系统的影像检查方法、各影像检查设备的特点与临床选择、正常影像学表现，以利"知常达变"；并根据目前临床实际，介绍了临床常见病多发病的影像诊断，特别偏重介绍了中医有确切疗效的病种的诊断，主要为 X 线、CT、MRI 检查、超声诊断，并总结影像诊断要点。每章后有阅片实践，选用病案均为临床实例，配有详细解读，旨在引导读者将所学知识进行临床应用。此外，各章后附有学习拓展，使中医院校学生能进一步了解中西医结合影像学的研究进展；学习小结是将本章所学内容进行归纳总结，以提供明确的学习思路，便于整体把握学习内容。第三篇主要介绍介入放射学及其与中医药的联系。

本教材汇集了来自全国 21 所中医药院校或附属医院的专家，各位专家倾力将其在临床、教学、科研的经验，在全国中医药行业高等教育"十三五"规划教材《医学影像学》基础上，并根据几年来的使用情况进行了精编与修订，力求成为具有中医药特色的《医学影像学》教材。

第一篇第一章由侯键编写；第二章由侯键、张东友、王嵩、丁承宗编写；第三章由侯键、张东友、方继良编写；第二篇第一章由王嵩、杨中杰编写；第二章由栾丽、刘军编写；第三章由丁承宗、陆玉敏编写；第四章由贺太平、宋连英编写；第五章由刘勇、林志艳编写；第六章由栾金红、陶弘武编写；第七章由方继良、谢明国、刘勇编写；第八章由黄德健、李康编写；第九章由刘军、张英俊编写；第三篇由许茂盛、王芳军、曹志坚编写。每章后的中西医结合影像拓展部分由张东友、侯键编写。全书由侯键、许茂盛统稿。

本教材在纸质版基础上配有融合出版数字化资源，数字化资源编创工作由许茂盛负责，全体编委参与。

《医学影像学》编委会

2021 年 4 月

目 录

扫一扫，查阅
本书数字资源

第三篇　介入放射学

第一篇

总 论

第一章
学科发展与学科概念

扫一扫，查阅本章数字资源，含PPT、音视频、图片等

医学影像学的发展历程就是其不断与科技成果结合创新的过程。自 1895 年德国物理学家伦琴（Röntgen）发现 X 线后不久，X 线就用于人体的检查，形成了 X 线诊断学（diagnostic rontgenology）。20 世纪 50 年代到 60 年代，超声与核素显像相继应用于人体疾病的检查，形成了超声成像（ultrasonography）和 γ 闪烁显像（γ-scintigraphy）。随着科学技术的进步，特别是计算机技术的迅猛发展、新材料的不断发现与合成，20 世纪 70 年代和 80 年代又相继出现了 X 线计算机体层成像（X-ray computed tomography，CT）、磁共振成像（magnetic resonance imaging，MRI）和发射体层显像（emission computed tomography，ECT），后者包括单光子发射体层显像（single photon emission computed tomography，SPECT）与正电子发射体层显像（positron emission tomography，PET）等新的成像技术，由此形成了以 X 线诊断为基础，包括超声成像、发射体层成像、CT、MRI 等多种成像技术的影像诊断学（diagnostic imaging），从而使人体内部结构和器官在活体状态下得以显示，帮助医生了解人体解剖结构、生理功能状态及病理变化，以达到明确诊断的目的。这属于视诊的范畴。

目前，由于成像设备和检查技术的不断发展与创新，影像诊断已不局限于形态学的诊断，还可进行功能与代谢成像，在此基础上，影像诊断学还逐渐深入到组织的细胞水平和分子水平，并以影像反映其变化，形成了分子影像学（molecular imaging）。这些新技术极大丰富了影像诊断学的内容，提高了诊断水平，使视诊不断延伸。

数字成像是计算机技术与医学相结合的产物，是影像成像技术发展史上的又一里程碑，目前已覆盖影像的全领域，这使传统的模拟成像过渡到数字化成像，改变了图像的输出显示方式，不再依赖于胶片的成像模式。同时，数字成像结合网络技术，形成了图像存档与传输系统（picture archiving and communication system，PACS），改变了图像的读片方式，使海量的图像信息能进行适应临床需要的后处理并保存，同时也加快了传输速度，方便了会诊工作，使远程放射学（teleradiology）成为现实。科学技术的进步，使医学影像学正向着网络化、数字化、无胶片化、无纸化发展，目前云存储、计算机辅助诊断已进入实践应用。

现今各种影像设备包括软件、硬件都在现代科技的支持下不断发展着，如 320 排探测器、动态 640 层成像、能谱成像等技术，使 CT 设备朝着超高速、低辐射、精细容积成像、动态成像等方向发展；MRI 已进入 3.0T 时代，PET 与 MRI 的融合也已成为现实；胎儿 MRI 成像、四维超声成像、对比剂的最新研制（如 MRI 提高小肝癌检出率、网状内皮系统显示效果的超顺磁性氧化铁 SPIO 纳米颗粒）等，使得疾病诊断提前，为中医治未病提供了设备基础。

20 年世纪 70 年代兴起的介入放射学（interventional radiology），是在成像设备的导引下对某些疾病进行诊断和治疗的新技术，使一些因药物或手术难治的疾病得以有效治疗或微创治疗，已

成为与内科、外科并列的三大治疗体系之一。随着设备、器材与技术的改进，其发展非常迅速，应用范围亦已扩展到人体各器官的多种疾病，疗效不断提高，在临床应用与理论研究方面都有很大进展（图 1-1-1）。

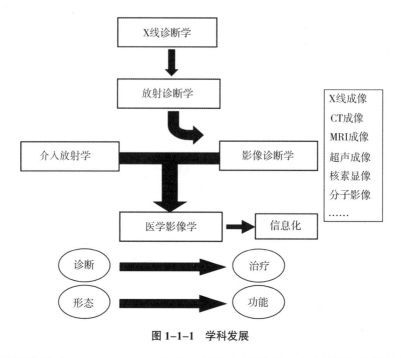

图 1-1-1　学科发展

　　因此，医学影像学（medical imaging）是一门综合性学科，包括影像诊断学与介入放射学。影像诊断学是利用成像设备使人体内部结构或功能变化形成影像，反映人体的解剖结构、生理功能、病理改变甚至细胞分子水平的变化，以诊断为目的；介入放射学是在影像设备的引导下对疾病进行诊断和治疗，使得影像科由以往的辅助检查科室发展到临床科室。影像诊断学、介入放射学、信息放射（information in radiology）共同形成了医学影像系统。

　　医学影像学是一门开放的、不断发展的学科，是科学技术在医学领域的延伸应用，同时也有力地推动了临床医学的快速发展。由此不难看出，医学影像学已成为临床医学中发展最快、作用重大、不可或缺的学科之一，因此，学好本门课程对每一位医学生都尤为重要。

扫一扫，查阅本章数字资源，含PPT、音视频、图片等

第一节　X线成像

一、X线成像原理

（一）X线的产生和特性

1. X线的产生　X线是高速运行的电子流撞击钨（或钼、铑等）靶时产生的，是能量转换的结果。当X线球管接通电源后，灯丝变压器提供6～12V电压为X线管灯丝加热，并在其周围产生自由电子云；高压变压器向X线管两极提供高电压（40～140kV），使阴极处于活跃状态的自由电子高速向阳极运行，撞击阳极靶面，并发生能量转换，其中约1%以下的能量转换为X线，其余99%以上的能量则转换为热能。（图1-2-1）

2. X线的特性　X线是一种波长很短的电磁波，波长范围为0.0006～50nm，用于X线成像的常用波长范围为0.008～0.031nm（相当于40～150kV时），在电磁波谱中，居γ射线与紫外线之间，比可见光的波长要短得多，肉眼不可见。X线除上述一般物理性质外，还具有以下几方面与X线成像相关的特性：

（1）穿透性（penetrability）　X线能穿透可见光不能穿透的物质，并在穿透过程中有一定程度的吸收即衰减。其穿透力与X线管电压密切相关，电压愈高，穿透力愈强，反之，电压愈低，其穿透力愈弱。穿透性是X线成像的基础。

（2）荧光效应（fluorescence effect）　X线能激发荧光物质（如碘化铯、硫化锌镉、钨酸钙等），使不可见的X线转换成可见光，称为荧光效应。荧光效应是传统暗室透视检查（目前已基本淘汰）的基础，也是探测器或平板成像光电转换的重要环节。

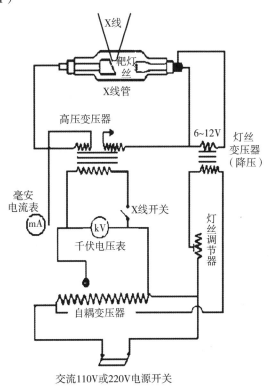

图1-2-1　X线成像电路图

（3）感光效应（photosensitivity） X线能使涂有溴化银的胶片感光并产生潜影，经显影、定影处理后显影。传统胶片成像利用了感光效应，目前已很少使用。

（4）电离效应（ionizing effect） X线穿透生物体时，可引起原子或分子电离，直接破坏某些大分子结构（如使蛋白分子链断裂），甚至可直接损伤细胞结构，称为电离效应或生物学效应。电离效应不用于X线成像，但可对某些病变组织（如肿瘤）进行集中照射治疗。由于电离效应，应在进行X线检查时注意防护。电离效应是放射防护学和放射治疗学的基础。

（二）X线成像原理

当X线穿过人体，由于人体内不同组织器官存在不同的密度与厚度，X线被吸收的程度有所差别，因此到达胶片或探测器（或平板）的X线量有差异，这样，在胶片上或经计算机处理后就形成黑白或明暗对比不同的影像。（图1-2-2）

人体组织结构中各单位体积内不同元素量的总和有所不同，因此在X线图像中有不同的密度。X线图像中的密度分为三类：①高密度：骨组织和钙化灶等；②中等密度：软骨、肌肉、神经、实质器官、结缔组织以及体内液体等；③低密度：脂肪组织及存在于呼吸道、胃肠道、鼻窦和乳突内的气体等。

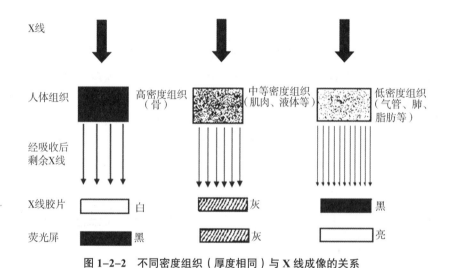

图1-2-2 不同密度组织（厚度相同）与X线成像的关系

二、X线设备与检查技术

（一）X线设备

近年来，传统的X线直接作用于胶片成像已逐渐被数字化成像取代，其胶片由计算机输出电信号，经打印机得到。主要设备包括计算机X线摄影、数字X线摄影和数字减影血管造影等。

1.计算机X线摄影（computed radiography，CR） 是将X线影像信息存储在影像板（image plate，IP）上，经过激光扫描，将存储的信号转换为光电信号，再通过模/数转换后，输入计算机处理，形成较好质量的数字图像。

2.数字X线成像（digital radiography，DR） 是X线摄影装置或透视装置与电子计算机结合，X线探测器将通过人体的X线影像信息转变成电信号，再经过计算机进行模/数转换成数字信息，从而得到数字化图像的技术。此种成像明显优于传统X线成像，图像处理系统可调节影

像对比，投照条件宽容范围较大，图像质量很好。（图 1-2-3）

3. 数字减影血管造影（digital subtraction angiography，DSA）　是在血管内注入对比剂，经计算机将受检部位注入对比剂前后的图像数字信息相减，获得去除骨骼、肌肉和其他软组织而仅有血管显影的成像技术。经 DSA 处理的图像，血管影像清晰，主要用于血管疾病的诊断，使在进行介入手术时更为安全。（图 1-2-4）

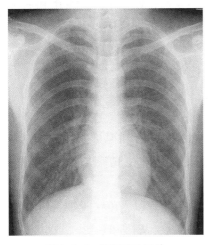

图 1-2-3　胸部 DR 平片

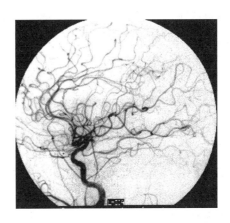

图 1-2-4　脑动脉的 DSA 图像
脑动脉显影清晰，颅骨影已被去除

（二）X 线检查技术

1. 普通检查　是应用人体的自然对比进行透视或摄影。此法简单易行，应用最广，是 X 线诊断的基本方法。

（1）透视（fluoroscopy）　其优点是经济，操作简便，能观察器官的运动状态，如心脏、横膈等的活动，同时还可转动患者体位；但难于观察细小病灶，并且无客观记录，辐射剂量偏大。目前已不作为常规检查，仅作为摄片的补充检查方法。

（2）X 线摄影（radiography）　具有良好的对比度和清晰度，使密度差别小、厚度较大的部位能够清晰显影，并有客观记录，便于复查对比；但摄片不能显示脏器活动状态，有时需要选定多个投照体位，常规选用正侧位摄片。

2. 特殊检查　主要有软 X 线摄影，是采用能发射软 X 线的钼靶 X 线管的检查技术。X 线管两端电压在 40kV 以下，产生的 X 线能量低，波长较长（约 0.07nm），穿透能力较弱，主要用于乳腺检查。

3. 造影检查　当人体内器官与组织缺乏自然对比时，人为将密度高或低的物质引入器官内或其周围间隙，造成密度差而产生对比，即造影检查。

（1）对比剂　常用高密度对比剂如钡剂、碘剂等。①钡剂：常用医用硫酸钡，用于食管及胃肠道造影检查。②碘剂：主要为有机碘剂，分离子型和非离子型。离子型对比剂具有高渗特性，常用的有泛影葡胺（urografin），进入血液循环后的毒副反应发生率明显高于非离子型，已很少使用；非离子型对比剂具有相对低渗性、低黏度、低毒性的优点，常用的有碘苯六醇（iohexol）、碘普罗胺（iopromide）等，主要用于血管造影和 CT 增强扫描。

（2）造影方法　①直接引入法：是将对比剂直接引入目标部位进行造影，包括：口服，如食管及胃肠道的钡餐检查；灌注，如钡剂灌肠、逆行尿路造影及子宫输卵管造影；穿刺注入或经导管直接注入，如心血管造影、脊髓造影等。②间接引入法：经口服或静脉注射对比剂后，利用该对比剂具有选择性经某脏器生理聚积或排泄，暂时停留于管道或内腔使之显影，例如静脉肾盂造影等。

（3）碘剂使用前注意事项及副反应的处理　由于碘剂可能引起副作用，使用前应注意：①严格掌握碘对比剂使用的禁忌证，了解患者有无碘过敏史，对有碘过敏史的患者禁止使用碘对比剂；②造影前应做碘过敏试验；③甲状腺功能亢进、心肾功能衰竭患者禁用碘对比剂，有肝功能严重损害的患者应慎用碘对比剂；④尽量应用非离子型碘剂，使用中注意浓度和剂量；⑤做好抢救严重毒副反应的准备。毒副反应可分为轻度和重度。轻度毒副反应，常表现为荨麻疹、颜面潮红、恶心、呕吐等，可对症处理；严重毒副反应包括呼吸、循环衰竭，喉头水肿，哮喘，休克等，应立即停止造影，并进行抗过敏、抗休克等紧急抢救治疗。

三、X线图像特点

1. 重叠图像　X线图像是X线束穿透某一部位的不同密度和厚度组织结构后的投影总和，是该穿透路径上各个结构相互叠加在一起的影像。例如，后前位胸片X线投影中，心影中还包含前方胸骨和后方胸椎的影像。

2. 灰阶图像　X线图像由从黑到白不同灰度的影像组成。以密度来反映人体组织结构的解剖及病理状态，高密度、中等密度和低密度分别表达为白影、灰影和黑影。当组织密度发生改变时，则用密度增高或密度减低来表达影像的灰度改变。

3. 锥形X线束对图像的影响　X线束是从X线管向人体作锥形投射的，因此，X线影像有一定程度的放大，并使被照体的形状失真，产生半影。半影使X线影像的清晰度减低。且X线管靶面具有一定面积，而非几何学上的一个点，也使影像欠清晰。

四、X线的临床应用及限度

X线检查空间分辨率高，目前主要用于骨关节、呼吸系统、胃肠道、心脏大血管和乳腺等疾病的诊断，是影像诊断中最基本的方法。

X线摄影是二维影像，组织结构相互重叠，故有时容易出现漏诊；X线的密度分辨率有限，对密度差异较小的组织和器官以及病变不易分辨，如中枢神经系统、肝、胆、胰、脾等一般不采用X线检查；对于造影剂过敏的患者，造影检查绝对禁忌；此外，X线具有电离效应，检查时应注意时间的控制，检查也不宜过频。

五、X线的防护

由于X线具有电离效应，对生物体具有损害作用，因此，在使用X线检查时应注意防护。

1. X线管只有在通电情况下才产生X线，此时具有电离辐射。

2. 临床防护常用铅制品，如铅门、铅玻璃、铅屏风及铅衣、铅帽等，此外，足够厚的墙体也能起到防护作用。

3. 人体受照累计剂量的大小与受照时间成正比，应注意避免同一部位进行多次照射。

4. X线的辐射剂量与距离的平方成反比，因此应尽量远离X线源。

5. 新陈代谢旺盛、更新较快的组织器官对X线较为敏感，孕妇应避免X线检查，儿童应慎用，生殖腺、甲状腺等部位在检查时应注意防护。

总之，放射防护应遵循时间防护、距离防护和屏蔽防护的原则，并按照国家有关放射防护卫生标准规定制定放射工作人员防护措施，执行保健条例。

第二节　计算机体层扫描成像

计算机体层扫描成像（computed tomography，CT）是利用 X 线束围绕人体旋转扫描取得信息，经计算机处理获得断层图像。CT 扫描装置是由英国工程师 Hounsfield 于 1969 年设计成功，它开创了数字化成像之先河，成为医学影像学发展史上的又一重要里程碑，改变了传统的成像方式，避免了 X 线成像结构的相互重叠，大大地提高了密度分辨率，扩大了人体检查范围，提高了病变的检出率和诊断的准确率。1979 年 Hounsfield 与 CT 理论奠基人 Cormack 共获 Nobel 生理学或医学奖。

一、计算机体层扫描成像原理

CT 装置由三部分组成：①扫描部分：由 X 线管、探测器和扫描机架组成；②计算机系统：完成数据的运算及后处理；③图像的输出部分：将计算机重建、处理的图像显示在显示屏或经打印机输出到胶片或存储于设备中。（图 1-2-5）

CT 成像由以下步骤完成：①由 X 线管发出 X 线，经准直器调节厚度成为 X 线束，围绕人体检查部位进行旋转断层扫描。②X 线穿过人体后，由探测器接收该层面的 X 线，经光电转换为电信号，再由模 / 数转换器将模拟电信号转换为数字信号，送至计算机处理。将选定层面分成一定数目、具有相同体积的立方体，即体素（voxel），当扫描时 X 线从多个方向透过体素

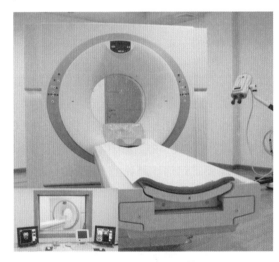

图 1-2-5　CT 机实景

而得到大量数据，经计算而获得每一体素的 X 线衰减系数或称吸收系数，此系数反映各体素的物质密度，再排列为矩阵，即构成该层面组织衰减系数的数字矩阵（digital matrix）（图 1-2-6），此数据即为 CT 的原始数据（raw data）。③计算机将原始数据经对比增强器、数 / 模转换器，依其数值不同转换为不同灰度的方形单元，即像素（pixel），像素仍按原有矩阵排列即构成了 CT 图像数据。④CT 图像数据经计算机图像浏览软件显示，或将图像传至激光照相机打印。（图 1-2-7）

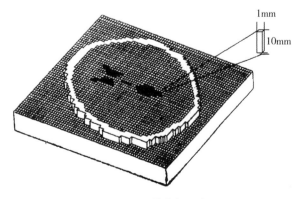

图 1-2-6　体素与矩阵

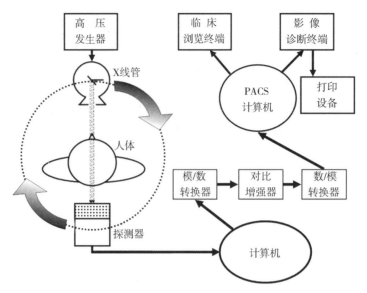

图 1-2-7 CT 成像原理图

早期的 CT 装置是步进式扫描，即扫描时检查床（患者）为静止状态，完成一次采集后，检查床移动一定距离，在静止状态再进行一次扫描，其扫描时间较长，空间分辨率也低。

1989 年设计出螺旋扫描 CT 机（spiral CT，SCT），即 X 线管与探测器围绕人体检查部分进行连续旋转扫描，在扫描的同时检查床沿纵轴连续移动，球管相对于人体呈螺旋式运动轨迹，因此称为螺旋式扫描。其特点是扫描无间隔时间，扫描速度明显提高，已取代了传统步进式扫描机，现已得到普遍使用。

目前的螺旋 CT 机在软硬件方面均有了大幅度的提高。主要体现在：①在硬件方面采用锥形 X 线束和多排探测器，球管旋转一周可得到多层 CT 图像，即多层螺旋 CT（multislice spiral，MSCT）。②探测器数量可达到 320 排，旋转一周覆盖范围可达到 16cm。③扫描速度显著提升，球管每周旋转时间仅需 0.21 秒。④采用特殊物质的探测器使得灵敏度显著提高，余辉效应明显降低，叠代重建算法等新技术使低剂量、低辐射扫描逐渐应用于临床，为 CT 普查创造了条件。⑤双球管双探测器设计提高了容积成像、动态成像等 CT 功能。⑥利用双球管双电压或一个球管不同电压瞬时切换使能谱 CT 进入临床实用阶段，从而为更进一步判断病变性质提供帮助。

二、计算机体层扫描检查技术

计算机体层扫描检查技术包括收集原始数据的扫描技术和对原始数据进行再处理的后处理成像技术。

（一）扫描技术

计算机体层扫描以横断面（轴位）扫描为主，仅有极少数部位采用冠状位扫描，如垂体、副鼻窦。扫描方法主要有 CT 平扫、增强扫描、CT 造影、CT 灌注成像；成像技术主要有丰富的图像后处理技术。

1. CT 平扫 是指不注入对比剂的普通扫描，一般检查均需平扫。其中包括两种特殊的扫描方式，即靶器官放大扫描和高分辨率扫描（high resolution CT，HRCT）。前者是对感兴趣区进行局部放大扫描，以便更好地显示局部结构或病变。常用于内耳、垂体以及肺部小结节等小器官、小病灶的检查。后者是指采用薄层扫描（< 2mm）、高毫安、高分辨率算法重建等方法，可以获

得良好空间分辨率的 CT 图像。主要用于显示小病灶以及器官病变的微细结构。（图 1-2-8）

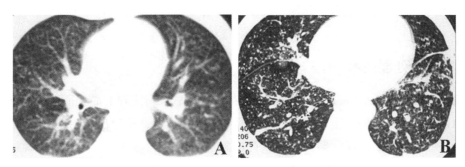

图 1-2-8　胸部常规平扫与 HRCT 对照
图 A　常规平扫（层厚 6mm）；图 B　HRCT（层厚 0.75mm）

2. 增强扫描　是经静脉注入对比剂（如水溶性碘剂）后再进行扫描的方法（图 1-2-9）。由于对比剂进入血液循环后，可使器官与病变的密度形成差别，有利于病灶的显示，并可以判断其血供情况，以利于检出病灶和病灶的定性诊断。对比剂的注射方式主要采用团注法（bolus injection），即在短时间内将 50 ～ 100mL 对比剂迅速注入静脉内。扫描方法可分为常规增强扫描、动态增强扫描（随时间推移进行多次扫描以得到时间-密度曲线）、多期增强扫描（如肝脏的动脉期、门静脉期、平衡期扫描）及延迟期增强扫描（注射对比剂后延迟一定时间的扫描）等。

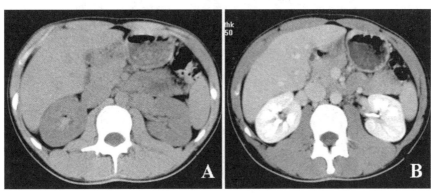

图 1-2-9　CT 平扫与增强
图 A　双肾平扫；图 B　增强扫描，各血管及肾脏密度增高

3. CT 造影　主要对器官或结构先行造影，然后进行的扫描技术，临床应用较少。如 CT 脊髓造影（CT myelography，CTM）。

4. CT 血管成像（CT angiography，CTA）　是静脉注射对比剂后的血管成像技术，通过后处理技术如最大 / 最小密度投影（MIP）、容积再现技术（VRT），去除骨骼或软组织后得到血管图像，主要用于血管（动脉）成像，如冠状动脉、颅内动脉或外周动脉（图 1-2-10），也可用于静脉成像。

5. CT 灌注成像（CT perfusion imaging）　是经静脉团注对比剂后，对受检器官或组织进行连续扫描，获得灌注参数（时间-密度曲线、血流量、血容积等），以了解正常

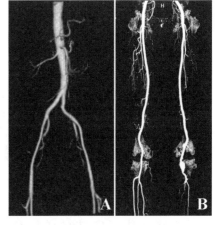

图 1-2-10　腹主动脉至下肢动脉 CTA 成像
图 A　腹主动脉至股动脉 VRT；图 B　股动脉至胫腓动脉 MIP

或病变组织的微循环和血流灌注状况,主要用于全身各部位实体性肿瘤的鉴别诊断、恶性程度判断和治疗效果评估,急性脑缺血的诊断(图1-2-11),以及肝硬化、急性胰腺炎、肾功能等的影像评价。

(二)图像后处理技术

1. 图像的再重建(retrospective reconstruction)　为显示病变细节或特征,或避免容积效应,可以利用原始数据改变层厚、重建卷积、滤波函数等多种参数,重建出新的轴位图像以满足诊断要求。需要注意的是扫描时探测器的前置准直宽度应符合要求。

2. 多平面重组(multi-planner reformation,MPR)　是利用图像数据将扫描范围内的图像叠加在一起,进行冠状面、矢状面或任意角度的重组。与横断面图像相结合,丰富了空间立体效果,常作为横断面图像的补充(图1-2-12)。

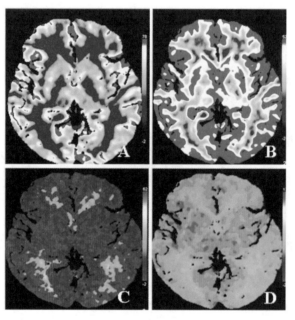

图1-2-11　脑灌注成像
图A　局部脑血流量(rCBF);图B　局部脑血容量(rCBV);
图C　平均通过时间(MTT);图D　最大峰值时间(PT)

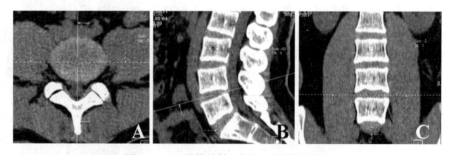

图1-2-12　腰椎的轴位与冠、矢状位对照
图A　轴位;图B　矢状位;图C　冠状位

为将一些弯曲结构或病灶全景显示,可采用曲面多平面重组(curved multi-planner reformation,CMPR),即沿器官或病变不在同一平面的走行画一条曲线,沿该曲线做多平面重组,能将弯曲的结构拉直、展开在一个平面上,有助于显示该结构的全貌。大多应用在走行弯曲、复杂的结构，如迂曲的血管、颌面骨等（图 1-2-13）。

3. 再现技术（rendering technique） 包括 SSD、MIP、VRT 等。

（1）表面遮盖显示法（shaded surface display，SSD） 根据欲观察内容设定 CT 值阈值，在阈值以上的体素才被用于重组，形成显示组织表面形态的三维立体图像，并可作多方位、多角度旋转。其优点是立体感强，解剖关系清楚。被广泛用于骨关节、心血管成像，可以逼真地显示骨骼、心脏等的空间解剖关系。其不足是忽略了内部结构及细节的显示。

（2）最大密度投影（maximum intensity projection，MaxIP）和最小密度投影（minimum intensity projection，MinIP） MaxIP 和 MinIP 统称为 MIP，是运用透视法获得的二维图像，即通过计算沿着被扫描物体每条射线上保留最大或最小密度像素，并被投影到一

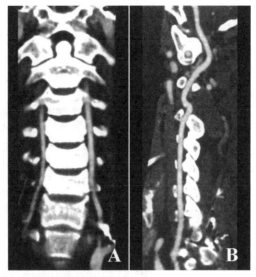

图 1-2-13　两侧椎动脉重建
图 A　椎动脉 MIP；图 B　沿右侧椎动脉的 CMPR

平面上形成的图像。MaxIP 主要用于高密度组织图像的后处理或采用高密度对比剂时的成像，如 CTA（图 1-2-13A）、CT 尿路成像（CT urography，CTU）等；MinIP 则用于低密度组织图像的后处理，如气管支气管树的成像或不使用对比剂的胆胰管成像等。

（3）容积再现技术（volume rendering technique，VRT） 是将扫描范围内全部体素的容积数据进行投影，以不同的灰阶显示出来，或加上伪彩色编码，或不同程度的透明化技术，使表面与深部结构同时显示出来，还可以根据病情需要，利用计算机技术进行任意旋转、切割被遮盖部分等。VRT 利用了容积中的全部信息量，是三维成像技术中最为复杂的技术，常被称为"活体解剖成像"。主要用于骨骼、支气管、肺、心脑血管等成像，图像清晰逼真，非常直观地反映了空间位置关系及形态轮廓等，但测量数据时存在一定误差，需结合横断图像测量（图 1-2-14）。

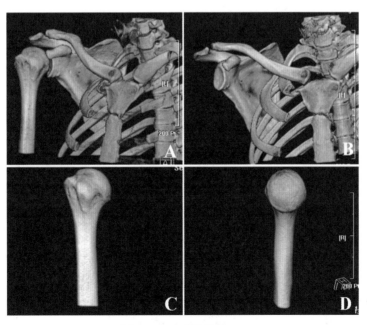

图 1-2-14　右肩关节 VR
图 A　右肩关节 VRT 全景；图 B　去除肱骨后可见关节盂；图 C　右肱骨头及上段；图 D　右肱骨正面观

4. 仿真内镜技术（CT virtual endoscopy，CTVE） 是容积数据与虚拟现实（virtual reality）技术结合的产物，如管腔的导航技术或漫游技术可模拟内镜的检查过程，并进行伪彩色编码，使腔内显示更接近于内镜图像，但不能进行活检，故称为仿真内镜。管腔器官都可以进行仿真内镜成像，无痛苦，易被患者接受，但成像仍显粗糙，易出现伪影（图1-2-15）。

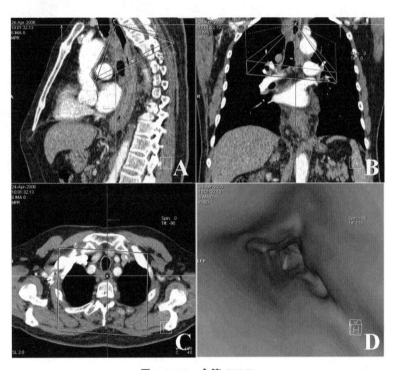

图1-2-15　食管CTVE
图A～C　为内镜定位；图D　食管CTVE，食管腔内凹凸不平，并有梗阻

三、计算机体层扫描图像的特点

1. 计算机体层扫描图像是数字化成像　由一定数目、不同灰度的像素按矩阵排列所构成的灰阶图像，这些像素反映的是相应体素的X线吸收系数。体素的大小与数目决定了图像的细致度，像素越小、数目越多，图像越细致，空间分辨率就相对较高。

2. 密度分辨率高　明显高于普通X线成像。CT图像反映器官和组织对X线的吸收衰减程度，因此具有黑白灰度的差别，即黑影表示低密度区，如肺、含气的肠道，白影表示高密度区，如骨骼、钙化组织等。同时，CT不仅能显示不同灰度的组织，也能进行定量分析组织的密度，通常是将物质对X线的吸收系数换算为CT值来表示密度，单位为HU（Hounsfield unit）。

通常将人体中最高密度的骨皮质CT值设为+1000HU，空气为-1000HU，水的CT值为0HU，人体内不同密度的组织分别居于-1000～+1000HU之间。人体内不同组织具有不同的CT值，某一组织（或病灶）的CT值通常介于一定数值范围内，而并非惟一固定数值，比如新鲜血肿的CT值在70～90HU之间，这与其成分、CT装置有关（图1-2-16）。还应注意，测量CT值时应

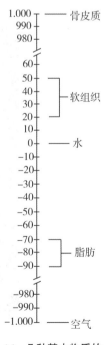

图1-2-16　几种基本物质的CT值

测量一定区域内即"兴趣区"（ROI）的平均 CT 值，而非一个点（像素）的 CT 值，以避免系统误差。

在 CT 图像上要清楚显示病灶与器官组织，需选用合适的窗位与窗宽，同一部位可采用多个窗位、窗宽，这种技术称为窗技术。窗位（window level，L），亦称窗中心（window center，WC），一般为所要观察组织的 CT 值。窗宽（window width，WW）是以窗位为中心所覆盖的 CT 值范围。如观察脑组织时，选择窗位为 35HU、窗宽为 80HU，此时显示的 CT 值范围为 –5 ～ +75HU，即大于 +75HU 以上的组织均显示为白影，低于 –5HU 均显示为黑影。

人的肉眼仅能分辨 16 个灰阶分度，因此，其内 CT 值相差 5HU（80HU/16）即有灰度差别，即组织间密度差需大于 5HU 时才可分辨；如果增大窗宽至 160HU，虽然扩大了观察范围，但组织间的密度差却需要超过 10HU（160HU/16）才能被检出。因此，选择适当的窗宽、窗位是 CT 图像能满足诊断要求的必要条件（图 1-2-17，图 1-2-18）。

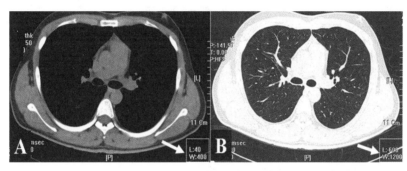

图 1-2-17　胸部的纵隔窗与肺窗
图 A　纵隔窗；图 B　肺组织窗
不同的窗宽、窗位值，L 为窗位，W 为窗宽（箭头）

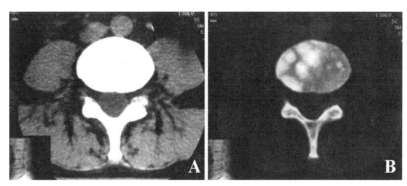

图 1-2-18　不同窗宽、窗位显示不同组织
图 A　软组织窗，主要显示硬膜囊及椎旁软组织，椎体外观正常；
图 B　骨窗（同一层面），椎体内成骨性转移

3. 计算机体层扫描图像是断层成像　CT 图像避免了平片上组织结构的重叠，从而可发现较小的病灶，提高了病变的检出率和诊断的准确率。但一定层厚的图像具有部分容积效应。

CT 图像上每个像素的 CT 值代表相应体素的密度，如该体素包含两种以上组织结构时，其CT 值不能如实反映其中任何一种组织的密度，即产生部分容积效应。对直径小于层厚的小病灶，其密度测量存在较大误差。最好的克服方法是薄层扫描或薄层重建，其中总有一层面完全通过此病灶，从而得到真实的病灶密度（图 1-2-19）。

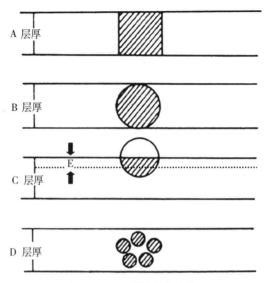

图 1-2-19　部分容积效应

A ~ D 为同一层厚通过不同病灶的不同部位，其中 A、B 通过中心区域
即为病灶的 CT 值，C、D 所测量的 CT 值并非为病灶的密度，即产生了
部分容积效应，为减少或消除此效应，可减薄层厚，即层厚 E，使病灶完
全位于层厚之内

四、计算机体层扫描成像的临床应用与检查限度

（一）计算机体层扫描成像的临床应用

计算机体层扫描成像检查已在临床广泛使用，可应用于全身各系统疾病的诊断，并能用于急诊。

1. 中枢神经系统　对大多数颅脑及脊柱的疾病诊断有较大价值。脑血管 CTA 具有无创性的检查优势；对于椎管内脊髓的病变、颅底及后颅窝病变的显示不如 MRI。

2. 头颈部　可用于眼及眼眶肿瘤、内耳及乳突病变、鼻腔与鼻窦肿瘤和炎症、鼻咽肿瘤以及喉部肿瘤的定位和诊断，对听小骨及内耳骨迷路的三维显示也较清晰。

3. 胸部　可用于观察肺、纵隔、胸膜及胸壁、心包及主动脉等疾病。低辐射剂量 CT 扫描可用于肺癌的普查，有利于发现早期肺癌。薄层高分辨率扫描可清晰显示肺间质结构，对肺间质疾病诊断具有重要意义。

4. 心血管系统　可用于冠状动脉病变、大血管及周围血管病变、瓣膜病变、心肌病以及先天性心脏病等。其中冠状动脉 CTA 可作为冠心病的无创性影像学筛查。同时，主动脉 CTA 也用于主动脉瘤、主动脉夹层以及主动脉先天畸形的诊断方面。

5. 腹部及盆腔　可用于肝脏、胆道、胰腺、脾脏、肾脏、肾上腺、胃肠道、腹腔、腹膜后及盆腔器官疾病的诊断，尤其是肿瘤、炎症及外伤等，对于确定病变位置、范围以及与邻近组织结构的关系，淋巴结有无肿大，胃肠道病变向腔外侵犯情况等具有重要价值。对于胃肠道腔内病变的 CT 诊断应密切结合胃肠道钡剂检查、内镜检查以及病理活检结果，避免误诊、漏诊。

6. 骨骼肌肉系统　CT 检查在显示骨骼微细结构、肿瘤的内部变化和侵犯范围以及肌肉软组织病变等方面较普通 X 线照片有较大优势，对特殊部位、特殊类型骨折的诊断 CT 也有明显优势。但对于肌肉软组织和关节软骨损伤的显示不如 MRI。

（二）计算机体层扫描成像的检查限度

尽管 CT 成像具有多种扫描方式及丰富的后处理技术，但也存在一定的检查限度。

1. 伪影　有多种伪影，如颅底骨的各种隆起所致的条状伪影、金属异物（如手术植入物）所致的放射状伪影、患者不能制动的运动伪影、装置本身的图像噪声等，这些伪影干扰对器官组织或病变的显示。

2. 单参数成像　CT 图像仅能反映密度差别。

3. 辐射损伤　CT 成像具有 X 线辐射，不宜短时间进行多次检查。

另外，CT 图像主要显示组织或病灶的形态学改变，对功能方面评估需借助各种造影检查，会受到禁忌证的限制。

CT 成像虽然已成为临床的常规检查手段，但诊断时仍需结合临床资料，多种检查方法联合应用，以求更加准确地诊断疾病。

第三节　磁共振成像

磁共振成像（magnetic resonance imaging，MRI）利用人体中的原子核（如氢质子）在磁场中受到射频（radio frequency，RF）脉冲的激励发生核磁共振现象，在脉冲停止后受激励的质子产生电信号，经 MRI 成像仪采集及计算机处理得到图像。1973 年由美国科学家 Lauterbur 和英国科学家 Mansfield 开发，其后逐渐用于临床医学领域，已成为目前先进的医学诊断手段之一。

一、磁共振成像装置的设备构成

磁共振成像装置由主磁体、梯度系统、射频系统、计算机系统及辅助设备构成。

主磁体：产生稳定均匀的静磁场使组织产生磁化，磁体有三种类型：常导型、永磁型及超导型。磁场强度从 0.35 ～ 3.0 T（特斯拉，tesla，T），目前常用的有低场 0.35T、0.5T，中高场有 1.5T、3.0T。

梯度系统：主要由 X、Y、Z 轴三组梯度线圈构成，产生线性变化的梯度磁场，根据磁场的梯度差别明确层面的位置，提供空间定位三维编码，决定图像的空间分辨率。

射频系统：包括射频发射器、发射线圈及接受线圈等。射频发射器发射的射频脉冲使磁化的氢质子吸收能量而产生共振，按收线圈在弛豫过程采集氢质子释放能量发出的磁共振信号。

计算机系统：包括硬件和软件两大部分，控制着 MRI 的脉冲激发、信号采集、数据运算和图像显示等功能。

辅助设备：包括有配电设备、冷却系统、激光打印机等。

二、磁共振成像原理

（一）物理基础

1. 核磁与进动　原子核的自旋形成电流环路，从而产生具有一定大小和方向的磁化矢量，称为核磁。原子核以一定的频率绕着自身的轴进行自旋，人体 MRI 采用氢质子（1H）作为成像对象。当人体位于主磁场中，质子自旋产生的小磁场将与主磁场平行同向排列（低能级）或平行反向排列（高能级），平行同向者略多于平行反向者，最后产生一个与主磁场方向一致的宏观纵向磁化矢量（图 1-2-20）。处于主磁场的质子除了自旋运动外，还绕着主磁场轴进行如陀螺样旋转摆动，称为进动（图 1-2-21）。进动频率也称 Larmor 频率，质子的进动频率与主磁场场强成正比（$\omega = \gamma \cdot B$。ω：进动频率；γ：磁旋比，42.5MHz/T；B：主磁场场强）。

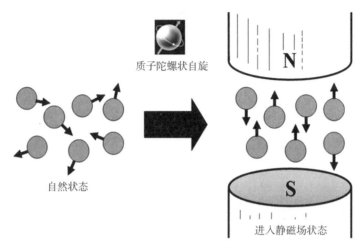

图 1-2-20　质子进入磁场前后的排列状态

质子陀螺状自旋，进入外磁场前呈无序排列。进入外磁场后平行或反平行排列，顺磁力线平行排列的位能低，逆磁力线平行排列的位能高，前者略多于后者

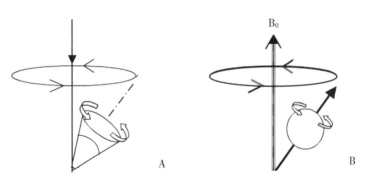

图 1-2-21　自旋与进动

图 A　陀螺旋进运动示意图，向下箭头代表地心引力方向；

图 B　质子自旋、进动示意图，B_0 代表主磁场磁矩方向

2. 射频与磁共振现象　给予与主磁场中的人体组织进动频率一致的射频脉冲，射频脉冲的能量将传递给处于低能级的质子，低能级的质子获得能量后将跃迁到高能级，这种现象称为磁共振现象。

3. 弛豫　处于主磁场中人体内的质子磁矢量方向将沿主磁场的方向排列，并产生纵向磁化矢量，但横向磁化矢量为零。纵向磁化矢量不能获得 MRI 信号，横向磁化矢量才能切割磁场产生 MRI 信号，因此，在 X 轴的方向（与主磁场垂直方向）上给质子发射一个与氢质子的进动频率一致的射频脉冲，激发质子使其获得能量发生核磁共振现象，纵向磁化发生偏转，即纵向磁化矢量减少，并产生横向磁化矢量（图 1-2-21）。

射频脉冲停止后，质子的纵向磁化矢量和横向磁化矢量都将恢复到平衡状态，这一过程叫做弛豫（relaxation），其所需的时间叫弛豫时间，弛豫时间有两种即 T_1 和 T_2。纵向磁化矢量逐渐增大恢复至原有的平衡过程，称纵向弛豫（图 1-2-22），其时间用 T_1 表示，为纵向磁化矢量从最小值恢复至原有的 63% 所经历的弛豫时间。横向磁化逐渐衰减的过程，称横向弛豫，其时间用 T_2 表示，为横向磁化由最大值衰减至 37% 时所经历的时间。

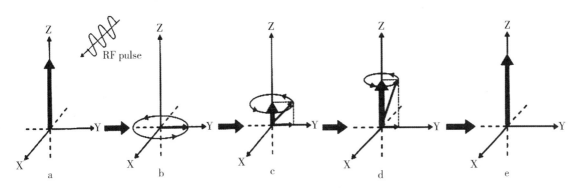

图 1-2-22　射频脉冲与磁化矢量
a～b：射频脉冲激发后，纵向磁化矢量减小，横向磁化矢量产生
c～e：射频脉冲停止后，纵向磁化矢量恢复，横向磁化矢量减小

人体不同器官或组织、正常组织与病理组织质子含量不同，因而具有不同且相对固定的 T_1、T_2 值，这是 MRI 成像的基础。

4.磁共振图像的产生　当射频脉冲停止后，质子以回波形式释放能量，产生 MR 信号，进行三维空间编码后，被体外线圈接收，并被测出频率和强度，经计算机处理系统后重建成图像。突出 T_1、T_2 信号重建的图像，分别称为 T_1 加权像（T_1WI）、T_2 加权像（T_2WI）。

（二）成像原理

可以概括为如下几个步骤：①处于主磁场中的人体内质子被磁化产生纵向磁化矢量；②发射射频脉冲后，人体内质子发生共振从而产生横向磁化矢量；③射频脉冲停止后，质子发生 T_1、T_2 弛豫，同时梯度系统进行空间编码；④质子恢复到原有状态过程中释放出 MR 信号，经计算机处理转换为 MR 图像（图 1-2-23）。

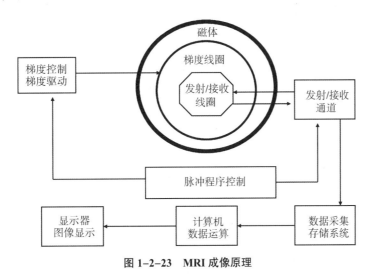

图 1-2-23　MRI 成像原理

三、磁共振成像的检查技术

磁共振成像检查技术非常丰富，这里简要介绍临床常用技术。

1.序列检查技术　MRI 是利用脉冲序列进行的扫描，按照采集信号类型，脉冲序列又分为包括自旋回波序列（SE）、快速自旋回波序列（TSE、FSE）、梯度回波序列（GRE）、反转恢复序列（IR）和平面回波成像（EPI）等。在这些成像序列中，改变成像参数，可获得更多的成像序列和产生更多的成像技术达到诊断目的。

2. 磁共振成像增强扫描 当人体正常组织或病理组织彼此缺乏信号差别时，可人为引入对比剂，从而改变其 T_1、T_2 弛豫时间，并得到不同信号强度的图像，以显示病变。一些顺磁性或超顺磁性物质使局部产生磁场，可缩短周围质子弛豫时间，此效应称为质子弛豫增强效应。临床常用钆离子的螯合物，即二乙烯三胺五乙酸钆（gadolinium-diethylene-triamine-pentaacetic acid，Gd-DTPA），此为顺磁性物质，能缩短 T_1、T_2 弛豫时间，在静脉注射后常采用以 T_1WI 为主的成像技术（图 1-2-24）。

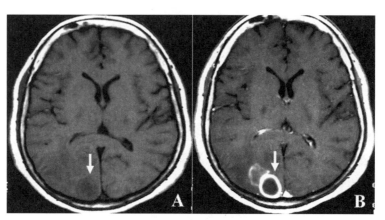

图 1-2-24 MR 平扫与增强（T_1WI）
图 A 平扫；图 B 增强扫描，右枕叶病灶强化（箭头）

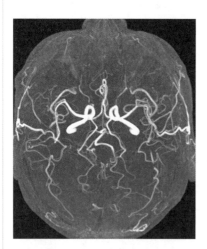

图 1-2-25 脑血管 MRA

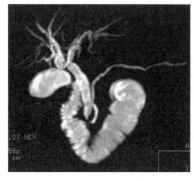

图 1-2-26 胆道系统 MRCP

3. 磁共振血管成像（MR angiography，MRA） MRA 为非创伤性血管造影，常用时间飞跃法（time of fly，TOF）、相位对比法（phase contrast，PC）和对比增强法（contrast enhancement MRA，CE-MRA）三种成像方法。前两种方法为无创性检查，不需对比剂。TOF-MRA 基于血液的流入增强效应成像，基本原理是同一层面内，发射激发脉冲前，新流入的未被激发的血液取代已流出该层面血流，激发后其信号强化明显高于周围处于饱和静止组织的信号强度，因此具有更高的磁化，血流成为高信号，周围组织为低信号（图 1-2-25）。可选择性地显示动脉或静脉，但在血管弯曲或分叉处易受血液湍流的影响而形成狭窄假象，为临床常用。PC-MRA 基于血流质子的相位变化成像，可显示较小血管，对慢血流的静脉显示较好，并可进行血流定量分析。CE-MRA 需静脉注入顺磁性对比剂，可显著缩短血液的 T_1 值来获取血管图像，对血管腔的显示更为可靠，对于肿瘤血管或肿瘤对血管的侵犯有重要价值。

4. 磁共振电影技术（MR cine，MRC） 是运用快速成像序列，使运动器官快速成像，从而评价运动器官的运动功能，主要用于心脏大血管的检查。

5. 磁共振水成像（MR hydrography，MRH） 是利用水的长 T_2 特性，体内静态或缓慢流动的液体的 T_2 值远远大于其他组织，采用长回波时间（echo time，TE）技术获得重 T_2WI 图像，突出水的信号，从而使含水器官清晰显示。常用的有 MR 尿路成像（MR urography，MRU）、MR 胆胰管成像（MR cholangiopancreatography，MRCP）和 MR 椎管成像（MR myelography，MRM）等（图1-2-26）。

6. 磁共振脂肪抑制成像（MR fat-suppression，MRFS） 是利用特定的检查技术抑制脂肪信号，使脂肪组织信号减低，非脂肪组织信号保持不变。主要用于分析病变组织内是否含有脂肪组织，有助于疾病的鉴别诊断。

7. 磁共振波谱（MR spectoscopy，MRS） 是利用磁共振中化学位移现象来测定分子组成及空间构型的一种技术，亦是目前惟一可检测活体组织代谢物的化学成分及含量的检查方法。目前常用的是氢质子（^{1}H）波谱技术。由于 ^{1}H 在不同化合物中的磁共振频率存在差异，因此它们在 MRS 的谱线中共振峰的位置也就有所不同，据此可判断化合物的性质，有助于有代谢产物变化疾病的诊断。在脑、肝脏、乳腺及前列腺等疾病的诊断和鉴别方面有一定价值。

8. 磁共振功能成像 包括弥散成像（diffusion imaging，DI）、灌注加权成像（perfusion weighted imaging，PWI）和脑活动功能 MR 成像（functional MRI，fMRI）等技术。

DI 包括弥散加权成像（diffusion weighted imaging，DWI）和弥散张量成像（diffusion tensor imaging，DTI）两种。DWI 显示组织中水分子的弥散运动，可用于超急性和急性脑梗死的诊断以及肿瘤的诊断及疗效评价（图1-2-27）；DTI 可显示白质纤维束的走行，有助于白质病变及白质束走行异常的诊断。

PWI 能够反映组织血流灌注情况，用于评估脑血流量、脑血容积等，从而有助于脑部疾病的诊断，此外亦可用于肝、肾、心脏等器官的灌注分析。

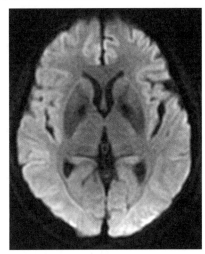

图1-2-27 脑DWI

脑 fMRI 是基于血氧水平依赖（blood oxygen level dependent，BOLD）增强技术原理的成像技术，可利用脑活动区局部血流中氧合与去氧血红蛋白的比例改变所引起的 T_2 变化，指明脑组织的活动功能及活动范围。对大脑的传统视觉中枢、运动中枢、听觉中枢等的具体定位、精神疾病的影像学表现有较大帮助，在针灸基础与临床研究中具有较广阔的应用前景。

9. 磁敏感加权成像（susceptibility weighted imaging，SWI） 以 T_2 加权梯度回波序列为基础，根据不同组织间的磁敏感性差异提供图像对比增强，可同时获得磁矩图像（magnitude image）、相位图像（phase image）、最小强度投影图像（MIP image）和磁敏感加权图像（SWI）。SWI 对于显示静脉血管、血液代谢产物以及铁质沉积有较好的效果，在脑血管、脑肿瘤、脑外伤、帕金森病等疾病的临床诊断中具有较高应用价值。

四、磁共振成像图像的特点

1. 多参数灰阶成像 MRI 成像的主要参数有 T_1、T_2 和质子密度，可分别获得同一层面的 T_1WI、T_2WI（图1-2-28）和 PdWI，PdWI 为质子密度加权成像，主要反映组织间质子密度差。MRI 信号强度与弛豫时间 T_1 与 T_2 的值有关，组织信号强，图像就亮（白影为强信号），组织信号弱，图像就暗（黑影为弱信号）。长 T_1 的组织，T_1WI 序列呈弱信号（黑），长 T_2 的组织，T_2WI 序列呈强信号（白），短 T_1、短 T_2 的组织分别在 T_1WI、T_2WI 上呈强信号（白）、弱信号（黑）（表1-2-1）。因此，人体正常组织与病理组织具有不同的 MRI 信号强度，是灰阶成像（表1-2-2）。

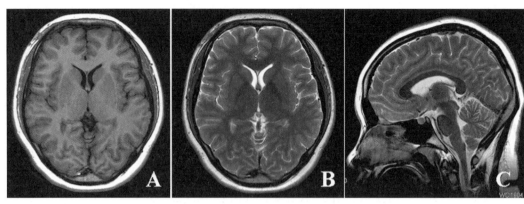

图 1-2-28　正常颅脑 MRI 表现
图 A　T_1WI 轴位；图 B　T_2WI 轴位；图 C　T_2WI 矢状位

表 1-2-1　T_1、T_2 与信号强度关系

T_1 值	信号强度	T_2 值	信号强度
长	低（黑）	长	高（白）
短	高（白）	短	低（黑）
稍长、稍短	中等（灰）	稍长、稍短	中等（灰）

表 1-2-2　几种人体正常组织和病理组织的信号强度

正常组织	T_1WI	T_2WI	病理组织	T_1WI	T_2WI
脂肪	高	中高	亚急性血肿	高	高
骨髓	高	高	梗死灶	低	高
骨皮质	低	低	水肿	低	高
钙化	低	低	含水囊肿	低	高
肌肉	中低	中低	瘤结节	中低	中高
脑脊液	低	高			

　　2. 直接多方位成像　与常规 CT 重组的冠、矢状图像不同，MRI 可直接获得横断位、冠状位、矢状位和任意斜位的断层图像，比重组图像分辨率更高（图 1-2-28）。

　　3. 流空效应　流动的液体，如心血管中流动的血液，在激发后开始采集该层面 MR 信号时，血液中被激发的质子已流出该层面，因此不能采集到流动血液的信号而表现出无信号黑影，这种现象称为流空效应（flow-void effect）。由于流空效应，不使用对比剂即可显示血管。

　　4. 对比增强效应　顺磁性物质作为对比剂可缩短周围质子的弛豫时间，称为质子弛豫增强效应，利用此效应可进行 MRI 的增强检查。

　　5. 伪彩色功能成像　利用不同的功能成像技术，可使正常组织或病变组织以伪彩色的影像显示。例如，脑皮质功能区和脑白质纤维束的彩色显示、脑灌注彩色显示等。

五、磁共振成像的优势与限度

　　1. 磁共振成像的优势　①对软组织的对比度与分辨率较高；②不受骨伪影的干扰，易于显示颅底病变；③多参数成像有利于病变的诊断与鉴别诊断；④不使用对比剂即可显示血管，对血管性疾病有较大优势；⑤特殊检查技术，如水成像、脂肪抑制、MRS 等，对某些疾病的诊断与鉴别诊断具有独特优势；⑥功能成像对器官的功能评价和早期诊断、预后评估有较大帮助；⑦对中医各研究领域，尤其是针灸方面具有重要价值；⑧无电离辐射，也无需含碘的对比剂。

2. 磁共振成像的限度　①MRI 显示钙化、骨皮质不敏感，因此对于显示骨骼系统某些疾病特征有一定的限度；②对胃肠道、呼吸系统的病变显示不及 CT 检查敏感；③体内有铁磁性植入物、心脏起搏器等，不适宜行 MRI 检查；④目前检查空间较狭长，有幽闭恐惧症的患者不能完成检查；⑤检查制动时间较长，使其应用受到一定限制。

六、磁共振成像的临床应用

1. 中枢神经系统　应用较广泛。对脑肿瘤、脑炎性病变、脑白质病变、脑梗死、脑先天性异常、脊髓和椎管内等病变的诊断比 CT 更敏感，尤其是对早期病变、微小病灶的检出优势明显。MRI 对脑垂体、脑干病变、脑神经和脊神经病变可清晰显示，脑血管疾病可进行无对比剂检查，对于亚急性脑出血，MRI 优于 CT，急性脑出血 CT 优于 MRI。

2. 头颈部　对眼、耳、鼻、喉部的肿瘤性病变显示比 CT 更清晰，定位更准确。尤其在显示肿瘤对病灶周围的神经、骨结构和软组织侵犯等方面有优势。颈部血管病变也可进行无对比剂 MR 血管成像，可作为了解颈动脉有无粥样斑块的筛查手段。MRI 图像可以很容易地区分血管断面和淋巴结。

3. 胸部　MRI 在呼吸系统的优势不如 CT，故多不用于肺部疾病的诊断，但在纵隔、肺门、胸壁、臂丛神经和肺动脉病变、心脏和大血管疾病的诊断有重要价值。

4. 腹盆部　在腹部的临床应用大多优于 CT，以实质性脏器局灶性病变的定位、定量和定性诊断为主要目的，如良性和恶性肿瘤、脓肿、肉芽肿等。MRI 对肝癌、转移瘤、血管瘤和囊肿的诊断方面优于 CT。MRI 在显示胆道梗阻疾病方面具有较大优势。MRI 可显示子宫、膀胱、前列腺、精囊等器官的病变，可直接显示子宫内膜、肌层，对子宫肿瘤的早期诊断帮助较大。

5. 骨骼肌肉系统　MRI 可直接显示关节软骨盘、肌腱、韧带的损伤，对骨髓的轻微变化十分敏感，对关节、软组织结构显示非常清晰，因此在关节病变、软组织疾病和骨髓病变的诊断价值明显高于 CT。

第四节　核医学成像

核医学是研究核技术在医学中的应用及其理论的综合性边缘学科，它包括实验核医学和临床核医学两方面的内容。实验核医学主要是指以实验的方法研究基础医学和生物医学的学科，如目前临床检验中广泛应用的放射免疫分析技术等。临床核医学是研究核素应用于临床诊断和治疗的学科。其中的核医学成像是利用放射性核素及其标记化合物（放射性药物）在生物体内参与代谢过程时的选择性脏器分布的特点，通过图像显示脏器或组织的生理、代谢变化，诊断疾病。

一、成像原理及成像设备

核医学脏器和组织成像是根据放射性核素示踪原理，利用放射性核素或其标记化合物在体内代谢分布的特殊规律，获得脏器和组织功能结构影像的一种成像技术。不同的放射性药物在体内有其特殊的分布和转归的规律，可发射出具有一定穿透力的 γ 射线，探头收集到这样的 γ 射线后，经晶体光放大（变成可见光）导向光电倍增管的阴极，转变成脉冲信号并输送到计算机，经模 / 数（A/D）转换成数字信息，再经数 / 模（D/A）转换投射成图像。

核医学成像以脏器内外或脏器内各组织之间、脏器与病变之间的放射性药物浓度差别为基础，其基本条件是：①核素药物具有选择性浓聚在特定器官、组织和病变的特性；②核素的放射性半衰期适合在一定时间内探测，并具备足够的量值；③探测器在体外探测到的 γ 射线，在病变与正常脏器之间有放射性浓度差别，并得以显示。

99mTc 为最常用的理想的显像核素，它是纯 γ 光子发射体，能量适中（141 keV），半衰期为 6 小时，并能标记多种化合物，几乎可用于所有脏器显像。

按照探测人体内放射性核素分布的探测器原理和功能不同，可将核医学成像的设备分为 γ 照相机和计算机断层仪，前者用于探测脏器平面图像，后者用于探测人体三维断面图像。按照探测单光子或正电子的不同，计算机断层仪又分为单光子发射型计算机断层仪（SPECT）和正电子发射型计算机断层仪（PET）两种。由于以上设备只能显示靶器官的功能图像，不显示邻近器官的结构，因此可与显示解剖结构良好的 CT 或 MRI 进行图像融合。目前新的图像融合技术可以将 PET 与 CT 或 SPECT 与 CT 两种不同的图像融合成一幅图像（图 1-2-29），它们既利用了 CT 图像解剖结构清晰的优势，又具有核医学图像反映器官的生理、代谢和功能的特点，把两者的定性和定位作用进行了有机的结合。

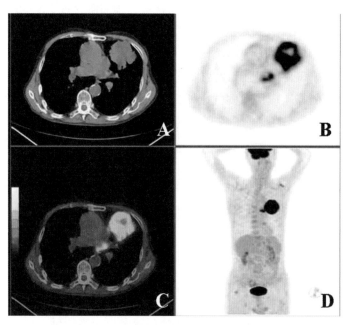

图 1-2-29　胸部 PET/CT 图像
图 A　胸部 CT；图 B、D　PET 成像；图 C　PET/CT 融合图像

二、检查技术与图像特点

1. 闪烁照相机　也叫 γ 照相机，可以对全身各脏器中的放射性核素进行一次扫描。γ 照相机所形成的图像是一种二维平面图像，是探测器投射方向上放射性分布信息的叠加影像，具有脏器重叠的缺点，可能掩盖脏器内某些小的反射性分布异常，对于小的或者较深的病灶不易发现。主要适用于较为表浅的脏器或器官的显像，如甲状腺。目前已经很少应用。

2. SPECT 和 SPECT/CT　SPECT 全称为单光子发射型计算机断层显像（single photon emission computed tomography，SPECT），是同位素应用于临床医学成像的主要先进设备。

SPECT 的探测器虽然也是 γ 射线闪烁探测器，但是它在机架上排列了多个探头，并且可以多角度旋转、多方位采集 γ 射线，通过分析同一直线上两个 γ 光子到达探测器的时间符合与微小差别，利用计算机的反射投影图像重建功能，获得脏器的横断、矢状、冠状或其他任意角度的人体断面影像，既显示脏器形态，也反映该脏器的功能。

SPECT/CT 则在 SPECT 基础上融合 CT 的扫描装置，实现 SPECT 显示功能代谢和 CT 解剖准确定位的结合，大大提高了临床应用的效果。

对于肝脏、肾脏、唾液腺、胃肠道等部位的缺血、肿瘤等病变导致的血流、血供异常，SPECT 都可以进行动态显像了解血供情况和功能状态，对肝移植、肾移植患者的肾功能和肾血流检测特别有效。

3. PET 和 PET/CT　PET 为正电子发射型计算机断层成像（positron emission computed tomography）。PET 采用的核素都是 ^{11}C、^{13}N、^{15}O 等人体组织的最基本元素，易于标记各种人体必需的、参与多种代谢活动的化合物，由于核素标记不改变化合物的理化特性，因此 PET 可以良好显示人体组织或器官的生理、生化代谢过程，而且这些核素的半衰期都较短，检查时可以给予较大剂量，从而使 PET 图像更清晰，对疾病的早期诊断、确定治疗方案、监测疗效、判断预后有很大的临床价值。

目前，PET 最常采用 ^{18}F–FDG（^{18}F 标记的脱氧葡萄糖）作为检查示踪剂，^{18}F–FDG 注入血液内，可像正常葡萄糖一样作为能量来源被组织细胞摄取，但又无法像葡萄糖一样完成三羧酸循环，生成二氧化碳和水，而是在磷酸化过程中被阻止，从而以 ^{18}FDG–^{6}P 的形式在细胞中沉积下来。恶性肿瘤细胞分裂迅速，代谢活跃，摄取氟代脱氧葡萄糖（FDG）可达正常细胞的 2～10 倍，从而使得癌细胞内有更多 ^{18}FDG–^{6}P 沉积并得以显像，因此当癌组织未产生结构上的变化时，即能利用 PET 高灵敏度地显示出隐藏的癌细胞。

但是，PET 的解剖结构显示不清。CT 作为形态学影像检查，分辨率高，可进行准确定位，将 PET 与多排 CT 相融合，形成最新的 PET/CT 机，可以互相弥补各自的缺陷，发挥优势。PET 可以显示病灶的代谢状态，CT 可以精确定位病灶，使得肿瘤的定位和定性诊断能力大大提高。而且，目前 ECT 也结合 CT 机，形成了 ECT/CT 的新机型，相信今后核医学成像技术的不断改进，将在形态显示和功能检测两方面都达到理想的状态。

PET/CT 显像可用于肿瘤、中枢神经系统、心脏三大领域，其中绝大多数用于肿瘤的诊断中，能提高对肿瘤诊断、分期的准确性（图 1-2-29）；用于生物靶区及生物适形调强放疗，优化肿瘤靶区的放疗计划；帮助选择活检部位。

三、核医学成像的临床应用

核医学成像可广泛用于全身脏器和组织的解剖和功能显像。

1. 神经系统　SEPCT/ CT 和 PET/CT 能同时反映解剖结构和功能代谢，可以精确地定位和准确地定量，从分子水平上展示脑生理、病理变化状态，主要包括脑血流显像、脑代谢显像、脑神经递质和受体显像、放射性核素脑血管显像以及脑脊液显像。

2. 内分泌系统　核医学功能测定和显像技术可为内分泌系统多种腺体的生理功能的分析、病理生理机制研究、疾病的诊断提供有效手段，主要包括甲状腺显像、甲状旁腺显像、肾上腺显像。

3. 心血管系统　是核医学成像中发展最快、应用最广泛的重要内容，大致可分为：①心肌显像，包括心肌灌注显像、心肌代谢显像、急性心肌梗死显像和心脏神经受体显像等；②心脏、大血管血池显像及心室功能测定。

4. 消化系统　核医学成像在消化系统应用有：胃肠道出血显像，特别用于小肠出血的定位诊断；异位胃黏膜显像；胃排空及食管、小肠通过功能测定；十二指肠 - 胃反流显像；唾液腺显像；肝胆显像，包括肝静态显像、肝血流灌注和血池显像、肝胆动态显像；幽门螺杆菌测定，用 $^{14}CO_2$ 呼气试验判断胃内有无幽门螺杆菌感染。

5. 呼吸系统　主要包括肺灌注显像和肺通气显像，前者主要反映肺的血流灌注和分布情况，后者是了解气道的通畅与否，肺局部通气功能。

6. 骨、关节系统　主要包括放射性核素骨显像，用于早期发现骨病损，但特异性差，需结合病史及其他影像学检查来判断；骨动态显像，用以获得受检部位血流、血池和延迟显像的信息，以更准确的诊断骨髓炎和鉴别骨病变的良恶性；关节显像，是一种探测活动性关节疾病的敏感方法，能帮助骨关节病的早期诊断与鉴别诊断；骨密度测定。

7. 造血与淋巴系统　主要包括骨髓显像，用于了解全身造血骨髓活性、分布及功能变化；淋巴显像，用于反映淋巴结和淋巴管的形态变化，同时反映淋巴回流动力学的改变。

8. 泌尿生殖系统　主要包括肾动态显像，包括肾血流灌注显像和肾功能动态显像，可以提供双肾血流、大小、形态、位置、功能及尿路通畅等多方面信息，利用计算机技术还可获得半定量的肾图；肾功能介入试验，是利用药物或其他负荷方式，改变肾脏的正常或病理生理过程，从而获得更多的肾功能信息；肾小球滤过率和肾有效血浆流量测定；肾静态显像；膀胱 – 输尿管反流显像；阴囊显像。

9. 肿瘤与炎症　核医学显像可反映肿瘤组织细胞的血流、代谢、增殖、分化及受体等生理环节，在肿瘤学的研究和临床应用中相当重要，其主要内容有：非特异性肿瘤阳性显像；PET 肿瘤代谢显像；肿瘤放射免疫显像；受体显像；肿瘤前哨淋巴结探测。

炎症显像，是使用亲和炎症组织的显像剂来探查体内的炎性病灶。

第五节　超声成像

超声成像（ulrasonography，US）是利用超声波的物理特性，获得人体组织或器官的声学物理信息。这项技术起源于 20 世纪 50 年代，经历了从黑白灰阶到彩色多普勒，从基波到组织谐波等不同超声发展阶段，目前常用的有 A 型、B 型、M 型、D 型及 E 型（弹性）等 5 大类超声技术，临床应用广泛，是一种价廉、安全、方便、无创、无辐射损伤的检查手段，不仅能对人体组织或器官做出形态学诊断，还能提供功能信息。近年来，超声医学在疾病的介入治疗方面也发挥着越来越重要的作用。

一、超声成像概述

（一）超声波定义及相关物理基础

超声波（ultrasound）是声波的一种特殊类型，其振动频率超过 20000Hz，人耳不能听到，能成束发射，以纵波方式向远方传导。常用医学超声诊断频率在 1 ～ 15MHz。超声波除具有频率、波长、声速等基本物理量之外，还有声特性阻抗，为超声诊断中的基本物理量，声像图中各种回声的差异主要是不同介质的声阻抗不同形成的。

（二）超声波的物理特性

1. 指向性　超声波波长极短，其声波直径远大于波长，故声束能集中在一个狭小的角度内发射，称为指向性。在相同声源直径条件下，频率越高，波长越短，其指向性即方向性越好。

2. 反射与折射　当超声波在介质中传播遇到两种声阻抗不同的声学大界面时，声波将发生部分反射，其余部分通过界面折射，其传播速度亦随之改变。

3. 散射与绕射　当超声波在人体中传播遇到声阻抗不同的声学小界面（如细胞）时，一部分声波将分散到各个方向，称为散射；一部分声波则绕过该界面后继续向原来方向传播，称为绕射。反射回声与散射回声是一切回波型超声诊断的基础。

4. 频率与分辨率和穿透力的关系　频率越大其穿透力越小，指向性和分辨率越佳；频率越小，穿透深度越深，但指向性和分辨率越低。

5. 声衰减　是指超声波在介质中传播时，其强度随着传播距离的增大而减小，主要原因为声速扩散、界面上的散射和介质的声吸收等导致的声强减小。因此，在人体组织深部超声探查时，用时间和远场增益补偿后方能获得较满意图像。

6. 伪像　是由于超声波的物理特性、仪器性能、探查技术等因素造成的不真实图像，但一些伪像也可以提供重要辅助信息加以利用，如胆囊结石后方的声影。

7. 多普勒效应　超声波到达一个静止物体时，其反射的频率与发射的频率相同，但当物体与声源存在相对运动时，反射波的频率与发射波的频率不同，两者的频率之差（即频移）与它们之间的相对运动速度成正比。此现象是 1842 年奥地利物理学家 C. Doppler 发现的，故称为多普勒效应。多普勒超声诊断即是利用运动目标所产生的频移，从而计算出运动速度的。胎心、瓣膜、血管壁以及血流都是人体中的运动体，都会产生多普勒效应。

（三）超声成像基本原理

超声波探头内晶体具有"正逆压电效应"。当晶体受力后产生电极极化现象，称正压电效应；当晶体外加电场后产生机械变形，称逆压电效应。超声波探头内晶体受"正逆压电效应"激发产生压缩和弛张交替变化的机械振动，从而产生超声波。超声波在人体不同组织、脏器中传播时，因界面大小、声阻抗的差异而发生不同的反射、折射和散射，形成不同的回声，这些不同组织的不同的回声信息，经过超声仪器的接收、放大和处理，在显示屏上形成声像图。

（四）人体组织的声学分型

超声波入射人体后，各脏器与组织存在不同的反射类型（表 1-2-3）。

表 1-2-3　人体组织器官声学类型

反射类型	二维超声	图像表现	组织器官
无反射型	液性暗区	无回声	尿液、胆汁、囊肿液、血液等液性物质
少反射型	低亮度	低回声	心、肝、脾、胰等实质器官
多反射型	高亮度	高回声	血管壁、心瓣膜、脏器包膜、组织纤维化
全反射型	极高亮度	强回声，后方有声影	骨骼、钙化、结石、含气的肺与肠道

二、超声仪器的类型

按显示方式分类，超声仪器可分为四类。

（一）A 型

最早开发使用，为振幅模式（amplitude mode），主要以波幅变化进行诊断，不能直观显示组织图像。仅用于颅脑和眼科，目前已很少使用。

（二）M 型

为运动模式（motion mode），以沿时间轴移动的曲线观察器官的变化，可分析心脏和大血管的运动幅度，主要用于心脏和血管检查，一般与 B 超、彩色多普勒联合使用（图 1-2-30）。

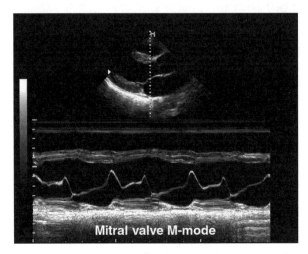

图 1-2-30　心脏二维和二尖瓣 M 型

（三）B 型

目前使用最多，属亮度模式（brightness mode），其原理是将单声束在传播途径中遇到各个界面所产生的一系列散射与反射回声在显示器上以一系列亮度变化的点来表达。B 型超声以灰阶度来表示回声强度的高低（图 1-2-31）。回声编码是把从白到黑分成若干灰阶，回声越强，亮度越亮（接近白色，如密度大的骨骼、结石等），回声越弱，亮度越暗（接近黑色，如正常胆囊和膀胱内的液体）。分静态和动态实时两种。为二维超声，其图像称为声像图。

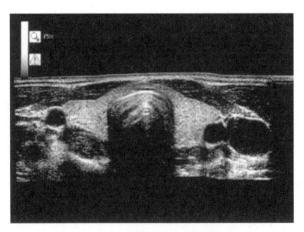

图 1-2-31　正常甲状腺 B 型声像图

（四）D 型

向运动目标发射固定频率的脉冲或连续超声波，接收频率已经发生变化的回波，提取并显示差频，即多普勒模式。主要用于心血管和产科，对各类血管疾病的诊断有很大价值，可检测其形态学和血流动力学状况，常与 B 型、M 型超声合并使用。D 型超声又分为：

1. 频谱多普勒 超声探头接收到的血流信号为复杂信号，需经过快速傅里叶转换分解为简单的基本频率和振幅信号组成的频谱图，用于研究血流动力学，检测血流有无、方向、时相、速度等（图 1-2-32）。又分为脉冲波多普勒（PW）和连续波多普勒（CW），PW 能测低速血流，能分辨深度，CW 能测高速血流，但不能分辨深度。

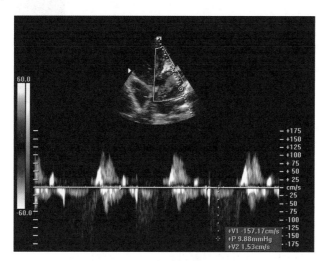

图 1-2-32　心脏彩色和频谱多普勒

2. 彩色多普勒（CDFI） 利用相关技术迅速获得一个较大腔室或管道中的全部差频回声信息，然后以彩色编码显示。可以直观和动态显示血流状况，有红、蓝、黄三种基本色，红色表示朝向探头的血流，蓝色表示反向探头的血流，五彩镶嵌反映病理血流（图 1-2-33）。颜色的明暗可反映血流速度的大小。

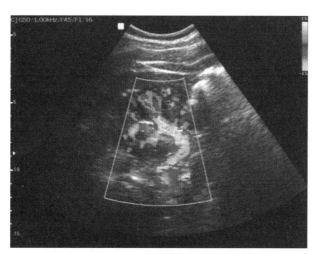

图 1-2-33　肾脏彩色血流
红色表示进入肾脏血流，蓝色表示流出肾脏血流

3. 彩色能量图（CDE） 原理同彩色多普勒，采用的信息是反射信号的幅度，常用单一的红色显示，能量越大，颜色越深。颜色既不代表血流速度的大小，也不反映血流的方向，而是与各个位置的运动目标产生的反射信号的能量成正比。检测微小血流的灵敏度高于彩色多普勒数倍。也不会产生混叠现象，与 CDFI 常常切换使用，互为补充。

（五）三维超声

可显示人体器官和病灶的 X、Y、Z 轴立体图像，从而增加更多的诊断信息量，在胎儿、心脏检查中以及介入治疗应用较多。三维诊断又分计算机三维重建图像和实时三维（又称四维超声）图像，后者是通过特殊的容积探头进行扫描而获得实时立体图像（图 1-2-34）。

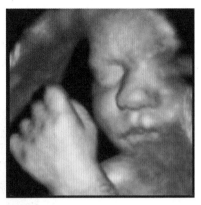

图 1-2-34　胎儿三维立体声像图

（六）超声造影

将造影剂（含微气泡的溶液）注入静脉，造影剂随血流灌注进入器官、组织，使其显影，从而为临床超声诊断提供更多的信息和依据。主要技术是谐波成像、二次谐波成像和间歇谐波成像。常用于肝脏、心脏、肾脏、妇科、浅表器官、周围血管等疾病的诊断与鉴别诊断。

（七）腔内超声及内镜超声

为获得更佳的超声声像图，可通过各种符合人体工程学的超声探头在人体腔道内进行超声检查。包括腔内超声与内镜超声。腔内超声有经食管超声、经阴道超声、经直肠超声等，弥补了体表探头的不足，更直接贴近病变部位，使过去的检查盲区得以直观显示，尤其有利于病灶的细微解剖层次和病变状况的判断分析。内镜超声包括胃镜超声、腹腔镜超声等。

此外，超声诊断仪还包括超声显微镜、C 型超声、P 型超声等技术，超声 CT 也在研发之中。

三、超声成像的优势与限度

超声成像具有无辐射、无创伤、价廉的优势；能实时、动态、灵活显示人体组织器官和活动状态，且能获得各方向的切面图像；彩色多普勒可反映血流动力学改变。但也存在一些限度，如不能检查被气体或骨骼遮盖的组织或器官，对肥胖体型的深部结构检查有限；局部成像显示范围较小，大的脏器显示不完整；图像不直观，结果受操作者手法或经验影响较大等。

四、介入性超声

（一）超声介入诊断与治疗

主要有在超声引导下的细针穿刺活检、对管腔结构的穿刺造影、对体内病灶的引流和治疗，如对囊肿、脓肿、心包积液、胸腹腔和盆腔积液进行超声引导的穿刺引流，对肿瘤、泌尿系结石的超声引导介入治疗等。超声引导也应用于宫内胎儿病变的手术方面。

（二）超声治疗

利用高能量的超声波可以进行超声治疗。利用超声波产生的热效应、机械效应，可以加速细胞代谢和物质交换，可以消炎镇痛、软化瘢痕，还可气化或切割组织、止血、杀灭癌细胞，以及用于泌尿系结石的碎石等。

第六节　图像解读与影像诊断思维

影像诊断是通过图像解读实现的，在图像解读时，应具备影像诊断的思维特点：

一、对患者的临床资料进行较全面的了解

尽管目前的成像设备在不断向广度与深度发展，影像诊断毕竟不是病理诊断，"同病异影""异病同影"的现象也较广泛存在，图像只能反映病变的某些信息，因此在阅读图像时应密切结合临床资料，如患者的年龄、性别、职业、地域、病史、症状与体征、实验室指标和病理诊断等，避免主观臆断地诊断疾病，同时也能最大限度地避免漏诊、误诊。

二、阅片时应做到全面观察、综合分析

1. 全面观察　按照一定的顺序对图像进行全面的观察阅读，获得所有的信息，包括患者的一般资料、检查时的各项参数、图像的成像信息等。

2. 综合分析　发现异常或结合临床要求，对检查部位或病变进行有逻辑性的综合分析，内容包括解剖结构、生理与病理变化的内在基础等。

对病变进行具体分析，应注意观察与分析以下几个方面：

（1）位置和分布　病变大多存在一定的好发部位，在器官内的分布有的也有一定规律，如肺结核好发于双肺的上叶及下叶的背段，骨巨细胞瘤好发于长骨骨端等，急性粟粒性肺结核在肺内呈弥漫性均匀分布等。

（2）数目　病灶是单发还是多发病灶。

（3）形态、大小和轮廓　观察病灶的形态是否规则，有无分叶，病灶大小可通过测量进行定量分析，此外，还需观察病灶轮廓是否清楚、完整。

（4）边缘　病灶边缘是光滑、平整，还是毛糙。

（5）内部质地和均匀性　X线片或CT图像中病变内的密度高低、MRI图像上信号的高低、超声图像中的回声强弱、核医学显像中的放射性浓聚度等均与病变的质地相关，有的检查尚能进行具体测量以定性为何种组织或液体，如软组织、含液、含气、含脂、出血或钙化等。病变内部的均匀度对于病变性质的判断也很重要。

（6）周围变化　病灶与周围组织的关系，与周围组织分界清还是模糊，是牵拉、推移还是侵蚀，有无周围水肿、淋巴结肿大或"卫星病灶"等。

（7）功能改变　在透视、超声、CT或MRI动态增强以及核医学显像对于器官组织功能改变的判断都有独特的价值，能够从某些侧面反映病变的性质。

三、结合临床资料、病理与影像表现，进行综合诊断

1. 结合临床资料、基本病理变化进行读片、诊断。

2. 辨析异常时应首先考虑常见病、多发病、典型病，再考虑少见病、不典型病，对影像表现尽量用一种疾病解释，如有困难时再考虑多种疾病并存。

3. 诊断的结果常有三种情况：①肯定性诊断：当影像能直接反映疾病时，即可明确诊断。如在骨关节外伤时，X线摄片显示有明确的异常透明线，即可诊断骨折，同时还需明确骨折的对位对线情况等。②否定性诊断：如头颅CT检查可排除颅内出血、MRI检查可排除椎管内占位病灶

等。③可能性诊断：见于大部分影像诊断中。由于存在"同病异影、异病同影"的情况，即同一疾病可能有多种不同影像征象，不同疾病也可能有相同影像表现，且影像检查对病变的诊断也存在一定的限度，此时只能考虑多种疾病的可能性，尚需通过其他检查如内镜、实验室检查或者穿刺活检的病理诊断，或者随访、治疗后复查等方法来进行诊断。

第七节　临床应用基础

一、检查方法的选择与注意事项

1. 检查方法的选择原则　由于影像检查方法各异、项目众多，并各有优势与不足，因此，应充分了解各成像设备的特点，遵循安全、有效、简便、经济的原则，从最有利于疾病诊断的角度来进行检查方法的选择。

（1）安全原则　医疗安全是首要原则。辐射、创伤性检查、强磁场都可能成为影像检查中的不安全因素。X 线检查、CT 检查和核医学显像均存在辐射危害，检查前应考虑首选无辐射的超声或 MRI 检查。孕妇和婴幼儿对射线敏感，应避免射线检查。对于血管成像，DSA 属于微创检查，如仅做术前筛选诊断时，可优先考虑无创性的 CT 或 MRI 血管成像。MRI 检查的高磁场环境对于体内有金属植入物、心脏起搏器等的患者可能造成严重的伤害，禁忌应用。

（2）有效原则　进行影像检查的目的是为了有效准确地诊断疾病，应避免盲目地进行无效的检查。如颅内病变并非 X 线平片的适应证，应选用头颅 CT 或 MRI 检查，椎管内占位病变应考虑使用脊柱 MRI 检查等。

（3）简便原则　在保障安全、有效的前提下，应选用最简便的检查完成诊断。

（4）经济原则　每种成像设备都各有其适应证，并非费用高的检查就是最好的检查方法，因此应在保证安全、简便、有效的前提下，选用最合适的检查，如初诊肺内病变，首选胸片或胸部CT 扫描即可，而不必首选 PET/CT。

2. 主要检查方法及检查流程　在使用影像检查的同时，还应注意人体各系统、各种疾病的主要检查方法及检查流程，具体来说：

（1）骨关节、肌肉系统　骨关节系统首选 X 线平片检查，进一步检查可选用 CT 扫描。前者具有良好的自然对比，并在整体结构和空间关系显示上也很有优势，后者对复杂和重叠部位的骨关节显示较 X 线优越，并能进行三维 CT 后处理，以多方位显示骨关节结构的空间关系。对于关节内软骨韧带和肌肉的显示，MRI 则具有明显优势。

（2）呼吸系统　X 线平片是呼吸系统的首选检查方法，但需进一步了解病变或发现隐匿部位的病变时目前 CT 具有绝对优势，因此，胸部 CT 可作为呼吸系统的常规检查。MRI 较少用于肺部病变，但在对纵隔病变的显示方面具有优势。

（3）循环系统　心脏病变首选彩色多普勒超声成像。多层螺旋 CT 在冠状动脉狭窄的预测上可作为无创性筛查。MRI 可显示心脏形态、功能及代谢，也在临床不断发展中。心血管造影检查属微创性检查，仅在确诊或同时行介入治疗时使用。

（4）消化系统　钡剂造影检查是胃肠道的首选影像检查方法，CT 和 MRI 对于观察占位性病变内部及周围情况有优势。急腹症常首选腹部平片，但 CT 检查也日益受到重视。检查肝、胆、脾、胰首选超声检查，CT 在疾病的诊断与鉴别诊断中常起到主导作用。MRI 常用于超声和 CT 鉴别诊断有困难的病例，MRI 水成像在显示胆管和胰管梗阻时优于超声和 CT。

（5）泌尿、生殖系统　首选超声检查，仅在拟诊泌尿系统结石时可首选腹部平片，CT、MRI是肾脏肿瘤的主要鉴别诊断方法，而对于生殖系统病变的诊断和鉴别，MRI 的价值优于 CT。

（6）乳腺　钼靶 X 线摄影和超声是检查乳腺的常用方法，二者结合可对大多数乳腺疾病做出定性诊断。MRI 扫描有助于区别乳腺病变的良恶性。

（7）中枢神经系统　多首选 CT，如急性脑出血和颅脑外伤。在病情稳定的情况下，其他病变常选 MRI 检查，如 MRI 可发现 2 小时内的超急性期脑梗死。

（8）头颈部和五官系统　首选 CT 或 MRI 检查，DSA 在术前对血管进行精细显示或行介入治疗时使用。

此外，在进行影像检查方法的选择时尚需注意了解：①并非所有疾病均需通过影像检查诊断，但可通过影像检查排除某类疾病或发现隐匿病变；②大多数影像诊断需要进行增强或造影检查，应掌握其适应证、禁忌证，并与患者充分沟通；③尽管成像设备发展迅速，但每种设备均有各自的优势与不足，应根据病情综合应用各种检查方法，以达到准确诊断的目的。

二、正确书写会诊单

由于患者的病情存在一定的复杂性，同时，不同疾病也有不同的成像技术，因此，对影像检查提出相应的会诊申请是临床医生必须具备的技能。在临床实践中，会诊单的书写过程是医生对疾病进行医学思维的反映。尽管电子病历日益普及，但同样也需要临床医生简要叙述患者相关病情，提出对影像检查的会诊要求。所以，正确书写会诊单，让影像科准确了解会诊目的，采取合适的成像技术，是进行准确诊断疾病的关键环节。

影像检查的会诊单内容通常包括以下几个方面的内容：

1. 正确书写患者的一般情况　内容包括患者的姓名、性别、年龄、籍贯、职业、通讯方式、住址等，如果在同一医疗机构进行过相关的影像检查还应注明旧片号等，以利于前后影像的对照，从而进一步判断病情，了解病变的发展变化、疗效的评价等。

2. 简要描述患者病史　如患者主诉、近日病情的发展及相关病史、临床查体结果及已进行的相关检查结果。注意不应使用"患者因……入院"作为会诊单的主诉，因为入院时到此次检查的时间不明，或许病情已有新的变化。如进行腹部检查时，应注明患者有无相关的腹部手术史，腹部脏器超声检查结果；若为感染类疾病，还应注明相关实验室检查等。

3. 临床诊断　此项内容也应与检查部位一致，无明确诊断的可提出临床初诊。

4. 检查部位与检查目的　影像检查在临床实践中都是按部位进行，而并非按人体系统划分，如检查中枢神经系统病变时，应注明检查部位是颅脑，还是脊柱颈段、胸段或腰段，因此，应申请与主诉、临床诊断相应的检查部位，并简要描述所需检查的目的。

5. 签名　申请医生的签名是对患者负责的表现，医学生与带教老师的签名分别书写在分式的分母、分子位置，形式如"带教老师 / 实习生"。

关于第 2～4 项内容应用举例：

某患者因腰部疼痛伴右下肢麻木半年，已入院治疗 2 周，突发左侧肢体无力、口眼歪斜、语言不利 1 天。平素有高血压史。此时，应选择头颅 CT 扫描，CT 扫描会诊单（第 2～4 项内容）可简要叙述为：

病历资料：左侧肢体无力、口眼歪斜、语言不利 1 天。

患者以"腰椎间盘突出症"已入院治疗 2 周。平素有高血压史。

临床诊断：急性脑血管疾病（中风病）。

检查部位：头颅 CT 平扫。

检查目的：了解颅内情况，协助诊断。

第八节　图像存档和传输与信息放射学

由于影像设备已实现数字化，采集的图像信息越来越多，如 CT、MRI 采集的图像可达上千幅，因此，仅用胶片无法存储这样海量的信息，影像科必须使用图像的存贮与传输系统来达到存档与传输图像的目的。放射信息系统（radiology information system，RIS）可完成诊断报告的书写、查询与统计、会诊的归档等。目前，PACS 与 RIS 已成为影像科的重要组成部分，并已普及。

一、PACS 的概念与构成

PACS（picture archiving and communication systems，PACS）指图像的存储与传输系统，包括保存和传输图像的硬件设备与软件系统，是以计算机为中心，由数字化图像信息的获取、网络传输、存储介质存档和处理等部分组成。图像经 CR、DR、CT、MRI、ECT 等设备成像后，通过网络传输进入 PACS，与 RIS 连接，完成图像存储、影像诊断报告；与医院信息系统（hospital information system，HIS）连接，可以实现临床各科对患者的影像检查申请、图像调阅等功能；通过局域性网络，可以实现医院间、区域间的图像调阅，达到远程会诊的目的（图 1-2-35）。

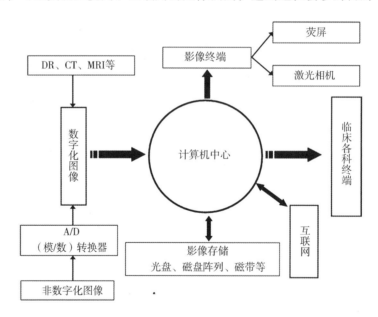

图 1-2-35　PACS 结构示意图

需要注意的是，PACS 不只是具备图像的存档与传输功能，还应具有图像的各种后处理功能，包括图像的重组、病灶的各种测量、窗技术以及图像的输出打印等，能完成成像设备工作站大多数的功能，更有利于临床会诊。

二、PACS 的临床应用

根据联网的规模不同，PACS 有不同的应用范围。Mini-PACS 仅在影像科内部进行联网应用，可完成图像的采集、传输、图像前后对照、各种后处理如三维成像、存储等；full-PACS 可实现全院的联网转输，使临床医生在远离影像科的地方及时调阅患者图像，如将影像传送至临床各科，可以满足不同科室如血管外科、心脏科、骨科等的个性化需要，明显缩短了患者的诊治时间，提高了工作效率与诊断水平；区域性 PACS，使用光纤传输与区域联网，或直接通过互联网，可使各医院的影像共享，甚至患者在家里就可调阅自己的影像资料，避免了患者携带与保管图像的不便，如果结合音视频转输，则可以实现远程会诊与远程医疗。

随着现代计算机技术、网络技术的发展，PACS 在技术与应用上发展非常迅速。

三、信息放射学

信息放射学（information in radiology）是医学影像学与计算机科学技术相结合而形成的新领域，包括了影像科工作管理、质量控制（quality control，QC）与质量保证（quality assurance，QA）、PACS 与远程放射学等。信息放射学对提高医疗、教学、科研等工作水平和效率有着重要意义。

信息放射学以 RIS、PACS 和互联网为基础，以图像数字化为前提。RIS 通过计算机网络进行影像检查的预约、登记、书写报告、QC、QA 以及统计等。PACS 与互联网的结合，则能实现远程医疗，同时也使得教学、科研的工作效率与质量得到提高，对教学改革提供了物质条件。

学习小结

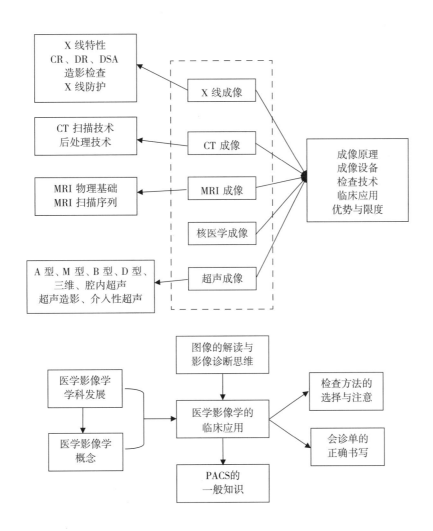

第三章
医学影像学与中医学

中医学产生于人们对社会、自然、宇宙变化的认识过程，是中华民族数千年文明发展的结晶，并为中华民族的繁衍昌盛做出了杰出贡献。中医学与"易"同源，"易"具有转换、变化的意义，与西医学着重人体内部的组织解剖结构相比，中医学更加注重人体内部的功能转换与变化，以及人与社会、自然界及宇宙天体之间的相应关系，即"天人合一"的整体观；在认识疾病时，注重人体输入与输出信息的关联，以及人体内部的阴阳失衡、疾病的发展转化、人的情志变化、社会与自然环境变化对人的影响等，辨证论治成为治疗的精髓，调节阴阳、扶正祛邪为治疗总则。中医学注重"生物－心理－社会"医学模式，面对有思维、意识、情志的活动人体及变化的社会与自然界、错综复杂的多样疾病，中医学的整体观、辨证论治无疑是执简驭繁的智慧方法，从这一点来说，中医学具有认识论上的先进性。然而，由于以上的基本思想，加之时代的局限性，中医未能更具体研究人体内部解剖结构与组织器官实体、疾病的具体病理基础，而是从整体上研究其功能结构关系，宏观的诊断方法、"取象比类"的认识模式，阻碍着中医学的进一步发展，这也是中医学对某些疾病仍缺乏有力诊疗手段的原因之一。

第一节　中西医结合影像学的产生与发展

中医学认识论的先进性与其实现手段的滞后性的矛盾，使中医学的发展较为缓慢。中医学急需大力发展、提高。从医学影像学的发展过程可以看到，医学影像学是现代科学技术与医学密切结合的产物，同时，医学影像学的发展也促使了西医学的迅猛发展。因此，现代科学技术的飞速发展也为中医学的发展提高提供了良好的机遇。医学影像学与中医学的结合，用医学影像学的理论、技术、方法来解决中医辨证诊断、疗效观察、实验研究中的许多问题，将有力促进中医学的发展；同时，正是由于中医认识论的先进性与中药、针灸等中医疗效的有效性，中医学的发展将为西医的有效治疗提供新的途径，由此而产生了中西医结合影像学。

目前，中西医结合影像学在理论探索、临床实践、实验研究中均取得了不菲的成绩，对中医学的许多问题进行了影像学方面的研究，同时为中医学与现代科学技术的结合，起到了桥梁作用。同样，也应认识到，医学影像学与中医学的结合，并非是用影像学去验证中医学，而应是为发展中医学服务。当现代医学（包括影像学）目前无法验证中医学的一些理论与实践问题时，切不可武断地认为中医某些理论的不科学，比如单纯利用穴位的解剖无法解释其作用机理时，不能因此而否定穴位的存在。影像学可以显示穴位刺激后某个器官功能的变化，这对提示穴位治疗的作用机理或许有所裨益。当然，影像学无法揭示的一些现象，也为现代科技、医学影像学提供了新的研究课题。由此设想，以中医学的理论为基础，制造出能揭示中医药某些理论的影像设备，将是中西医结合影像学的最大梦想。

第二节 中西医结合影像学的概念

中西医结合影像学（integrative medical imaging，IMI）是运用医学影像学研究中医药的基础理论、诊断与治疗原则和方法、疗效观察、临床各科与实验研究以及应用中医药学的方法与原则，研究提高医学影像学的诊断、技术、介入治疗的一门学科，是中医学与医学影像学相互结合、相互渗透的结果。

根据医学的系统性，中西医结合影像学可分为中医药理论影像学研究、中西医结合影像实验研究、中西医结合影像临床研究（图 1-3-1）。

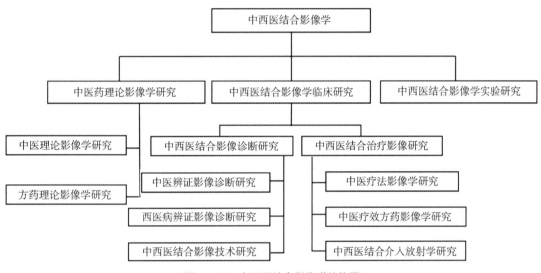

图 1-3-1 中西医结合影像学结构图

第三节 中西医结合影像学的研究内容

一、中医药理论影像学研究

中医药理论影像学研究，指利用医学影像学对中医、中药、方剂等基础理论的研究。

1. 中医理论影像学研究 是利用影像学的各种设备，对中医的基础理论进行研究，并揭示其实质内涵。

如根据中医基础理论对三焦的论述，利用影像学的观察，提出三焦的定位大致对应于胸腔、腹膜内腔、腹膜外腔，并从功能方面提出：胸腔有关组织协助心、肺器官，起到呼吸和循环的功能，类似"上焦主温煦"作用；腹腔内的许多淋巴管和乳糜管，协助脾、胃、肝、胆、小肠起到消化系统的吸收运输功能，与"中焦主腐熟"作用相当；下焦参与肾、膀胱、大肠共同完成大小便的排泄功能，相似于"下焦主决渎"作用。此研究主要将三焦视为一个综合性的功能单位或者是几个内脏功能结合，对中医实质研究、开拓新的思路具有重要价值。此类利用影像学在活体、非干扰的功能表现情况下进行的研究，将为中医理论提供客观的、可以量化的指标，为以后利用这些指标，追踪中医的理论描述，揭示其理论内涵奠定基础。

2. 方药理论影像学研究　是利用影像学手段，揭示中药方剂的药理作用的本质。如利用 B 超观察小柴胡汤的适应主证之一"胸胁苦满"，主要表现为肝内外胆管壁回声增强，胆总管上段明显增粗，提示"胸胁苦满"可能为胆道系统的炎症致 Oddi 括约肌痉挛。服用小柴胡汤后，B 超观察胆囊的变化过程为"收缩 – 扩张 – 再收缩"及相应影像改变，同时，"胸胁苦满"症状消除，证效合一，宏观地揭示小柴胡汤入胆经这一归经理论。

二、中西医结合影像学实验研究

中西医结合影像学实验研究指利用实验室、动物模型等对中医方药理论或各种基础理论、临床学说的影像实验研究。如利用肾阴虚或肾阳虚的动物模型，运用影像学观察总结出有关肾阴虚、肾阳虚的功能性与结构性的生理病理规律。有学者设计以 CT 动态扫描为监测手段，比较实验兔灌服冰片对水溶性对比剂在脑内 CT 值的变化和密度差异的影响，从冰片对血脑屏障通透性影响的角度，观察其"佐使则有功"的作用。实验结果显示，兔灌服冰片后，脑组织增强扫描时得到的 CT 值比对照兔有较大的增加，组织密度有明显增强，且这种增强作用的持续时间也较长。灌服冰片兔脑 CT 值的变化轨迹与对照兔完全不同，其表现为一种典型的血管外给药的动力学特征，具有"通过生物膜的吸收动力学过程"。相同给药途径却表现出不同的动力学过程，揭示了冰片能促使水溶性造影剂透过血脑屏障进入脑实质，冰片具有"引药上行"功能。

三、中西医结合影像学临床研究

中西医结合影像学临床研究是指将医学影像学应用于中医各门临床学科的研究。具体可分为中西医结合影像诊断研究与中西医结合治疗影像研究，前者强调诊断的影像学研究，后者以与治疗有关的影像学研究为主要内容。

1. 中西医结合影像诊断研究　是以疾病的诊断为研究点、结合点。中西医结合影像诊断研究的宗旨在于为临床的诊疗提供直观的、量化的客观依据。可分为中医辨证影像研究、西医病辨证影像诊断研究、中西医结合影像诊断技术研究。

（1）**中医辨证影像诊断研究**　中医诊断缺乏客观的、量化的指标，望闻问切易产生主观上的偏差，治疗更多地依赖于经验，成才时间也相对较长，不利于传承。中医辨证影像诊断研究为中医四诊的延伸和补充提供客观影像依据，同时，也可以通过影像学的规律性，反过来对中医辨证进行修正。

中医辨证有八纲辨证、病因辨证、气血津液辨证、脏腑辨证、经络辨证、卫气营血辨证、三焦辨证等，除病因辨证外，大多数能运用影像学探索到一定的规律，从而为中医辨证提供客观量化的依据。如脏腑辨证中的脾气虚证，通过胃肠钡餐检查，观察到主要表现为胃肠道的蠕动及分泌功能减弱，张力降低。

研究方法是，首先进行中医"辨病"，然后进行辨证，即运用中医的各种辨证纲要和方法确定中医的证型，再进行影像学研究，探索出一个疾病的各个中医证型所具有的影像学特征及规律，并尽量取得量化指标。

总之，中医辨证影像诊断研究就是以中医辨证为纲，以各证型的影像学研究为重点。在此研究中已涉及中医的各临床学科疾病，如对中风、肺胀、胃脘痛、胁痛、癥瘕、腰腿痛、鼻渊等多种疾病的各证候影像学研究。

（2）**西医病辨证影像诊断研究**　对西医病名诊断，同样可以进行中医辨证施治，在此基础上进行影像学研究，其目的是为了对西医病更准确地进行中医辨证，从而指导临床治疗。

西医病辨证影像诊断研究随中西医结合治疗而发展，如传染性非典型肺炎、新冠肺炎的成功救治就是进行中医辨证、采用中西医结合治疗的结果；另外，还有关于化脓性骨髓炎中医证型的影像学观察、尿毒症中医分型胸部 X 线诊断探讨、下肢深静脉血栓形成中医分型及 X 线表现与脉络宁治疗前后对照分析等。

（3）中西医结合影像诊断技术研究　运用中医、中药理论，引入中药、针灸、推拿按摩等中医方法，提高现代影像诊断学的技术水平。

目前研究较多的是应用中药、针灸等提高影像诊断水平。如应用较为普遍的钡灌肠造影检查前口服中药番泻叶；将中药缩胆剂应用于胆囊造影；"排气泻下汤"在影像检查中的应用；大黄、芒硝在全消化道造影中的应用；针刺对提高 X 线钡餐检查的显像；针刺三阴交、利用补法可获得抑制输尿管收缩的作用，增加肾盏肾盂输尿管的显影浓度、延长显影时间，可提高泌尿系疾病的诊断质量；按摩止吐法在 CT 增强扫描中也有一定作用等。由此可见，利用中药、针灸、推拿按摩具有的双向调节作用，不仅可以提高影像诊断的技术水平，也具有辅助治疗的作用，在此方面的研究前景较为广阔。

2. 中西医结合治疗影像研究　以疾病的治疗为结合点。主要内容包括以影像学的手段进行中医、中药的治疗机理、疗效观察等研究，以中医、中药的方法和手段开展介入放射学研究。可分为中医疗法影像学研究、中医疗效方药影像学研究及中西医结合介入放射学研究。

（1）中医疗法影像学研究　是利用医学影像学，特别是功能成像，研究中医各种有效疗法的机制与本质，包括针灸、推拿等的影像学研究。针灸影像学是利用医学影像学多模态显像技术，以定性、定量等客观信息研究针灸腧穴、经络的生理功能、针刺临床疗效，探讨其机制，揭示针灸理论的一门学科，近年来已成为研究热点，是中西医结合影像研究的范例。相关研究：①经穴特异性的脑功能效应研究；②针刺得气脑功能效应研究；③穴位配伍的脑功能效应观研究；④针灸临床疗效与脑功能区效应相关性的机制研究。尤其是从脑功能网络角度分析针灸临床起效的中枢机制。如在研究针刺穴位与脑功能性磁共振成像（function MRI，fMRI）的关系中，针刺不同经的原穴、合穴引起的脑功能变化及其各功能区在脑内定位的异同、分布规律，寻找经脉入脑后的分区定位，以获得各经脉临床治疗效果与脑功能区的相关性。对针刺光明穴、太冲穴的视觉中枢 fMRI 的研究发现，不仅可产生脑内视觉中枢的激活区域，还可产生相对固定的脑功能抑制区域，揭示了针灸刺激具有双向调节作用的客观性。也有利用 CT 或 MRI 的三维立体成像技术研究穴位、经络的解剖位置，使穴位的描述更加准确；研究重要穴位与各重要组织器官的毗邻关系，以防止重要组织器官的损伤，使针刺更加安全，如对风池穴进针的定位研究等。

（2）中医疗效方药影像学研究　是利用影像学的手段观察和分析应用中医中药方法治疗后的康复情况、病情转化过程及其疗效，其侧重点是观察中医中药方法治疗后的影像学变化。在应用中医中药治疗疾病的过程中及时采取有效的观察手段，可掌握治疗的有效性，能为临床及时纠正治疗中的偏差，灵活改变治疗方案或总结治疗经验，推广有效的治疗成果等，提供客观的、量化的依据。如中药复方金钱草膏治疗胆道疾患的 X 线观察、脑梗死的中医治疗及 CT 观察等。

（3）中西医结合介入放射学研究　是利用中医的理论方法、中药的药理研究成果，或配合中医的其他治疗手段，将其应用于疾病的介入放射治疗中。目前，介入放射学和中药的药理研究已取得了较大的成绩，以介入放射学为基础，充分借助现代中药药理的研究成果，研究和开发出能应用于介入治疗的药物，这应是中西医结合介入放射学的研究重点，同时也开拓了介入放射学的研究思路，对疾病的治疗具有重大的意义。如白及、丹参、去甲斑蝥素、莪术油、华蟾素、鸦胆子油、康莱特（薏苡仁提取乳剂）等中药或中药提取物介入治疗恶性肿瘤都取得了一定的疗效。

综上所述，中西医结合影像学是中医学与医学影像学的结合，能开放性、及时地应用现代科学技术成果，为中医学发展开拓道路，更好地为人类健康服务。

学习小结

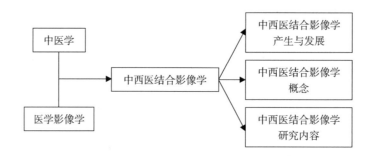

第二篇
影像诊断学

第一章

呼吸系统与纵隔

扫一扫，查阅本章数字资源，含PPT、音视频、图片等

　　呼吸系统与纵隔主要位于胸部，胸部具有良好的自然对比，影像学检查可以充分显示其正常解剖和疾病的病理变化，对其诊断具有重要价值。X线摄影可作为胸部首选检查方法，CT扫描对发现早期病变及显示病变的细微结构方面更具有优势，是主要的检查手段，MRI检查主要用于纵隔疾病的诊断，DSA用于血管性疾病，超声检查可用于胸腔积液等的诊断。

第一节　影像学检查方法

一、X线检查

　　1. 胸部摄片检查　即胸部平片，简称胸片，为临床常规检查。常用站立位，于深吸气末屏气后摄片：①正位（后前位），双肩关节内旋，双手叉腰，前胸壁靠近成像架，X线自背部射入。②侧位，患侧胸壁靠近成像架，两手抱头，X线自健侧射入。③斜位，患侧胸廓与成像架有一定夹角，常用于腋段肋骨骨折等诊断。

　　2. 胸部透视　主要用于多体位、动态观察肺部、膈肌、心脏及大血管的变化，仅作为胸片的补充检查。

二、CT检查

　　1. 常规平扫　扫描范围包括从肺尖到肺底，注意多窗宽窗位观察，常用肺窗、纵隔窗、骨窗等。能基本满足呼吸系统多数病变的诊断要求。

　　2. 增强扫描　主要用于了解病变的血供情况以及良、恶性病变鉴别；明确肺门增大的原因，鉴别肺门或纵隔淋巴结与血管断面；判断纵隔病变及心脏大血管的关系等。

　　3. 低剂量扫描　在保证图像质量满足诊断要求的前提下，通过降低管电流与管电压等方式使射线剂量最小化的扫描方法，主要用于早期肺癌的筛查。

　　4. 高分辨率CT扫描（HRCT）　可观察病灶的微细结构，在肺间质病变、占位性病变及支气管扩张的诊断中应用较多。

　　5. CT血管成像（CTA）　利用多方位、多种成像方法（如MIP、VR等）观察血管病变，对血管壁、血管腔内外病变的诊断具有重要价值。

　　6. CT导引下穿刺活检　用于病变的活检，以便于病理定性诊断。

三、MRI 检查

由于正常的肺组织在常规 MRI 上呈极低信号，对肺组织病变观察远不如 CT 检查，目前很少用于肺脏病变诊断，但可用于诊断胸壁、纵隔、心脏大血管的病变。

四、PET/CT 检查

通过显示肺内病变的代谢活性对病变的良恶性进行鉴别，可用于肺结节或肿块的良恶性鉴别、肺癌的分期、疗效评估及复发判断、转移灶的检出等，但费用昂贵。

五、DSA 检查

兼备诊断与治疗功能，主要用于肺内血管性病变的诊断、肺癌供血动脉的灌注化疗、咳血患者的栓塞止血治疗。主要分为选择性支气管动脉 DSA 和选择性肺动脉 DSA。

第二节　正常影像学表现

一、正常胸部 X 线表现

正常胸片是胸廓、双肺、纵隔、胸膜及膈肌等相互重叠的综合投影（图 2-1-1）。

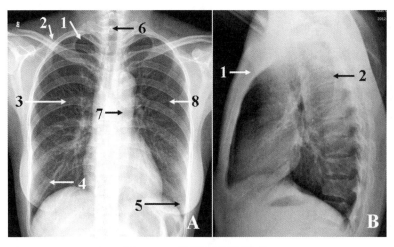

图 2-1-1　胸部 X 线正侧位片
图 A　正位：1.肺尖　2.锁骨上皮肤皱褶　3.第 6 肋骨后支
4.第 6 肋骨前支　5.乳房　6.气管　7.左支气管　8.肩胛骨内缘
图 B　侧位：1.胸骨　2.胸椎

（一）胸廓

1. 胸壁软组织

（1）胸锁乳突肌　两肺尖内侧自胸骨柄向上的带状阴影，边缘清晰，密度均匀。

（2）锁骨上皮肤皱褶　锁骨上缘与锁骨平行的宽 3 ～ 5mm 的软组织密度阴影。

（3）胸大肌　两肺中野外侧斜向腋窝的扇形密度增高影。

（4）女性乳房及乳头　女性乳房影重叠于两肺下野，呈下缘清楚、上缘模糊的半圆形致密影。乳头相当于第 5、6 前肋骨间隙处，为小圆形致密影，男性亦可显示。

2.骨性胸廓 胸廓前有胸骨、锁骨，后有胸椎、肩胛骨，肋骨则围绕其间。

（1）肋骨 共12对，每根肋骨分为前肋、腋段、后肋三段。肋骨起于胸椎两侧，后段呈水平向外、并于腋段斜向前下方走行。第1～10肋骨前端有肋软骨与胸骨相连，软骨未钙化时不显影，故X线片上肋骨前端状似游离。25岁以后肋软骨开始钙化，表现为不规则的条带状致密影（图2-1-2）。

（2）肩胛骨 摄片时，肩胛骨内缘应投影于肺野之外，如双肩关节内旋不够，可与肺野外带重叠（图2-1-1）；青春期肩胛骨下角可见二次骨化中心，易误为骨折。

（3）锁骨 重叠于两肺上部，与第一前肋相交，内侧端与胸骨柄形成胸锁关节。

（4）胸骨 胸骨由柄、体和剑突组成。在正位胸片上，胸骨几乎完全与纵隔影重叠。仅胸骨两侧外上角可突出于纵隔影之外。在侧位及斜位片上胸骨可以显示全貌。

（5）胸椎 正位胸片上因与胸骨和纵隔影重叠，显示效果欠佳；侧位胸片可显示胸椎形态及判断胸椎序数。

（二）气管与支气管

气管起于环状软骨下缘，至第5～6胸椎水平的气管隆突，分为左、右主支气管，进一步分支为叶支气管、段支气管，向下呈树状分支，最后形成终末细支气管，共分支23～25级。在胸片上气管和较大支气管因含气可显示为连续的管状低密度影（图2-1-3）。

（三）肺

1.肺野 胸壁之内与纵隔之间的区域称为肺野，为含有空气的肺组织。通常将一侧肺野用平行于胸壁的纵行弧线分为三等份，称为内、中、外带，分别在第2、4肋骨前端下缘画一水平线，将肺野分为上、中、下野（图2-1-4）。

2.肺门 肺门是由肺动静脉、支气管、淋巴组织构成的总投影。后前位上，肺门位于两肺中野内带第2～5前肋间处，左侧比右侧高1～2cm。肺门可分为上、下两部。右肺门上部由上肺静脉干、上肺动脉

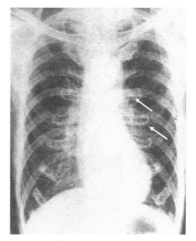

图 2-1-2 肋软骨钙化
肋软骨钙化，呈条带状致密影（箭头）

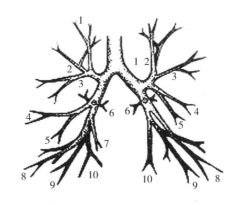

图 2-1-3 支气管分支示意图
1.上叶尖段 2.后段 3.前段 4、5.中叶（右肺）舌段（左肺）6.下叶背段 7.内基底段
8.前（内）基底段 9.外基底段 10.后基底段

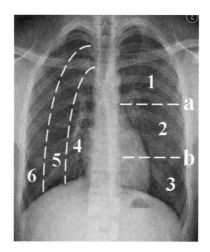

图 2-1-4 肺野的划分
虚线为人工分界线
a.第2肋骨前支下缘水平线 b.第4肋骨前支下缘水平线 1.上野 2.中野
3.下野 4.内带 5.中带 6.外带

及下肺动脉干后回归支构成，下部由右下肺动脉干构成，右肺门上下部形成的钝角，称为右肺门角。左肺门上部主要由左肺动脉弓构成，呈边缘光滑的半圆形，下部由左下肺动脉及其分支构成，常被心影所遮盖（图 2-1-5）。

3.肺纹理　肺纹理为自肺门向肺野呈放射状分布的树枝状影。由肺动脉、肺静脉、支气管、淋巴管及少量间质组成，其主要成分是肺动脉。上肺野肺纹理较细，下肺野肺纹理较粗（图 2-1-5）。

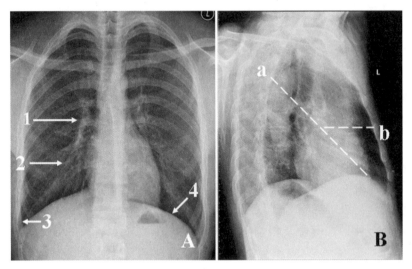

图 2-1-5　正常胸片
图 A　正位；图 B　右侧位
1.肺门　2.肺纹理　3.肋膈角　4.膈肌　a 线：斜裂走行　b 线：水平裂走行

4.肺实质和肺间质　肺组织由肺实质和肺间质组成。肺实质为肺部具有气体交换功能的含气间隙及结构，肺间质是指肺的支架组织，分布于支气管、血管周围、肺泡间隔及胸膜下。

5.肺叶、肺段

（1）肺叶　右肺有上、中、下三叶，左肺有上、下两叶。各肺叶由叶间裂分隔，可通过叶间胸膜推断肺叶的解剖范围。

（2）肺段　肺叶由 2～5 个肺段组成，肺段之间无胸膜分隔，但各有其单独的支气管和血管供应。影像学不能显示肺段的界限，肺段的名称与相应的支气管一致。一般右肺分为 10 个段，左肺分为 8 个段（表 2-1-1，图 2-1-6）。

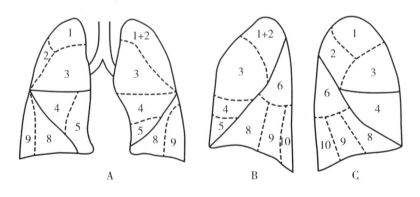

图 2-1-6　肺段解剖示意图
A：前面观　B：左侧观　C：右侧观

表 2-1-1　肺叶及肺段的划分

右肺		左肺	
上叶	1. 尖段 2. 后段 3. 前段	上叶	1+2. 尖后段 3. 前段 4. 上舌段 5. 下舌段
中叶	4. 外段 5. 内段		
下叶	6. 背段 7. 内基底段 8. 前基底段 9. 外基底段 10. 后基底段	下叶	6. 背段 7+8. 前内基底段 9. 外基底段 10. 后基底段

（四）胸膜

胸膜极薄，由胸壁内面的壁层胸膜和肺表面的脏层胸膜组成，正常情况下不显影。壁层胸膜与脏层胸膜之间为胸膜腔，呈负压状态，有起润滑作用的少量浆液。壁层胸膜按其所在位置又分为胸膜顶、肋胸膜、横膈胸膜和纵隔胸膜。脏层胸膜在肺叶间反折形成叶间胸膜，又称叶间裂。左侧有斜裂，右侧有斜裂和横裂。

1. 斜裂　斜裂胸膜只能在侧位胸片上显示，表现为自后上向前下走行的细线状致密影，其后上端一般起自第 4 ～ 5 胸椎处，前下端在胸骨后方与横膈相交。

2. 横裂　又称水平裂，正位胸片上表现为约第 4 前肋水平横行的线状影，侧位胸片上表现为自斜裂中部向前走行的线状影（图 2-1-5B）。

（五）膈肌

膈肌是胸腔和腹腔之间的薄层膜状肌。分左、右两叶，各成圆顶状，位于第 6 前肋或第 10 后肋端水平，呈凸向胸腔侧的穹隆状。膈肌与心脏形成心膈角，外侧与胸壁间形成肋膈角。侧位片分为前、后肋膈角，后肋膈角位置低而深（图 2-1-5）。平静呼吸状态下，膈肌运动幅度为 1 ～ 2.5cm。

（六）纵隔

纵隔位于两肺中间，为纵隔胸膜所包绕的结构。上自胸廓入口，下至膈肌，前为胸骨，后为胸椎。纵隔的分区在判断纵隔病变的来源和性质上具有重要意义。纵隔分区方法较多，常采用 6 分法：在侧位胸片上，从胸骨柄体交界处至第 4 胸椎下缘连线，将纵隔分为上下纵隔；气管后壁与升主动脉、心脏前缘连线、食管前壁与心脏后缘连线将纵隔分为前、中、后三区（图 2-1-7）。

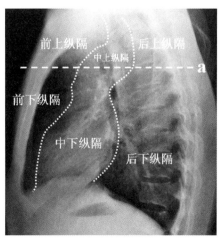

图 2-1-7　纵隔的划分（六分法）
a 为通过胸骨柄与第 4 胸椎下缘的连线

表 2-1-2　纵隔分区

	上纵隔	下纵隔
前纵隔	胸腺、前纵隔淋巴结群	前纵隔淋巴结群
中纵隔	气管及周围淋巴结、上腔静脉、无名静脉、喉返神经	心包及心脏、肺动脉、肺静脉、升主动脉、下腔静脉
后纵隔	食管、胸主动脉、迷走神经、胸导管、奇静脉、交感神经干、后纵隔淋巴结群	食管、胸主动脉、迷走神经、胸导管、奇静脉及半奇静脉、交感神经干、后纵隔淋巴结群

二、正常胸部 CT 表现

（一）胸廓

纵隔窗可显示胸壁肌肉、脂肪、乳房等（图 2-1-8），骨窗观察胸骨、肋骨、肩胛骨、胸椎（椎体及附件）等，三维重建图像可以更直观地显示骨性细微结构及病理改变，帮助判断胸椎或肋骨序数。

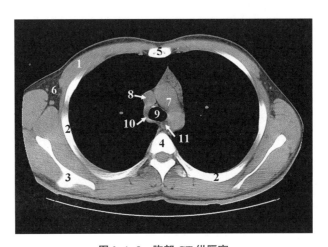

图 2-1-8　胸部 CT 纵隔窗
1. 胸大肌　2. 肋骨　3. 肩胛骨　4. 胸椎　5. 胸骨　6. 腋窝
7. 主动脉弓　8. 上腔静脉　9. 气管　10. 奇静脉　11. 食管

（二）气管与支气管

气管长 6～9cm，于气管隆突分为左、右主支气管，由肺门区向肺野周边部呈树枝状分布逐渐变细。较粗的支气管表现为含气管状影，气管壁菲薄（图 2-1-9）。

（三）肺叶、肺段与肺小叶

1.肺叶　由叶间胸膜分界，肺段间无明确解剖分界。肺野内肺纹理由肺门区走出，向周围逐渐分支，由粗渐细，其断面为圆形或椭圆形（图 2-1-9）。

2.肺小叶　每一个细支气管或 3～5 个终末细支气管连同其下级分支及末端的肺泡构成一个肺小叶，或称次级肺小叶，是肺的基本解剖和功能单位。高分辨率 CT 可显示肺小叶呈不规则的多边形，中心为构成小叶核心的小叶肺动脉和细支气管，其管径约 1mm，表现为小叶实质内的斑点状小血管断面影，周边为小叶间隔，表现为长 10～25mm 的均匀细线状致密影（图 2-1-10）。

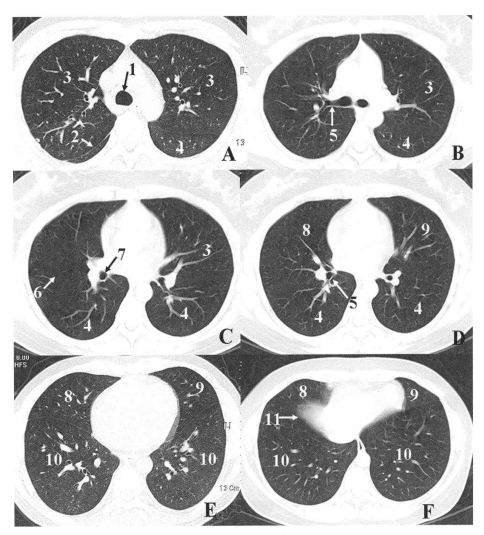

图 2-1-9　正常胸部 CT 表现（肺窗）

1.气管　2.斜裂　3.上叶　4.下叶背段　5.上叶支气管及分支

6.右肺水平裂　7.右肺中间段支气管　8.右肺中叶

9.左肺上叶舌段　10.下叶　11.膈肌

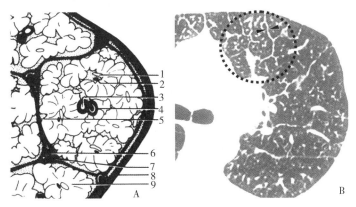

图 2-1-10　肺小叶表现

图 A　肺小叶示意图：1.终末细支气管　2.终末小动脉

3.细支气管　4.小叶肺动脉　5.小叶间隔　6.小叶间静脉

7.小叶间淋巴管　8.胸膜　9.初级肺小叶；图 B　HRCT，

多个肺小叶（黑线圈），其内见小叶间隔增厚（箭头）

（四）胸膜

CT 可显示叶间胸膜（图 2-1-9）。胸部 CT 肺窗，叶间胸膜表现为无或少血管的"透亮带"，薄层扫描（1 ~ 2mm 以下）或 HRCT 扫描，斜裂叶间胸膜表现为软组织密度的细线状阴影。叶间裂是识别肺叶的标志，左侧斜裂前方为上叶，后方为下叶。右侧斜裂后方为下叶，前方在水平裂以上层面为上叶，水平裂以下层面为中叶。

（五）纵隔

1. 纵隔　前纵隔内有胸腺、淋巴组织、脂肪结缔组织。胸腺约在 20 岁以前呈左右对称的软组织密度影；中纵隔包括气管及主支气管、心脏和大血管及其分支、神经、淋巴结等结构。后纵隔内有食管、降主动脉、胸导管、奇静脉与半奇静脉、淋巴结以及脊柱旁丰富的神经组织等（图 2-1-5，图 2-2-8）。

2. 纵隔淋巴结　纵隔是胸部淋巴循环的集中区域，有众多淋巴结分布于纵隔各区。淋巴结 CT 表现为圆形或椭圆形软组织密度影，单个淋巴结长径若 ≥ 10mm 应视为增大。

（六）横膈

横膈是胸腹腔分界线，为圆顶状的肌性结构，具有一定的移动度，大部分与相邻脏器如肝、胃、心脏等紧贴。

三、正常胸部 MRI 表现

胸部 MRI 轴位 MRI 图像与 CT 图像结构基本相同（图 2-1-11）。

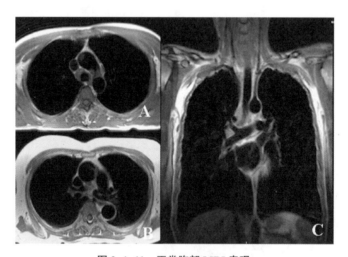

图 2-1-11　正常胸部 MRI 表现
图 A　主动脉弓层面；图 B　左肺动脉弓层面；图 C　冠状位

1. 胸廓　胸壁肌肉 T_1WI 和 T_2WI 均呈较低信号，显示为黑影或灰黑影。肌腱、韧带、筋膜 T_1WI 和 T_2WI 均呈低信号。肌肉间可见线状的脂肪影及流空的血管影。脂肪组织 T_1WI 呈高信号，显示为白影，T_2WI 呈较高信号，显示为灰白影。胸骨、胸椎、锁骨和肋骨的骨皮质均显示为低信号，中心部骨松质中含有脂肪，显示为较高信号。肋软骨信号高于骨皮质信号，低于骨松质信号。

2. 纵隔　心脏大血管的流空效应及脂肪组织所特有的信号强度，使 MRI 在显示纵隔结构和病变方面具有明显的优势。气管和主支气管无 MRI 信号；大血管腔因流空效应呈无信号，与纵隔内高信号的脂肪对比鲜明，血管壁很薄，在 MRI 图像上通常难以分辨；纵隔内的淋巴结较易显示，T_1WI 和 T_2WI 均表现为中等信号的小圆形或椭圆形结构，其大小一般不超过 10mm。

3. 肺　正常肺野基本呈黑影，无信号，近肺门处可见少数由大血管壁及支气管壁形成的分支状结构。

第三节　基本病变的影像表现

基本病变，指疾病基本病理改变的影像学表现，疾病的影像表现多由基本病变构成，因此掌握基本病变的知识将有助于对疾病的影像学诊断。

一、支气管阻塞性病变

支气管阻塞病因可以是炎性狭窄、肿瘤、异物、分泌物淤积、水肿、血块阻塞等，也可由外在性压迫所致。可导致阻塞性肺气肿、阻塞性肺炎及阻塞性肺不张。

1. 阻塞性肺气肿（obstructive emphysema）　系因支气管不完全性阻塞所致。支气管部分阻塞产生活瓣作用，吸气时支气管扩张空气进入，呼气时空气不能完全呼出，致使阻塞远侧肺泡过度充气。分为局限性阻塞肺气肿与弥漫性阻塞性肺气肿，后者为两肺终末细支气管以远的弥漫性肺泡过度充气并伴有肺泡壁的破坏。

（1）X 线表现　①透光度增加；②肺的体积增大。局限性阻塞性肺气肿表现为一叶或一侧肺透光度增加，肺纹理稀疏，纵隔移向健侧，患侧横膈下降。弥漫性阻塞性肺气肿表现为双肺野透光度增加，常有肺大泡出现，纹理稀疏。胸廓呈桶状，肋间隙增宽，肋骨呈水平位，膈肌低平且活动度减弱，肺动脉主干可以增粗，外围肺血管纹理变细，心影狭长呈垂位心形（图 2-1-12）。

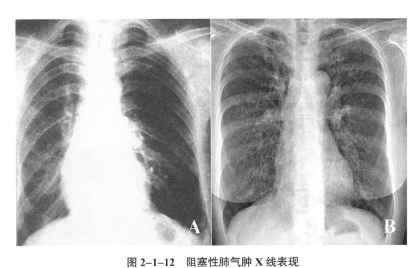

图 2-1-12　阻塞性肺气肿 X 线表现
图 A　左侧肺阻塞性肺气肿，左肺透光度明显增高；图 B　弥漫性阻塞性肺气肿

（2）CT 表现　CT 检查对局限性阻塞性肺气肿的检出比 X 线检查敏感，可显示阻塞的部位，甚至阻塞的原因。在肺的边缘部可见大小不等的肺大泡影。高分辨率 CT 可显示肺小叶结构的异常改变，可发现早期肺气肿（图 2-1-13）。

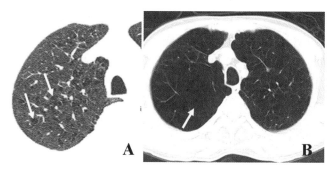

图 2-1-13 阻塞性肺气肿 CT 表现

图 A HRCT 肺小叶中央型气肿（箭头）；图 B 双肺透光度明显增高，其内见无壁肺大泡（箭头）

2. 阻塞性肺不张（obstructive atelectasis） 支气管完全阻塞后，肺泡内气体多在 18 ～ 24 小时内被吸收，肺叶萎缩。根据阻塞部位不同，可有一侧、肺叶、肺段和小叶的肺不张。

（1）X 线表现 ①肺组织密度增高；②体积缩小。一侧肺不张表现为患侧肺野呈一致性密度增高影，胸廓塌陷，肋间隙变窄，纵隔向患侧移位，患侧横膈升高。肺叶不张，表现为肺叶体积缩小，密度均匀增高，纵隔向患侧移位。肺段不张表现为基底在外、尖端指向肺门的三角形密度增高影，肺段体积缩小（图 2-1-14）。

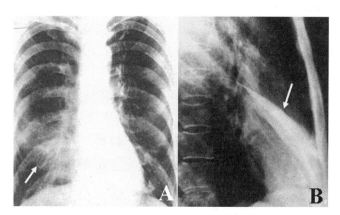

图 2-1-14 右肺中叶肺不张 X 线表现

图 A 正位 右下肺野片状致密影，下缘不清（箭头）；图 B 侧位 右肺中叶肺不张，水平裂下移（箭头）

（2）CT 表现 CT 平扫肺不张表现为肺叶缩小，呈均匀软组织密度，边缘清楚，增强扫描可见明显强化，常可发现主支气管阻塞的部位及原因。阻塞性肺不张应与压迫性肺不张鉴别，后者多因胸腔积液所致，不张肺内可见含气支气管征（图 2-1-15）。

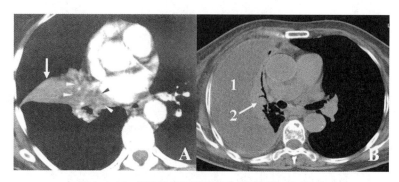

图 2-1-15 阻塞性肺不张与压迫性肺不张 CT 表现

图 A 增强扫描：右肺中叶肺不张（长箭头），中叶开口处可见不规则肿块（箭头）；图 B 压迫性肺不张
1. 右侧胸腔大量积液 2. 肺不张，其内见含气支气管征

3. 阻塞性肺炎（obstructive pneumonia） 支气管不完全阻塞致气道变窄，呼吸阻力加大，通气量减少，痰液不易及时排出，局部易致反复感染，炎症难以消散，其特征表现为同一部位反复出现的炎变。

二、肺部病变

1. 肺实变（consolidation of lung） 肺泡内的气体被渗出的液体、蛋白及细胞所代替而形成实变。多见于各种炎症、渗出性肺结核、肺出血及肺水肿。由于肺泡内的渗出液可通过肺泡孔向邻近肺泡蔓延，因而病变区与正常肺组织间无明显分界，边缘模糊。

（1）X 线表现 ①斑片状或云絮状致密影，密度可均匀或不均匀；②边缘模糊，当其边缘为叶间胸膜时，边缘可锐利；③实变区内常可见含气支气管征，又称为"支气管气像"，为含气的支气管在周围实变的肺组织衬托所致（图 2-1-16）。

（2）CT 表现 较 X 线检查更敏感，支气管气像表现易显示。以浆液渗出或水肿液为主的实变密度较低，以脓性渗出为主的实变密度较高，以纤维素性渗出为主的实变密度最高。慢性实变病灶密度常较高，边缘多较清楚（图 2-1-17）。

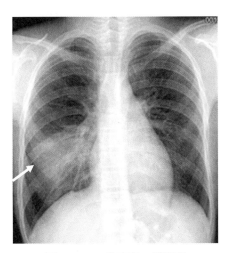

图 2-1-16 肺实变 X 线表现
右肺下野大片状致密影，边缘模糊
（箭头），其内可见含气的支气管征

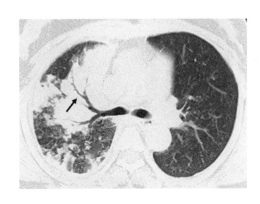

图 2-1-17 肺实变的 CT 表现
右肺大片状密度增高影，其内可见支气管气像
（箭头），边缘模糊，近端支气管通畅

2. 结节与肿块 肺内结节直径 ≤ 3cm 者称为结节（nodule），大于 3cm 者称为肿块（mass）。结节与肿块可单发，也可多发。常见于炎性结节、炎性肉芽肿、炎性假瘤、结核球、肿瘤。

（1）粟粒状结节 指 4mm 以下的小点状结节影，多呈弥漫性分布。多数粟粒状病变由间质内病变引起，常见于粟粒型肺结核、癌性淋巴管炎、结节病、特发性肺含铁血黄素沉着症、急性细支气管炎及组织细胞病（图 2-1-18）。较大的粟粒状结节常见于转移瘤、肺泡癌、肺结核及矽肺，较小的粟粒状结节常见于肺泡微石症。

（2）腺泡样结节 直径在 10mm 以下（多为 4 ～ 7mm），边缘较清楚，呈梅花瓣状的结节，即相当于腺泡范围的实

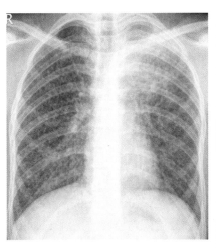

图 2-1-18 粟粒状结节
两肺野内弥漫性分布粟粒状结节影

变，多为肉芽肿、肿瘤、血管炎及其周围炎，也可以是渗出、出血或水肿。多见于肺结核、慢性炎症、寄生虫病、肺泡蛋白沉积症等。

（3）肿块　肿块为圆形、类圆形或分叶状致密团块影。可单发或多发，单发者见于肺癌、结核球、炎性假瘤、错构瘤等，多发者最常见于肺转移瘤。

对于结节与肿块的检出，以及病变特征的显示，CT明显优于X线检查。①密度改变：肿块内如发现脂肪密度、爆米花钙化，多为错构瘤；结节密度较高，其内可见空泡征，多见于肺癌；结核球中心可有点状钙化或小透光区。②增强扫描：结核球常无强化或仅见周边轻度环形强化，肺癌常为较明显均匀强化或中心强化，炎性假瘤可环形强化或轻度均匀性强化。③边缘情况：良性病变边缘光滑；肺癌边缘可有毛刺或有多个弧形凸起（分叶征表现）。④邻近组织：结核性病变周围常有小结节和条状病灶，称为卫星病灶，炎性肿块邻近可有斑片状磨玻璃影，周围型肺癌邻近可有胸膜凹陷征（图2-1-19，图2-1-20）。

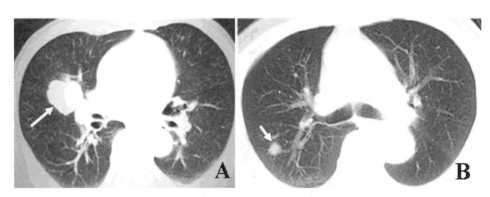

图 2-1-19　肺肿块与结节 CT 表现（肺窗）
图 A　右侧肺门块区肿块（箭头）；图 B　右肺上叶后段结节（箭头）

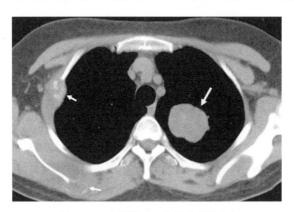

图 2-1-20　肿块 CT 表现（纵隔窗）
左肺上叶软组织肿块（长箭头），系转移肿瘤，
另见肋骨及肩胛骨转移（短箭头）

MRI检查能够显示直径大于1cm的结节影。慢性肉芽肿、干酪样结核或错构瘤由于其内含有较多的纤维组织与钙质，T_2WI呈较低信号；恶性病变如肺转移瘤T_2WI呈高信号，肿块内坏死灶T_1WI呈低信号，T_2WI呈高信号；囊性病变T_1WI呈低信号，T_2WI呈高信号。血管性肿块如动静脉瘘，由于流空效应表现为无信号。

3. 空洞与空腔　空洞（cavity）是由肺内组织发生坏死、液化，经引流支气管排出而形成的透亮区。空洞内可有积液，空洞壁可由坏死组织、肉芽组织、纤维组织、肿瘤组织以及洞壁周围的薄层肺不张所形成。常见于肺结核、肺脓肿、支气管肺癌、真菌感染。

空洞有三种类型：①虫蚀样空洞，又称无壁空洞，为大片坏死组织形成的空洞，在大片密度增高影内可见多发性边缘不规则虫蚀状透明区，见于干酪性肺炎；②薄壁空洞，壁的厚度常小于3mm，多见于肺结核、肺脓肿、肺转移瘤；③厚壁空洞，壁的厚度常等于或大于3mm，空洞周围有高密度实变区，内壁光滑或凹凸不平，可见于肺脓肿、肺结核及周围型肺癌。肺脓肿的空洞壁外为边缘模糊的片状影，空洞内多有液平面；结核性空洞壁外缘整齐，空洞内常无或仅有少量液体（图2-1-21）。周围型肺癌的空洞内壁凹凸不平，有时可见壁结节。长期存在的空洞可继发形成真菌球。CT检查较X线平片更易检出空洞的存在（图2-1-22）。

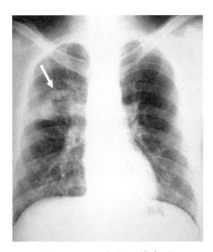

图2-1-21　空洞X线表现
右上肺见一厚壁空洞（箭头），为结核性空洞

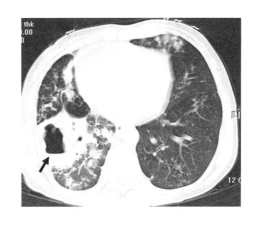

图2-1-22　厚壁空洞CT表现
右下肺脓肿，感染灶内见厚壁空洞、其内可见气液平面（箭头）

空腔（intrapulmonary air containing space）是肺内生理腔隙的病理性扩大，可见于肺大泡、支气管扩张、含气肺囊肿。空腔的壁较菲薄、均匀，一般约为1.0mm，腔内可有或无液体（图2-1-23）。

4. 网状、细线状、条索状影　肺部的网状、细线状及条索状影是肺间质病变的反应，其病理改变有渗出或漏出、炎性细胞或肿瘤细胞浸润、纤维结缔组织或肉芽组织增生。常见的肺间质病变有慢性支气管炎、间质性肺水肿、肺纤维化、癌性淋巴管炎、尘肺及结缔组织病等（图2-1-24）。

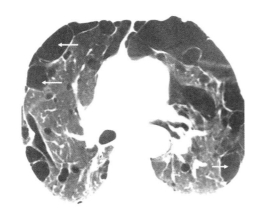

图2-1-23　空腔CT表现
两侧肺野胸膜下可见大小不等泡状透光区，为肺大泡影（箭头）

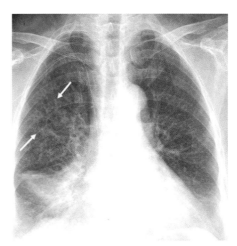

图2-1-24　网状、条索状影X线表现
右中肺野网状、条索状密度增高影，边缘较清（箭头）

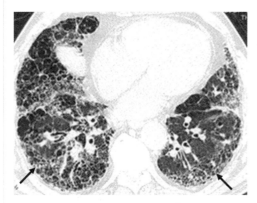

图 2-1-25　网状、条索状 CT 表现
双肺弥漫分布细网状、蜂窝状改变（箭头）

CT 检查对肺间质病变的检出敏感，尤其是高分辨率 CT 可以发现早期肺纤维化，显示小叶间隔增厚等细微改变，对肺间质病变的诊断具有重要价值。小叶间隔增厚表现为与胸膜相连的粗线状影，长 1～2cm，病变明显时可呈多角形的网状影。肺纤维化时，在胸膜下 1cm 以内，可见与胸壁平行的弧形线状影，长 2～5cm，称为胸膜下线。重度肺纤维化表现为弥漫蜂窝状改变，支气管牵拉性扩张（图 2-1-25）。

5. 钙化（calcification）　通常发生于退变或坏死组织内，属于变质性病变。多见于肺或淋巴结干酪性结核灶的愈合阶段，某些肿瘤如肺错构瘤、纵隔畸胎瘤，以及尘肺常见钙化发生。

钙化的密度较高，边缘清楚锐利，大小形状可有不同，可为斑点状、块状及球状影。结核病灶钙化多为单发或多发斑点状；错构瘤的钙化呈爆玉米花状；矽肺钙化多为两肺散在多发结节状或环状钙化；淋巴结钙化呈斑点状、蛋壳样；骨肉瘤的钙化以两肺散在结节状为特点。钙化的 CT 值一般在 100HU 以上，边缘清楚。

三、胸膜病变

1. 胸腔积液（pleural effusion）　是由于脏层、壁层胸膜的毛细血管壁通透性增加，胸腔内液体增多所致，常见于感染性（结核、细菌、真菌等）、外伤性、肿瘤、化学性（如尿毒症）、变态反应性等。按液体性质又可分为漏出液、渗出液、血性和乳糜性。仅根据胸片及 CT 检查不能鉴别胸腔积液的性质。

（1）X 线表现　胸腔积液可分为：

1）游离性胸腔积液：最先积存在位置最低的后肋膈角：①少量胸腔积液（约 300mL）：立位片仅可见肋膈角变钝，随积液量增加，肋膈角变平、消失（图 2-1-26A）；②中量胸腔积液：由于胸腔的负压、液体重力、肺组织的弹力及液体的表面张力，表现为外高内低弧形液面。中等量积液上缘一般不超过第 2 前肋下缘水平（图 2-1-26B）；③大量胸腔积液：积液量超过第 2 前肋下缘，呈大片致密影，仅见含气的肺尖部。中等量、大量胸腔积液可见纵隔向健侧移位、肋间隙增宽，膈肌不能显示（图 2-1-26C）。

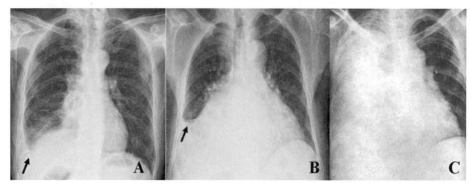

图 2-1-26　游离性胸腔积液 X 线表现
图 A　少量胸腔积液，右侧肋膈角变钝（箭头）；图 B　中量积液，弧形凹面（箭头）；
图 C　大量胸腔积液：右侧胸腔致密影，右侧肺尖尚可见，纵隔向左侧移位

2）局限性胸腔积液：胸腔积液积存于胸腔某一局部，称为局限性胸腔积液。如包裹性积液、叶间积液、肺底积液、纵隔积液等。其中以包裹性积液最多见。①包裹性积液：胸膜炎时，脏、壁层胸膜粘连使积液局限在胸膜腔的某一部位，好发于侧后胸壁（图 2-1-27）。②叶间积液：局限在水平裂或斜裂内的积液。侧位片上的典型表现是位于叶间裂部位的梭形致密影，边缘清楚，密度均匀。③肺底积液：位于肺底与膈肌之间的胸腔积液。

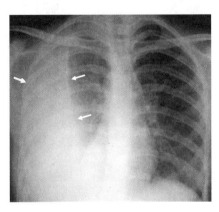

图 2-1-27　包裹性积液 X 线表现
近右侧胸壁较大片致密影（箭头），内侧见液体边缘

（2）CT 表现　CT 检查较 X 线平片敏感，极少量积液亦可检出，表现为后胸壁下弧形或新月形水样密度影。大量胸腔积液除可见大片状水样密度影外，尚可见肺组织被压缩于肺门呈软组织影。叶间积液更易鉴别，表现为叶间裂走行区的梭形致密影（图 2-1-28）。

（3）MRI 表现　非出血性积液 T_1WI 多呈低信号；结核性或外伤性等所致积液，由于内含较高蛋白及细胞成分，T_1WI 呈中、高信号，胸腔积液无论性质如何，T_2WI 均为高信号，说明积液的性质主要影响 T_1WI 信号强度，因此可以用 T_1WI 的信号强度来大致判断积液的性质，有利于疾病的诊断与鉴别诊断。

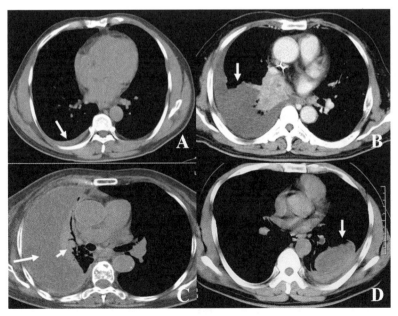

图 2-1-28　胸腔积液 CT 表现
图 A　右侧胸腔少量积液（箭头）；图 B　右侧中量积液（箭头）；图 C　右侧大量积液（长箭头），并见压迫性肺不张（短箭头）；图 D　左侧胸腔包裹性积液（箭头）

2. 气胸与液气胸　空气进入胸膜腔内形成气胸（pneumothorax）。胸膜腔内液体与气体同时存在称为液气胸（hydropneumothorax）。气胸表现为：①无肺纹理的透亮影；②可见被压缩肺的边缘；③肺组织向肺门方向压缩。液气胸时可见气胸区内的液平面（图2-1-29），注意气胸与空腔（肺大泡）的鉴别（图2-1-30）。

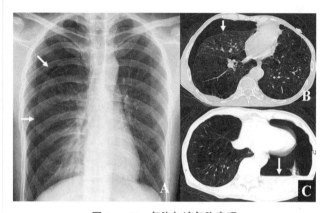

图2-1-29　气胸与液气胸表现
图A　X线平片，右侧气胸，见被压缩的肺组织边缘（箭头）；
图B　CT轴位，右侧气胸，压缩的肺组织边缘（箭头）；
图C　左侧液气胸，气胸内见液平（箭头）

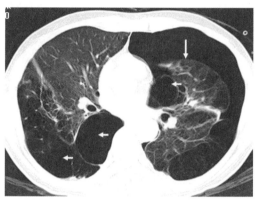

图2-1-30　气胸与肺大泡CT表现
左侧气胸，可见压缩的肺组织边缘（长箭头），
双肺内多发肺大泡（短箭头）

3. 胸膜肥厚、粘连、钙化　由于胸膜炎症引起纤维素沉着、肉芽组织增生或外伤出血机化均可导致胸膜肥厚、粘连和钙化。胸膜肥厚与粘连常同时存在，后期胸膜钙化，多见于结核性胸膜炎、胸腔积液、脓胸及出血机化。

轻度局限性胸膜肥厚粘连多发生在肋膈角区，表现为肋膈角变浅、变平。广泛胸膜肥厚粘连时，可见患侧胸廓塌陷，肋间隙变窄，沿肺野外侧及后缘可见带状密度增高影，肋膈角消失，纵隔可向患侧移位。CT检查更易区分胸膜增厚与胸腔积液，表现为胸膜区软组织密度影。胸膜钙化表现为肺野边缘呈片状、不规则点状或条状高密度影（图2-1-31）。

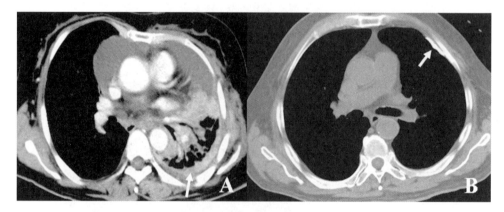

图2-1-31　胸膜增厚、钙化CT表现
图A　增强扫描，左侧胸膜增厚，并有强化（箭头）；图B　左侧胸膜钙化（箭头）

四、纵隔病变

X线平片可提示其位置、形态的改变，但欲了解纵隔病变的详情，需通过CT或MRI检查及增强扫描。

1. 纵隔位置改变　肺或胸膜的较大占位性病变、气胸、大量胸腔积液等可压迫纵隔变形并向对侧移位，肺不张、广泛纤维化、肺叶切除术后、广泛胸膜肥厚，粘连等可导致纵隔向患侧移位。

2. 纵隔形态改变　心脏大血管的异常扩张或纵隔内较大的占位病变可引起纵隔变形，纵隔增宽。良性肿块形态常规则、边缘清楚，恶性肿块往往形态不规则、边缘不清楚。

3. 纵隔密度改变　CT 值可较敏感地反映纵隔病变的密度，根据 CT 值大致分为四类病变：脂肪密度、软组织密度，囊性密度及血管密度。CT 增强可明确显示动脉瘤、动脉夹层及附壁血栓。实性病变中良性病变多均匀轻度强化，囊性病变仅见囊壁轻度强化，脂肪性病变仅见其内的血管强化。

第四节　常见疾病的影像诊断

一、慢性阻塞性肺疾病

慢性阻塞性肺疾病（chronic obstructive pulmonary disease，COPD）是一组临床常见具有进行性不可逆为特征的气道阻塞性疾病，是一种破坏性的肺部疾病。

【病理与临床】

COPD 确切病因不明，与吸烟、烟雾、雾霾（PM2.5）等有害气体或颗粒所致炎症反应有关，并存在个体遗传易感及环境因素互相作用。病理改变主要为慢性支气管炎及肺气肿，表现气道狭窄，小叶中央型肺气肿，随病情进展弥漫分布全肺，并可有毛细血管床破坏，肺血管壁增厚；晚期继发肺心病。

起病缓慢，病程较长。临床表现为慢性咳嗽、咳痰、气短或呼吸抑制、喘息、胸闷等，全身症状可有体重下降、外周肌肉萎缩和功能障碍、精神抑郁、焦虑等。肺功能检查是判断气流受限客观指标，对 COPD 的诊断、严重程度评价、疾病进展、预后及治疗反应评估等有重要意义。

【影像学表现】

1. X 线表现　早期胸片无明显变化，以后可有肺纹理增多、紊乱等非特征改变；X 线特征表现：肺气肿、桶状胸，肋骨走行变平，肺野透光度增高，横膈位置低平；心脏狭长，肺门血管纹理呈残根状，肺野外周血管纹理稀少；可并发肺动脉高压和肺心病。

2. CT 表现　除具有 X 线表现外，尚可见：①刀鞘状气管：轴位示气管矢状径明显增大，横径变小，形如"刀鞘"，为胸腔压力增高、气管两侧壁受挤压所致；②支气管壁改变：支气管管壁增厚，管腔不同程度狭窄或扩张，多见于两肺下部的中、小气管；③肺内呈"马赛克"征：即异常透光区与斑片状的磨玻璃密度影构成，形似黑白相间的马赛克，为气体滞留与血流分布所致；④肺气肿：多为小叶中央型肺气肿，HRCT 表现为小圆形低密度区，无壁，重度时肺气肿破坏区融合，形成肺大泡（图 2-1-32，图 2-1-13B）。

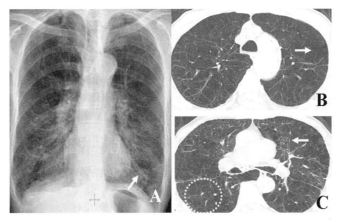

图 2-1-32　慢性阻塞性肺疾病表现
图 A　正位胸片，肺气肿，双肺纹理增多，双下肺明显，并有支气管扩张（箭头）；图 B　CT 轴位，肺纹理紊乱，肺大泡形成（箭头）；图 C　肺纹理扭曲（箭头），右下肺马赛克征（圆圈内）

【诊断与鉴别诊断】

COPD 结合临床病史与影像学改变，诊断不难。但应与支气管哮喘、支气管扩张症，充血性心力衰竭等鉴别。支气管哮喘多在儿童起病，症状起伏大，伴过敏体质、过敏性鼻炎、湿疹等，部分患者有哮喘家族史；鉴别时根据临床及实验室所见全面分析，必要时可做支气管舒张实验和（或）PEF 昼夜变异率进行鉴别。

二、支气管扩张症

支气管扩张症（bronchiectasis）是指支气管的内径异常增宽。多见于儿童及青壮年。常继发于支气管、肺的化脓性炎症、肺不张及肺纤维化，少数患者为先天性支气管内径呈不同程度的异常扩张。多见于左肺下叶、左肺舌叶及右肺下叶，可两肺同时存在。

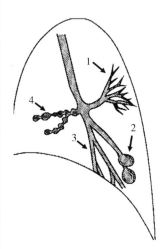

图 2-1-33 支气管扩张分型
1. 正常支气管　2. 囊状扩张
3. 柱状扩张　4. 静脉曲张型扩张

【病理与临床】

支气管扩张的主要发病机制是：①慢性感染引起支气管壁组织的破坏；②支气管内分泌物淤积与长期剧烈咳嗽，引起支气管内压增高；③肺不张及肺纤维化对支气管壁产生的外在性牵拉。根据支气管扩张的形态常分为：柱状、囊状、静脉曲张型（图2-1-33）。三种类型的支气管扩张可同时存在或一种为主，常伴有肺部炎症。

主要临床表现有咳嗽、咳血和咳大量脓痰。常反复发生呼吸道感染，成人多见，合并有发热，可有杵状指。

【影像学表现】

1. X 线表现　轻度支气管扩张在平片上可无异常发现，较明显的支气管扩张表现为：①肺纹理改变：支气管壁增厚及纤维增生，表现为肺纹理增多、紊乱或呈网状。扩张而积气的支气管可表现为粗细不规则的管状透明影，扩张而有分泌物的支气管则表现为不规则的棒状致密影。囊状扩张可表现为多个薄壁空腔，其中可有液平。②肺内炎症：在增多、紊乱的肺纹理中可伴有小斑片状模糊影。③肺不张：病变区可有肺叶或肺段不张，与支气管扩张互为因果。

2. CT 表现　高分辨率 CT 是支气管扩张的最佳检出方法。

（1）囊状扩张　含气支气管呈囊状扩大，成簇的囊状扩张可形成串珠状或蜂窝样，囊壁光滑，单个表现为"印戒征"（图 2-1-34A）。

（2）柱状扩张　扩张的支气管呈柱状或管状，当扩张的支气管与扫描平面平行时，常表现为分支状的"轨道征"（图 2-1-34B）。

（3）静脉曲张状扩张　扩张的管腔粗细不均匀，呈蚯蚓状迂曲，与柱状扩张相类似。当黏液栓充填扩张的支气管，可见棒状或结节状密度增高影，病灶周围常伴有感染、肺气肿及肺不张等征象（图 2-1-34C）。

【诊断与鉴别诊断】

支气管扩张症结合临床有长期慢性咳嗽、咳多量脓痰和咳血的病史，以及 X 线、CT 表现不难做出诊断。需与特发性肺纤维化后期的蜂窝肺相鉴别，后者多见于 60 岁以上，肺内呈网状纤维条索影，与支气管走行无关，且并无液平面。

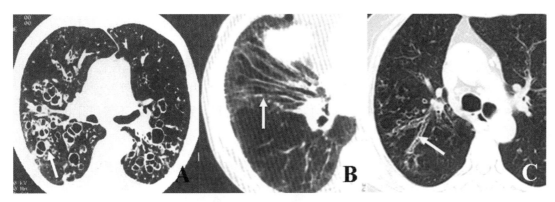

图 2-1-34　支气管扩张症 CT 表现

图 A　囊状扩张，呈印戒征（箭头）；图 B　柱状扩张，呈双轨征（箭头）；图 C　静脉曲张型（箭头）

三、肺炎

肺炎（pneumonia）为肺部常见病、多发病。其种类繁多，按病因常分为感染性、理化性、免疫性和变态反应性，以感染性最常见，根据影像判断肺炎由何种病因所致较困难。按病变的解剖分布分为大叶性肺炎、小叶性肺炎（支气管肺炎）和间质性肺炎。影像检查以 X 线胸片为常用，CT 检查有助于发现病变的早期改变，以及鉴别阻塞性肺炎。

（一）大叶性肺炎

大叶性肺炎（lobar pneumonia）是细菌性肺炎中最常见的类型，病原菌多为肺炎双球菌，病变常累及一个肺叶或多个肺叶，也可仅累及肺段。

【病理与临床】

病理上常分为四期：

（1）充血期　肺泡壁毛细血管扩张、充血、肺泡内浆液性渗出，肺泡内仍可含气体。

（2）红色肝变期　肺泡内充满大量纤维蛋白及红细胞，肺组织实变，切面呈红色肝样。

（3）灰色肝变期　肺泡内红细胞减少而代之以大量白细胞，实变的肺组织切面呈灰色肝样。

（4）消散期　肺泡内的炎性渗出物溶解、吸收、消散，肺泡重新充气。经及时治疗约 1 周后开始转入消散期，肺泡内渗出物溶解、吸收、肺泡重新充气。

大叶性肺炎多见于青壮年，好发于冬春季，以起病急、高热、胸痛、咳嗽、咳铁锈色痰为临床特征。实验室检查白细胞总数及中性粒细胞明显增高。

【影像学表现】

1. X 线表现　通常 X 线征象的出现较临床表现晚。影像表现不能区分红色肝变期与灰色肝变期，可分为三期：①充血期：X 线检查可无阳性发现，或只有纹理增多，透光度略低。②实变期（包括红色肝变及灰色肝变期）：表现为密度均匀的致密影，如病变仅累及肺叶的一部分则边缘模糊。实变区中可见透明的支气管影即"支气管气像"。如累及整个肺叶，则表现为以叶间裂为界的大片致密影（图 2-1-35）。③消散期：实变区密度逐渐减低，范围缩小。病变愈后良

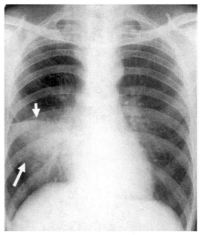

图 2-1-35　大叶性肺炎 X 线表现

右肺中叶见大片状致密影，呈扇形状改变，其上缘以水平裂为界（短箭头），内下缘边缘较模糊（长箭头）

好，病变多在两周内吸收，少数可延缓吸收达 1～2 个月，局部可无痕迹，偶可残留少量条索影，或长期不吸收并机化演变为机化性肺炎。

2. CT 表现　①充血期：病变区呈磨玻璃样稍高密度影，边缘模糊。病变区血管仍隐约可见。②实变期：为密度均匀致密实变影，呈大叶或肺段分布，其内可见支气管气像。在显示支气管气像方面 CT 较普通 X 线片更清晰（图 2-1-36）。③消散期：为散在大小不等斑片状的密度增高影，边缘欠清，最后可完全吸收。

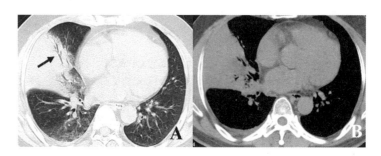

图 2-1-36　大叶性肺炎 CT 表现

图 A　右肺中叶大片状致密影，其内可见支气管气像（箭头）；图 B　纵隔窗

【诊断与鉴别诊断】

急性大叶性肺炎根据病史、典型临床表现，实验室检查及特征性的胸部 X 线片多能做出正确诊断。大叶性肺炎的鉴别诊断包括：①干酪性肺炎：其实变密度高于大叶性肺炎，并有虫蚀样空洞，结合病史、临床表现及实验室检查有助于诊断。②阻塞性肺炎：肺叶、段支气管变窄等阻塞性改变，多由肺门肿块或淋巴结肿大压迫气道所致。③肺不张：肺体积缩小，而大叶性肺炎体积无明显改变（图 2-1-37）。

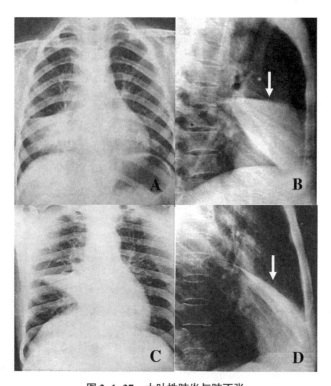

图 2-1-37　大叶性肺炎与肺不张

图 A、B　右肺中叶大叶性肺炎，体积无变化，水平裂位置无改变（箭头）；

图 C、D　右肺中叶肺不张，中叶体积缩小、水平裂明显下移、（箭头）

（二）小叶性肺炎

小叶性肺炎（lobular pneumonia），是以肺小叶为单位的灶状急性炎症，由于病灶多以细支气管为中心，故又称支气管肺炎（bronchopneumonia），常见致病菌有葡萄球菌、肺炎双球菌及链球菌等。

【病理与临床】

小叶性肺炎多由支气管炎和细支气管炎发展而来，病理变化为小支气管壁充血、水肿，肺间质内炎性浸润以及肺小叶渗出和实变的混合病变。病变以小叶支气管为中心，肺泡及细小支气管中充满炎性渗出物，病变多散在分布两侧中下肺野，沿支气管走行分布。

多见于婴幼儿、老年及极度衰弱的患者，或为手术后并发症。因机体反应力低，体温可不升高。临床表现以发热为主，可有咳嗽、咳黏液痰或伴胸痛、呼吸困难和紫绀。

【影像学表现】

1. X 线表现 病变多在两肺中、下野的内、中带，肺纹理增多、增粗、模糊；沿肺纹理分布的斑片状模糊致密影，密集的病变可融合成较大的片状影，密度可均匀或不均匀。可伴有局限性肺过度充气或肺不张（图 2-1-38）。

2. CT 表现 多见于两肺中下野沿支气管走行分布的散在斑片影，边缘模糊，亦可融合呈片状或云絮状密度增高影，密度可不均匀。可伴有阻塞性小叶肺气肿或肺不张（图 2-1-39）。

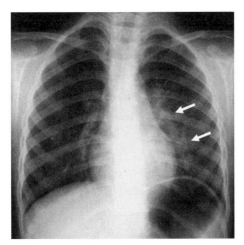

图 2-1-38　小叶性肺炎 X 线表现
左下可见沿肺纹理分布小片状密度增高影、边缘模糊（箭头）

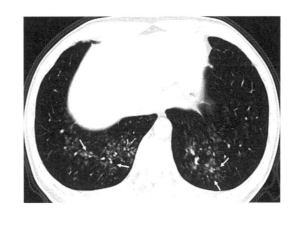

图 2-1-39　小叶性肺炎 CT 表现
两肺下叶多发散在小片状致密影，沿肺纹理分布（箭头）

【诊断与鉴别诊断】

小叶性肺炎好发于两肺中下肺野中、内带，沿支气管走行分布，呈散在斑片状影，是其典型影像学表现，多见于婴幼儿及年老体弱者，诊断不难。需注意与间质性肺炎鉴别。

（三）间质性肺炎

间质性肺炎（interstitial pneumonia）是指以肺间质炎症为主的肺炎。根据病因可分为感染性及非感染性，感染性可由细菌或病毒感染所致，以病毒感染多见。

【病理与临床】

病理上为支气管壁及肺间质的炎性细胞浸润，肺泡很少累及。炎症可沿淋巴管扩展引起淋巴管炎及淋巴结炎。由于细小支气管黏膜出血、水肿及炎性细胞浸润，发生狭窄、阻塞，可出现肺气肿或肺不张。

可有发热、胸痛、咳嗽、气急等症状，双肺中下部可闻及啰音，慢性者可出现杵状指趾；若发生于儿童，常继发于麻疹、百日咳或流行性感冒等急性传染病，可伴有紫绀等缺氧症状。

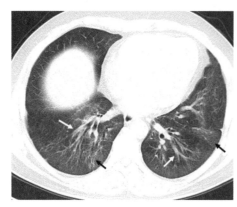

图 2-1-40　间质性肺炎 CT 表现

右肺下叶、左肺舌叶、下叶支气管血管束增粗（白箭头），间杂小片状影及毛玻璃样改变（黑箭头）

【影像学表现】

1. X 线表现　①肺纹理增多，模糊，两下肺野明显；②网状及小点状密度增高影，网状影是肺间质性炎症的重叠影像，与肺纹理增多、模糊交织并存；③发生于婴幼儿的急性间质性肺炎由于细支气管的部分阻塞，多表现有弥漫性肺气肿。

2. CT 表现　①早期或轻症病例，可表现两侧支气管血管束增粗，并伴有磨玻璃样影（图 2-1-40）；②较重者显示小斑片状影及小结节状影，在 HRCT 图像上可见小叶间隔增厚、肺内蜂窝状改变及纤维化；③部分病例可见肺气肿，肺门及纵隔淋巴结增大。

【诊断与鉴别诊断】

间质性肺炎的诊断要点是：①临床上常先有上呼吸道病毒性感染，继之出现胸闷憋气，呼吸困难，常无白细胞升高。②X 线胸片表现两肺门及中下肺野纹理增粗、模糊，并可见网状及小斑片状影。有时伴有弥漫性肺气肿。③CT 可表现两侧支气管血管束增粗，并伴有磨玻璃样阴影及散在小斑片状影。

间质性肺炎需与小叶性肺炎鉴别，后者两肺中下肺野散在小片状密度增高影为主要表现，少有网状、毛玻璃样改变。

四、肺脓肿

肺脓肿（lung abscess）是肺部化脓性、坏死性炎症，致病菌多为金黄色葡萄球菌、肺炎双球菌及厌氧菌等，以坏死、液化和空洞形成为其特征。

【病理与临床】

感染途径可为：①吸入性；②血源性，继发于金黄色葡萄球菌引起的脓毒血症；③附近器官感染的直接蔓延。病理变化为化脓性肺炎导致细支气管阻塞，小血管炎性栓塞，肺组织坏死继而液化，经支气管咳出后形成脓腔。分为急性和慢性。

急性肺脓肿发病急剧，有高热、寒战（体温呈弛张型）、咳嗽、胸痛等症状。咳嗽逐渐加重，可咳大量脓臭痰，痰可有分层，有时痰中带血，白细胞总数明显增加。慢性肺脓肿临床上以间歇性发热及持续性咳嗽、脓痰或脓血痰、胸痛等为主要表现，白细胞总数改变不明显，可出现杵状指。

【影像学表现】

1. X 线表现　①早期表现为肺内大片状密度增高影；②随后病变坏死液化、病灶中心密度减低，空洞形成，底部可见液平，边缘模糊；③急性期，可累及胸膜引起胸膜反应，也可因脓肿破入胸腔形成脓胸或脓气胸；④慢性期，脓肿周围炎性浸润逐渐吸收减少，空洞壁变薄；病变好转时，空洞、液平面缩小、消失，痊愈后可不留痕迹，或仅残留少量纤维条索影；⑤血源性肺脓肿，表现为两肺多发类圆形致密影，以外围较多，病变中心可有小空洞形成，也可有液平（图2-1-41）。

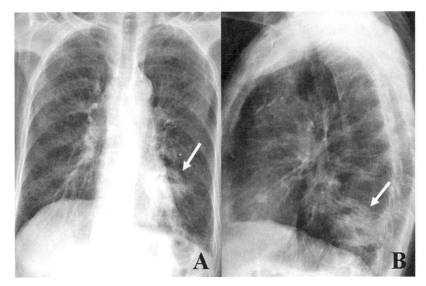

图 2-1-41　肺脓肿 X 线表现
图 A　正位；图 B　侧位左肺下叶类圆形密度增高影，其内可见气液平面，边缘尚光滑清楚（箭头）

2. CT 表现

（1）急性肺脓肿　可见肺内大片状高密度影，边缘模糊，继而肺组织坏死、液化，病灶中心区形成较大厚壁空洞，其内可有液平面，壁内缘略不整齐，增强后其壁可见强化。常伴有胸腔积液或胸膜增厚，或有脓胸或脓气胸。

（2）慢性肺脓肿　表现为纤维厚壁空洞、周围纤维化，空洞形态多不规则，可见分隔，多有液平面，病灶周围常有慢性炎症，支气管扩张等改变，邻近胸膜增厚（图2-1-42）。

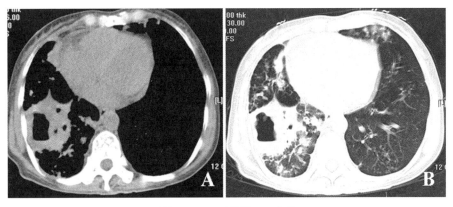

图 2-1-42　肺脓肿 CT 表现
图 A　纵隔窗；图 B　肺窗右下肺脓肿，大片致密影内见较大厚壁空洞、其内可见气液平面

【诊断与鉴别诊断】

根据临床起病急、高热、咳大量脓臭痰及典型影像学表现，肺脓肿诊断不难。早期未出现空洞时，需与一般肺炎鉴别。空洞形成后，特别是慢性肺脓肿应与结核与癌性空洞鉴别：①大叶性肺炎：大叶性肺炎按肺叶分布，肺脓肿则可跨叶分布，CT 增强可显示病灶中央密度减低区，强化明显的脓肿壁，有助于肺脓肿诊断。②肺结核空洞：空洞壁较薄，液平面少见，病灶周围可见卫星灶。③癌性空洞：肿块内空洞较小、不规则，壁呈偏向性增厚，增强后不规则强化。

五、肺结核

肺结核（pulmonary tuberculosis）是由结核杆菌引起的肺部慢性传染性疾病。肺结核的诊断一般以临床症状、痰菌检查和痰培养及胸部影像学检查等为依据。影像学检查在发现病变、鉴别诊断和观察病变动态变化方面均具有重要作用。

【病理与临床】

1.病例变化 肺结核基本病理变化主要三种。

（1）渗出为主的病变 见于结核病炎症初期或病变恶化复发时，表现为组织充血，浆液性、中性白细胞及淋巴细胞渗出，其后相继有吞噬细胞、纤维蛋白及大量淋巴细胞积聚、充填肺泡。渗出性病灶中易找到结核菌。渗出病变可以完全吸收或形成纤维化。

（2）增殖为主的病变 见于机体抵抗力强或病变恢复阶段，表现为结核结节。结核结节以干酪坏死为中心，外围有类上皮细胞、郎罕氏细胞及淋巴细胞组成，周围可见渗出性病变。增殖性病变可进一步纤维化或钙化。

（3）变质为主的病变 发生在结核菌毒力强、菌量多、机体超敏反应增强或抵抗力低下时，表现为肺内干酪样、坏死性病变，易产生液化形成空洞。干酪样病灶中存在大量结核菌，可沿支气管、血液循环播散。若干酪样组织被纤维组织包裹可形成结核球（瘤），提示结核向愈发展，最后可钙化；干酪样肺炎形成，则提示病变的恶化。

肺结核的临床表现与感染结核菌的数量、毒力及机体免疫反应和变态反应有关，也与病变的发展阶段有关。感染少量结核菌或机体反应轻微可无临床症状，典型表现有咳嗽、咯血、胸痛、潮热、盗汗、乏力、食欲不振及消瘦等。

2.临床分类 结核病具有复杂的临床、病理及影像学表现，根据1998年8月中华结核病学会制订了我国新的结核病分类法，共分为5类。

（1）原发型肺结核（Ⅰ型） 为初次结核感染所致的临床病症，包括原发综合征和胸内淋巴结结核。

（2）血行播散型肺结核（Ⅱ型） 包括急性粟粒型肺结核和亚急性或慢性播散型肺结核。

（3）继发型肺结核（Ⅲ型） 为肺结核中的一个主要类型，包括浸润性和慢性纤维空洞性肺结核等。

（4）结核性胸膜炎（Ⅳ型） 包括结核性干性胸膜炎、结核性渗出性胸膜炎和结核性脓胸。

（5）其他肺外结核（Ⅴ型） 按部位及脏器命名，如骨结核、肾结核、肠结核及结核性脑膜炎等。

【影像学表现】

1.原发型肺结核（Ⅰ型） 机体初次感染结核菌所引起的肺结核称为原发型肺结核，常见于儿童。一般症状轻微，婴幼儿发病较急，可有高热。主要包括原发综合征与胸内淋巴结结核。

（1）X线表现 ①原发综合征：结核杆菌进入肺内形成原发浸润灶，表现为局限性斑片状影；累及向肺门引流的淋巴管，形成淋巴管炎，表现为连向肺门的不规则条索状影，继而出现肺门或纵隔内淋巴结炎。肺内原发病灶、淋巴管炎和淋巴结炎三者合称为原发综合征，表现为三者相连，呈"哑铃"状影（图2-1-43）。②胸内淋巴结结核：分为炎症型和结节型。炎症型X线表现为从肺门向外扩展的高密度影，其边缘模糊。结节型表现为肺门区突出的圆形或卵圆形边界清楚的高密度影，以右侧肺门较为多见。

（2）CT表现 可清楚显示原发病灶、引流的淋巴管炎及肿大的肺门淋巴结的形态、大小、边缘和密度等（图2-1-44）。活动性淋巴结结核表现为中心坏死，CT增强呈边缘强化；陈旧性或愈合的淋巴结核可见片状或全淋巴结钙化。

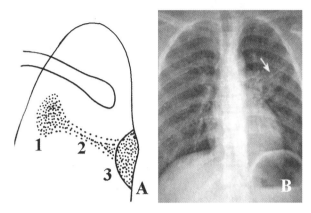

图 2-1-43 原发综合征
图 A 示意图，肺内原发灶、淋巴管炎与淋巴结炎，三者如哑铃状改变；
图 B 左肺上叶片状密度增高影（箭头），与增大的肺门相连，边缘模糊

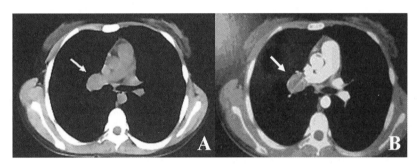

图 2-1-44 胸内淋巴结核 CT 表现
图 A CT 平扫，右侧肺门淋巴结增大（箭头）；图 B 增强扫描，增大淋巴结呈环状强化（箭头）

2. 血行播散型肺结核（Ⅱ型） 为结核杆菌进入血液循环所致。根据结核杆菌侵入血液循环的途径、数量、次数和机体的反应，可分为急性粟粒型肺结核和亚急性或慢性血行播散型肺结核。

（1）急性血行播散型 又称为急性粟粒型肺结核，是由于大量结核杆菌一次或短时间内数次进入血液循环所引起。X 线表现为两肺野内均匀分布的粟粒样大小结节影，结节大小为 1～2mm，边缘清晰，其特点是"三均匀"，即病灶分布、大小和密度均匀。病灶数量多，分布密集时，两肺野呈磨玻璃密度影（图 2-1-45）。CT 检查易显示粟粒结节，尤其是高分辨率 CT 可清晰显示弥漫粟粒性病灶（图 2-1-46）。

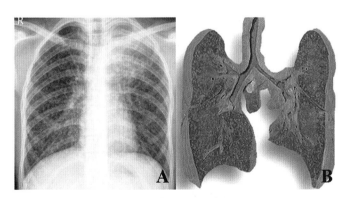

图 2-1-45 急性粟粒型肺结核 X 线表现与病理标本
图 A X 线平片，两肺弥漫分布直径 1～3mm 的密度增高影，呈密度、大小、分布均匀；图 B 病理标本

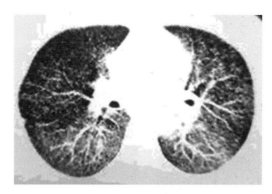

图2-1-46　急性粟粒型肺结核CT表现

（2）**亚急性或慢性血行播散型**　是由于较少量的结核杆菌在较长时间内多次进入血液循环所致。X线表现可见双肺上、中肺野分布为主的粟粒状或比粟粒大的阴影，其大小不一、密度不等、分布不均。CT显示病灶的分布、大小、密度比X线敏感，对病灶细节及重叠部位的病变显示更清晰。

3. 继发型肺结核（Ⅲ型）　继发性肺结核为成年结核中最常见的类型。病变变化多样，呈多形性表现，活动性渗出病变、干酪样病变和修复增生性病变常同时存在，包括浸润实变、增殖结节、干酪坏死性空洞、结核球及纤维、钙化等（图2-1-47）。

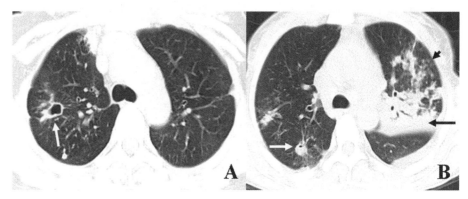

图2-1-47　继发型肺结核CT表现
图A　右肺上叶薄壁空洞（箭头）；图B　双肺上叶多形性改变，有增殖结节
（黑短箭头）、渗出（黑长箭头）、结节内空洞（白箭头）

（1）**浸润性肺结核**　多为已静止的原发病灶重新活动，或为外源性再感染。由于机体已对结核菌产生特异性免疫力，病变常局限，多位于肺上叶尖后段及下叶背段。其影像表现为多形性，可见：①局限性渗出：肺尖和锁骨上下区的斑片状或云絮状致密影，病灶可融合为大片或形成空洞（图2-1-47B）；②增殖结节：呈斑点状影，边界较清晰，排列成"梅花瓣"或"树芽状"（图2-1-47B）；③空洞性病变：圆形或类圆形，边缘较清（图2-1-47A）。

（2）**结核球**　指干酪组织吸收后或空洞病灶愈合被纤维包裹形成的球形病灶。大小多为2～3cm，单发病灶较多见，病灶密度较高，边缘清晰，其内可见钙化或液化坏死区，周围常可见增殖或纤维性病灶，称为卫星灶（图2-1-48A）。

（3）**干酪性肺炎**　多为结核恶化发展的表现。表现为肺段或肺叶实变，轮廓较模糊，与大叶性肺炎相似，其中可见不规则透亮区为急性空洞形成（图2-1-48B）。

（4）**慢性纤维空洞性肺结核**　病程长，病变静止与进展恶化交替，肺内病变多形性改变，肺组织破坏严重。表现为肺野内广泛纤维化与空洞共存，胸膜及肺门受牵拉，继发纵隔移位，肺气肿，支气管扩张，胸膜增厚、粘连、钙化（图2-1-49）。

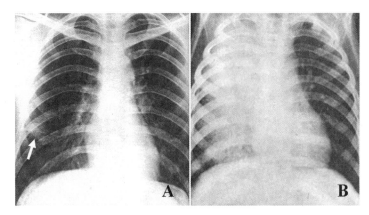

图 2-1-48　结核球（瘤）与干酪性肺炎 X 线表现
图 A　结核球，右肺下野类圆形结节，边界清楚（箭头）；图 B　干酪性肺炎，
右肺野内大片致密影，边界模糊，右下野尚能见含气肺组织，纵隔无移位

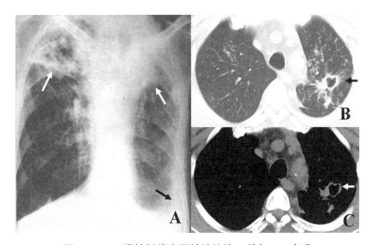

图 2-1-49　慢性纤维空洞性肺结核 X 线与 CT 表现
图 A　胸片正位，双上肺纤维化（白箭头），右上肺内见空洞，左下胸膜增厚（黑箭头）；
图 B、C　胸部 CT 轴位，左肺上叶尖后段空洞（箭头），周围可见纤维条索影

4. 结核性胸膜炎（Ⅳ型）　多发生于儿童和青少年，可见于原发型或继发型结核。可与肺结核同时发生，也可单独发生。多数为渗出性结核性胸膜炎，继续发展可出现胸腔积液，临床表现主要为胸痛，并与呼吸有关。

X 线、CT 表现为不同程度的胸腔积液，有游离性胸腔积液、肺底积液、包裹性积液、叶间积液等。慢性者有胸膜广泛或局限性肥厚，可见胸膜钙化（图 2-1-50）。

【诊断与鉴别诊断】

肺结核的影像学表现复杂繁多，结合病史以及痰液检查结果，常规 X 线胸片可以解决肺结核的大部分诊断，并可用于肺结核的普查。CT 检查可以发现胸片难以显示的隐蔽性病灶，提供结核病灶的细节，有助于鉴别诊断。结核性空洞需注意与癌性空洞、肺脓肿鉴别。结核球需与周围型肺癌、慢性肺炎鉴别（表 2-1-3，表 2-1-4）。

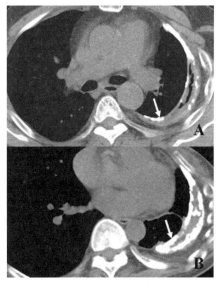

图 2-1-50　结核性胸膜炎 CT 表现
图 A　左侧胸膜增厚、钙化，内见少量液体；
图 B　左侧胸膜明显增厚、钙化

表 2-1-3　结核球与周围型肺癌的鉴别诊断

	结核球	周围型肺癌
好发部位	上叶尖后段，下叶背段	肺任何部位
大小	2-3cm 多见	3cm 以上多见
形态	无分叶或有波浪状边缘常见	有分叶者常见
边缘	边缘光滑	边缘常有毛刺
密度	可有钙化或空洞	密度均匀多见
卫星病灶	多见	无

表 2-1-4　肺结核与中央型肺癌、慢性肺炎的鉴别诊断

	肺结核	中央型肺癌	慢性肺炎
好发部位	上叶尖后段，下叶背段	任何部位	右上叶、右中叶、左下叶
肺叶、段支气管狭窄或阻塞	很少见	常见	很少见
病灶密度	可不均匀，有空洞或钙化	均匀	可不均匀，有蜂窝状影或空洞
纵隔或肺门淋巴结增大	少见	可见	少见
病程	1 年以上多见	3～6 个月多见	3～6 个月多见

六、肺肿瘤

肺肿瘤分原发性与转移性两类。原发性肿瘤又分良性、恶性。良性肿瘤少见，恶性肺肿瘤中绝大多数为原发性支气管肺癌，少数为肺肉瘤等。转移性肿瘤为肺外或肺内原发恶性肿瘤转移。

（一）肺癌

原发性支气管肺癌（primary bronchogenic carcinoma）简称肺癌，指起源于支气管、细支气管、肺泡上皮和腺体的恶性肿瘤，是肺部最常见的恶性肿瘤，发病率有逐渐增高的趋势。影像学在肺癌诊断与鉴别诊断中有非常重要的作用。

【病理与临床】

肺癌根据生物学行为分为小细胞肺癌和非小细胞肺癌，后者包括鳞癌、腺癌和大细胞癌。大体病理上，根据肺癌的发生部位，分为中央型、周围型和弥漫型。

中央型指发生在肺段及段以上支气管的肺癌，鳞癌多见。其生长方式有管内型、管壁型、管外型。肿瘤的生长使支气管狭窄或阻塞，可引起"三阻征"，即阻塞性肺气肿、阻塞性肺炎及阻塞性肺不张。

周围型指发生于肺段支气管以下、细支气以上的肺部，腺癌多见。常为肺内结节或肿块。发生在肺尖部的周围型肺癌称为肺上沟瘤，又称肺尖癌。

弥漫型指肿瘤发生在细支气管、肺泡或肺泡壁，呈弥漫性生长。分为结节型、肺炎型、混合型。多发结节型为癌组织沿淋巴管蔓延，形成小结节或粟粒状病灶；肺炎型为癌组织沿肺泡壁蔓延，形成肺泡实变如肺炎样，表现为一叶或多叶实变。

肺癌好发于 40 岁以上中老年人，早期多无临床表现。发展到一定阶段，可出现相应的临床体征，典型表现为刺激性咳嗽、咯血、胸痛，可伴有消瘦、乏力、杵状指等。咯血多表现为间断

性痰中带血，是肺癌的重要临床表现。凡在好发年龄，无论男女，无论何原因，偶发此症状，均需警惕本病的发生。其病因尚不明确，认为与吸烟、空气污染、长期接触铀、镭等放射性物质及其衍化物等密切相关，也与遗传、免疫功能降低、代谢及内分泌功能失调等有一定关系。

【影像学表现】

1. 中央型肺癌

（1）X 线表现　早期胸片上可无异常发现，或表现为肺段或肺叶阴影，还可表现为因支气管阻塞引起的条状或小斑片状阻塞性肺炎或肺不张。

主要表现有：①肺门区肿块，呈分叶状，边界较清。②支气管腔狭窄。③伴有阻塞性肺炎、阻塞性肺气肿或阻塞性肺不张（图 2-1-51A）。导致右肺上叶肺不张时，可见上叶体积缩小并向上移位，水平叶间裂随之上移，呈凹面向下，其与肺门肿块隆起的下缘相连，形成反置或横置的"S"形，称为"反 S 征"。④纵隔淋巴结转移可引起纵隔影增宽。⑤其他转移，表现有肺内结节、胸腔积液、肋骨破坏及心包积液等。

（2）CT 表现　早期可表现为支气管壁的不规则增厚、管腔狭窄或腔内结节等改变。进展期：①肺门区肿块，形态不规则或有分叶征，可见不规则空洞或钙化灶，边缘不规则，常有相邻肺门区淋巴结肿大，需增强扫描以助鉴别；②支气管腔内或壁外肿块，管壁不规则，管腔呈鼠尾状狭窄或杯口状截断；③支气管阻塞征，肿块以远区域可见阻塞性肺炎或阻塞性肺气肿，当有阻塞性肺不张时，肿块常与肺不张无分界，增强扫描有时可见肿块影，肿块一般呈不均匀强化，较小时可均匀强化。另外，CT 增强扫描在显示中央型肺癌侵犯纵隔结构，纵隔、肺门淋巴结转移等征象时较为敏感（图 2-1-51B、C，图 2-1-52，图 2-1-53）。

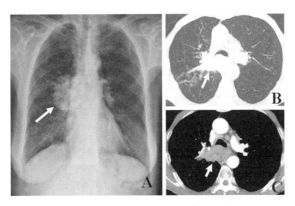

图 2-1-51　中央型肺癌 X 线与 CT 表现

图 A　胸部正位，右肺门区肿块，边界较清；图 B、C　CT 平扫与增强，右肺门区软组织肿块，向纵隔内生长，右主支气管狭窄（箭头）

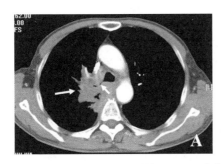
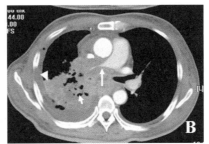

图 2-1-52　中央型肺癌 CT 表现

图 A　右肺门不规则肿块（长箭头），右支气管壁增厚，管腔明显狭窄（短箭头）；图 B　（同一病例）肿块向纵隔内侵犯，右肺动脉癌栓形成（长箭头）、肿块内多发空洞（短箭头）、阻塞性肺不张（箭头），右侧胸腔少量积液

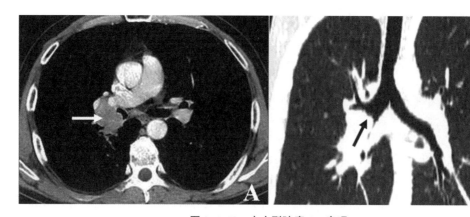

图 2-1-53 中央型肺癌 CT 表现
图 A 右肺门区肿块，不均匀强化（箭头），右中间段支气管狭窄；
图 B MPR 重建，肿块阻塞右中间段支气管（箭头）

（3）MRI 表现 MRI 的三维成像可表现为支气管壁增厚，管腔狭窄和腔内结节，淋巴结肿大。瘤体在 T_1WI 呈高信号，T_2WI 为低信号，增强扫描表现为不张肺中瘤体呈较低信号。

2. 周围型肺癌

（1）X 线表现 ①肿瘤的形态与密度：2cm 以下的小肺癌多为结节状影，也可为小片状磨玻璃样密度影，较大的肿瘤多有"分叶征"，即肿瘤边缘凹凸不平，为生长快慢不均所致；肿瘤内也可形成空洞，并可见残存支气管征，为短管状样透明影。②肿瘤的边缘与邻近结构：多数癌灶边缘毛糙，形成"短毛刺征"，为癌性淋巴管炎所致。邻近胸膜可有"胸膜凹陷征"，为肿瘤刺激周围肺组织引起纤维组织增生，牵拉邻近的脏层胸膜形成线形或幕状致密影。

（2）CT 表现 平扫及增强扫描，特别是 HRCT 较 X 线片更易显示肿瘤形态、密度、内部结构、边缘、分界、向周围侵袭情况及转移征象，可见有残存支气管征、边缘短毛刺征、分叶征或脐凹征、胸膜凹陷征以及肿瘤所致周围的血管集束征等，增强扫描肿块常呈均匀或不均匀强化，动态增强的时间－密度曲线呈逐渐上升（图 2-1-54）。此外，CT 检查对纵隔、胸廓骨质的转移均易显示。

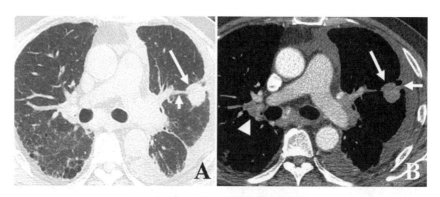

图 2-1-54 周围型肺癌 CT 表现
图 A 左肺外带区结节（长箭头），相邻血管增粗（短箭头）；图 B 肿块呈不均匀强化
（长箭头），胸膜凹陷征（短箭头）、右肺门淋巴结转移（箭头），左侧胸水

（3）MRI 表现 MRI 检查可显示肿瘤结节边缘毛糙、分叶征和胸膜凹陷征。肿瘤在 T_1WI 呈中等均匀信号，T_2WI 为高信号，当肿瘤有空洞、坏死时，信号常不均匀。MRI 有助于判断肺门及纵隔淋巴结肿大和肺血管受侵等情况。

3. 弥漫型肺癌

（1）X线表现　为两肺多发弥漫结节影，呈粟粒大小至1cm不等，以两肺中下部多见，或表现为多发斑片状致密影（图2-1-55A、B）。

（2）CT表现　两肺弥漫或多发的斑片状或大片状影像，斑片影常合并多发的小结节影，对于提示本病的诊断具有重要作用（图2-1-55C）。此外，斑片影内含气的支气管不规则、粗细不均、分支不全、细小分支消失截断等对本病的诊断有意义。CT增强可见"血管造影"征，即在实变影中出现血管强化影。

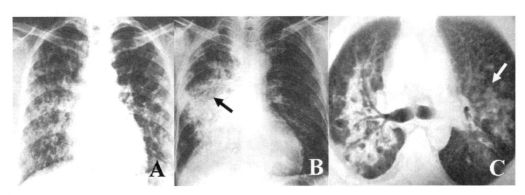

图2-1-55　弥漫型肺癌X线与CT表现
图A　胸片，双肺弥漫性不规则结节；图B　胸片，右肺野内斑片影，
其内见小结节影（箭头）；图C　CT肺窗，两肺多发片状影，
右肺为著，其内可见多发结节灶（箭头）

【诊断与鉴别诊断】

1. 诊断　根据肺内或肺门区肿块、支气管狭窄及支气管的阻塞改变，可高度提示肺癌的存在，但最后确诊特别是组织类型的诊断，尚需依靠病理学检查。

2. 鉴别诊断

（1）中央型肺癌应与支气管内膜结核鉴别　后者表现为支气管管壁内缘不规则而外缘光滑，一般不形成管壁肿块，管壁轻度增厚。

（2）周围型肺癌应与炎性假瘤、结核球及肺错构瘤鉴别　炎性假瘤一般为边缘光滑，无或有分叶；结核球形态常较规则，边缘清楚，肿块内可有环状或斑片状钙化，病变周围常有卫星灶；肺错构瘤边缘光滑锐利，无毛刺，若有骨骼或脂肪成分，则可明确诊断。此外，肺癌尚有倍增时间（病灶直径增大1.25倍则体积增大一倍，时间为2~3个月）可资鉴别。

（3）弥漫型肺癌的实变型需与肺炎鉴别　实变区内支气管不规则或残缺等，或经抗感染治疗经久不吸收，伴淋巴结肿大，血常规无明显改变等均有助于与肺炎的鉴别诊断。

（二）肺转移瘤

肺转移瘤（pulmonary metastatic tumors）是指原发于其他部位或肺的恶性肿瘤，通过血行转移、淋巴道转移和直接侵犯至肺内形成的肿瘤。肺是转移瘤的好发部位。CT检查在确定转移瘤方面，其敏感性明显高于常规X线胸片。

【病理与临床】

肺转移瘤以血行转移最为常见。瘤栓可浸润并穿过血管壁，在周围间质及肺泡内生长，形成肺转移瘤。淋巴转移是肿瘤细胞穿过血管壁侵入周围淋巴管，形成多发的小结节病灶。胸膜、胸壁及纵隔的恶性肿瘤可直接向肺内转移。

肺转移瘤病变的患者初期可无任何症状，其后可引起咳嗽、呼吸困难、胸闷、咯血和胸痛等。多数患者以原发肿瘤的症状为主，常伴有恶病质。

【影像学表现】

1. X 线表现　①典型的肺转移瘤表现为两肺多发的结节及肿块影，以中下肺野、肺的边缘带较多见；②病灶形态规则，呈圆形或类圆形，类似棉花团样，大小不一，密度均匀，部分病灶内可见空洞影，边界清楚，与周围肺纹理无明确关系；③大多数转移灶为多发结节或肿块，少数为单发；④淋巴转移表现为网状及多发细小结节影，两肺门或纵隔淋巴结增大。

2. CT 表现　更易显示以上表现（图 2-1-56）。HRCT 对淋巴转移的诊断有独特优势，表现为沿淋巴管分布的结节，显示支气管血管束增粗，常有结节，小叶间隔呈串珠状改变或不规则增粗。常合并胸腔积液，纵隔及肺门淋巴结肿大。

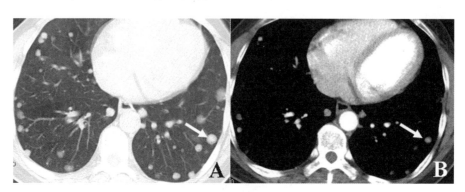

图 2-1-56　转移性肺癌 CT 表现
图 A　肺窗；图 B　增强扫描两肺可见多发结节灶，
形态规则，密度均匀，可有强化（箭头）

【诊断与鉴别诊断】

具有原发恶性肿瘤、肺内出现典型转移结节或肿块时，诊断不难。但肺内单个转移瘤，且原发肿瘤又不明确时诊断有一定困难，应结合病史，详细检查各脏器，必要时行肺部肿块穿刺活检以明确诊断。肺转移瘤需与肺结核、肺炎、霉菌病、胶原病、尘肺、结节病等鉴别。

七、纵隔肿瘤与肿瘤样病变

纵隔内组织器官较多，胚胎发育结构复杂，但纵隔肿瘤与肿瘤样病变的发病部位常有一定的规律：胸廓入口区多为胸内甲状腺肿；前纵隔区多见胸腺瘤或畸胎瘤；中纵隔区淋巴瘤多见，尚可见支气管囊肿；后纵隔区多见神经源性肿瘤，主动脉、食管走行区病变分别多见主动脉瘤或主动脉夹层、食管癌等。

X 线检查价值有限，仅表现为纵隔影增宽或钙化影，CT 平扫及增强扫描或 MRI 能清楚显示其结构，为目前主要的检查方法。

（一）胸内甲状腺肿

【病理与临床】

胸内甲状腺肿（intrathoracic goiter）分两类：一类是胸骨后甲状腺肿，与颈部甲状腺相连，较多见。另一类为迷走甲状腺肿，与颈部甲状腺无任何联系，少见。

临床上可无症状，较大时可出现邻近结构受压的症状。查体可感知颈部肿物随吞咽而上下移动。病理上为甲状腺肿大，可伴有甲状腺囊肿、甲状腺瘤等，多为良性，仅少数为恶性。

【影像学表现】

1. CT 表现 位于胸廓入口以下、胸内气管周围边缘清楚的圆形或分叶状的肿块。病变多为稍高密度，常可见囊变、出血、钙化等，增强扫描肿块可有均匀或不均匀的明显强化。良、恶性鉴别较难（图 2-1-57）。

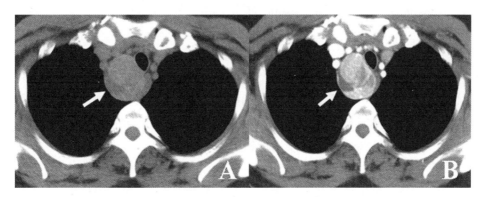

图 2-1-57 胸内甲状腺肿 CT 表现
图 A 平扫；图 B 增强扫描上纵隔内肿块，其上缘与甲状腺相连，
其内密度较高，稍高于肌肉组织，增强后强化明显，边缘光滑锐利（箭头）

2. MRI 表现 常表现为稍长 T_1 长 T_2 信号。肿块内常出现囊变或钙化，此时其密度或信号强度可不均匀。

（二）胸腺瘤

胸腺瘤（thymoma）起源于未退化的胸腺组织，是前纵隔最常见的肿瘤。

【病理与临床】

胸腺瘤分为侵袭性与非侵袭性。呈良性特征（非侵袭性）时包膜光整；呈恶性特征（侵袭性）时包膜不完整，向邻近结构侵犯，如侵及胸膜可引起胸腔积液，侵及心包可引起心包积液。

好发于成年人。除有纵隔肿瘤压迫所致的一般表现外，胸腺瘤常与重症肌无力有明显关系。

【影像学表现】

1. CT 表现 肿瘤呈类圆形，可有分叶，多位于前纵隔中部。部分胸腺瘤可有囊变。增强扫描肿瘤实性部分呈较均匀性强化（图 2-1-58）。侵袭性胸腺瘤呈浸润性生长，边缘不规则，侵及胸膜可见胸膜结节及胸腔积液。

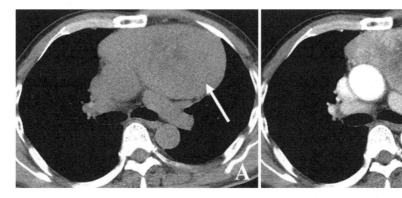

图 2-1-58 胸腺瘤 CT 表现
图 A 平扫，前纵隔偏左侧巨大肿块（箭头）；图 B 增强后肿块呈不均匀强化，中心坏死

2. MRI 表现　一般 T_1WI 肿瘤为低信号，T_2WI 呈高信号。增强扫描肿瘤强化，显示更为明确。

（三）淋巴瘤

淋巴瘤（lymphoma）为原发于淋巴结和结外淋巴组织的恶性肿瘤。

【病理与临床】

淋巴瘤分为霍奇金病和非霍奇金淋巴瘤。霍奇金病以侵犯淋巴结为主，常从颈部淋巴结开始，然后向邻近淋巴结扩散；非霍奇金淋巴瘤病变广泛，呈跳跃式，常累及结外器官。

纵隔淋巴瘤常位于前、中纵隔，以淋巴结的肿大为主要表现。好发于 20 ～ 30 岁或 60 ～ 80 岁两个高峰年龄段。早期常无症状，或仅触及表浅淋巴结肿大，中晚期出现发热、疲劳、消瘦等全身症状。气管、食管、上腔静脉受压则出现相应压迫症状。

【影像学表现】

1. CT 表现　纵隔内可见多组淋巴结肿大，并可融合成团块，纵隔内结构可受压移位。侵犯胸膜、心包及肺组织可表现为胸腔积液、心包积液、肺内浸润病灶（图 2-1-59）。

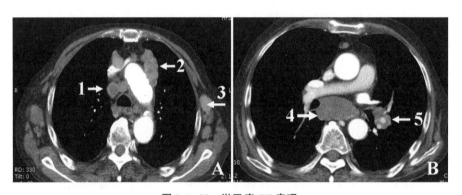

图 2-1-59　淋巴瘤 CT 表现
增强扫描：前纵隔及中纵隔多组淋巴结肿大，并呈环状强化
1、4. 中纵隔淋巴结　2. 前纵隔淋巴结　3. 腋窝部淋巴结　5. 左肺门区淋巴结

2. MRI 表现　可明确显示肿大淋巴结的分布，T_1WI 呈等信号，T_2WI 呈中高信号。

（四）神经源性肿瘤

神经源性肿瘤（neurogenic neoplasm）主要位于后纵隔椎旁间隙，为常见的纵隔肿瘤。

【病理与临床】

后纵隔神经源性肿瘤主要分为交感神经源与周围神经源两大类。前者以节神经细胞瘤为常见，后者常见的有神经鞘瘤、神经纤维瘤和恶性神经鞘瘤。

临床上多无明显症状与体征，常偶然发现，肿瘤较大时可出现压迫症状。

【影像学表现】

1. X 线表现　胸部平片上肿瘤多位于后纵隔脊柱旁，常呈类圆形或哑铃状，可见椎间孔扩大，邻近骨质有吸收或破坏（图 2-1-60）。

2. CT 表现　瘤灶大多位于脊柱沟旁，呈密度较均匀类圆形。良性者边缘光滑锐利，可压迫邻近骨质造成骨质吸收，边缘较光整。向椎管内外生长时，可显示病变呈典型"哑铃状"形态，即椎间孔处较细，椎管内外为较大肿块（图 2-1-61）。恶性者呈浸润性生长，边界不清楚，内部密度不均匀。

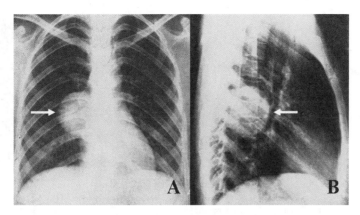

图 2-1-60　后纵隔肿瘤 X 线表现
图 A　正位，脊柱右缘肿块（箭头）；图 B　侧位，脊柱旁肿块（箭头），边界清楚、光滑

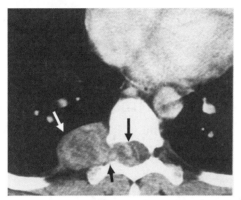

图 2-1-61　神经源性肿瘤 CT 表现
后纵隔脊柱旁哑铃状肿块，肿块于椎管内（黑长箭头）与椎管外（白长箭头）较大、
椎间孔处（短黑箭头）较细，椎间孔扩大

3. MRI 表现　呈长 T_1、T_2 信号，瘤内囊变呈更长 T_1、更长 T_2 信号。增强扫描瘤体有明显强化。对骨质破坏的显示不如 CT，但对瘤体与椎管的关系及脊髓是否受压等显示则明显优于 CT。

第五节　阅片实践

病例一

患者，男，37 岁，受凉后出现寒战、发热，体温最高达 41℃，咳嗽，咳铁锈色痰，右胸疼痛，咳嗽时加重。血常规检查：白细胞计数（WBC）12×10^9/L，中性粒细胞百分率（NEUT%）78%，淋巴细胞百分率（LYM%）22.2%。临床诊断：肺炎。行胸部 X 线后前位摄影（图 2-1-62）。

胸片所见：右肺下野见较大片致密影，其内密度均匀，边界模糊，上缘较清晰（图 2-1-62，箭头），提示右肺下野肺实变，结合临床资料，应考虑为右下肺炎，诊断意见：右下肺炎。

为进一步了解病情，行胸部 CT 平扫（图 2-1-63）。

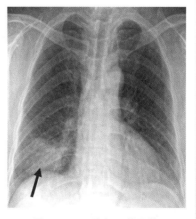

图 2-1-62　胸部 X 线平片

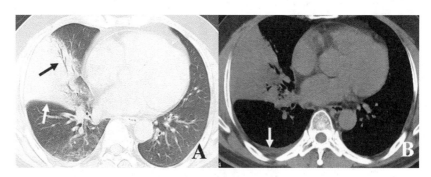

图 2-1-63　CT 肺窗与纵隔窗

CT 所见：肺窗示右肺中叶外段片状实变影，其内可见"支气管气像"（图 2-1-63A，黑箭头），后缘锐利，为斜裂胸膜（图 2-1-63A，白箭头）；同一层面纵隔窗示实变影内密度均匀，支气管无明显阻塞征，尚可见多条支气管影，右侧胸腔少量液性低密度（图 2-1-63B，箭头）。

诊断意见：右肺中叶大叶性肺炎，伴右侧胸腔少量积液。

病例二

患者，男，65 岁，活动后憋喘 1 年 7 个月，呼气困难，乏力，近日加重，咳嗽，痰中带血丝，胸痛。肿瘤标志物：AFP 4.3IU/mL（＜ 11.3IU/mL），CEA 12.33ng/mL（＜ 5ng/mL），CA199 11.03U/mL（＜ 37U/mL），CA125 28.06U/mL（＜ 35U/mL），CA153 9.79U/mL（＜ 3000U/mL）。为了解肺部情况，行胸部 X 线正侧位片（图 2-1-64）。

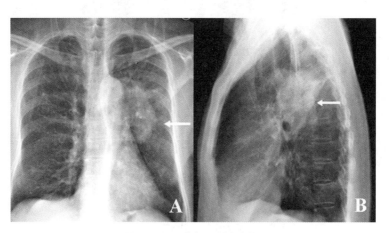

图 2-1-64　胸部 X 线正侧位

胸片所见：胸部正侧位片：左肺门区可见 11cm×6cm 肿块影，呈浅分叶，其内密度欠均（图 2-1-65A，箭头），后方见肺不张改变（图 2-1-65B，箭头），下缘整齐锐利，多系阻塞性肺不张。诊断意见：左肺门上区占位性病变，伴左肺上叶尖后段阻塞性肺不张，建议 CT 检查以证实。

行 CT 平扫及增强扫描（图 2-1-65）。

CT 所见：CT 平扫肺窗：左肺门上区类圆形致密影，边界较清（图 2-1-65A，箭头），肿块周边肺组织呈磨玻璃样改变；纵隔窗：左肺门上区软组织肿块影，密度均匀，近外缘处见一较小空洞，病灶边缘较清（图 2-1-65B，箭头），与左肺动脉干、降主动脉分界不清。增强扫描：肿块呈不均匀强化（图 2-1-65C，长箭头），左主支气管阻塞，左肺动脉弓受压变细，并分界不清（图 2-1-65C，短箭头）。

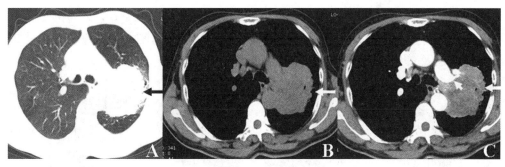

图 2-1-65 CT 平扫及增强扫描

诊断意见：考虑左肺门上区中央型肺癌，侵犯纵隔、左肺动脉弓及降主动脉。

支气管镜检报告：左肺上叶支气管开口可见一菜花样肿物，表面覆盖坏死物，触之易出血。免疫组织化学染色 CK5 和 6 阳性、CK18 阳性、p63 阳性、TTF-1 阴性、PE-10 阴性，结果符合鳞状细胞癌（低分化）。

最后确诊：左肺上叶中央型支气管肺癌（低分化鳞状细胞癌）。

病例三

患者，女性，53 岁，五天前曾接触新冠肺炎（COVID-19）患者，两天前开始出现发热，体温最高 39.5℃，伴咳嗽、咳痰，痰中带鲜红血丝，肌肉酸痛，乏力，纳差，活动后气促。血常规检查：白细胞计数（WBC）2.76×10^9/L，中性粒细胞绝对值（NEUT）1.48×10^9/L，淋巴细胞绝对值（LYM）0.84×10^9/L。临床诊断：肺部感染。为明确肺部病变情况，行肺部 CT 检查。

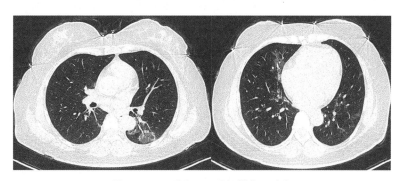

图 2-1-66 胸部 CT 平扫轴位，肺窗

CT 平扫所见：双肺散在斑片状磨玻璃密度影，部分病灶边界模糊，以胸膜下为主，提示肺部感染性病变，结合临床病史及实验室检查结果，考虑新冠肺炎可能。

经中西医结合治疗一周后复查胸部 CT 平扫。

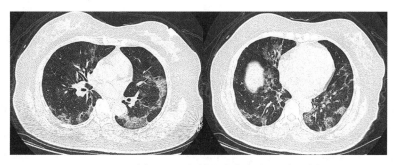

图 2-1-67 胸部 CT 平扫轴位（治疗后一周），肺窗

CT 平扫所见：双肺散在斑片状磨玻璃密度影及条片状稍高密度影，以外带为主，范围明显较一周前进展，边界较前清晰，发病第五天新冠核酸检查结果呈阳性，诊断新冠肺炎进展期。

治疗一个月后及三个月后复查胸部 CT 平扫。

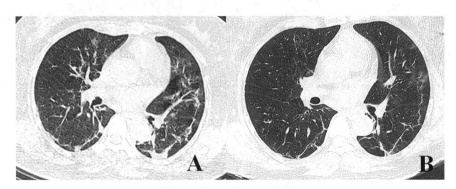

图 2-1-68　胸部 CT 平扫轴位（治疗后一月、三月后），肺窗

图 A　治疗一月后；图 B　治疗三月后。

CT 平扫所见：双肺散在条索及条片状稍高密度影，以外带为主，病灶逐渐吸收

学习拓展

一、肺结核的中西医结合影像学研究

肺结核属中医学"肺痨"范畴，是由正气虚弱，感染痨虫，侵蚀肺脏，灼伤肺阴，继之阴虚愈甚，虚火上炎，病久耗伤脾气、肺脾两虚，后期则发展为肺脾肾三脏俱亏，阴损及阳。依据国家中医药管理局《中医病证诊断疗效标准》将其分为：肺阴亏虚证、阴虚火旺证、气阴两虚证和阴阳两虚证。

胸部 X 线结合痰培养有助于明确诊断。有研究发现，肺阴亏虚证多见于本病初期，临床上有年纪轻、病程短、症状少等特点，肺部病灶的范围小，病灶密度较淡、边缘模糊；阴虚火旺证则见肺部病灶有所扩大或呈粟粒样病变，临床表现为明显中毒性症状；气阴两虚证，病变已转入慢性期，可见肺部病灶进一步扩大，并经反复破坏和修复，出现纤维化征象和代偿性肺气肿时，肺功能受到一定程度损害；阴阳两虚证，临床多有年龄大、病程长、心慌、气喘等特点，肺部呈现广泛纤维化、肺组织萎缩、重度破坏、更加损害肺功能，逐渐引起肺循环障碍，并影响心脏功能，则出现肺气肿、肺动脉高压、肺心病等征象。

二、肺癌的中西医结合影像学研究

中医认为肺癌是全身性疾病的一个局部表现，多属于中医学的"肺积""痞癖""咳嗽""咯血""胸痛"等范畴。根据《中医肿瘤学》分型标准可分为阴虚内热型，痰湿阻肺型，气血瘀滞型，肺肾两虚型。

肺癌的诊断多依赖影像学手段。有研究发现，在 X 线征象中，阴虚内热型以肺不张多见，痰湿阻肺型可有多种表现，气血瘀滞型则以阻塞性肺炎多见，肺肾两虚型亦以肺内孤立性阴影多见。从病理分型来看，腺癌以阴虚内热型出现率最高；鳞癌以痰湿阻肺型出现率最高；未分化癌以气血瘀滞型为主。早期肺癌以气血瘀滞型和痰湿阻肺型为多；中晚期肺癌以阴虚内热型及肺肾两虚型为多。有学者分别从中央型和周围型肺癌研究发现，中央型肺癌以肺肾两虚型和痰湿阻肺

型多见；痰浊壅肺型属实证，正气尚未虚损，病程较早，以 TNM Ⅲ期以下多见且多伴有阻塞性肺炎；肺肾两虚型病程多属于晚期，常伴淋巴结转移、肺内或其他脏器的远处转移和胸水，故 TNM Ⅳ期多为此型。周围型肺癌患者痰湿阻肺型和阴虚型较多见。分叶征和血管集束征在气阴两虚型中较多见；胸膜凹陷征在痰湿阻肺型中多见；增强显影后气阴两虚型病灶强化明显。

学习小结

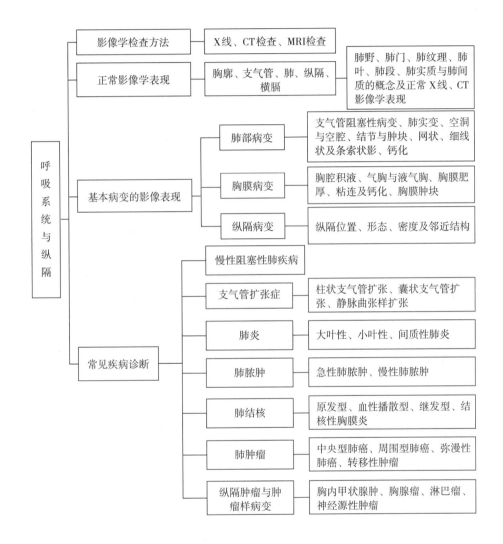

第二章

循环系统

扫一扫，查阅本章数字资源，含PPT、音视频、图片等

影像学检查对循环系统的诊治具有重要价值，部分检查不仅能进行形态学成像，同时还能进行功能学分析，从而反映心脏大血管的功能状态。目前超声检查是循环系统的常规检查方法，超声心动图可实时显示心脏大血管的断面形态、运动规律和血流状态，但对肥胖、肺气肿和胸廓畸形患者检查具有局限性，也不适用于肺内血管检查。因此，CT、MRI对循环系统的检查已渐为广泛。

第一节　影像学检查方法

一、X线检查

胸部X线检查可初步观察心脏形态，估计各房室大小，评价肺血改变，从而间接反映心脏功能情况。X线检查方法主要有胸部透视和X线摄片。因超声、CT及MRI等检查设备和检查技术的快速发展，现已极少采用心脏摄片的方法诊断心脏血管疾病。

二、CT检查

MSCT的快速发展已成为循环系统检查的重要手段之一，适用于复杂心血管畸形诊断、冠心病筛查，对心包、心脏肿瘤、大血管和外周血管病变亦有一定价值。CT扫描中对比剂的引入和心电门控的应用提高了心脏CT检查价值和准确性，能清晰显示心脏大血管轮廓及其与纵隔内器官、组织的毗邻关系。特别是强大的后处理技术，包括多平面重组（MPR）、最大密度投影（MIP）、容积再现（VR）、曲面重建（CPR）和冠状动脉CT仿真内镜（CTVE）等技术，可立体观察心脏，获得心脏短轴位和长轴位等图像，以观察心肌、心腔和瓣膜，并剖析细小而弯曲的冠状动脉以及各大血管及其分支血管的病变。

心脏及血管CTA的快速成像为无创伤检查，主要用于心脏及冠状动脉、外周血管疾病的筛查，是临床常用的检查方法。

三、MRI检查

心脏MRI检查能实时动态成像，无辐射，无须对比剂即可成像，可反映解剖及形态学的改变并可评价血流灌注、心功能及心肌活性等情况。一次心脏MRI检查，可获得心脏全部信息，为一站式（one stop shop）检查。但目前对冠状动脉的成像仍在研发中。MRI检查对大血管病变、先天性心脏病及心包病变具有极高的诊断价值，对心肌病变、心脏肿瘤等也有诊断优势。

四、心血管造影检查

将水溶性碘对比剂经导管快速注入心脏，可以观察心内结构与血流方向，评估心脏瓣膜功能、心室容量与心室功能，包括有心腔造影和选择性冠状动脉造影等（图 2-2-1）。主要应用于复杂先天性心脏病、冠状动脉的检查及介入治疗，属于有创性检查。选择性冠状动脉造影仍是诊断冠状动脉病变最可靠的方法，为诊断复杂血管性疾病的"金标准"。

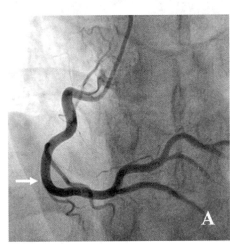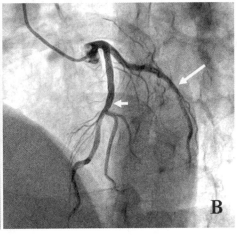

图 2-2-1　冠状动脉造影

图 A　右冠状动脉造影（箭头）；图 B　左冠状动脉造影，左前降支（长箭头），左回旋支（短箭头）

第二节　正常影像学表现

一、X 线表现

1. 心脏大血管的正常投影　平片上，心脏房室和大血管在 X 线上的投影彼此重叠，仅能显示各房室和大血管的轮廓，不能显示心内结构和分界。正常情况下心包缺乏自然对比不显影。后前位心脏分为心左缘与心右缘（图 2-2-2），侧位常摄取左侧位片。

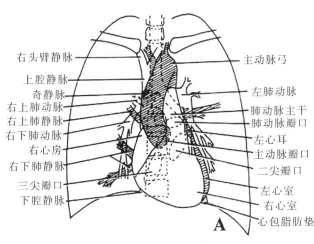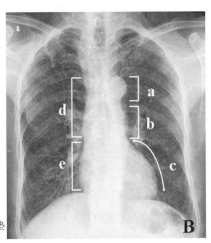

图 2-2-2　后前位胸片

图 A　心脏投影示意图；图 B　心正位片（后前位片）

a. 主动脉弓　b. 肺动脉段　c. 左心室段　d. 升主动脉与上腔静脉　e. 右心房段

2. 心脏形态　在后前位 X 线片上，正常心脏形态可分为横位心、斜位心和垂位心。横位心多见于矮胖体形，膈位置较高，心膈面较宽，心胸比率略大于 0.5，主动脉结明显，心腰部凹陷。斜位心主要见于适中体形，心胸比率约为 0.5，心腰平直。垂位心多见于瘦长体形，膈位置较低，心膈面较窄，心胸比率小于 0.5（图 2-2-3）。

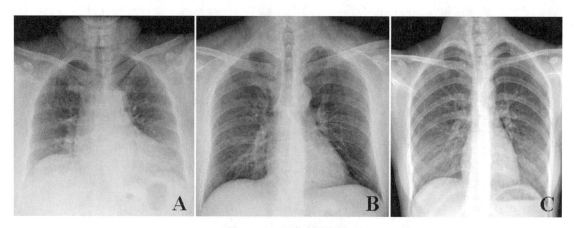

图 2-2-3　正常心影分型
图 A　横位心；图 B　斜位心；图 C　垂位心

3. 心脏大小　测量心胸比率是确定心脏有无增大最简单、最常用的方法。心胸比率为心影最大横径与胸廓内径之比，心脏最大横径指胸廓正中线分别至左、右心缘各自最大径之和（T_1+T_2），胸廓内径指通过右侧膈肌最上缘所作直线与胸廓内缘相交的距离（T）（图 2-2-4）。深吸气后摄片，正常成人心胸比率为（T_1+T_2）/T ≤ 0.50。

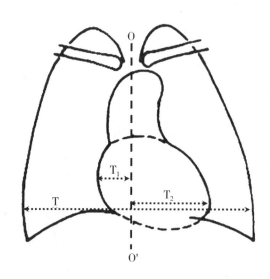

图 2-2-4　心胸比率测量示意图

二、CT 表现

1. 横轴位　为心脏 CTA 检查常用体位，注射对比剂后可清楚显示心脏的结构，各房室间的解剖关系以及心脏房室的大小（图 2-2-5）。CT 检查可以显示心包，是对心包无创又较敏感的检查方法，通常显示的是壁层心包，正常厚度为 1～2mm（图 2-2-5F）。此外，横轴位能显示冠状动脉主干断面及其走行（图 2-2-6）。

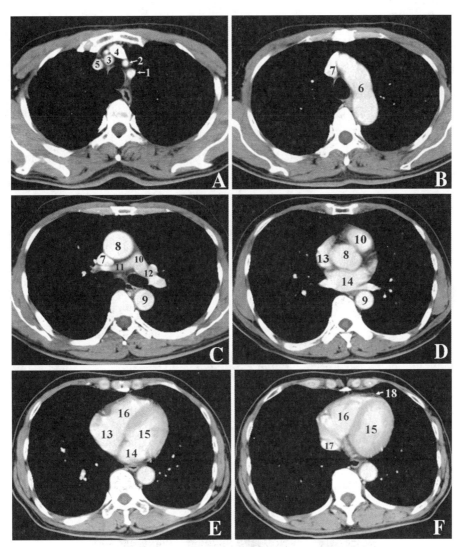

图 2-2-5 正常心脏大血管 CT 横断面

图 A 主动脉弓上层面；图 B 主动脉弓层面；图 C 肺动脉层面；

图 D 主动脉根部层面；图 E 心脏四腔层面；图 F 心室层面

1. 左锁骨下动脉 2. 左颈总动脉 3. 头臂干 4. 左头臂静脉 5. 右头臂静脉 6. 主动脉弓

7. 上腔静脉 8. 升主动脉 9. 降主动脉 10. 肺动脉干 11. 右肺动脉 12. 左肺动脉弓

13. 右心房 14. 左心房 15. 左心室 16. 右心室 17. 下腔静脉 18. 心包

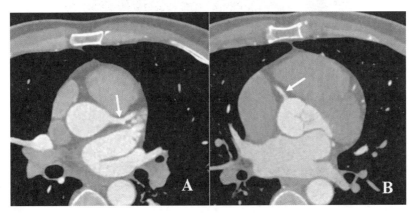

图 2-2-6 冠状动脉 CT 横轴位

图 A 左冠状动脉（箭头）；图 B 右冠状动脉（箭头）

2. 后处理技术

在横断面的基础上，后处理技术 MPR 通过任意截面的三维体积数据可获得任意剖面的重组图像（心脏的冠状面、矢状面、短轴位、长轴位及任意角度斜面），从不同角度观察心脏、血管的形态和解剖关系。

（1）短轴位　主要用于观察左心室壁心肌，结合电影软件还可动态观察心肌的收缩运动和各室壁厚度，可显示左室前间隔壁、侧壁、侧后壁、后壁及室间隔（图 2-2-7A）。

（2）长轴位　主要用于观察瓣膜（主动脉瓣及二尖瓣）、左室流出道及心尖部的情况。左室流出道层面可清楚显示左室流出道、主动脉瓣及升主动脉根部。左室腔内可见乳头肌影，并可见左心房、二尖瓣（图 2-2-7B、C）。

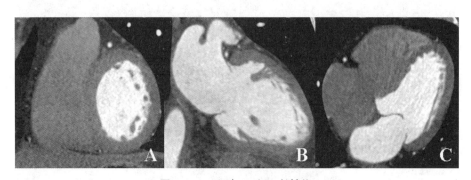

图 2-2-7　心脏 CT 短、长轴位
图 A　垂直于室间隔的短轴位；图 B　平行于室间隔的长轴位（左心两腔位）；
图 C　垂直于室间隔的长轴位（心脏四腔位）

（3）其他　容积再现技术（VRT）能以三维立体模型直观地显示整个心脏、冠状动脉与大血管，显示其解剖细节与毗邻关系，曲面重组（CPR）技术可将迂曲的血管全程沿冠状动脉走向显示（图 2-2-8）。

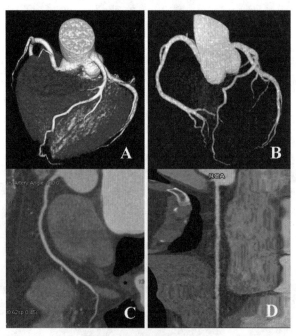

图 2-2-8　正常冠脉 VR 与 CPR
图 A　正常冠脉 VR；图 B　正常冠脉树；
图 C　正常右冠状动脉 CPR；图 D　右冠状动脉拉直显示

三、MRI 表现

横轴位、长轴位、短轴位上心脏房室和大血管解剖所见与 CT 所见相同（图 2-2-9）。

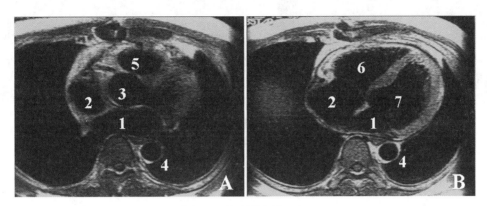

图 2-2-9 正常心脏 MRI
1. 左心房 2. 右心房 3. 升主动脉 4. 降主动脉 5. 肺动脉干 6. 右心室 7. 左心室

1. 心肌 在 SE 序列，心肌呈中等信号强度，右室壁较薄，仅相当于左室壁的 1/3。心肌厚度应在舒张末期长轴位和短轴位测量。正常左室心肌厚度在收缩期比舒张期至少增加 30%。

2. 瓣膜 可清晰显示二尖瓣、三尖瓣和主动脉瓣，一般呈中等信号强度，比心肌信号略高。电影序列上可观察瓣膜的形态和功能。

3. 心包 因其壁层纤维组织的质子密度低，故心包在 SE 序列呈线样低信号，周围有高信号脂肪衬托。正常心包厚度约 1 ~ 2mm。

4. 冠状动脉 冠状动脉 MRA 与传统血管造影相比具有无创性、无射线辐射、不需要碘对比剂等特点。不同扫描体位和层面在心外脂肪的衬托下可见冠状动脉主干，但由于冠状动脉纤细，走行迂曲，且有心脏与呼吸运动等干扰，左回旋支相对较难显示，故诊断价值有限。

第三节 基本病变的影像表现

一、心脏形态、大小异常

心脏增大包括心壁肥厚和心腔扩大，或两者并存。普通 X 线检查不能区分，故统称增大。判断心脏增大最简便的方法是测量心胸比率：0.50 ~ 0.55 为轻度增大；0.55 ~ 0.60 为中度增大；超过 0.60 为重度增大。

心脏疾病中各房室大小的改变各异，心脏各房室增大，使心脏失去正常形态。常分为三型：二尖瓣型、主动脉型和普大型心脏（图 2-2-10）。

1. 二尖瓣型 心影呈梨形，肺动脉段凸出，左心缘圆隆，主动脉结缩小或无改变。常见于二尖瓣病变、房间隔缺损、肺动脉高压、肺源性心脏病等。

2. 主动脉型 心影呈靴形，左心缘下段向左扩展、隆突，心尖向左下移位，心腰凹陷，主动脉结增宽、迂曲。常见于主动脉瓣病变、高血压心脏病、主动脉缩窄等。

3. 普大型 心脏向两侧均匀或不均匀增大，肺动脉段平直，主动脉结可无改变。常见于心包积液、心肌炎、全心衰竭等。

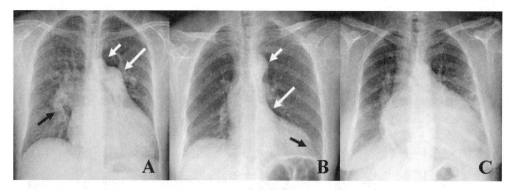

图 2-2-10 心脏形态、大小异常
图 A 二尖瓣型：主动脉结缩小（白短箭头），肺动脉段膨隆（白长箭头），
右下肺动脉呈残根状（黑箭头）；图 B 主动脉型：主动脉结迂曲、延长（白短箭头），
心腰凹陷（白长箭头），左心室段延长、心尖下移（黑箭头）；图 C 普大型

二、心包异常

1. 心包积液 正常情况下，心包腔内有少量液体，如液体量超过 50mL，即为心包积液。X 线检查可显示中量以上积液，表现为心影向两侧增大，状如烧瓶（图 2-2-11），心脏搏动减弱或消失。CT 可显示少量积液，表现为心包腔增宽，腔内液体多呈水样密度（图 2-2-12A）。MRI 表现为 T_1WI 呈均匀低信号，T_2WI 为高信号。

2. 心包增厚 X 线平片可见心缘异常，上腔静脉增宽和肺淤血等征象，心脏搏动减弱或消失。超声、CT 和 MRI 均可直接显示增厚的心包，厚度在 4mm 以上，重者合并不同程度的心室舒张功能受限。

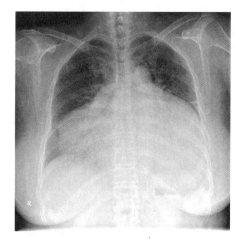

图 2-2-11 心包积液
心影向两侧增大，状如烧瓶

3. 心包钙化 X 线检查可见蛋壳样钙化包绕心影。CT 对于心包钙化的诊断具有较高的敏感性和特异性，表现为心包区线样或蛋壳样均匀高密度影，边缘清晰（图 2-2-12B）。MRI 表现为线条样无信号或低信号。钙化广泛时伴有腔静脉扩张、心房扩大和心室舒张功能受限等。

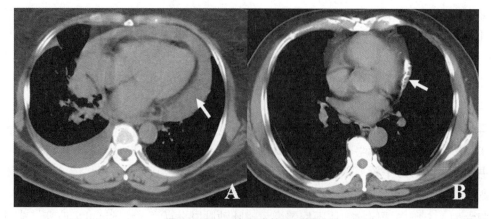

图 2-2-12 心包异常的 CT 表现
图 A 心包积液（箭头）；图 B 心包增厚并钙化（箭头）

三、肺循环异常

1. 肺充血 指肺动脉内血流量增多。主要表现为肺纹理增粗，成比例地向外周伸展，边缘清晰锐利（图 2-2-13），可同时伴有高容量性肺动脉高压。常见于不合并有右心排出量受阻的左向右分流的先天性心脏病，如房间隔或室间隔缺损、动脉导管未闭，亦可见于循环血量增加的甲状腺功能亢进和动静脉瘘。

2. 肺少血 由右心排血受阻，造成肺循环血流量减少所致。主要表现为肺野透明度增加，肺门影变小，肺血管纹理稀疏、变细，肺动脉段平直或凹陷（图 2-2-14）。常见于三尖瓣狭窄、肺动脉狭窄等。

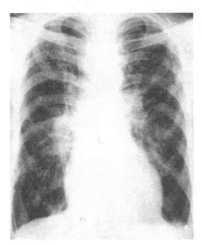

图 2-2-13　肺充血 X 线表现
两肺纹理增多增粗，边界清楚，两侧肺门增大

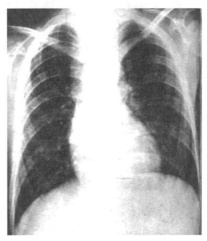

图 2-2-14　肺少血 X 线表现
两肺纹理明显减少，两侧肺门影缩小

3. 肺动脉高压 指肺动脉收缩压增高，有两种类型：①高容量性肺动脉高压，由肺动脉血流量增加、心排血量增加所致；②阻塞性肺动脉高压，由肺小动脉阻力增加及胸肺疾病（如肺纤维化、慢性支气管炎）等引起。共同表现为肺动脉段膨隆，肺门影增大，右下肺动脉干管径超过 15mm。高容量性肺动脉高压透视下可见肺动脉段与两侧肺门血管搏动增强，称为"肺门舞蹈"征（hilar dance），常见于先天性心脏病肺血流量增多；阻塞性肺动脉高压还表现为肺门区动脉大分支扩张而外周分支变细，右下肺动脉呈残根状，称为"肺门截断征"（图 2-2-15）。常见于肺心病及肺栓塞等。

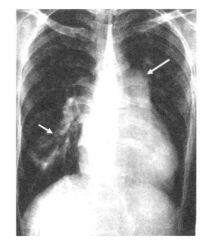

图 2-2-15　肺动脉高压 X 线表现
心脏呈二尖瓣型，肺动脉段突出（长箭头），右下肺动脉增粗呈残根状（短箭头）

4. 肺静脉高压 指肺静脉压增高，超过 25mmHg 时血浆外渗则会引起肺水肿。主要由左心房阻力增加（如二尖瓣狭窄、左心房肿瘤）、左心室阻力增加（如主动脉瓣狭窄、左心功能不全）、肺静脉阻力增加（如肺静脉狭窄）等引起。

（1）**肺淤血** 指肺静脉回流受阻，血流滞留在肺静脉系统内。主要表现有肺门影增大、模糊，肺野中外带、上肺纹理明显增多，边缘模糊，呈网状改变，肺野透光度减低。当肺静脉压力进一步升高时出现肺静脉高压。

（2）间质性肺水肿 由于肺毛细血管内的血浆较大量渗透到肺间质所引起的肺水肿。主要表现为肺门轮廓模糊不清，肺纹理模糊，肺野密度增高，肺野内可看到细小网状影及小叶间隔线。

（3）实质性肺水肿 又称肺泡性肺水肿，为肺泡内水分积聚。表现为两侧肺野内见大片致密影，边缘模糊，内中带较多，典型者呈两侧对称分布，表现为"蝶翼状"（图2-2-16）。短期内变化迅速是肺泡性肺水肿的重要特征。常见于急性左心衰竭和尿毒症。

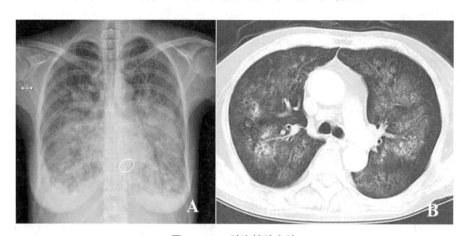

图 2-2-16 肺泡性肺水肿
图 A 胸部平片，两肺蝶翼状斑片影；图 B 胸部 CT 肺窗，两肺实变影

第四节 常见疾病的影像诊断

一、冠状动脉粥样硬化性心脏病

冠状动脉粥样硬化性心脏病（coronary atherosclerotic heart disease）或缺血性心脏病，指冠状动脉粥样硬化使血管腔狭窄或阻塞，导致心肌缺血缺氧而引起的心脏病变，常伴有冠状动脉功能性改变（如痉挛），故与后者统称为冠状动脉性心脏病（coronary heart disease，CHD），简称冠心病。世界卫生组织将冠心病分为无症状心肌缺血（隐匿性冠心病）、心绞痛、心肌梗死、缺血性心力衰竭和猝死 5 种临床类型，冠心病已经成为人类死亡率最高的疾病之一。

【病理与临床】

主要病理改变为冠状动脉壁脂质沉着，内膜结缔组织细胞增生、肿胀和纤维化，形成粥样硬化斑块，斑块发生溃疡致血栓形成，使管腔进一步狭窄甚至阻塞，主要侵犯主干及大分支。

管腔狭窄小于 50% 时，休息及运动状态冠状动脉供血充足。狭窄在 50% ~ 75% 时，静息状态下冠状动脉血流量仍保持稳定，但心脏负荷增加时，狭窄冠脉供血区域心肌供血不足，临床表现为心绞痛。重度冠状动脉狭窄（75% ~ 95%）或闭塞（>95%），可发生急性心肌梗死。大面积透壁性心肌梗死伴有梗死心肌纤维化可使局部心肌变薄，收缩功能消失，经心腔内压的冲击向外膨突形成室壁瘤，为心肌梗死的重要并发症。

冠心病主要发病人群为中老年人，高血压、高血糖、高血脂、高体重者为高危人群。临床表现主要有胸闷、胸痛、心悸、心绞痛、心肌梗死、心力衰竭，严重者可发生猝死。疼痛可波及心前区，或放射至左上臂，疼痛发作时经休息或含服硝酸甘油制剂后可缓解。需注意尚有部分隐匿性冠心病，发作时直接表现为心律失常、心力衰竭甚至猝死，所以冠心病的早期筛查、诊断具有重要价值。

【影像学表现】

影像学检查可以确定病变的部位、程度、范围，是否存在并发症，并可鉴别诊断。

1. X 线表现　胸部 X 线检查不能用于冠心病的诊断，但对于心肌梗死后的一些并发症有一定的诊断价值，可表现为左心室增大、肺淤血、肺水肿，或伴有左心房增大。心肌梗死后综合征，包括心包积液、胸腔积液及肺下叶渗出性等改变。

2. CT 表现　平扫可显示冠状动脉钙化（图 2-2-17），CTA 及后处理重建技术可良好地显示冠状动脉的内腔、粥样斑块及管腔的狭窄，尤其是中度或中度以上狭窄（图 2-2-18），可以满足冠心病介入治疗筛选的需要。另外，可以通过对冠状动脉钙化的定量分析（钙化积分）来反映冠状动脉狭窄的程度，并对冠心病的进展进行预测，随着钙化积分增高，冠心病发病的可能性随之增加。对于冠心病支架或搭桥术后的评估，CTA 能显示支架内部情况和桥血管解剖结构、毗邻关系（图 2-2-19）。对于心梗后的室壁瘤亦可显示。

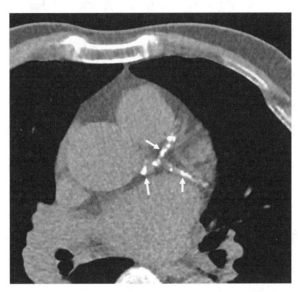

图 2-2-17　左冠状动脉钙化 CT 表现（箭头）

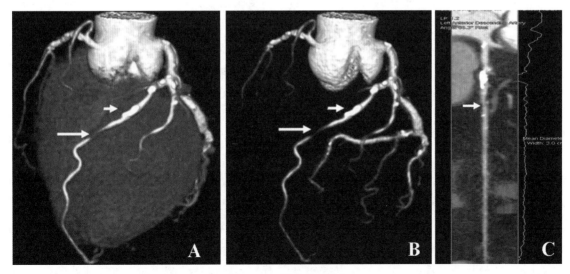

图 2-2-18 冠状动脉狭窄

图 A　心脏冠状动脉 VR；图 B　去房室后 VR，左冠状动脉前降支中段狭窄（长箭头），
钙化斑块（短箭头）；图 C　另一病例，右冠状动脉拉直处理，示近段钙化斑及狭窄（箭头）

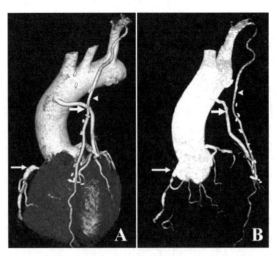

图 2-2-19　冠状动脉支架放置与搭桥术后 CT 表现
图 A　冠状动脉 VR；图 B　冠状动脉 MIP
大隐静脉桥（短箭头），左内乳动脉桥（箭头），右冠状动脉（RCA）近端支架（长箭头）

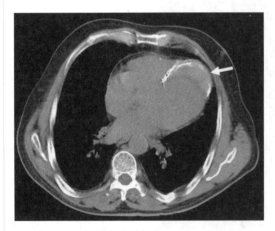

图 2-2-20　室壁瘤伴钙化 CT 表现（箭头）

缺血心肌在心脏收缩期室壁增厚率减低或消失，正常心室壁的厚度代偿性增加。测量不同时相心腔大小，借此可计算左室射血分数的改变。心肌梗死的 CT 表现为：①缺血坏死心肌 CT 值低于正常心肌 5 ~ 10HU；②局部心肌壁变薄；③收缩期心肌壁无明显增厚；④节段性室壁运动功能异常（包括运动减弱、消失、矛盾运动或不协调）；⑤整体及节段射血分数减低。室壁瘤及腔内附壁血栓时，表现为局部室壁膨突，节段性室壁变薄，局部反向运动及腔内附壁血栓所致充盈缺损（图 2-2-20）。

3. MRI 表现　能良好地显示心室壁的形态、厚度及信号特征，对冠心病可从形态、功能、心肌灌注及延迟期心肌存活方面进行综合评价，对冠心病及并发症的诊断具有重要价值。MRI 对冠心病的诊断依赖于显示冠状动脉狭窄和首过心肌灌注异常，特别是在延迟期坏死心肌信号增强，可以判断心肌梗死后是否有存活心肌，对治疗方案的选择有重要价值。

（1）心绞痛　指急性心肌缺血但未发生心肌梗死时，心脏的形态、大小和信号强度多正常，或 T₂WI 信号强度增加，室壁运动减弱；MRI 电影表现为节段性运动减弱；心肌灌注首过期成像，缺血区心肌信号低于正常供血区即灌注减低；延迟期成像无异常。

（2）急性心肌梗死　①梗死心肌信号强度增高，尤其在 T₂WI 更明显，为梗死心肌水肿所致；②梗死心肌壁变薄；③节段性室壁运动减弱、消失，收缩期室壁增厚率减低或消失；④心肌灌注成像显示灌注减低或缺损；延迟期显示梗死心肌呈明显高信号。

（3）陈旧性心肌梗死　①梗死心肌信号强度减低，T₂WI 更明显，为梗死心肌发生纤维化；②梗死处心肌室壁变薄，室壁运动、心肌灌注首过成像和延迟期成像异常同急性期。

（4）心肌梗死并发症　①室壁瘤：左室扩大，局部室壁显著变薄并向心脏轮廓外膨突；瘤壁信号异常，急性期呈高信号，陈旧期呈低信号；局部室壁运动消失或呈反向运动，收缩期室壁增厚率消失；室壁瘤附壁血栓形成时，血栓表现为 T₁WI 呈中等信号，与心肌相似，T₂WI 信号强度较心肌高。②室间隔穿孔：室间隔连续性中断，MRI 电影可显示心室水平左向右分流。③左室乳头肌断裂和功能不全：MRI 电影显示心室收缩期左房内有起自二尖瓣口低信号血流束，为二尖瓣关闭不全，并左心房扩大。

4. 心血管造影表现　冠状动脉造影常与左心室造影同时进行。前者显示冠状动脉的分布、病变及其程度，如狭窄、闭塞、硬化斑块或血栓、痉挛、溃疡、扩张、夹层及侧支循环等，亦可评估支架术后情况（图 2-2-21）；后者用于显示左心室形态、大小和左心室整体及阶段性的运动功能，并测量左心室收缩及舒张末期容积，计算左心室射血分数。左心室造影还可用于显示心肌梗死后并发症，如室壁瘤、室间隔穿孔等，乳头肌断裂和功能不全表现为不同程度的二尖瓣反流。

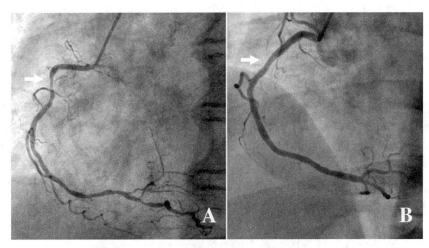

图 2-2-21　冠状动脉（RCA）支架放置前后 DSA
图 A　支架放置前，RCA 近段狭窄（箭头）；图 B　支架放置后狭窄消除（箭头）

【诊断与鉴别诊断】

冠心病的诊断主要依靠患者的临床表现、心电图和实验室检查，影像学检查则能进一步明确冠心病的程度及其并发症，为临床治疗提供依据。目前，冠状动脉造影仍是诊断冠心病的"金标准"，同时还可进行介入治疗。此外，影像学检查还有助于与临床表现相似的急性肺栓塞和主动脉夹层等鉴别。

二、主动脉瘤

主动脉瘤（aortic aneurysm）指主动脉壁局部或弥漫性的病理性扩张。扩张的主动脉内径常大于邻近正常管径的 1.5 倍或以上。

【病理与临床】

主动脉瘤分为真性与假性两类。真性动脉瘤由动脉壁的三层组织结构组成；假性动脉瘤为动脉瘤动脉壁破裂后由血肿与周围包绕的结缔组织构成。病因有粥样硬化、感染、创伤、先天性大动脉炎、梅毒、白塞病与马方综合征等。粥样硬化引起的主动脉瘤常发生在降主动脉，特别是腹主动脉；马方综合征的主动脉瘤常发生在升主动脉。主动脉瘤依形态可分为囊状、梭状和混合型。

临床表现取决于动脉瘤大小、部位、病因、对周围组织器官的压迫和并发症。轻者可无任何症状和体征，重者可表现为疼痛（持续性或阵发性，突发性撕裂样或刀割样胸痛），压迫症状，如压迫呼吸道引起的呼吸困难、气短、咳嗽、声音嘶哑等，体表搏动性膨突，听诊可有杂音与震颤。严重者可以发生主动脉瘤破裂，而导致失血性休克乃至死亡。

【影像学表现】

1. X 线表现　平片可见纵隔影增宽，或局限性块状影与主动脉相连，透视可见肿块有扩张性搏动；瘤壁常发生钙化，瘤体压迫或侵蚀周围器官（如气管、骨）。腹主动脉瘤在 X 线平片上无法显示。

2. CT 表现　可显示动脉瘤的大小、形态、部位、瘤壁钙化及与周围结构关系。增强扫描后能清晰显示附壁血栓、主动脉瘤渗漏或破入周围组织脏器等，VR 能立体显示主动脉瘤的形态、大小及动脉瘤与主动脉及其分支血管的关系（图 2-2-22）。

3. MRI 表现　可显示主动脉内腔、管壁及其与周围组织结构的关系等及血流动态变化，MRA 三维成像有利于显示主动脉瘤的形态、大小、类型、病变的范围、瘤壁、附壁血栓及瘤体与主动脉及其分支的关系。

4. 血管造影表现　可直接显示瘤体内状况。主要征象：①与主动脉同时显影，瘤腔内有对比剂充盈，可观察其形状、大小等情况；②如瘤周有对比剂外渗，则为动脉瘤渗漏。

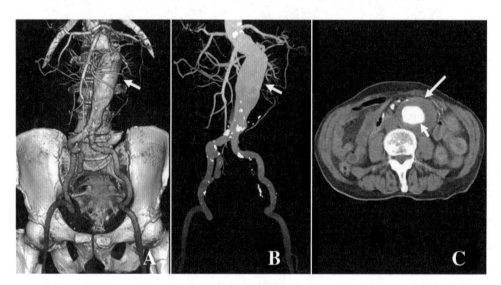

图 2-2-22　腹主动脉瘤 CT 表现

图 A　VR，腹主动脉瘤（箭头）；图 B　MIP，腹主动脉瘤（箭头）；
图 C　轴位，附壁血栓（长箭头），血管腔（短箭头）

【诊断与鉴别诊断】

CT、MRI 和血管造影均可以直接显示胸（腹）主动脉瘤，诊断不难。应注意主动脉瘤内有无血栓、瘤体大小及增长速度，以评估动脉瘤破裂的危险性；主动脉重要血管分支与动脉瘤的关系，如肾动脉开口等，以了解有无重要脏器功能受损。需注意与老年性主动脉迂曲、扩张鉴别，后者为普遍性扩张且扩张程度相对较轻。

三、主动脉夹层

主动脉夹层（aortic dissection，AD）为主动脉壁内膜局部撕裂、剥离，腔内的血液通过内膜的破口进入主动脉壁并在内膜与中膜之间形成血肿，也称为主动脉夹层分离，简称主动脉夹层。本病是一种严重危害人类健康的危急病症之一，男性多于女性。如治疗不及时，多数病例在起病后数小时至数天内死亡。

【病理与临床】

主动脉夹层是主动脉异常中膜结构和异常血流动力学相互作用的结果。由于多种病因致中膜结构缺损或退行性变，血管顺应性降低，高压的血流使内膜与之剥离或撕裂，并经内膜破口灌入主动脉壁，在内膜与中膜间形成血肿，并使血肿在动脉壁内向远端扩展延伸，形成"双腔"，即扩张的假腔和受压变形的真腔。多数在主动脉壁内可见入口与出口两个破口。

根据内膜撕裂的起始点及累及范围，常用 Debakey 分型：Ⅰ型：内膜破口起自升主动脉并向主动脉弓或远端扩展。Ⅱ型：夹层局限于升主动脉。Ⅲ型：内膜破口起自降主动脉并向远端延伸。夹层可累及主动脉的主要分支，如冠状动脉、头臂动脉和肾动脉等，引起相应脏器的缺血或梗死。

常见症状是突发剧烈胸背痛，犹如撕裂、刀割，可向颈及腹部放射。常伴有心率增快、呼吸困难、晕厥、两侧肢体血压与脉搏可不对称；心底部杂音和急性心包压塞征象的出现，为主动脉关闭不全及夹层破入心包的表现。严重者可发生休克、充血性心力衰竭、猝死、脑血管意外和截瘫等。

【影像学表现】

检查方法应首选无创性检查（超声、CT 和 MRI），CT 或 MRI 为常用方法。影像诊断应包括以下内容：①破裂口位置及内膜片情况；②真假腔及病变累及范围，包括主要分支受累情况；③左心室和主动脉功能情况；④有无心包积液和胸腔积液。

1. CT 表现 平扫可显示撕裂内膜片的钙化并向主动脉腔内移位，CTA 检查：①可显示由内膜片分裂的真腔和假腔，通常真腔较小，充盈对比剂快，假腔宽大，对比剂充盈慢（图 2-2-23，图 2-2-24）；②可显示内膜破口及主要分支血管受累情况，三维重建或虚拟再现可立体显示所累及范围；③还可观察主动脉瓣和左心室功能情况。

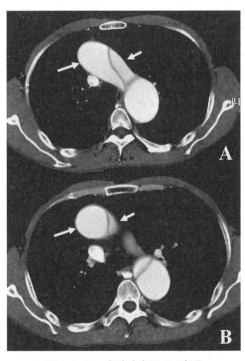

图 2-2-23 主动脉夹层 CT 表现
真腔较小（短箭头），假腔较大（长箭头）

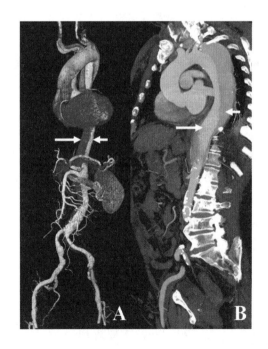

图 2-2-24 主动脉夹层
图 A Debakey Ⅰ型；图 B Debakey Ⅲ型
真腔（短箭头）与假腔（长箭头）

2. MRI 表现 可观察夹层的解剖变化和血流动态，大视野、多体位直接成像，无须对比剂增强，即可显示撕脱的内膜片及破口；对比增强 MRA 能清晰显示真假腔及腔内血栓，并满足分型的诊断要求，但目前图像质量不如 CTA。

3. 血管造影表现　行胸主动脉造影可观察夹层范围和病变全貌，对比剂在真腔通过主动脉管壁内膜破口喷射、外溢或壁龛样突出。当对比剂进入假腔后，在真假腔之间可见线、条状透亮影，为撕脱的内膜片。有时见充盈缺损，为附壁血栓。部分病例可见再破口，对比剂进入真腔。

【诊断与鉴别诊断】

主动脉夹层诊断并不难，有突发性撕裂样疼痛病史应考虑此病。增强 CT 或 MR 检查在主动脉腔内见到撕脱的内膜片和真假腔，即可确诊。注意与主动脉扩张、主动脉瘤鉴别，显示内膜片是主动脉夹层诊断的依据。

四、肺动脉栓塞

肺动脉栓塞（pulmonary embolism，PE）又称肺栓塞，是内源性或外源性栓子堵塞肺动脉或其分支引起肺循环障碍的综合征，可致猝死。并发肺出血或坏死者称为肺梗死。PE 是一种常见病，易造成误诊漏诊。

【病理与临床】

肺栓塞的栓子最多来源于静脉系统和右心，深静脉血栓多见。常多发，右肺较左肺多见，下叶多于上叶，主要影响呼吸系统、血液动力学及血管内皮功能，从而产生一系列心肺功能异常及血管内皮功能改变。常见的诱因有卧床少动、妊娠、外科手术后、心肌梗死、心功能不全、充血性心力衰竭、静脉曲张及抗血栓因子Ⅲ的缺乏等。肺栓塞的病理改变取决于肺血液循环状态和栓子大小及数目。

肺栓塞的临床表现多样，主要决定于栓塞的位置和累及的范围，可无症状，也可因严重循环障碍而猝死。常见的症状有突发的呼吸困难，活动后明显，及胸痛、咳嗽、咯血、心悸惊恐、呼吸急促、紫绀、晕厥甚至休克等。实验室检查可发现低氧血症、胶原纤维蛋白降解产物升高等。

【影像学表现】

1. X 线表现　肺动脉较大分支栓塞或多发性小分支可出现异常，主要征象为：①局限肺缺血：又称韦斯特马克（Westermark）征，当肺叶或肺段动脉栓塞时，相应区域内肺血灌注量下降，表现肺纹理减少或消失，透光度增加。多发性肺小动脉栓塞引起广泛性肺缺血，显示肺纹理普遍减少和肺野透光度增加。②肺动脉的改变：嵌塞在肺动脉内的血栓使相应部位血管影增宽，阻塞远端因血流减少而变细。③肺体积缩小：肺栓塞多发生在右下叶，表现为下叶体积缩小，膈肌升高，可合并盘状肺不张。④心影增大：较大肺动脉栓塞或多发性小动脉栓塞可引起心影增大，主要是右心室增大，同时有肺动脉高压表现。

2. CT 表现　肺栓塞的诊断需行 CT 肺动脉成像（CT pulmonary angiography，CTPA），能直接显示肺动脉血管内血栓，同时还可显示继发改变。对诊断主肺动脉至肺段动脉的栓塞有很高的准确性，对急慢性 PE 及无症状 PE，应列为首选方法。

（1）直接征象　管腔内的充盈缺损，包括偏心性、中心性及完全阻塞性。①急性肺动脉栓塞表现为中心性充盈缺损，呈轨道征，或突向腔内的附壁性充盈缺损。②慢性肺动脉栓塞则表现为偏心性充盈缺损，提示附壁血栓。血管壁不规则或呈结节状改变，伴有血栓钙化、管腔变窄或合并肺动脉高压等（图 2-2-25）。③如为完全阻塞，表现为血管腔截断，阻塞端可呈多种形态，如杯口状或隆起状等，其远端血管不显影。

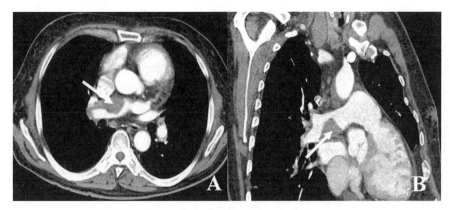

图 2-2-25　右肺动脉栓塞 CT 表现
图 A　横轴位；图 B　MPR，栓子表现为充盈缺损（箭头）

（2）间接征象　可见有局限性韦斯特马克征、肺梗死灶，局限肺纹理稀疏、肺动脉增宽、右心室增大或胸腔积液等。

3. MRI 表现　MRA 三维成像能显示肺段和部分亚段级的肺动脉分支，并可确定肺动脉栓塞的部分和范围，对于肺段以上的大分支还可显示狭窄程度；对于较小的血管栓塞，MRI 灌注成像可显示为缺血的肺组织。因此，与 CTPA 相比，MRA 的优势在于更能敏感显示外周肺动脉的栓塞。

4. 肺动脉造影表现　肺动脉造影是最直接、最可靠的方法，为诊断 PE 的"金标准"，但不宜作为首选。只有在临床高度怀疑 PE 而其他检查又难以确诊时选用，但在较大的肺动脉栓塞或危急病人需开胸行栓子摘除术时，则是一种相对安全有效的方法。其表现为：①血管腔内的充盈缺损，呈半圆形或半弧形，可位于肺动脉的管腔中央，致管腔的不规则狭窄；②大分支闭塞则为杯口状充盈缺损；③肺动脉分支阻塞则表现为缺支，或粗细不均，肺野无血流灌注，肺动脉分支充盈和排空延迟等；④同时也能检测血流动力学和心脏功能；⑤栓塞发生于 72 小时之内，肺动脉造影对诊断有极高的敏感性、特异性和准确性。

【诊断与鉴别诊断】

对于有下肢静脉栓子脱落可能的患者，临床表现起病急、咯血和剧烈胸痛，影像检查肺血管腔内有血栓即可明确诊断。但需注意：①首先要提高对本病的认识。对临床上如有导致本病的基础疾病及诱因，出现不明原因的发作性呼吸困难、紫绀、休克及胸痛；无心肺疾病史突然出现明显的右心负荷过重及心衰等，应考虑肺动脉栓塞。②影像学检查对明确诊断与鉴别诊断非常重要，但应结合多种检查，如肺灌注、通气显影，也可利用放射免疫显像技术等。本病需与冠状动脉供血不足、急性心肌梗死、急性心肌炎、急性心包炎、急性胸膜炎、支气管哮喘、肺不张、急性呼吸窘迫综合征、主动脉夹层及心包压塞等鉴别。

五、肺源性心脏病

肺源性心脏病（pulmonary heart disease，PHD）简称肺心病，是由于肺、胸廓或肺动脉慢性病变所致的肺循环阻力增加，肺动脉高压，进而出现右心肥厚、扩大甚至发生右心衰竭的心脏病。

【病理与临床】

主要为肺的功能和结构的改变，发生反复的气道感染和低氧血症，导致一系列的体液因子和肺血管的变化，使肺血管阻力增加，肺动脉高压。

多发于 40 岁以上人群，可导致肺、心功能衰竭，发展缓慢，除原有肺、胸疾病的各种症状和体征外，主要是逐步出现肺、心功能衰竭以及其他器官损害的征象。临床表现有慢性咳嗽、咳痰、气急，活动后可感心悸、呼吸困难、乏力和劳动耐力下降等，部分病例可见颈静脉充盈，严重者可出现呼吸衰竭和（或）心力衰竭。

【影像学表现】

胸部 X 线平片可以同时了解胸肺疾病与心脏大小的改变，CT 或 MRI 检查可进一步了解胸肺疾病的细节，包括肺循环的改变，同时可参考心电向量图、超声心动图、肺阻抗血流图、肺功能等检查。

1. X 线表现　主要表现为肺部慢性病变、肺动脉高压、肺气肿和右心室增大。肺部改变为肺纤维化与支气管病变。肺动脉高压表现为肺动脉段突出，肺动脉主干、分支明显增粗，肺门区增粗的右下肺动脉突然变细，形成"肺门截断征"（图 2-2-26A）。右心室增大以肥厚为主，心影不大，因同时有肺气肿，故心胸比率不大。

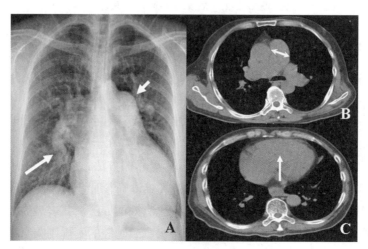

图 2-2-26　肺源性心脏病

图 A　胸片，心脏增大，肺动脉段突出（短箭头），右下肺动脉呈截断征（长箭头）；
图 B　CT 轴位，肺动脉主干管径明显增粗（双向箭头）；图 C　右心室增大（箭头）

2. CT 表现

（1）急性肺源性心脏病（acute corpulmonal）　较为少见，主要见于肺动脉栓塞。

（2）慢性肺源性心脏病（chronic corpulmonal）　主要有两方面：①胸肺改变，可表现为双肺弥漫性病变，如慢性支气管炎、肺气肿，表现为胸廓饱满，双肺透光度增高，肺纹理增粗、紊乱等；②心血管方面的改变，表现为主肺动脉和左、右肺动脉主干增粗，管腔扩大（主肺动脉内径大于 30mm）（图 2-2-26B、C）。

3. MRI 表现　慢性肺源性心脏病，SE 序列 T_1WI 主肺动脉内出现血流高信号，提示有肺动脉高压；右心室壁增厚（厚度大于 5mm），可等于或超过左心室壁的厚度，室间隔向左心室侧凸出，右心房亦可扩大，腔静脉扩张，晚期左心房室亦可扩大。GRE 序列电影 MRI 可见三尖瓣（收缩期）和肺动脉瓣（舒张期）的反流，同时可直观反映右心室收缩和舒张功能。但 MRI 的缺点在于显示肺实质结构和病变有较大的限制，因此掩盖了部分原发性疾病。

【诊断与鉴别诊断】

结合临床有长期慢性肺性疾病病史，肺内较广泛性病变，伴有主肺动脉增粗，右心室增大，可以明确诊断。对于急性肺源性心脏病，CT 与 MRI 对肺动脉栓塞的诊断有重要价值。尚须与下列疾病鉴别：①冠心病：肺心病与冠心病均多见于老年人，有许多相似之处，而且常两病共存。冠心病有典型的心绞痛、心肌梗塞病史或心电图表现。②原发性心肌病：多为全心增大，无慢性呼吸道疾病史，无肺动脉高压的 X 线表现等。

六、下肢动脉粥样硬化性疾病

外周血管疾病，指主动脉分支远端的周围血管的病变，尤指外周动脉的病变，下肢动脉的粥样硬化引起的动脉狭窄和闭塞为最常见，其他病变有血管炎、动脉瘤、动静脉畸形等。

【病理与临床】

临床表现可以无症状，也可以有间歇性跛行，少数有缺血性疼痛，极少数有溃疡或坏疽。常与糖尿病、高胆固醇血症等疾病有关，导致管壁粥样硬化，并出现狭窄，甚至呈节段性闭塞。

【影像学表现】

1. CT 表现 平扫可见动脉壁的钙化。下肢血管 CTA、轴位显示管腔狭窄，或节段性无对比剂充盈（图 2-2-27），MIP、MPR 或 VR 重建图像可见受累血管狭窄、闭塞、钙化斑块形成并显示病变的范围和程度（图 2-2-28A、B）。下肢远端的动脉直径小，对扫描技术要求高，同时需要用高分辨率成像，从而提高诊断准确性。

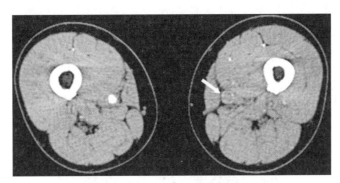

图 2-2-27 左股动脉闭塞 CT 表现（轴位）
左股动脉内无对比剂充盈（箭头），右侧充盈良好

2. MRI 表现 主要通过静脉注射对比剂后完成下肢血管的检查，由于空间分辨率高和对比度好，对下肢动脉闭塞性疾病有较高的诊断价值（图 2-2-28C）。

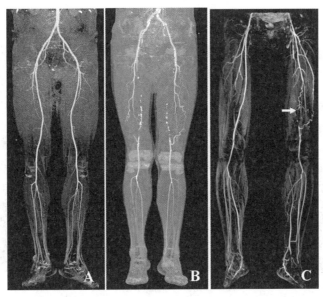

图 2-2-28 下肢动脉 CTA 与 MRA 表现
图 A 正常下肢动脉 CTA；图 B 下肢动脉 CTA，双下肢动脉广泛钙化、节段性闭塞；图 C 下肢动脉 MRA，左股动脉节段性闭塞（箭头）

3. 血管造影表现 可显示受累血管腔狭窄或闭塞，并明确病变的范围和程度，为介入手术做引导，还可评估介入手术的效果。

【诊断与鉴别诊断】

CT、MRI 和 DSA 均能直接显示周围血管病变，诊断较容易；同时还可了解其病因，如动脉粥样硬化引起的血管狭窄、血管炎、动脉瘤、动静脉畸形等，对其鉴别病因有较大帮助。

第五节　阅片实践

患者，男，44 岁。突发胸背部撕裂样疼痛，伴呼吸困难、心率加快 1 小时。

患者于下午工作时，突然出现剧烈胸痛，位于背部中央，呈持续性撕裂样疼痛，并向下放射，疼痛不能缓解，无恶心、呕吐，疼痛程度与体位无关，与咳嗽无关，随即送院急诊。查体：T 36.9℃，P 88 次 / 分，R 24 次 / 分，BP 155/95mmHg。意识较清，能对答，无定向障碍，双瞳等大等圆，对光反射可，颈软，颈静脉无怒张，肝 - 颈反流征阴性，气管居中，胸廓正常，两肺呼吸音清，无啰音，心界正常范围，心率 88 次 / 分，心律欠整齐，无杂音，腹平软，无压痛。

入院后行急诊 CT 平扫，提示胸主动脉明显增粗，随后行 CTA（图 2-2-29），并行冠矢状位 MIP、VR 重建（图 2-2-30）。

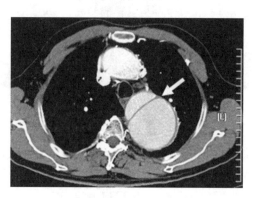

图 2-2-29　CTA 轴位

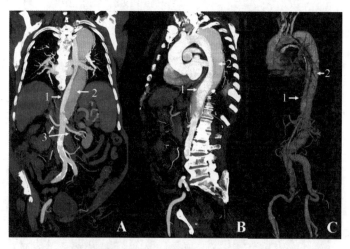

图 2-2-30　主动脉 MIP、VR

CT 所见：CTA 轴位：降主动脉明显增粗，其内见一低密度线影（图 2-2-29，箭头），此为破裂的内膜。MIP、VR：左锁骨下动脉开口以远的降主动脉至髂动脉水平，动脉管腔增粗，管腔内可见隔膜影，将血管分真假两腔，真腔小密度高，假腔大密度低（图 2-2-30，1 为真腔，2 为假腔，3 为肾动脉），并可见双侧肾动脉、肠系膜上动脉及腹腔干均起自真腔。

诊断意见：主动脉夹层（DeBakey Ⅲ型）。

讨论：冠心病、肺动脉栓塞、主动脉夹层均能引起急性胸痛，在影像学常被称作"胸痛三联症"，属临床急症，需作临床鉴别。冠心病急性心肌梗死的胸痛为心前区疼痛，开始不甚剧烈，逐渐加重，或减轻后再加剧，不向胸部以下放射，服用硝酸甘油不缓解，冠状动脉 CTA 可见明显狭窄或闭塞；肺动脉栓塞所致胸痛，起病急，常有下肢静脉血栓或其他血栓成因，突然呼吸困难、发绀和休克等，肺动脉 CTA 可见肺动脉及其分支的栓子；若突发剧烈胸痛、血压高、两侧脉搏不等或触及搏动性肿块应考虑为主动脉夹层，主动脉 CTA 大多能确诊。

学习拓展

冠心病属中医"厥心痛""胸痹""心痛"等范畴，以心、脾、肾阳虚为本，久病阴阳俱虚，寒凝、血瘀、痰浊、气滞为标，痹阻血脉则为心痛。可分为血瘀证与气虚气滞证。

CTA、DSA 检查发现，心绞痛血瘀证患者冠状动脉狭窄（大于 50%）病变明显多于气虚气滞证组，后者冠状动脉狭窄程度不重，或仅有痉挛表现，累及冠状动脉狭窄支数，两证无明显差异。血瘀证主要表现为陈旧性心肌梗塞、劳累性心绞痛，多为器质性病变；气虚气滞证自发性心绞痛、不典型心绞痛表现居多，以功能性改变和血液动力学异常为主。

学习小结

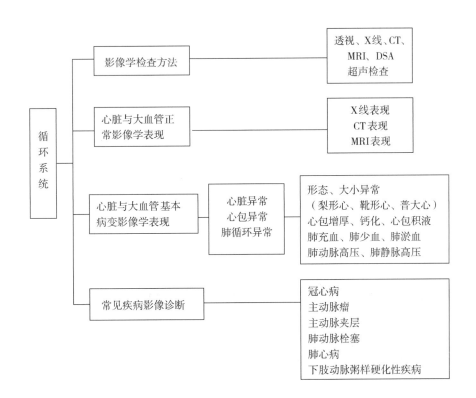

扫一扫，查阅本章数字资源，含PPT、音视频、图片等

消化道主要包括食管与胃肠道，由于缺乏自然对比，常用钡剂造影检查；肝、胆、胰、脾更多使用超声与 CT、MRI 检查。

第一节　食管与胃肠道

一、影像学检查方法

1. X 线检查　腹部平片和透视目前主要用于急腹症和腹部外伤的检查，对消化道穿孔和肠梗阻的急腹症诊断有所帮助。

2. 消化道造影检查　主要为钡剂造影检查，常用的方法有口服法和灌肠法，是观察食管与胃肠道病变首选的检查方法。

（1）上消化道或全消化道钡餐造影　包括食管吞钡造影及钡餐造影。患者服用医用硫酸钡混悬液，同时在透视下动态观察消化道形态、黏膜、管腔大小、轮廓及蠕动等情况，主要用于食管、胃及十二指肠，有时也用于了解全消化道排空功能等。

（2）钡剂灌肠造影　从肛门注入一定量的医用硫酸钡混悬液，使其充满整段结肠和直肠，在透视下观察结肠和直肠的形态、黏膜、管腔大小、轮廓及蠕动等情况。

钡剂造影检查最常用的是气钡双重造影，即在上述两种造影方法时，使用一定量医用硫酸钡混悬液，再服用产气剂或注入气体，使气钡混合，并让患者改变体位使钡剂均匀涂抹肠腔内壁，这样既能观察充盈肠管，同时也能观察腔壁黏膜，可检测胃肠道细微病变。

（3）检查前准备及注意事项　造影前三日不服用含重金属药物。上消化道造影前应禁食 6 小时以上，钡剂灌肠前一日服缓泻剂（如番泻叶）清洁肠道，或 1～2 小时前清洁灌肠。

消化道穿孔、1 周内消化道大出血的患者不宜用钡剂消化道造影检查，肠梗阻患者不能进行上消化道钡剂造影检查。

3. 血管造影检查　主要用于消化道的血管性疾病的诊断与介入治疗，如消化道出血性疾病，可同时进行栓塞止血治疗。

4. CT、MRI 检查　检查前应口服约 500mL 的对比剂以充盈胃肠道，结合增强扫描。主要用于消化道的占位性病变，以观察了解病变的内部情况及与周围组织器官的关系。

二、正常影像学表现

（一）X 线表现

钡剂造影显示的是胃肠道内腔，钡剂的外缘即为管腔的内壁。

1. 咽部（喉咽） 吞钡正位观察，上方正中为会厌，两旁充钡小囊状结构为会厌谷。会厌谷外下方是梨状窝，两侧对称，梨状窝中间为喉头。吞钡时梨状窝钡剂可随吞咽动作排出（图 2-3-1）。

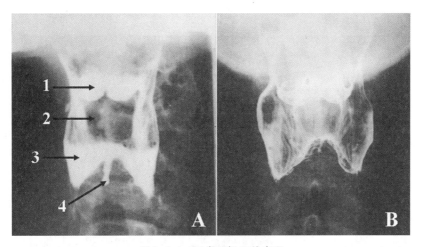

图 2-3-1 正常咽部 X 线表现
图 A 充盈像；图 B 黏膜像 1. 会厌溪 2. 喉头 3. 梨状窝 4. 食管

2. 食管 起于第六颈椎水平与下咽部相连。分为颈段、胸段和腹段。上为食管入口，下为贲门。正常食管吞钡充盈像，轮廓光滑整齐，管壁柔软，舒缩自如。在右前斜位前缘可见三个生理性压迹，分别为主动脉弓压迹、左主支气管压迹、左心房压迹。正常食管黏膜像，表现为数条纵行、相互平行的纤细条纹状影，呈黑白相间，钡剂充填的为黏膜沟（图 2-3-2）。

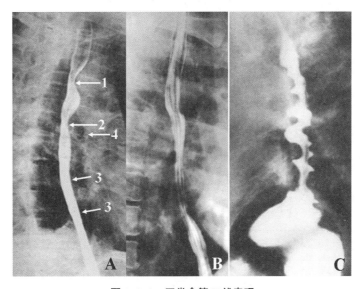

图 2-3-2 正常食管 X 线表现
图 A 右前斜位，充盈像；图 B 黏膜像；图 C 食管下段第三收缩波呈锯齿状
1. 主动脉弓压迹 2. 左主支气管压迹 3. 左心房压迹，4. 左主气管

贲门上方一小段食管为食管前庭段，正常时为生理性高压区，有防止胃内容物反流的作用。下食管括约肌左侧壁与胃底形成一个锐角切迹，称为食管胃角或贲门切迹。

食管的蠕动自上而下推进，第一蠕动波由下咽动作激发，第二蠕动波由食物团对食管壁的压力引起，始于主动脉弓水平下，又称为继发蠕动波。第三收缩波为食管环状肌局限性不规则收缩运动，形成锯齿状边缘，出现突然，消失迅速，多发生于食管下段（图 2-3-3）。

3. 胃 胃分为胃底、胃体、胃窦三部分。正位像，右缘为胃小弯，左缘是胃大弯，侧位可见胃的前、后壁。胃底立位时含气，称胃泡。贲门至胃角（胃体与胃窦小弯拐角处，也称胃角切迹）之间称胃体。胃角至幽门管之间为胃窦。幽门为一短管，连接胃与十二指肠（图 2-3-3A）。

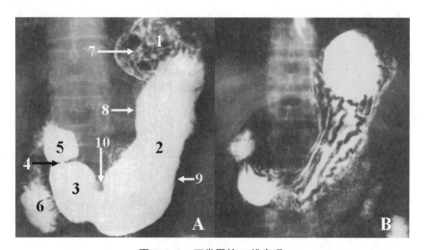

图 2-3-3 正常胃的 X 线表现
图 A 充盈像；图 B 黏膜像 1. 胃底（胃泡） 2. 胃体 3. 胃窦 4. 幽门管
5. 十二指肠球部 6. 十二指肠降部 7. 贲门 8. 胃小弯 9. 胃大弯 10. 胃角切迹

正常胃的形态根据体型、张力及神经系统的功能状态分为四种类型（图 2-3-4）。①牛角型：位置、张力均高，呈横位，上宽下窄，胃角不明显，形如牛角。多见肥胖体型。②钩型：位置、张力中等，胃角明显，胃的下极大致位于髂嵴水平，形如鱼钩。③瀑布型：胃底多呈囊袋状向后倾，胃泡大，胃体小，张力高。充钡时，钡剂先进入后倾的胃底，充满后再溢入胃体，犹如瀑布。④长型：又称为无力型胃，位置、张力均低，胃腔上窄下宽如水袋状，胃下极位于髂嵴水平以下。多见于瘦长体型。

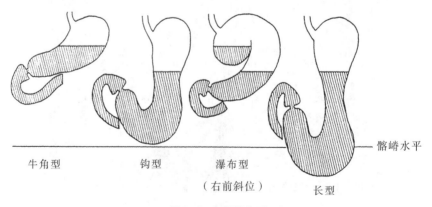

图 2-3-4 胃的分型

胃轮廓在小弯侧及胃窦光滑整齐，胃体大弯侧略显粗糙。

胃黏膜像，黏膜沟呈致密的条纹状影，黏膜皱襞显示为条状透亮影。小弯侧的黏膜3～5条，平行走行。角切迹以后，一部分沿胃小弯平行走向胃窦，一部分呈扇形分布走向大弯侧。胃体大弯侧的黏膜皱襞为斜行、横行而呈现不规则之锯齿状。胃底部黏膜皱襞排列不规则，相互交错呈网状（图2-3-3B）。

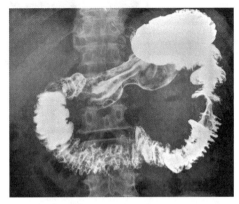

胃蠕动由胃体上部开始，有节律地向幽门方向推进，波形逐渐加深，一般同时可见2～3个蠕动波。胃窦整体向心性收缩呈一细管状。胃一般于服钡后2～4小时排空。

4. 十二指肠 十二指肠全程呈C形，称为十二指肠环，包绕胰头部，上连幽门，下接空肠，分球部、降部、水平部和升部。球部呈锥形，轮廓光滑整齐，黏膜皱襞为纵行、彼此平行的条纹。降部及以下黏膜皱襞呈羽毛状（图2-3-5）。球部的蠕动为整体性收缩，降、升部的蠕动多呈波浪状向前推进，有时可见逆蠕动。

图2-3-5 正常十二指肠X线表现

5. 空肠与回肠 空肠与回肠无明确分界。空肠大部分位于左中上腹，蠕动活跃，常显示为羽毛状影像。回肠皱襞少而浅，蠕动不活跃，常显示为充盈像，边缘光滑（图2-3-6）。末端回肠自盆腔向右上行与盲肠相接，相接处有回盲瓣，在充钡的盲肠内侧壁形成透明影。空回肠的蠕动是推进性运动，空肠蠕动迅速有力，回肠慢而弱。服钡后2～6小时钡头可达盲肠，7～9小时排空。

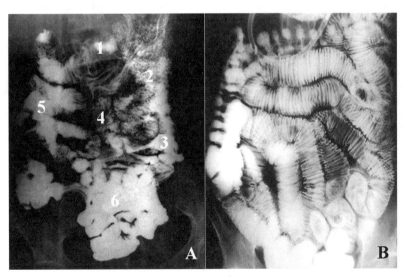

图2-3-6 正常空回肠X线表现
图A 充盈像；图B 气钡双重造影黏膜像
1. 十二指肠升部 2. 空肠上部 3. 空肠中部 4. 空肠下部 5. 上部回肠 6. 下部回肠

6. 结肠与直肠 结肠包括盲肠、阑尾、升结肠、横结肠、降结肠、乙状结肠，绕行于腹腔四周。升、横结肠转弯处为肝曲，横、降结肠转弯处为脾曲。结肠充钡后，可显示结肠袋，表现为对称的袋状突出（图2-3-7A），结肠袋之间有半月皱襞间隔。阑尾一般可显影，呈长条状影，位置变化较大，正常时亦可不显影，或因其内有粪石形成充盈缺损影（图2-3-8）。结肠黏膜皱襞为纵、横、斜三种方向交错结合状表现（图2-3-7B）。结肠的蠕动为整段运动，排空时间一般服钡后6小时可达肝曲，12小时可达脾曲，24～48小时排空。

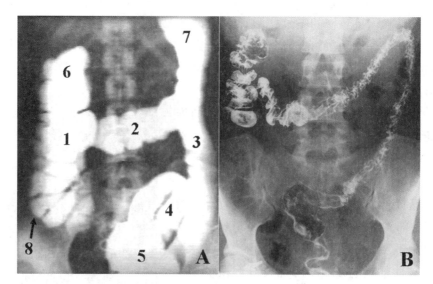

图 2-3-7 正常结肠与直肠 X 线表现
图 A 充盈像；图 B 黏膜像 1. 升结肠 2. 横结肠 3. 降结肠 4. 乙状结肠
5. 直肠 6. 结肠肝曲 7. 结肠脾曲 8. 结肠袋

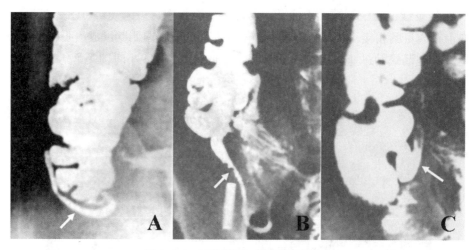

图 2-3-8 正常阑尾 X 线表现（箭头）

（二）CT 表现

1. 食管　CT 能显示食管断面的形态及其与邻近结构的关系。表现为圆形或类圆形结节影，其内可有少量气体，管壁厚度一般不超过 3mm（图 2-3-9A）。

2. 胃　胃适度扩张后，胃壁的厚度不超过 5mm。胃底左后方为脾脏，右前方为肝左叶。胃体垂直部分断面呈圆形，与肝左叶、空肠、胰尾及脾的关系密切，胃窦与十二指肠共同包绕胰头（图 2-3-9B）。

3. 十二指肠　十二指肠上接胃窦，向下绕过胰头及钩突，水平段横过中线，走行于腹主动脉、下腔静脉与肠系膜上动脉、静脉之间。其肠壁厚度与小肠相同。

4. 空肠与回肠　充盈良好正常的小肠壁厚约 3mm，回肠末端肠壁厚可达 5mm。CT 图像往往难以判断具体某一段肠袢。

5. 结肠与直肠　结肠壁外脂肪层较厚，CT 图像显示清晰，轮廓光滑，边缘锐利。正常结肠壁厚 3 ～ 5mm，肠内常含有气体及粪便（图 2-3-9C、D）。

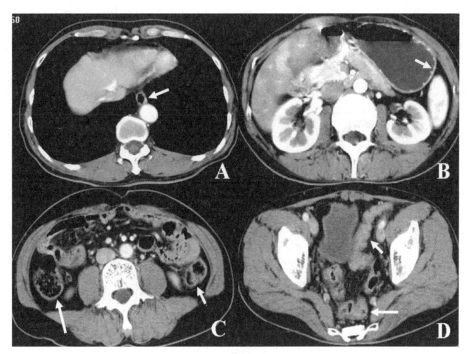

图 2-3-9　正常食管、胃、结肠与直肠 CT 表现（增强扫描）
图 A　食管下段（箭头）；图 B　胃壁黏膜（箭头）；图 C　升结肠（长箭头）、
降结肠（短箭头）；图 D　乙状结肠（短箭头）、直肠（长箭头）

三、基本病变的影像表现

（一）位置改变

正常胃肠道均有较固定的位置分布，但当变异和病变时可使其位置发生持续性的改变，见于先天性与后天性改变，如胸腔胃或腹部肿块。腹部肿块可造成对胃肠道的压迫移位，此时可见胃肠道的弧形压迹。胰头癌常致十二指肠环扩大。

（二）管腔大小改变

1. 管腔狭窄　指超过正常管径的持久性缩小。有先天性与后天性狭窄，后天性可见于慢性炎症、肿瘤等病变（图 2-3-10）。

2. 管腔扩张　指超过正常管径的持续性增大。有先天性与后天性扩张，如先天性巨结肠，后天性多见于远端的梗阻所致近段的扩张，如肿瘤、肠梗阻等（图 2-3-10）。

（三）轮廓改变

1. 龛影（niche）　胃肠道壁因病变产生溃烂、坏死、液化，造影时被钡剂充填，切线位观察表现为突出于腔外的含钡影，轴位显示为钡斑（图 2-3-11），是溃疡的直接征象。若为腔内的龛影，则多为肿瘤的

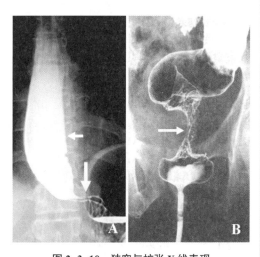

图 2-3-10　狭窄与扩张 X 线表现
图 A　贲门失弛缓症，胃食管前庭段狭窄（长箭头），致近段扩张（短箭头）；图 B　直肠癌，肿瘤所在位置明显狭窄（箭头），近段扩张

糜烂，提示为恶性龛影，见于溃疡型肿瘤。

2. 憩室（diverticula） 胃肠道管壁的薄弱区由于腔内压力增大，局限性向外突出或由于腔外病变的粘连、牵拉造成管壁全层局限性向外突出形成。钡剂造影切线位表现为胃肠道壁外的含钡囊袋状影，其内的黏膜皱襞形态正常，并有蠕动功能（图2-3-12）。

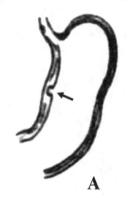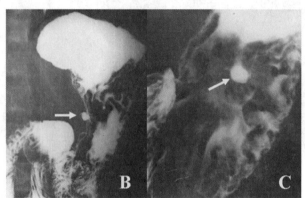

图2-3-11 龛影X线表现
图A 示意图，胃壁的溃烂（箭头）；图B 切线位造影后所见龛影（箭头）；
图C 轴位：龛影为钡斑（箭头）

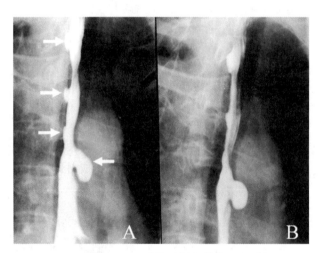

图2-3-12 食管憩室X线表现
图A 食管多发袋状突起的憩室，边缘光滑（箭头）；
图B 随着管壁蠕动，较小憩室明显收缩变小

3. 充盈缺损（filling defect） 指充盈钡剂的胃肠道轮廓内，向腔内局限突入，无钡剂充盈而显示为低密度的影像。为肿瘤的直接征象。此外，亦可见于炎性肉芽肿、异物及肠道内蛔虫、粪便等（图2-3-13）。

（四）黏膜皱襞的改变

1. 黏膜皱襞增宽和迂曲 表现为透明条纹的黏膜影像增宽，伴有走行迂曲，结构紊乱。多见于慢性胃炎和静脉曲张（图2-3-14A）。

2. 黏膜皱襞破坏 正常黏膜被病理组织所取代，表现为黏膜皱襞中断、消失，代之以杂乱而不规则的钡影。多为恶性肿瘤所致（图2-3-14B）。

3. 黏膜皱襞纠集 表现为黏膜皱襞从四周向病变区聚集，呈放射或车辐状。见于慢性溃疡

（图 2-3-14C）。

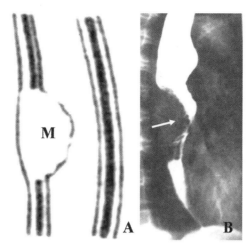

图 2-3-13　充盈缺损 X 线表现
图 A　示意图，由管壁突向腔内的肿块（M）；图 B　食管下段癌，局部充盈损坏（箭头）

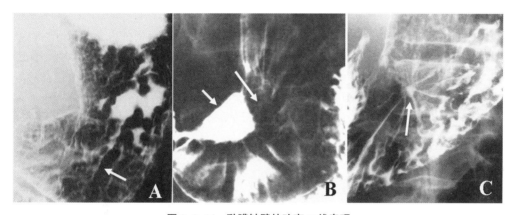

图 2-3-14　黏膜皱襞的改变 X 线表现
图 A　黏膜皱襞增宽（箭头）；图 B　溃疡型胃癌，黏膜皱襞于长箭处中断，
胃腔内可见恶性龛影（短箭头）；图 C　胃溃疡，黏膜皱襞均向龛影（箭头）处纠集

（五）功能性改变

功能性改变包括张力、蠕动、分泌功能和运动力等改变。

1. 张力改变　张力增高造成管腔缩窄，如炎症所致的肠道激惹征。张力低则使管腔扩大，位置降低，如胃下垂。痉挛是局部张力增高，多为暂时性。

2. 蠕动改变　指蠕动波多少、深浅、运动速度及运动方向的改变。蠕动增强表现为蠕动波增多、加深、运行加快，见于肠道激惹征；蠕动减弱或消失表现为蠕动波减少、变浅、运行减慢，见于肠麻痹或肠道恶性肿瘤。

3. 分泌功能改变　胃分泌增加造成空腹状态下胃液增多，在站立位可见胃内气液平面，服钡后钡剂不能均匀地涂布在胃壁上而呈絮状下沉和不均匀分布。小肠分泌增加使黏膜皱襞显示模糊或钡剂分散呈不定形片状影。结肠分泌增多时，钡剂附着不良，肠管的轮廓显示不清，多见于胃肠道炎症。

4. 运动力改变　运动力即胃肠道运送食物的能力，服钡造影时观察各部分的排空时间。服钡后 4 小时胃尚未排空为胃排空延迟；服钡后钡剂前端小于 2 小时到达盲肠即为小肠运动力增强，超过 6 小时为运动力减弱；超过 9 小时小肠尚未排空为排空延迟。

四、常见疾病影像诊断

（一）食管异物

食管异物（esophageal foreign body）是因误吞异物，停留于食管内，若不及时取出，可发生感染、穿孔或大出血等并发症。

【病理与临床】

儿童因误吞含在口内的硬币、别针及小玩具等异物所致，成人则多见食物中的鱼刺、碎骨片或脱落的假牙等所致。异物易停留在食管的生理狭窄处，时间较长可引起食管水肿、充血，形成溃疡，尖锐异物可刺破管壁发生穿孔，引起食管周围炎甚至脓肿，异物停留在大血管附近可引起大出血。

多有误吞异物史，临床表现为吞咽梗阻或局部疼痛等症状。

【影像学表现】

1. X 线表现

（1）不透 X 线异物（阳性异物）　大部分的阳性异物通过平片即可诊断。透视或摄片可清楚显示如金属、骨类的不透 X 线异物影，并能明确其位置、形状、大小等（图 2-3-15）。

（2）透 X 线异物（阴性异物）　可行钡棉造影检查，但为避免加重伤害，更多采用 CT 检查。

（3）异物穿破食管壁　异物穿破食管壁，可见食管周围软组织肿胀，有气体积存或有气液平面阴影。钡餐检查时见钡剂呈不规则外溢现象，且不能排空。还可发生食管 - 气管瘘、食管 - 支气管瘘、食管 - 胸腔瘘等并发症。

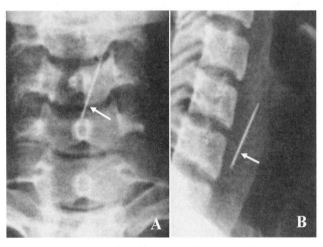

图 2-3-15　食管内缝衣针（箭头）X 线表现
图 A　正侧位；图 B　正侧位

2. CT 表现　CT 对食道异物诊断的准确性高于食道钡棉检查，且不会加重异物对食道的损伤，基本可取代食道钡棉检查，还可发现异物所致的并发症，如食管周围软组织肿胀、各种瘘道的形成、肺内的感染。

【诊断与鉴别诊断】

有误吞异物史，结合平片，阳性异物诊断容易。但有时需与气管内阳性异物相鉴别：在侧位胸片上，气管异物位于气管的透明影内，食管异物则位于气管后方，CT 检查更易明确其所在部位。

（二）食管静脉曲张

食管静脉曲张（esophageal varices）是门静脉高压症的重要并发症，常见于肝硬化。

【病理与临床】

正常情况下，食管下段的静脉网与门静脉系统的胃冠状静脉、胃短静脉之间存在吻合，当门静脉血流受阻时，大量血液进入食管黏膜下静脉和食管周围静脉丛，再经奇静脉进入上腔静脉，造成食管下段和胃底静脉曲张。

食管黏膜由于静脉曲张而变薄，易被粗糙的食物损伤，或因黏膜面发生溃疡或糜烂，破裂后致呕血、柏油样大便。门静脉高压所致者大多伴有脾肿大、脾功能亢进、肝功能异常及腹腔积液等表现。食管静脉曲张出血严重者可致休克甚至死亡。

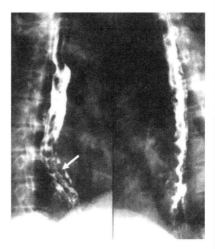

图 2-3-16 食管静脉曲张 X 线表现
食管黏膜皱襞增粗、迂曲，呈蚯蚓样充盈缺损（箭头）

【影像学表现】

1. X 线表现 钡餐造影检查是诊断食管静脉曲张的安全、有效、简便、经济的方法。①轻度：静脉曲张早期最初局限于食管下段，表现为黏膜皱襞稍增宽，略显迂曲而不平行，管腔边缘稍不平整，呈浅锯齿样表现；②中度：曲张范围可累及食管中段及下段，黏膜皱襞增粗呈结节样、串珠状或蚯蚓样充盈缺损（图 2-3-16）；③重度：范围更广甚至波及食管全长，除上述表现更明显外，因食管肌层受压退变致食管明显扩张，张力减低，管壁蠕动减弱，排空延迟。

2. CT 表现 食管周围曲张的静脉平扫表现为结节状软组织影，增强扫描结节明显强化，强化程度与周边静脉一致（图 2-3-17）。

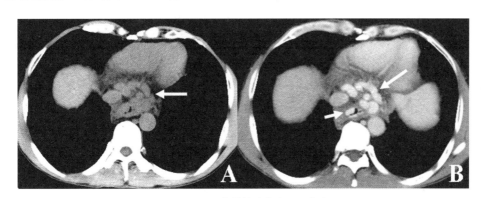

图 2-3-17 食管静脉曲张 CT 表现
图 A CT 平扫，食管壁增厚，周围见多个结节状软组织影；图 B 增强扫描，
食管壁曲张静脉（短箭头），周边扩张的静脉丛（长箭头）

【诊断与鉴别诊断】

结合有门静脉高压症的病史、食管钡餐造影检查具有的特征影像表现，食管静脉曲张诊断不难。但尚需与食管下段癌鉴别，后者管壁僵硬，管腔狭窄，黏膜破坏。食管静脉曲张管壁柔软，无管腔狭窄表现，无黏膜破坏。

（三）食管癌

食管癌（esophageal carcinoma）系指由食管鳞状上皮或腺上皮的异常增生所形成的恶性病变，在我国发病率较高。

【病理与临床】

食管癌的发病与多种因素有关，如饮酒过量、吸烟、亚硝胺、霉菌毒素、遗传因素等。病变发生于黏膜，以鳞状上皮癌多见，因食管无浆膜层，癌组织易穿透肌层直接侵及邻近器官，转移途径多为淋巴与血行转移。

早期食管癌，指肿瘤仅侵及黏膜层和黏膜下层，而无淋巴结转移。中晚期食管癌，是指肿瘤已累及肌层或达外膜（纤维膜）或外膜以外，并有局部或远处淋巴结转移。从病理形态上分为三型：①增生型：肿瘤向腔内生长，形成肿块；②浸润型：肿瘤沿管壁生长，致管壁环状增厚，管腔狭窄；③溃疡型：肿块累及肌层或穿透肌层形成深大溃疡。以上各型可同时并见。

食管癌好发于 40～70 岁，男性多见，早期症状不明显，或仅有食物通过滞留感或异物感等，进展期典型表现为进行性吞咽困难，胸骨后疼痛，恶病质。

【影像学表现】

1. X 线表现   食管吞钡造影是诊断食管癌的常用方法，多为首选，表现为：①腔内充盈缺损，形状不规则，为肿瘤向腔内突入形成；②管腔狭窄，狭窄范围一般较局限，其上方食管扩张；③不规则龛影，早期为浅小龛影，溃疡型则表现为较大长形龛影，长径与食管纵轴一致，周围有不规则充盈缺损；④黏膜皱襞破坏、中断或消失；⑤肿瘤所在局部蠕动消失，管腔僵硬（图 2-3-18）。

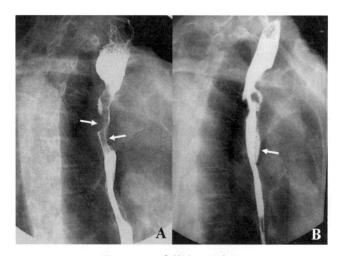

图 2-3-18　食管癌 X 线表现

图 A　浸润型食管癌，管腔内不规则充盈缺损（箭头），管壁僵硬；

图 B　溃疡型食管癌，不规则充盈缺损，其中可见腔内龛影（箭头）

需注意，对于吞咽不畅或有异物感的患者，若出现以下影像，则提示早期食管癌可能，应及时行纤维镜活检，以利于早期诊断：①食管局部黏膜增粗、扭曲、紊乱，可有局部黏膜中断破坏，且病灶边缘毛糙；②病灶部位可见小龛影或小充盈缺损。

食管癌并发症有：①食管癌可导致穿孔，从而形成瘘管，此时可见钡剂的外溢；②肿瘤穿入纵隔形成纵隔炎或纵隔脓肿，表现为纵隔影增宽，或有液平面，钡剂可流入其中；③形成食管-支气管瘘，则会造成肺内感染，多表现为左肺下叶的实变。

2. CT 表现 CT 增强扫描可明确食管癌的病变内部情况、与相邻组织的关系、有无直接侵犯、有无纵隔淋巴结的转移等，以明确手术指征，确定手术方案（图2-3-19）。

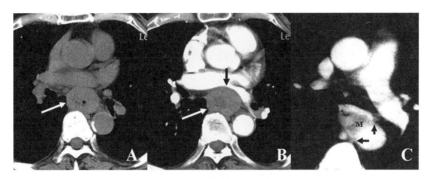

图 2-3-19 食管癌 CT 表现

图 A 平扫，食管壁环形增厚，食管管腔狭窄（箭头）；

图 B （同一病例）增强扫描，食管壁轻度强化（白箭头），边界尚清，左心房受压（黑箭头）；

图 C 另一病例，食管壁偏心性狭窄，软组织肿块（M）与降主动脉无分界（箭头）。

【诊断与鉴别诊断】

根据影像学表现，结合临床症状，食管癌可以明确诊断。应注意与以下疾病鉴别：①食管静脉曲张：无黏膜破坏及持续管腔狭窄表现，食管壁常柔软有蠕动。②食管平滑肌瘤：来自一侧壁的局限性肿块，边缘光滑锐利，黏膜大多光整。

（四）消化性溃疡

消化性溃疡指胃及十二指肠溃疡，是一种常见病。多发生于十二指肠，十二指肠溃疡发病率为胃溃疡的 4 ～ 5 倍。

【病理与临床】

胃溃疡（ulcer of the stomach）常单发，多在胃小弯与胃角附近。从黏膜层开始，经黏膜下层，常达肌层，病理改变主要为胃壁溃烂缺损，形成壁龛，多呈圆形或椭圆形，溃疡口部周围呈炎性水肿。当慢性溃疡深达浆膜层时，称为穿透性溃疡；慢性穿孔时则形成穿孔性溃疡；溃疡周围伴有坚实的纤维结缔组织增生者，称为胼胝性溃疡（图2-3-20）。溃疡愈合后，常有不同程度的瘢痕形成，其结果可因瘢痕程度不同而引起胃壁短缩，严重者胃壁变形、胃腔狭窄。

十二指肠溃疡（duodenal ulcer）多发生在球部后壁或前壁，常呈圆形或椭圆形，周围有炎性浸润、水肿及纤维组织增生。溃疡浅小可完全愈合，黏膜可恢复正常；溃疡较深大时可遗留瘢痕，肠壁增厚或球部变形。若与胃溃疡同时存在，称为复合型溃疡。

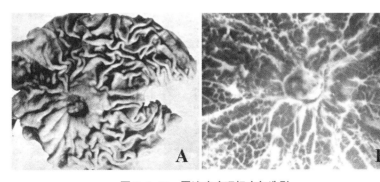

图 2-3-20 胃溃疡病理标本与造影

图 A 病理标本，溃疡呈火山口样改变，周围黏膜纠集；图 B 造影后影像

消化性溃疡好发于 20～50 岁，多见于男性，临床表现多为反复性、周期性和节律性上腹疼痛，饥饿时明显，进食后可缓解，伴有泛酸、嗳气。当有梗阻、穿孔等并发症时可出现相应的临床表现。需注意约有 1% 胃溃疡可以恶变。

【影像学表现】

1. 胃溃疡　主要通过钡餐造影检查，其表现为两类改变：直接征象，即溃疡本身的改变；间接征象，溃疡所致的功能性与瘢痕性改变。

胃溃疡直接征象为龛影，切线位呈乳头状、锥状或其他形状，边缘光滑，密度均匀，底部平整或略不平；龛影口部常有一环状黏膜水肿形成的透明带，可表现为黏膜线、项圈征、狭颈征。黏膜线为龛影口部一条宽 1～2mm 的光滑整齐的透明线；项圈征为龛影口部的透明带，宽 0.5～1cm；狭颈征为龛影口部明显狭小，犹如龛影具有一个狭长的颈。慢性溃疡周围可见黏膜皱襞均匀性纠集，如车轮状向龛影口部集中且达口部边缘（图 2-3-21A、B）。

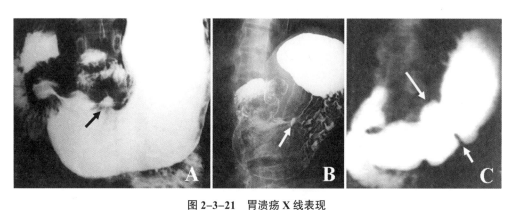

图 2-3-21　胃溃疡 X 线表现
图 A　胃小弯溃疡狭颈征：龛影口部狭长的透明带（箭头）；图 B　黏膜纠集（箭头）；
图 C　痉挛切迹（短箭头），小弯侧可见龛影（长箭头）

胃溃疡的功能性改变：①痉挛性改变：胃溃疡可表现为溃疡对侧胃壁凹陷（切迹）（图 2-3-21C），胃窦及幽门也常出现痉挛性改变；②胃液分泌增多：出现少至中量的胃内空腹滞留液，钡剂不易附着于胃壁；③胃蠕动的变化：蠕动增强或减弱，张力增高或减低，排空加速或延缓。

胃溃疡的瘢痕收缩可致胃变形，如幽门与贲门靠近、胃体呈环状狭窄而形成"葫芦胃"或"哑铃胃"等（图 2-3-22A）。

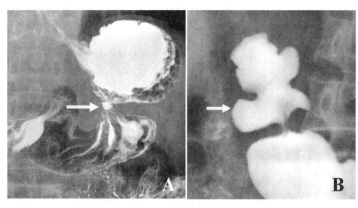

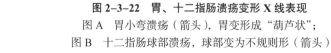

图 2-3-22　胃、十二指肠溃疡变形 X 线表现
图 A　胃小弯溃疡（箭头），胃变形成"葫芦状"；
图 B　十二指肠球部溃疡，球部变为不规则形（箭头）

2. 十二指肠溃疡 十二指肠溃疡绝大多数发生于球部，表现为球部龛影或类圆形钡斑，球部变形，黏膜纠集，可为球部一侧壁的切迹样凹陷；有时龛影不能确切显示，仅可见球部变形，为山字形、三叶形或葫芦形等，多提示溃疡的存在（图 2-3-22B）。

【诊断与鉴别诊断】

临床典型表现、钡餐造影检查显示龛影及相关黏膜与功能性改变，诊断胃、十二指肠溃疡不难。需注意良性溃疡应与恶性溃疡相鉴别（见胃癌）。

（五）胃癌

胃癌（gastric carcinoma）是发生于黏膜上皮或腺上皮的胃肠道最常见的恶性肿瘤，可发生于胃的任何部位，以胃窦部、小弯侧和贲门区常见。

【病理与临床】

按大体病理形态胃癌分为三型：①蕈伞型：肿瘤向腔内生长，表面凹凸不平如菜花状，边界较明显；②浸润型：肿瘤沿胃壁浸润生长，常侵犯胃壁各层，使胃壁增厚、僵硬，弹性消失，分界不清；③溃疡型：肿瘤深达肌层，形成较大溃疡，此溃疡又称恶性溃疡。

胃癌好发年龄为 40～60 岁，早期症状不明显，典型表现为上腹部持续性疼痛、消瘦与食欲减退，呈渐进性加重，贫血与恶病质，可有恶心、呕咖啡样物、黑便，若出现转移则有相应的症状与体征。

【影像学表现】

1. X 线表现 钡餐造影检查表现：①形状不规则的充盈缺损。②胃腔狭窄，胃壁僵硬，呈皮革状胃。③恶性龛影，表现为"半月综合征"，指龛影多呈半月形，外缘平直，内缘不整齐而有多个尖角，龛影位于胃轮廓之内，龛影外围绕以宽窄不等的透明带形成"环堤"，轮廓不规则但锐利，其中常见结节状或指压状充盈缺损。④黏膜皱襞破坏、中断或消失。⑤病变区蠕动消失（图 2-3-23）。

早期胃癌，指肿瘤局限于黏膜或黏膜下层，可表现为三种基本类型：①隆起型：肿瘤呈类圆形突向胃腔，显示为大小不等、不规则的充盈缺损，高度超过 5mm，边界锐利，基底宽，表面粗糙。②浅表型：肿瘤表浅、平坦，沿黏膜及黏膜下层生长，形状不规则，肿瘤边界多数清楚，也可不清楚。气钡双重对比剂可显示胃小区和胃小沟破坏，呈不规则颗粒状杂乱影，有轻微的凹陷与僵直，多数病灶界限清楚。③凹陷型：肿瘤形成明显凹陷，深度超过 5mm，形状不规则。双重对比造影显示为形态不规则，边界明显的龛影，其周边的黏膜皱襞可出现截断杵状或融合等。

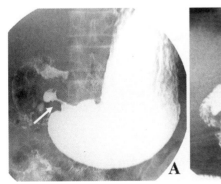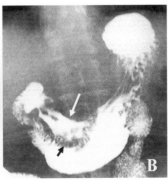

图 2-3-23 胃癌 X 线表现

图 A 胃窦部蕈伞型胃癌，胃窦部偏心性充盈缺损、胃窦狭窄（箭头）；

图 B 胃窦部溃疡型胃癌，半月综合征（长箭头），黑短箭为环堤

2. CT、MRI 表现 应在胃充盈情况下观察，表现为胃壁的局限性结节或肿块，或肿块内有不规则凹陷，或为较广泛的胃壁环状增厚，增强扫描病灶呈不均匀强化，并可见胃癌向周围组织的侵犯情况（图 2-3-24）。

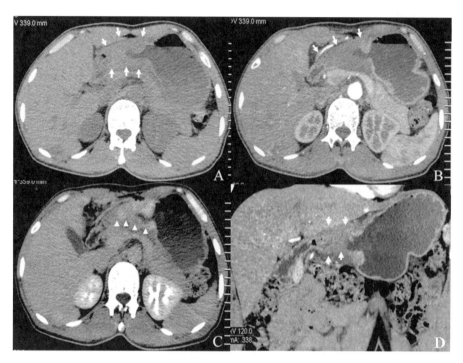

图 2-3-24 胃癌 CT 表现

图 A 胃窦部癌，胃窦壁增厚，胃腔狭窄（箭头）；图 B 增强动脉期：肿块轻度强化（箭头）；

图 C 平衡期：肿块不均匀强化（箭头）；图 D 冠状位重建：肿块与肝脏分界欠清

【诊断与鉴别诊断】

胃癌影像学表现较为典型，结合临床症状与体征，可以诊断。应注意胃癌与平滑肌瘤鉴别，后者充盈缺损外形光滑平整，无黏膜破坏、管壁僵硬表现。还应注意良性溃疡与恶性溃疡的鉴别（表 2-3-1）。

表 2-3-1 胃良性溃疡与恶性溃疡鉴别诊断

	良性溃疡	恶性溃疡
龛影形状	圆形或类圆形，边缘光滑	不规则、扁平，有多个尖角
龛影位置	胃轮廓外	胃轮廓内
龛影周围情况	黏膜线、项圈征、狭颈征	黏膜破坏、中断或消失
	黏膜纠集达龛影口部	周围有指压充盈缺损，形如环堤
所在胃壁	柔软、有蠕动	僵硬、蠕动消失

（六）肠结核

肠结核（tuberculosis of intestine）为结核杆菌侵及肠道所致的慢性特异性感染，常与腹膜结核和肠系膜淋巴结结核同时存在。好发于回盲部、升结肠和回肠。

【病理与临床】

病理分为溃疡型、增殖型与混合型。①溃疡型肠结核以溃疡形成为主，病变形成干酪样坏死，向肠腔破溃后形成溃疡，其大小不一，表浅多发，呈线状或星状，并沿肠壁淋巴管横行或环形扩展，肠系膜淋巴结肿大。②增殖型肠结核以肠壁结核性肉芽组织和纤维组织增生为主，在腔内形成大量结节和肿块，肠壁增厚，肠腔狭窄，可继发肠梗阻。③混合型肠结核为多个溃疡形成伴大量结核性肉芽组织和纤维组织增生。

结肠结核多由回盲部开始，盲肠受侵较显著，并常延及升结肠，其次为横结肠，而左侧结肠受累少见。因肠系膜受累，增厚、变硬及粘连收缩而使盲肠向上牵引。

肠结核多继发于肺结核，青壮年多见，常见症状有腹痛、腹泻、发热。实验室检查有血沉增快，结核菌素试验阳性等。

【影像学表现】

1. X 线表现 主要通过钡剂造影检查。

（1）溃疡型肠结核 ①钡剂通过时表现为"肠道激惹征"，即钡剂通过病变区速度加快，局部无钡剂或仅有极少钡剂存留，近端与远端肠管充盈良好，犹如跳跃一段肠管，又称"跳跃征"；②病变处黏膜皱襞不规则增粗、紊乱，有时可见斑点状龛影，充盈的肠管也可为边缘不规则的锯齿状，病变发展至后期，可见管腔变窄、变形，近段肠管扩张淤滞（图 2-3-25A）。

（2）增殖型肠结核 ①肠管不规则变形、狭窄，可伴有黏膜增粗紊乱及多发小息肉样或占位样充盈缺损，少有龛影与激惹征。②回肠结核多伴有局限性腹膜炎，常与周围肠管粘连致肠管分布紊乱，盲肠也可向上牵拉变形，病变段与正常肠管之间无明显分界。③若同时伴有结肠结核可出现结肠袋消失，回盲瓣受累，后者表现为盲肠内侧壁凹陷变形，末端回肠扩大及小肠排空延迟。若累及升结肠与横结肠，可表现为肠管短缩、狭窄、向内下移位（图 2-3-25B）。

2. CT、MRI 表现 可发现肠结核段肠管壁明显增厚，肠腔狭窄，增强扫描病变区肠壁明显强化，并有分层现象。此外，可见腹腔淋巴结肿大。

【诊断与鉴别诊断】

肠结核影像表现较为典型，结合临床表现不难诊断。但需注意与以下疾病鉴别：

1. 小肠结核与 Crohn 病 均好发于回盲部，后者为节段性受侵，边界明显，小肠系膜一侧受损较重，游离缘常有假憩室变形，溃疡以纵行、横行、线状为特征，黏膜增粗如铺路石状，肠瘘或瘘道较肠结核多见。

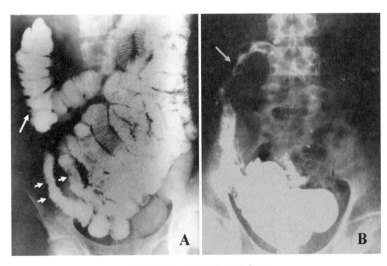

图 2-3-25 肠结核 X 线表现

图 A 溃疡型，回肠末端管腔不规则狭窄，边缘可见毛刺状龛影（短箭头），盲肠、升结肠缩短，见毛刺状突起（长箭头）；图 B 增殖型，升结肠与横结不规则充盈缺损（箭头），管腔狭窄

2. 增殖型结核与肿瘤 后者充盈缺损较大，边界清楚局限，而前者病灶较小而多发，伴有管腔不规则狭窄、短缩。

（七）结肠癌

结肠癌（colon carcinoma）指发生于结肠黏膜上皮或腺体的恶性肿瘤，临床较为常见。

【病理与临床】

大多数结肠癌为腺癌，其次为黏液癌、胶样癌等，大体病理分三型：①增生型：肿瘤向腔内生长，呈菜花状，表面可有浅溃疡；②浸润型：病变常绕肠壁呈环形生长，致肠腔形成环形狭窄；③溃疡型：癌肿中央部分坏死形成巨大溃疡，形态不一，深而不规则。

结肠癌好发于 40 ～ 60 岁，男性多于女性，可发生于结肠任何部位。常见临床症状为腹部肿块、便血与腹泻，或有顽固性便秘，亦可出现脓血便与黏液样便。

【影像学表现】

1. X 线表现 钡灌肠造影表现：①增生型：结肠腔内不规则充盈缺损，轮廓不光整，多位于肠壁的一侧，黏膜皱襞有破坏中断或消失，局部肠壁僵硬平直，结肠袋消失（图 2-3-26A）。②浸润型：病变区肠管狭窄，可偏侧性或环状狭窄，轮廓可光滑整齐，也可不规则，肠壁僵硬，黏膜破坏消失，界限欠清，常引起梗阻。③溃疡型：肠腔内出现较大龛影，形状多不规则，边界多不整齐，有尖角，龛影周围有充盈缺损与狭窄；黏膜破坏中断，肠壁僵硬，结肠袋消失。

2. CT、MRI 表现 肠腔内出现不规则软组织肿块或肠壁增厚，增强扫描显示病灶不均匀强化（图 2-3-26B、C）。部分可见肿大淋巴结转移、其他脏器浸润或转移。CT 仿真结肠镜技术可观察结肠癌完全性梗阻时阻塞近端肠腔内的情况。

【诊断与鉴别诊断】

结肠癌具有较典型的影像表现，诊断不难，但应注意与良性肿瘤及息肉鉴别，后者充盈缺损常边缘光滑，黏膜规则，蠕动正常，而结肠癌的充盈缺损不规则，黏膜皱襞破坏中断，且管壁僵硬。

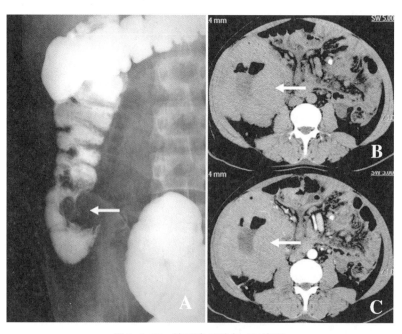

图 2-3-26 结肠癌 X 线与 CT 表现

图 A 盲肠内侧见分叶状充盈缺损，邻近结肠袋消失（箭头）；图 B CT 平扫，盲肠部管壁明显增厚，局部形成肿块（箭头），管腔狭窄；图 C CT 增强，管壁中度强化（箭头）

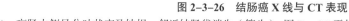

第二节 肝胆胰脾

肝脏、胆道系统与胰腺是重要的消化器官，解剖与生理学关系密切，疾病发生发展常互为因果。脾脏虽不是消化器官，但与消化系统关系密切。肝、胆系、胰及脾脏常见疾病有炎症、结石、肿瘤等。

一、影像学检查方法

肝、胆系、胰及脾的检查应首选超声检查以筛查病灶，进一步检查可以选用 CT 或 MRI 检查，此外，对胆道系统的检查可以选用经皮经肝胆管造影（percutaneous transhepatic cholangiograhy，PTC）、经内镜逆行性胆胰管造影（endoscopic retrograde cholangiopancreatography，ERCP），胆道系统术后可选用 T 形管造影等。

1. CT 检查

（1）CT 平扫　应于检查前 15～30 分钟口服 2% 含碘对比剂（如泛影葡胺）500mL 左右，以充盈胃肠道。扫描范围应包括膈顶至肝下缘。需注意平扫常因病变可能为等密度或小病灶而漏诊，或难于定性，因此应常规进行增强扫描。

（2）增强扫描　静脉团注碘对比剂，并分别于注射后 20～25 秒、50～60 秒、110～120 秒进行快速扫描，以获得肝脏动脉期、门静脉期和平衡期的图像。对占位性病灶必要时还应在 5～15 分钟后进行延迟期扫描。此外，还可对病灶在注射后进行连续动态扫描，以获得时间 - 密度曲线，即灌注扫描。

2. MRI 检查

（1）MRI 平扫　常进行轴位和冠状位扫描，常规采用 SE 和 FSE 序列，包括 T_1WI 和 T_2WI，并进行脂肪抑制成像，必要时还可进行 DWI 成像。

（2）增强扫描　当发现病灶时，利用顺磁性物质（如 Gd–DTPA），进行各期相增强扫描，对病变的定性诊断与鉴别诊断有重要价值。

（3）其他特殊成像　对胆道系统及胰管，还可进行磁共振胆胰管成像（MRCP），即通过增加 TE 回波时间，获得重 T_2WI，胆胰管内因富含静态或缓慢流动的自由水而表现为极高信号，背影为极低信号，从而仅显示胆管树和胰管的影像。

二、正常影像学表现

1. 肝脏　位于右上腹腔内，分上下两面，上为膈面，紧贴横膈及前腹壁，边缘光滑，外缘紧贴腹壁，肝膈顶至肝下缘一般不超过 15cm。由后方的冠状韧带与上方镰状韧带固定。肝脏纵向以肝中静脉为界分为左、右叶，肝右静脉将右叶分为前后段，镰状韧带将肝左叶分为内、外段，尾状叶为单独一段，位于门静脉与下腔静脉之间。

（1）CT 表现　正常肝脏边缘光滑锐利，实质密度均匀，呈软组织密度，CT 值为 55～75HU，高于脾脏密度，血管呈条形或圆点状低密度影。肝门区轴位像上，以门静脉主干上缘作水平线，可以测量肝左叶与右叶的前后径；以右缘作垂线可以测量右叶、尾状叶的最大横径。正常肝叶比例为右叶 / 左叶前后径比值为 1.2～1.9，右叶 / 尾状叶横径比值为 2～3（图 2-3-27）。

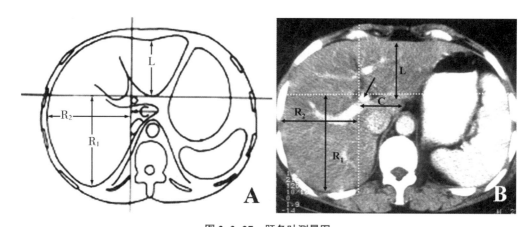

图 2-3-27　肝各叶测量图
图 A　示意图；图 B　增强扫描，门静脉呈高密度影（箭头）

增强扫描：动脉期仅肝动脉强化，呈线状、点状高密度影；门静脉期肝实质呈均一强化，门静脉及其分支强化明显，由肝门区向边缘逐渐变细（图 2-3-27B）；平衡期肝实质强化略有下降，可见左、中、右三支静脉回流入下腔静脉（即第二肝门区）。

（2）MRI 表现　肝脏为均匀中等信号，T_1WI 高于脾脏，T_2WI 低于脾脏，肝内血管呈信号流空影。增强扫描后肝实质 T_1WI 均匀强化，信号增高。

2. 胆囊与胆管　胆囊位于肝脏脏面，居肝右叶与方叶之间，可呈圆形或卵圆形，分为胆囊底、体、漏斗部及胆囊颈。肝内胆管呈树枝状走行，于肝门区汇合形成肝总管，出肝门后与胆囊管汇合形成胆总管，经胰头部开口于十二指肠降段乳头部。

（1）CT 表现　胆囊内呈均匀的水样密度，壁光滑锐利，厚度 2～3mm，增强扫描后呈均匀强化。肝内胆管平扫多不显示，胆总管可见圆形断面影，直径为 6～8mm，其内呈水样密度，增强扫描后无强化。

（2）MRI 表现　胆汁 T_1WI 均呈低信号，胆囊内胆汁可因成分不同显示不同信号，可见分层现象，T_2WI 均呈高信号。MRCP 能显示胆道系统形态。

3. 胰腺　胰腺形态、大小及位置存在一定差异，儿童胰腺丰满，老年则逐渐萎缩。胰尾位置最高，胰头的钩突位置最低，最下方向内呈楔形。前方有肠系膜上动、静脉，外侧方为十二指肠降段，下方为水平段。

（1）CT 表现　胰腺实质密度均匀，CT 值 40～50HU，与脾脏密度相近或略低，主胰管一般不显示，胰腺边缘可呈锯齿状，周围为低密度的脂肪组织，增强扫描后胰腺实质呈均匀强化，胰腺体尾部后方较上层面可见较细的脾动脉，较下层面为粗大的脾静脉（图 2-3-28C、D）。

（2）MRI 表现　胰腺实质表现为均匀信号，与肝脏相近，增强后呈均匀明显强化。

4. 脾脏　脾脏位于左上腹腔内，横断面呈新月形，脾门区呈凹陷的半圆形。

（1）CT 表现　脾脏实质密度均匀，略低于肝，边界光滑锐利，轴位像上其外缘一般不超过 5 个肋单元（CT 平面上 1 个肋骨或 1 个肋间隙）。增强扫描后动脉期脾脏呈不均匀强化，称为"花斑脾"，为正常表现，随后逐渐呈均匀密度（图 2-3-28）。

（2）MRI 表现　脾脏 T_1WI 呈均匀略低信号，低于肝和胰腺；T_2WI 高于肝和胰腺（图 2-3-29），增强扫描表现与 CT 类似。

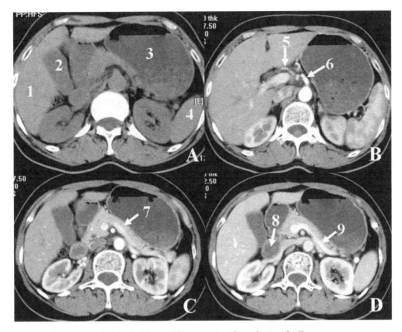

图 2-3-28 正常肝、胆、胰、脾 CT 表现

图 A 平扫；图 B 增强扫描动脉期，脾呈不均匀强化（花斑脾）；

图 C 门静脉期；图 D 平衡期，脾实质呈均匀强化

1.肝脏 2.胆囊 3.胃体 4.脾脏 5.肝动脉 6.腹腔干 7.胰腺 8.十二指肠环 9.脾静脉

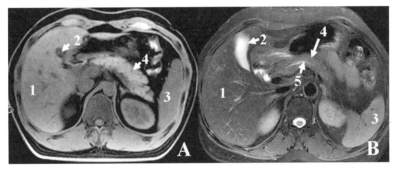

图 2-3-29 正常肝、胆、胰、脾 MRI 表现

图 A T_1WI；图 B T_2WI

1.肝脏 2.胆囊 3.脾脏 4.胰腺 5.主胰管

三、基本病变的影像表现

1. 实质脏器大小与形态异常 体积增大见于占位性病灶、急性炎症、淤血、水肿等；体积缩小、轮廓不规则见于慢性感染、肝硬化等。

2. 实质脏器密度、信号异常 分为局灶性与弥漫性密度、信号异常。①局灶性异常：CT 平扫为低密度占位性病灶，见于囊肿、寄生虫病、脓肿、血管瘤、腺瘤、原发性肝癌、转移性肝癌等；低密度斑片影见于灌注不良、梗死、炎症、局限性脂肪浸润等。MRI 平扫大多表现为 T_1WI 呈低或稍低信号，T_2WI 呈高或稍高信号；高密度病灶多见于血肿或钙化。②弥漫性异常：见于脂肪浸润、炎症、水肿、淤血、肿瘤侵犯等。

3. 实质脏器血管异常 包括肝动脉、肝静脉和门静脉、脾静脉的异常，CTA、MRA 成像可见肝血管增粗、变细、狭窄或阻塞、门静脉充盈缺损，多见于门静脉高压、肝动静脉短路或动静脉瘘、癌栓形成等。

4. 胆道系统异常　胆道系统远端的狭窄可导致近段的扩张，肝内胆管扩张表现为肝内见胆管显影，胆总管扩张表现为胆总管直径大于 8mm，可见于：①胆总管炎症：呈移行性变细，管壁增厚，有强化；②结石：胆总管变形，可呈新月状，无强化；③胰头部肿瘤：胆总管多呈截断征，即扩张的胆总管在下一层面突然消失。MRI 显示胆道异常及判断病变性质优于 CT 检查。

5. 胆囊大小、形态和位置异常　胆囊增大，表现为胆囊直径大于 5cm，见于急性胆囊炎或胆总管梗阻；胆囊缩小，常伴有胆囊壁增厚，并有强化，多见于慢性胆囊炎、胆囊腺肌病。

四、常见疾病的影像诊断

（一）脂肪肝

脂肪肝（fatty liver）指脂质（主要为甘油三酯）在肝细胞内过度沉积，引起肝脏的代谢和功能异常。

【病理与临床】

正常肝脏脂肪含量低于 5%，超过 5% 则为肝脏脂肪浸润，即脂肪肝。根据脂肪浸润范围，脂肪肝可分为弥漫性和局灶性。

临床多数无明显症状，或有肝肿大、上腹部不适或肝功能异常等。脂肪肝具有可逆性，当潜在的代谢异常纠正后，脂肪肝可消失，CT、MRI 检查能够准确反映出此类变化。

【影像学表现】

1. CT 表现　平扫显示肝脏密度降低，并低于正常脾脏密度。弥漫性脂肪浸润表现全肝密度减低，局灶性浸润则表现肝叶或肝段局部密度降低。重度脂肪肝时，肝实质密度明显减低，肝内血管呈相对高密度而清晰显示，其走向、排列、大小、分支正常，无受压移位或被侵犯征象（图 2-3-30A、B）。增强扫描显示肝的强化程度低于脾脏，肝内血管增强扫描显示更为清晰。

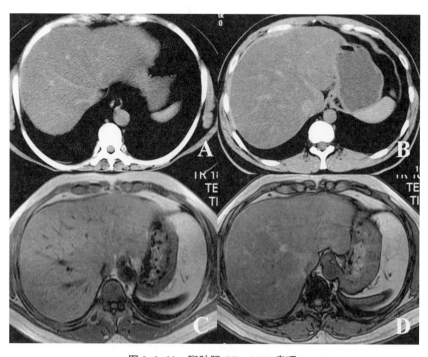

图 2-3-30　脂肪肝 CT、MRI 表现
图 A、B　肝实质密度明显减低，肝内血管呈相对高密度影；
图 C　正相位，肝为稍高信号；图 D　反相位，肝信号降低

2. MRI 表现 T$_1$WI 呈稍高信号或等信号，抑脂序列该高信号消失；T$_2$WI 抑脂序列为等信号；正相位图像脂肪肝为稍高或等信号，反相位图像为稍低或低信号（图 2-3-30C、D）。基于化学位移成像的正反相位图像是目前最敏感的少量和微量脂质检出技术。

【诊断与鉴别诊断】

对于局灶性脂肪肝，CT 平扫可表现为片状或类圆形低密度区，需与肝癌等占位性病变鉴别，脂肪肝的低密度区内有分布正常的增强血管，肝癌等占位性病灶可致血管受压移位。超声成像或 CT 平扫多能明确脂肪肝的诊断，鉴别诊断困难时，可选择 MRI 检查。

（二）肝硬化

肝硬化（liver cirrhosis）是以肝广泛纤维化和弥漫性再生结节为特征的一种慢性肝损害性疾病，常见病因有病毒性肝炎、酗酒、血吸虫病、营养缺乏、慢性胆管梗阻等，我国以乙肝为多见。

【病理与临床】

肝硬化早期，肝细胞弥漫性变性、坏死，进一步发展致纤维组织增生和肝细胞结节状再生，使得肝变形、变硬、体积变小，肝叶萎缩或增大，各叶比例失调，并产生门静脉高压。

临床上代偿期可无症状，失代偿期有明显的肝功能异常和门静脉高压症状，如乏力、疲劳、腹胀、纳差、体重下降、腹腔积液、黄疸、消化道出血和肝性脑病等，预后不良。

【影像学表现】

1. X 线表现 胃肠道钡餐造影可显示食管及胃底静脉曲张。动脉造影可见肝动脉分支变小、变少、扭曲；脾静脉及门静脉扩张。

2. CT 表现 ①肝各叶大小比例失调，常见尾叶、右叶和左叶内侧段萎缩、左叶外侧段增大，亦可表现为全肝萎缩；②肝边缘凹凸不平；③肝门、肝裂增宽；④肝内再生结节形成；⑤门静脉高压征象，门静脉增粗，胃底与食管静脉曲张等；⑥脾大；⑦腹水（图 2-3-31A）。

3. MRI 检查 肝脏大小、形态改变和脾大、门静脉高压征象与 CT 表现相同（图 2-3-31B）。肝血管分支细小，若同时存在脂肪变性或肝炎时可见肝实质信号不均匀，另可显示再生结节，表现为 T$_1$WI 呈等信号、T$_2$WI 呈低信号的结节影。

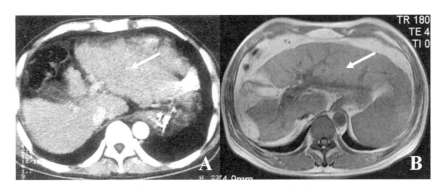

图 2-3-31 肝硬化 CT、MRI 表现
图 A CT 增强扫描，肝右叶萎缩，左叶增大（箭头），肝裂增宽，肝表面粗糙；
图 B T$_1$WI，左叶增大（箭头）

【诊断与鉴别诊断】

CT 和 MRI 一般都可以对中晚期肝硬化做出明确诊断。再生结节注意与早期肝癌相鉴别，前者多为门静脉供血，后者多为肝动脉供血，CT 增强扫描再生结节动脉期无强化，门脉期轻度强化，与大多数肝癌的增强表现不同。另外，若再生结节 T$_2$WI 由低信号转变为等或高信号时，提示有癌变可能。

（三）原发性肝癌

原发性肝癌（primary hepatic carcinoma）指肝细胞或肝内胆管细胞恶性肿瘤，90% 以上为肝细胞肝癌（hepatocellular carcinoma，HCC），胆管细胞肝癌较少见，两者混合的肝癌罕见。原发性肝癌为我国最常见的恶性肿瘤之一，死亡率高。

【病理与临床】

原发性肝癌大多与下列因素有关：酒精性肝炎、病毒性肝炎、活动性肝炎、胆源性肝硬化和铁过载肝硬化等。病理学上分为三型：①巨块型：肿瘤直径 ≥ 5cm，最常见；②结节型：癌结节直径 < 5cm，可为单个结节或多结节；③弥漫型：癌结节小，直径 < 1cm，呈弥漫分布。此外，若直径不超过3cm的单发结节，或2个结节直径之和不超过3cm，称为小肝癌。

原发性肝癌的血供90% 以上来自于肝动脉，易造成门静脉系统或肝静脉、下腔静脉受侵，癌栓形成，并可发生肝内或肝外转移；淋巴转移最常发生在肝门区，也可在胰头周围、腹膜后腹主动脉或腔静脉旁等处；晚期可发生肺、骨骼、肾上腺等远处转移。种植性转移最少见，可种植于大网膜或邻近其他脏器表面。

成年男性多见，也可见于其他年龄组的男性和女性。早期一般无症状，中晚期表现为肝区疼痛，消瘦乏力，腹部包块。大部分肝细胞癌患者 AFP 阳性。

【影像学表现】

1. CT 表现 平扫肝实质内可见单发或多发圆形、类圆形低密度肿块影，边界清楚或模糊（图 2-3-32A）。合并出血、坏死时，其内可见高、低密度影，少数病灶可发生钙化。较大肿瘤周围可见线状更低密度影的肿瘤包膜，为纤维包膜。常合并见肝硬化、门静脉高压、脾大等表现。

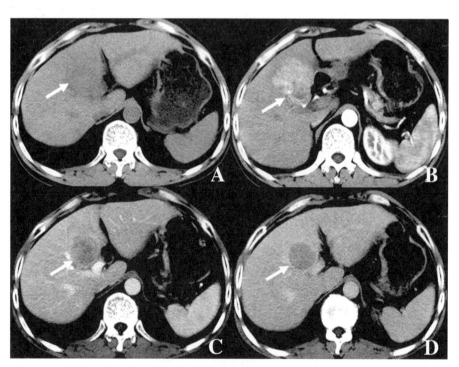

图 2-3-32 肝左叶肝癌 CT 表现
图 A 平扫，肝左叶内低密度灶，边界不清（箭头）；图 B 动脉期明显强化（箭头）；
图 C、D 门静脉期及延迟期，病灶呈低密度（箭头），门静脉分支受压并绕行

增强扫描对肝癌的诊断与鉴别诊断，以及小肝癌的检出十分重要。应进行三期扫描，必要时可

增加延迟期扫描与血管瘤鉴别。典型表现为：①动脉期，病灶出现不规则明显强化，小肝癌则表现为较均匀的明显强化影。②门静脉期，病灶密度迅速下降，呈低密度改变。③平衡期，病灶密度继续下降，即对比剂在病灶内呈"快进快出"特征（图 2-3-32B、C、D）。④肿瘤侵犯胆管、门静脉、肝静脉及下腔静脉时，可出现相应的胆管扩张及血管内充盈缺损。⑤肝门部或腹主动脉旁、腔静脉旁淋巴结增大提示淋巴结转移。⑥还可显示肝血液改变情况，动脉期发现肝静脉或下腔静脉提前显影，则提示癌灶中存在肝动脉 – 静脉瘘；门静脉系统提前显影，则提示肝动脉 – 门静脉瘘的可能。

2. MRI 表现　T_1WI 肿瘤表现为低或稍低信号，如肿瘤内出现高信号，则多为出血或脂肪变性，若出现坏死囊变则表现为更低信号。T_2WI 肿瘤表现为不均匀高或稍高信号，动态增强扫描表现与 CT 相似。肿瘤包膜 T_1WI 显示较敏感，表现为环绕肿瘤周围的完整或不完整的低信号带，厚度不一，肿瘤信号降低，但肿瘤包膜可逐渐强化，呈流出效应（图 2-3-33）。

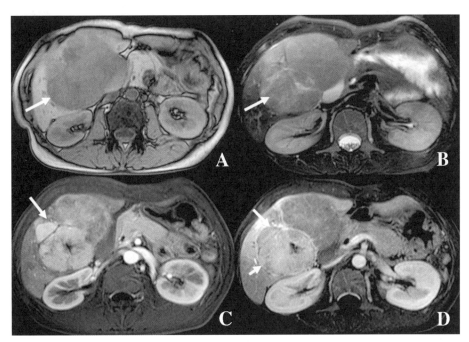

图 2-3-33　巨块型肝癌 MRI 表现
图 A　肝实质内巨大占位性病灶（箭头），T_1WI 呈低信号；图 B　T_2WI，病灶呈稍高信号，信号不均匀（箭头）；图 C、D　增强扫描，肿块表现"快进快出"特点（箭头），肿块周围可见肿瘤包膜强化

【诊断与鉴别诊断】

影像学检查在肝癌的临床诊断中具有重要价值。当有明确肝硬化，CT 检查为低密度实性肿块，MRI 表现 T_1WI 低或等信号，T_2WI 为稍高信号，肿块边缘出现假包膜征，周围有卫星灶，多期动态增强扫描肿块表现为"快进快出"等典型征象时，应考虑原发性肝癌。此外，影像学检查还可以发现静脉内癌栓，肝门或腹膜后淋巴结增大等转移征象。MRI 对小肝癌的鉴别诊断优于 CT 和超声。对于影像学表现不典型的肝癌应与肝血管瘤、肝硬化再生结节、局灶性结节增生、肝转移瘤、肝腺瘤等疾病相鉴别，需结合临床病史及实验室资料，全面综合评价。

（四）肝转移瘤

肝转移瘤（hepatic metastases）是较常见的恶性肿瘤。肝脏是转移性肿瘤的好发部位，因肝具有双重供血特点，消化道恶性肿瘤易经门静脉系统转移至肝，其他部位的肿瘤主要经肝动脉系统转移所致。

【病理与临床】

肝转移瘤的大小、形态及数目差异较大，常多发，大小不等。多数转移瘤为少血供，少数血供丰富，如来自肾癌、神经内分泌肿瘤的转移瘤。结肠癌的转移瘤可发生钙化。

多见于老年人，也可见于中青年。多数有明确的恶性肿瘤病史，部分可首先发现转移瘤存在。临床上多无明显症状，或有肝脏肿大、食欲下降、体重减轻等表现。

【影像学表现】

1. CT 表现 平扫可见肝实质内多发圆形或类圆形的低密度结节或肿块，单发病灶较少见。肿块密度均匀，发生钙化或出血时，其内可见高密度灶，若出现液化坏死或囊变则呈水样密度。肝转移瘤坏死、液化常见，即使肿瘤很小也可发生。

增强扫描病灶边缘强化，外层密度稍高、中心无强化呈低密度区，典型表现为"牛眼征"或"靶征"（图2-3-34）。少数病灶中心可强化。

2. MRI 表现 肝内多发或单发、边缘清楚的瘤灶。T_1WI 表现为低或稍低信号，T_2WI 则呈稍高或高信号，

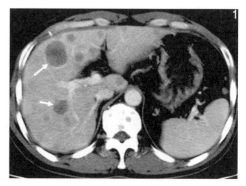

图 2-3-34　结肠癌肝转移 CT 表现
CT 增强扫描，肝内多发大小不等结节及肿块，呈典型"牛眼征"（箭头）

呈"靶征"。部分肿瘤周围还可出现 T_2WI 高信号环，称为"亮环征"或"晕征"，这可能与肿瘤周边水肿或丰富血供有关。Gd-DTPA 多期动态增强扫描表现与 CT 类似。

【诊断与鉴别诊断】

原发恶性肿瘤诊断明确，一旦发现肝内多发结节，表现为典型的"牛眼征"，即可诊断肝转移瘤。此外，肝内原发恶性肿瘤，也可致肝内转移。在原发癌灶不明的情况下，肝转移瘤需注意与不典型肝脓肿、肝结核等肝内多发病变鉴别。

（五）肝海绵状血管瘤

肝血管瘤是肝脏常见的良性肿瘤，肿瘤生长缓慢，以海绵状血管瘤（hepatic cavernous hemangioma）多见。最危险的并发症是肿瘤破裂所引发的大出血，可导致死亡。

【病理与临床】

肝海绵状血管瘤多为单发，瘤体较小者多为实体性，大者可为囊性，超过 5cm 者称巨大海绵状血管瘤。大体病理标本上肿瘤呈海绵样，充满血液，边界清楚。光镜下肿瘤由内衬单层扁平内皮细胞、扩张且相互连接的薄壁血管构成，血管之间有纤维分隔，瘤体内可出现局灶血栓、纤维化和钙化。

各种年龄均可发生，女性常见。瘤体较小时无症状，常在体检中偶然发现，当血管瘤巨大时可出现压迫症状，如腹痛、上腹部不适等。

【影像学表现】

1. CT 表现 平扫为肝实质内单发或多发的圆形或类圆形低密度灶，边界清楚。

增强扫描：①动脉期，可见肿瘤边缘出现斑片状或结节状明显强化区，其密度接近动脉密度。②门静脉期，强化区向肿瘤中央扩展并可融合。③延迟期，可见整个肿瘤强化，呈等密度表现，并持续一段时间，表现为典型的"早出晚归"特征。较大病灶内有出血、坏死时，强化区内可见不规则无强化灶（图2-3-35）。④直径小于 3cm 的病灶，动脉期即可完全强化，门静脉和延

迟期可呈等密度。

2. MRI 表现 血管瘤的 MRI 信号具有特征性：T_1WI 呈均匀的低信号，T_2WI 呈均匀的高信号，随着回波时间延长，信号强度增高，在肝实质低信号背景的衬托下，肿瘤表现为边缘锐利的极高信号灶，称为"灯泡征"（图 2-3-36）。增强扫描后行多期扫描，肿瘤强化过程及表现与 CT 相同。较大病灶（5cm 以上）中心常出现条状、裂隙状或星芒状影（T_1WI 多呈低信号，T_2WI 为高信号）。

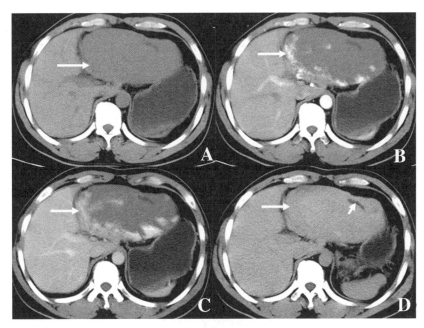

图 2-3-35 肝左外叶血管瘤 CT 表现

图 A 平扫，左叶外段巨大低密度灶（箭头）；图 B 增强扫描动脉期，病灶边缘呈斑点状强化（箭头）；图 C 门静脉期，强化逐渐向病灶中心区充填（箭头）；图 D 延迟期，病灶呈等密度（长箭头），其内可见低密度纤维瘢痕，无强化（短箭头）

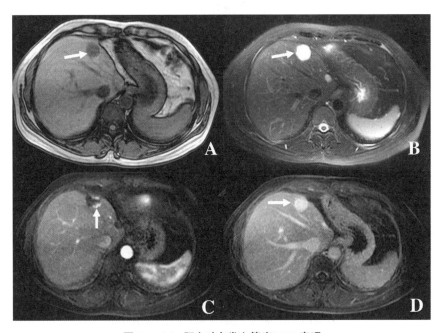

图 2-3-36 肝左叶多发血管瘤 MRI 表现

图 A 肝左叶内多个 T_1WI 低信号灶；图 B T_2WI，病灶呈高信号，表现为"灯泡征"（箭头）；图 C 动脉期，病灶边缘斑点状强化（箭头）；图 D 延迟期呈高信号（箭头）

【诊断与鉴别诊断】

大多数海绵状血管瘤影像学表现比较典型，如"早出晚归"的增强特点及"灯泡征"等，诊断不难。但对于不典型的海绵状血管瘤，需注意与肝细胞癌或肝转移癌鉴别，增强后延迟扫描可以帮助鉴别。

（六）肝囊肿

肝囊肿（liver cyst）是肝脏最常见的囊性病变，可单发，亦可多发。

【病理与临床】

肝囊肿分为先天性及后天性，前者少见。一部分是由于在生长过程中产生变异，肝内残留的内皮细胞在成年后再次发育所致；一部分可由于肝内胆管的逐渐退化形成。

绝大多数无临床症状，仅在超声查体或 CT、MRI 检查时偶然发现。少数可因囊肿巨大而出现腹痛、腹胀等。

【影像学表现】

1. CT 表现 平扫肝实质内圆形或类圆形低密度病灶，边界光滑锐利，囊内密度均匀，呈水样密度，CT 值为 0 ～ 20HU。需注意较小囊肿因部分容积效应其 CT 值可偏高，此时应行薄层扫描。增强扫描囊内无强化，囊肿边界更加清楚，囊壁菲薄一般不能显示。

2. MRI 检查 囊肿呈边缘光滑、锐利，T_1WI 呈低信号，T_2WI 呈极高信号的圆形或类圆形病灶（图 2-3-37）。少数囊肿含蛋白或细胞成分较多时，T_1WI 信号可偏高，但增强后均不强化。

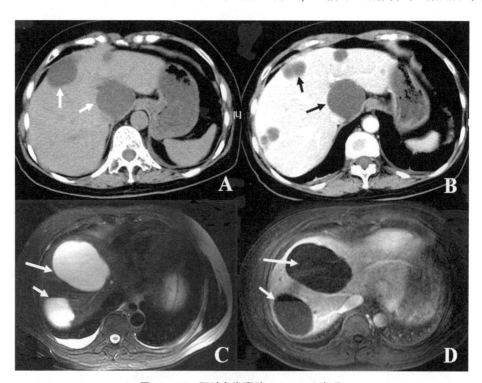

图 2-3-37 肝脏多发囊肿 CT、MRI 表现

图 A CT 平扫，肝实质内多发低密度灶（箭头），边界锐利；图 B CT 增强，病灶均无强化（长、短箭头），部分病灶边界欠清（短箭头），为部分容积效应所致；图 C T_2WI 呈极高信号（长短箭头），部分见液平面（短箭头）；图 D T_1WI 增强，病灶无强化（长、短箭头）

【诊断鉴别诊断】

典型的肝囊肿 CT 及 MRI 都容易诊断。不典型病例需与囊性转移瘤、肝脓肿、囊型肝棘球蚴病等鉴别，根据病变囊壁的显示、厚度、钙化和强化表现，通常不难鉴别。

（七）急性胰腺炎

急性胰腺炎（acute pancreatitis）是常见的胰腺疾病，也是常见的急腹症之一。病情轻重不一，重症胰腺炎常危及生命。

【病理与临床】

急性胰腺炎是胰蛋白酶原溢出被激活成胰蛋白酶，引发胰腺及其周围组织自身消化的一种急性炎症。病因多与酗酒、胆管疾患、暴饮暴食有关，可分为急性水肿型和出血坏死型两种。急性水肿型多见，占80%～90%，胰腺肿大变硬，间质充血水肿，有中性粒细胞和单核细胞浸润。出血坏死型较少见，病变以广泛的胰腺坏死和出血为特征，常有并发症。

急性胰腺炎多见于中年男性，主要临床表现为突发中上腹部剧痛，并可向腰背部放射，伴有恶心、呕吐、发热等症状，有压痛、反跳痛和腹肌紧张等腹膜炎体征。严重者可出现低血压、休克以及多器官功能衰竭的表现。实验室检查除白细胞计数升高外，一般还有血、尿淀粉酶升高。

【影像学表现】

1. X线表现 平片可显示上腹部肠管扩张，以及由于肠系膜水肿所致的胃与横结肠间距增大，并可见肺底炎症浸润和胸腔积液等改变，对急性胰腺炎的诊断价值有限。

2. CT表现 检查前不宜口服对比剂。急性胰腺炎典型表现为胰腺局部或弥漫性肿大，密度稍减低，胰腺周围常有炎性渗出，致胰腺边缘不清，邻近肾前筋膜增厚。

（1）急性水肿型胰腺炎 CT平扫表现为胰腺体积明显增大，多为弥漫性增大，也可为局限性。胰腺水肿致胰腺密度减低，炎性渗出致胰腺边缘模糊，与周围器官分界不清，有时可见胰周的积液。增强扫描上述征象更加明显，胰腺呈均匀强化（图2-3-38A）。

（2）出血坏死型胰腺炎 CT平扫胰腺体积明显增大，胰腺内的坏死灶为更低密度区，急性出血则呈高密度。可见胰周积液和腹水，主要位于小网膜囊和肾周间隙。增强扫描胰腺出血及坏死区均无强化（图2-3-38B）。

胰腺分泌液具有高侵蚀性，可沿着组织间隙弥漫性扩散形成炎性混合物，继而可出现液化、化脓或吸收好转。急性水肿型胰腺炎此病变程度较轻，出血坏死型胰腺炎者上述改变显著。

胰腺炎的炎性渗出液内含有消化酶，极具侵蚀性，并有一定流动性，聚积在胰内外的病变可扩散至小网膜、脾胃周围、肾前旁间隙、升降结肠周围间隙、肠系膜及盆腔等处。积液如未能及时吸收，被纤维组织粘连包裹，则可形成胰腺假性囊肿，可发生在胰腺内或胰腺外，表现为边界清楚的囊状低密度区（图2-3-38B、C、D）。

胰腺及胰周坏死也可继发感染而形成脓肿，为胰腺炎的重要并发症，CT表现与坏死区相似，为局限性低密度灶，出现气体是脓肿的特征。脓肿诊断时需与假性囊肿鉴别，必要时可穿刺抽吸活检。

3. MRI表现 当CT检查不能明确胰腺炎诊断及并发症的程度和范围时，可行MRI检查。肿大的胰腺T_1WI信号减低，T_2WI信号增高，边缘多模糊不清。MRI对胰周少量炎性渗出的显示更为敏感，表现为T_2WI胰周明显的高信号影。增强扫描正常胰腺组织均匀强化，而坏死区不强化，呈低信号区。出血T_1WI为高信号影。假性囊肿T_1WI表现为低信号，T_2WI为均匀高信号，边界清楚。

【诊断与鉴别诊断】

CT检查对急性胰腺炎的诊断有重要作用，对了解病变的范围和程度、有无并发症的发生有重要价值，急性发作期应选择 CT 检查，MRI 检查因扫描时间太长、患者呼吸配合困难而不宜选用。

急胰性腺炎常有明确病史、典型症状，结合血、尿淀粉酶明显升高，可初步明确诊断。影像学检查除明确诊断外，还应帮助确定病变的病理类型、病变的范围和程度、有无并发症的发生，这些对评价病情、决定治疗方案及预后评估，都有很大帮助。需注意临床诊断胰腺炎，影像学无典型表现，仅有肾周筋膜增厚时，也应提示胰腺炎的存在。

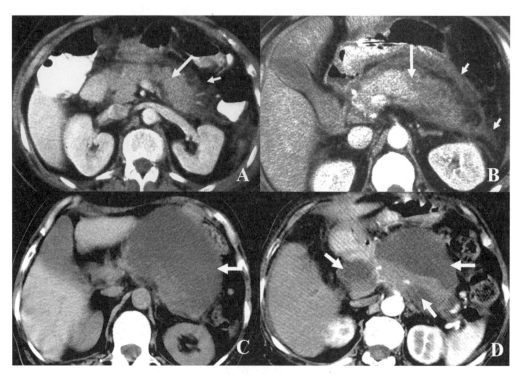

图 2-3-38　急性胰腺炎 CT 表现

图 A　水肿型胰腺炎，增强扫描，胰腺略有肿大，中度强化（长箭头），周围渗液，筋膜增厚（短箭头）；图 B　坏死型胰腺炎，胰腺弥漫性明显肿大，体尾部密度不均匀降低（长箭头），周围筋膜明显增厚；图 C、D　胰腺假性囊肿（箭头），增强后无强化

（八）慢性胰腺炎

慢性胰腺炎（chronic pancreatitis）是指由各种因素造成胰腺局部、节段性或弥漫性的慢性进展性炎症，导致胰腺实质和胰管组织的不可逆性损害。

【病理与临床】

肉眼观察胰腺呈结节状，质较硬。病理上胰腺间质细胞浸润，常有一定量的纤维组织增生，腺泡和胰腺组织萎缩、消失，有钙化或结石形成，胰管呈不同程度扩张。

慢性胰腺炎病因是多方面的，可与长期酗酒、胆石症及胆管炎有关。临床上患者可有上腹痛、恶心呕吐等症状，往往无特异性，可合并糖尿病，常伴有胆系疾病。

【影像学表现】

1. X 线表现　平片偶可见胰腺区钙化和胰管内小结石影。ERCP 对慢性胰腺炎诊断较敏感，表现为胰管的狭窄、扩张，呈串珠样改变，胰管内结石表现为充盈缺损影。

2. CT 表现　①胰腺体积增大或萎缩；②胰管不同程度扩张，可呈串珠样改变；③胰腺走行区有钙化及结石形成，呈斑点状致密影，沿胰管分布，此为其特征性表现（图 2-3-39）；④合并假性囊肿形成时表现为边界清楚的囊状低密度区，呈水样密度；⑤胰周脂肪密度增高。

3. MRI 表现　①由于胰腺的纤维化，T_1WI 脂肪抑制和 T_2WI 均表现为胰腺的低信号区；②慢性胰腺炎合并假性囊肿时，T_1WI 呈囊状低信号，T_2WI 呈高信号；③增强扫描：胰腺纤维化区及假性囊肿无强化。钙化是慢性胰腺炎的重要改变，但在 MRI 上难以识别，远不如 CT 敏感。

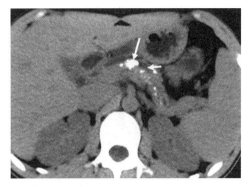

图 2-3-39　慢性胰腺炎 CT 表现
CT 平扫，胰腺体积萎缩，胰体内多发不规则形钙化影（长箭头），主胰管扩张（短箭头）

【诊断与鉴别诊断】

慢性胰腺炎，特别是慢性胰腺炎所致的胰头局限性增大，需注意与胰腺癌鉴别：均表现为胰头增大及胰体尾部萎缩。鉴别要点：胰头慢性炎性肿大以纤维化改变为主，T_1WI、T_2WI 均呈低信号，动态扫描强化规律与正常胰腺一致，胰头癌在动脉期为低密度或低信号；发现钙化、假性囊肿，提示慢性胰腺炎可能性大；胰腺癌更易累及胰腺邻近血管或被包埋；胰腺癌较早即可能出现肝脏、腹膜后淋巴结转移。

（九）胰腺癌

胰腺导管细胞癌，简称胰腺癌（pancreatic carcinoma），系胰腺最常见的恶性肿瘤，约占全部胰腺恶性肿瘤的 95%，其他还有内分泌细胞肿瘤及非上皮性肿瘤。

【病理与临床】

病理上胰腺癌为致密的纤维硬化性病变。胰腺癌多发生于胰头部，占 60% ～ 70%，其次为胰体、胰尾，全胰腺癌较少见。胰腺癌的大小和外形不一，边缘可清楚，或模糊不清。呈硬结节样，肿块中心常有坏死，常发生其他脏器或淋巴结的转移。

好发于 40 ～ 70 岁中老年人，男性多见，发病率随年龄增长而增高。早期多无症状或症状不明显，可出现持续性腹痛、腰背痛或发现上腹深部肿块时而就诊。胰头癌常直接侵犯或压迫胆总管胰内段，多出现进行性阻塞性黄疸，临床就诊相对较早。胰腺癌预后较差。

【影像学表现】

1. X 线表现　造影检查可见十二指肠环扩大，其内侧缘出现压迹、双边征或反"3"字征。十二指肠内侧壁黏膜皱襞平坦、消失破坏、肠壁僵硬。ERCP 可显示胰管狭窄和阻塞，如已有阻塞性黄疸，PTC 可显示胆总管在胰腺段的梗阻。

2. CT 表现　CT 平扫肿瘤常呈等密度或稍低密度，易漏诊，故 B 超筛查较为重要，此时应注意观察胰腺形态、大小的变化。胰腺局部体积可增大，病灶内如出现坏死、液化，则形成低密度区。

增强扫描：①肿块强化不明显，为胰腺内相对低密度，因其血供较少；②胆总管、主胰管扩张可形成"双管征"，为胰腺癌的常见征象（图 2-3-40）；③胰腺癌可伴有胰体尾部萎缩或引起远端潴留性假性囊肿；④胰腺癌进一步发展，可使胰周脂肪层消失，邻近组织血管可被推移或包埋；⑤胰周、腹膜后、肝门淋巴结和肝内可发生转移。CT 对胰腺癌术前分期具有一定价值，对判断手术切除的可能性与准确性较高。

3. MRI 表现　表现为胰腺局部肿大，轮廓不规则。① T_1WI 肿瘤呈等或低信号，T_2WI 则为稍高信号且不均匀；② T_1WI 脂肪抑制和动态增强，病灶区呈低信号（图 2-3-40）；③扩张的肝内外胆管及胰管 T_1WI 为低信号，T_2WI 为高信号；④ MRCP 可以直接显示胆管梗阻的部位、形态和程度；⑤胰腺癌多向周围侵犯，常伴邻近组织、血管受累和淋巴结转移，T_2WI 脂肪抑制像和动态增强 T_1WI 脂肪抑制像能够明确显示淋巴结转移的情况，表现为中等程度的高信号。

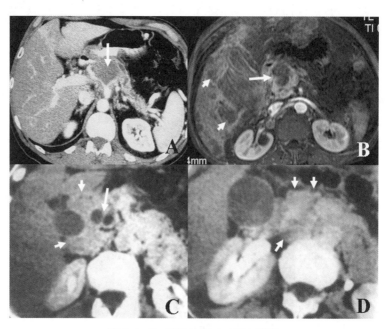

图 2-3-40 胰头癌 CT、MRI 表现
图 A 胰头癌无明显强化，脾动脉及肝总动脉分支角度加大（箭头）；
图 B （另一病例）T_1WI 增强，胰头部低信号肿块无明显强化（长箭头），肝脏多发转移（短箭头）；
图 C、D CT 增强，双管征（长箭头），胰头部肿大（短箭头）

【诊断与鉴别诊断】

多数病例根据影像学典型表现可做出诊断，需注意与慢性胰腺炎鉴别。

（十）胆囊炎、胆石症

胆囊炎（cholecystitis）是细菌性感染、胆汁刺激（胆汁成分改变）、胰液向胆道反流以及胆红素和类脂质代谢失调等引起的胆囊炎性病变，为胆囊的常见病。分为急性胆囊炎（acute cholecystitis）与慢性胆囊炎（chronic cholecystitis）。

胆石症（cholelithiasia）是胆道系统中最常见的疾病，包括胆囊结石和胆管结石。

【病理与临床】

在胆汁淤滞和胆管感染等因素的影响下，胆汁中胆色素、胆固醇、黏液物质和钙盐物质析出、凝集而形成胆道结石。根据不同的成分可分为胆固醇、胆色素和混合性胆结石。①胆固醇结石：多为单发，圆形且较大；②胆色素结石：大小不等，小如泥沙，大如黄豆，常多发，易随胆汁流动，成为胆总管结石；③混合性结石：中心多为胆固醇，形成同心圆分层状，可单发或多发，较大结石多位于胆囊内。

胆囊炎与胆囊结石互为病因、互相转化，结石嵌顿于胆囊颈或胆囊管、细菌感染、可致急性胆囊炎；当治疗不彻底或反复发作可成为慢性胆囊炎，慢性胆囊炎胆囊的排空功能障碍易致胆囊结石。急性胆囊炎病理表现为胆囊壁充血水肿，炎症细胞浸润，黏膜溃疡形成，胆囊增大和积脓。慢性胆囊炎黏膜有破坏、萎缩，胆囊壁增厚，并可钙化，胆囊浓缩及收缩功能受损。

多见于 35～55 岁的中年人，女性多见，尤多见于肥胖且多次妊娠的妇女。临床表现为右上腹疼痛，急性呈阵发性绞痛，放射至右肩胛部，伴有寒战、高热。右上腹压痛，墨菲（Murphy）征阳性。慢性期症状可不典型，或有腹胀、上腹隐痛，多合并胆囊结石、梗阻性黄疸。

【影像学表现】

1. X 线表现 仅能显示阳性结石，表现为右上腹部大小不等、环形或菱形或多角形致密影，或可聚集似石榴子。

2. CT 表现 急性胆囊炎表现为胆囊增大，直径大于 5cm，囊壁弥漫性增厚超过 3mm，胆囊窝多有积液，增强可见胆囊壁强化（图 2-3-41A、B）。慢性胆囊炎表现为胆囊缩小，壁均匀增厚，可有钙化，胆囊内多合并结石。

CT 易于发现阳性结石：①胆囊结石：胆囊内单发或多发圆形或类圆形环状高密度影，中心为低密度，形如"蛋壳样"（图 2-3-41C），多合并胆囊炎；②胆总管结石：胆总管内高密度影，周围伴或不伴有低密度胆汁影环绕；③肝内胆管结石：沿胆管走向分布的点状、不规则状高密度影（图 2-3-41D）。

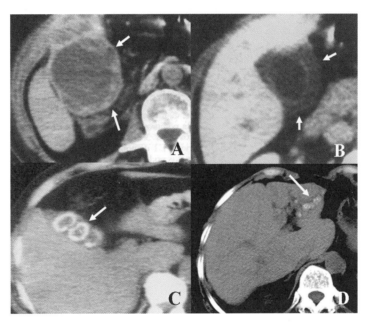

图 2-3-41 胆囊炎、胆结石 CT 表现
图 A 胆囊炎，胆囊壁弥漫性增厚（箭头）；图 B 胆囊炎，胆囊窝内积液；
图 C 胆囊内蛋壳样结石（箭头）；图 D 肝内胆管结石（箭头）

3. MRI 表现 胆囊炎 MRI 表现与 CT 相似，胆囊增大，胆囊壁呈均匀增厚，T_1WI 呈低信号、T_2WI 为高信号。

胆结石的信号改变与其成分有关，T_1WI 常为低信号，与胆汁相似而难以识别，部分为高信号或混杂信号。在胆汁呈高信号的背景下，结石 T_2WI 表现为低信号的充盈缺损，易于显示。MRCP 可显示肝内、外胆管的全貌（图 2-3-42），既可观察到低信号结石的部位、大小、形态、数目等，又能显示胆管扩张及其程度。

【诊断与鉴别诊断】

胆囊炎、胆石症的影像学表现较明显、直观，诊断不难。慢性胆囊炎需与厚壁型胆囊癌鉴别，后者表现为胆囊形态不规则，胆囊壁局限性或弥漫性增厚。

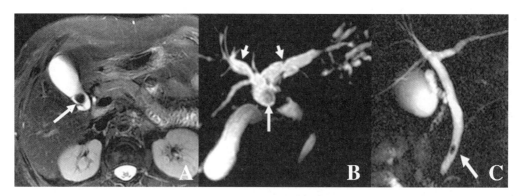

图 2-3-42 胆结石 MRI 表现

图 A 胆囊内结石，T$_2$WI 呈低信号充盈缺损（箭头）；图 B MRCP，肝总管结石（长箭头），
肝内胆管扩张（短箭头）；图 C MRCP，胆总管下段结石充盈缺损（箭头）

第三节 急腹症

急腹症（acute abdomen）是一组以急性腹痛为主要表现的疾病总称，涉及消化、泌尿、生殖及循环等多个系统。此外，某些全身性疾病，如低血钾、败血症等也可出现类似急腹症的表现。急腹症往往发病急，进展快，需要早期诊断和紧急处理。本节仅介绍胃肠道穿孔、肠梗阻及肝脾损伤。其余疾病所致的急腹症见相关章节。

急腹症常用检查方法包括 X 线检查、CT 检查及超声检查，检查目的在于明确疾病的有无、病变部位、范围、性质及并发症。

检查前一般不需做胃肠道准备，最好在胃肠减压、放置肛管、灌肠及使用吗啡类药物前进行。X 线检查包括透视与摄片，摄片体位常用仰卧前后位，仰卧水平正、侧位，站立正、侧位等。CT 检查多用平扫，病情稳定时可行增强扫描。

（一）胃肠道穿孔

胃肠道穿孔（gastrointestinal perforation）常继发于消化道溃疡、创伤破裂、炎症以及肿瘤等，尤以胃十二指肠溃疡穿孔最为常见。

【病理与临床】

穿孔导致胃肠道内容物和气体外溢至腹腔中，造成气腹和急性腹膜炎。其临床表现主要为突发性上腹部疼痛并逐渐加重，多伴有腹肌紧张、压痛与反跳痛等急性腹膜刺激征象。穿孔较小或穿孔被堵塞，腹腔漏出物少者，临床症状可不典型。

【影像学表现】

1. X 线表现 腹部透视及腹部平片是诊断胃肠道穿孔最简单、有效的方法，可确定有无穿孔，但不能明确穿孔的部位。

膈下游离气体为其主要 X 线征象。穿孔造成胃肠道气体外溢入腹腔形成气腹，气体集中在腹腔的最高处，立位透视或腹部平片时可见双侧膈肌下方线条状、新月形或镰刀状透亮影，边界清楚，其上缘是膈肌，下缘分别为肝、脾的上缘（图 2-3-43）。左侧卧水平侧位片显示右侧腹壁下新月形透亮影，其上缘为右侧腹壁腹膜，下缘肝脏或肠壁的外缘（图 2-3-43B）。阑尾及小肠内气体较少，发生穿孔后较少表现明显游离气腹。发生于胃后壁的穿孔气体可局限于网膜囊内；腹膜间位肠管后壁穿孔可导致气体入腹膜后间隙内，腹腔内并无游离气体。因此，胃肠道穿孔并不一定出现游离气腹 X 线征象。腹膜炎所致腹腔积液及腹腔脓肿等征象 X 线检查不易显示。

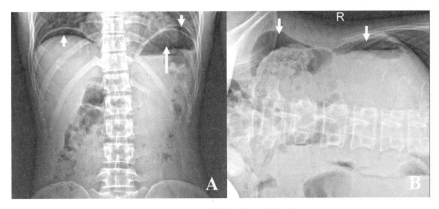

图 2-3-43　游离气腹 X 线表现
图 A　立位腹部平片，两侧膈肌下方新月形透亮影（短箭头），为膈下游离气体，左侧见扩张积气的
胃（长箭头）；图 B　左侧卧水平侧位片，右侧腹壁下新月形透亮影为腹腔内游离气体（箭头）

2. CT 表现　CT 检查不仅能够提高游离气体的检出率，对腹膜炎所致腹腔积液的显示也较 X 线检查敏感，还可根据腹腔内游离气体的分布部位，与周围脏器的关系等征象，提示穿孔的部位。表现为：①腹腔内散在游离气体影，多见于前腹壁下（图 2-3-44）；②腹腔积液，主要分布于穿孔周围，呈新月形、带状液体低密度影；③胃肠道壁的改变，穿孔局部管壁不规则增厚、边界不清楚；④腹膜炎所致腹腔内局限性脓肿。

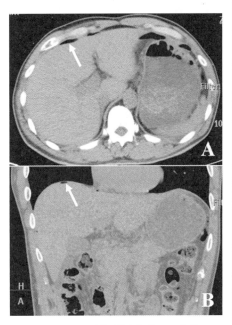

图 2-3-44　膈下游离气体 CT 表现
图 A　CT 轴位平扫；图 B　冠状重建，
膈下见低密度气体影（箭头）

【诊断与鉴别诊断】

X 线、CT 检查发现腹腔游离气体，结合临床症状、体征和发病经过，可提示胃肠道穿孔可能。有时穿孔的气体局限于小网膜囊或其他腹膜后间隙，腹腔内未形成游离气体，诊断需结合继发腹膜炎征象，主要是腹腔积液、邻近肋腹脂线变模糊、腹腔脓肿等，此时 CT 检查会更有价值。

（二）肠梗阻

肠梗阻（intestinal obstruction）指肠内容物运行障碍所致的急腹症，临床常见。肠梗阻不但可引起肠管本身解剖与功能的改变，还可导致全身性生理功能紊乱，临床症状复杂多变。

【病理与临床】

肠梗阻一般分为机械性、动力性和血运性三种类型，根据梗阻程度可分为完全性和不完全性肠梗阻。①机械性肠梗阻：临床最常见，是由于各种原因引起肠腔变狭小，而使肠内容物通过发生障碍。分单纯性与绞窄性两类，前者无血液循环障碍，后者同时伴有血液循环障碍。②动力性肠梗阻：肠腔本身并不狭窄，而是由于肠壁肌肉运动的紊乱，使肠内容物不易通过。分为麻痹性肠梗阻与痉挛性肠梗阻。③血运性肠梗阻：是由于肠系膜血管血栓形成或栓塞，使肠管血液循环障碍，继而发生肠麻痹而使肠内容物不能运行。

梗阻一旦发生，梗阻以上肠管蠕动增加，肠腔因气体及液体的聚积而膨胀，肠腔压力不断增高，到一定程度时可使肠壁血液循环障碍，严重者可出现肠管缺血坏死。

肠梗阻临床可表现为腹痛、呕吐、腹胀及肛门停止排气、排便。

【影像学表现】

影像学检查的目的在于：首先明确有无肠梗阻，若有梗阻则应进一步明确梗阻的类型，并判断是完全性还是不完全性梗阻。此外，还需确定梗阻的位置并寻找梗阻的原因，指导临床治疗。

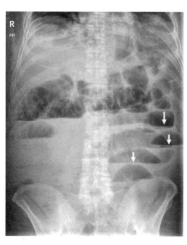

图 2-3-45　单纯性小肠梗阻 X 线表现
立位腹部平片，肠管积气扩张，
可见多个阶梯状气液平面（箭头）

1. X 线表现　肠梗阻最好在发病后 3 ～ 6 小时进行，此时肠管有较多的气体和液体的聚积，易于发现。基本 X 线表现：梗阻近段的肠管积气扩张，在立位透视和腹部平片可见充气扩张的肠管下方有高低不等的阶梯状气液平面，充气扩张的肠袢上缘呈拱门形，梗阻以下肠管空虚（图 2-3-45）。麻痹性肠梗阻时肠管扩张积气更加明显，常为整个胃肠道普遍性扩张，液平面少于机械性肠梗阻。

（1）梗阻部位判断　根据扩张肠袢的形态、液平面的部位及肠黏膜皱襞的特点大致可判断肠梗阻的部位。①空肠梗阻：扩张肠管较宽，管径一般在 3cm 以上，积气的肠管内可见多数横贯肠管、密集排列的线条状或弧线形如"鱼肋骨"样黏膜皱襞，位置多在上腹部或左上腹部，而中下腹回肠内则无气或少气。②回肠梗阻：扩张的肠管管径较小，无黏膜皱襞影像，位置多在中下腹部。立位可见较多的液平面。③结肠梗阻：由于回盲瓣的单向通过作用，梗阻早期主要为结肠的积气和积液，扩张的肠管位于腹部周围，管径扩张最大，可达 5 ～ 7cm 以上，可显示出结肠袋形。后期若回盲瓣开放，则小肠亦可以扩张。

（2）梗阻程度的判断　按其梗阻程度，可分为完全性和不完全性梗阻。由于梗阻远段肠管呈萎陷状态，根据其内肠内容物和气体存在状况，可判断梗阻的程度，确定是否为完全性肠梗阻。完全性小肠梗阻时，肠内容物不能通过梗阻部位，梗阻远段肠道无积气和积液，梗阻后 24 小时复查结肠内仍无积气，且小肠积气、积液加重；不完全性小肠梗阻时，肠腔内容物可以部分通过梗阻部位，故其远段肠腔内可显示少量气体，梗阻部位以上肠曲扩张程度常较轻，结肠内有气体存在。多次复查，结肠内仍有气体，可时多时少。

（3）绞窄性肠梗阻的判断　绞窄性肠梗阻常见于扭转、内疝、套叠和粘连等，造成 2 个以上的梗阻点，形成闭袢。由于肠系膜血管受到压迫，引起梗阻肠壁伴有不同程度的血液循环障碍，导致受累肠壁淤血、水肿、渗出，最终可致肠管的缺血坏死，因此常需早期做出判断。以下征象有助于判断绞窄性肠梗阻：①假肿瘤征：梗阻肠管闭袢内充满大量积液，在邻近充气的肠曲衬托下呈软组织密度包块影，因并非真正的肿瘤形成，故称假肿瘤征，它是完全性绞窄性小肠梗阻的典型征象（图 2-3-46A）；②咖啡豆征：小肠不完全性绞窄性梗阻时，气体可自近侧梗阻处进入，却不能排出，以致封闭的肠曲显著扩张，相互平行的肠曲内壁因水肿而增厚且靠拢，紧密贴在一起形成一条致密线影，线影的两侧为充气扩张的透亮的肠腔，形似咖啡豆，故称咖啡豆征；③空回肠换位征：大段小肠沿其系膜根部扭转，可致具有较多环状黏膜皱襞的空肠曲位于下腹偏右，而环状黏膜皱襞较少的回肠位于上腹偏左，与正常排列相反，形成空回肠换位征；④小跨度蜷曲肠襻：闭袢的系膜水肿、缩短而牵拉闭袢肠管可致小肠排列紊乱，出现多个小跨度蜷曲肠襻，可排列成"8"字形、花瓣状、一串香蕉状等不同形态（图 2-3-46B）；⑤若出现肠坏死可见肠壁内出现线状或小泡状气体影。

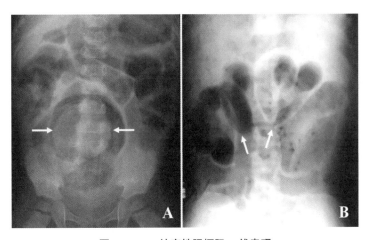

图 2-3-46 绞窄性肠梗阻 X 线表现
图 A 假肿瘤征，中腹部见圆形软组织密度，周边有低密度带环绕，
邻近肠管扩张积气（箭头）；图 B 小跨度蜷曲肠襻，
多个积气扩张的小跨度蜷曲肠襻，呈香蕉状排列（箭头）

2. CT 表现 梗阻部位近端肠腔显著扩张，小肠肠管直径常≥2.5cm，结肠肠管直径常≥6.0cm。扩张肠管内伴或不伴有气液平面，可见到"移行段"（图 2-3-47，图 2-3-48），即扩张肠管与空虚肠管或正常管径肠管交界区，此为判断梗阻部位的重要依据。根据以下征象，可提示是否存在绞窄性肠梗阻：①梗阻段肠壁增厚，小肠肠壁厚度≥2mm，结肠壁厚度≥5mm，肠壁呈多层环状改变，形成"靶环征"；②增强扫描肠壁不强化或轻度强化；③肠壁积气或门静脉积气，可伴有腹水；④肠系膜水肿，密度增高，边缘模糊。

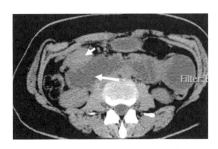

图 2-3-47 绞窄性肠梗阻 CT 表现
CT 平扫，可见近端扩张肠管（长箭头）、
远端塌陷肠管（短箭头）

【诊断与鉴别诊断】

诊断肠梗阻首选的检查方法为腹部 X 线平片，结合肠梗阻的典型临床症状，见到阶梯状气液平面可明确诊断。结合临床表现，通过 X 线平片、CT 检查不仅可以明确梗阻有无，还可对梗阻部位、程度及类型做出判断。

（三）腹部外伤

腹部外伤主要是指腹部受到外力撞击而产生的闭合性损伤，常累及肝、脾、肾等实质性脏器以及胃肠道等空腔脏器。腹部外伤既可以是单一器官损伤，也可以是多器官复合伤，影像学检查是其主要的确诊手段。

【病理与临床】

实质性脏器闭合性损伤可在实质内或包膜下形成血肿，亦可破裂合并邻近腹腔间隙、陷窝内积血。肝、脾破坏多见，其次可损及肾或胰等。空肠脏器主要为胃肠道破

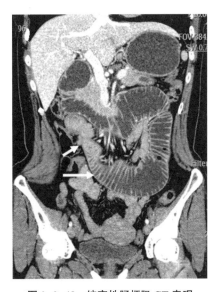

图 2-3-48 绞窄性肠梗阻 CT 表现
同上一病例，冠状面重组，疝入网膜孔的肠道管腔狭窄，肠壁增厚，均匀强化，与近段扩张积液的肠管（长箭头）有一移行段（短箭头）

裂、穿孔，其内容物及出血可进入腹膜腔可导致急性腹膜炎；腹膜后肠腔破裂，则累及腹膜后间隙。

临床表现可出现持续性腹痛、面色苍白、脉搏加快，严重时血压不稳甚至休克。

【影像学表现】

1. X 线表现　X 线平片诊断腹部外伤价值有限。仅可见膈下游离气体、腹腔积液、脏器增大和界限模糊等间接征象。

2. CT 表现　CT 检查扫描时间短、成像清晰，可较准确显示闭合性腹部损伤的部位和程度，为临床治疗提供诊断依据和监测保障，是腹部外伤的首选检查方法。

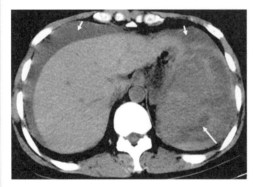

图 2-3-49　脾破裂 CT 表现

CT 平扫，脾脏内密度不均匀，可见多发低密度带（长箭头），为撕裂征，肝脾周围见积血（短箭头）

（1）实质脏器包膜下血肿　包膜下有局限性积血，压迫相应脏器实质，使其内陷或呈锯齿状。新鲜血肿呈高或等密度新月形影，随时间推移密度逐渐减低；增强扫描血肿不强化。

（2）实质脏器内血肿　实质内见不规则低密度或高低混杂密度影。急性出血，血肿区密度较高；出血较久，密度减低；增强扫描血肿区不强化。

（3）实质脏器破裂　包膜不完整，轮廓局部不光整，实质内密度不均，可见不规则低密度撕裂征。此外，膈下、肝肾隐窝、肾周、盆腔及左右结肠旁沟区域均可出现相应积血（图 2-3-49）。

【诊断与鉴别诊断】

腹部闭合性损伤可有脏器实质内或包膜下血肿，腹腔内积气、积血和急性腹膜炎征象等影像学表现，结合明确的外伤史、相应的临床症状与体征，可以诊断。

第四节　阅片实践

患者，男，48 岁，吞咽困难，进行性加重 1 个月。

1 个月前逐渐出现胸闷，胸痛，进食时不适，近日出现进食时胸骨后疼痛，打嗝，无明显恶心、呕吐，上腹部无明显压痛，大小便无明显异常。无家族性遗传病史及肿瘤史。查体及实验室检查未见明显异常。临床诊断：食管癌待排。行食管吞钡造影检查（图 2-3-50）。

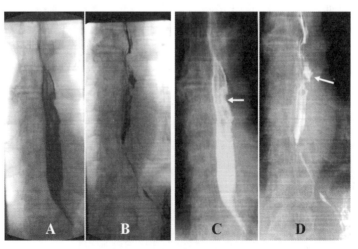

图 2-3-50　食管钡餐造影

造影透视下所见（图 2-3-50A、B）：钡剂于食管胸段梗阻，流动欠通畅，局部形态不规则，并见充盈缺损，始终不能充盈，管壁僵硬，蠕动呈跳跃征。

造影时摄片：食管胸段不规则狭窄，累及范围约 6cm，呈不规则充盈缺损（图 2-3-50C，箭头），边缘不光整，食管黏膜中断；病灶部位见较大钡斑，边缘有毛刺状凸起（图 2-3-50D，箭头）。

诊断意见：胸段食管癌。

病理结果：中分化鳞癌，浸润至肌层。

讨论：食管癌主要表现为充盈像：轮廓不完整，可见有充盈缺损、或向心性狭窄、或腔内龛影；黏膜像：黏膜破坏中断；功能改变：可见管壁僵硬，蠕动消失，一般食管吞钡造影可明确诊断。但食管癌向周围侵犯或转移情况尚需进行 CT 或 MRI 检查。

学习拓展

一、胃脘痛的中西医结合影像学研究

胃脘痛，为中医病名，是由于胃气阻滞，胃络瘀阻，胃失所养，不通则痛，导致的以上腹胃脘部发生疼痛为主症的一种病证，以消化性溃疡者较多见。按照 2002 年《中药新药临床研究指导原则》辨证分为五种类型，包括气滞证、郁热证、阴虚证、虚寒证、瘀血证。

钡餐造影检查是消化系统疾病诊断的重要依据。有研究发现，气滞证以长型胃、低位胃、低张力胃及胃排空减慢多见；郁热证以胃分泌增多、张力改变及器质性疾病多见；虚寒证以肠道动力减弱多见。另外，通过对可引起胃脘痛的疾病之一的消化性溃疡的研究发现，以郁热证、气滞证和阴虚证多见，其中，气滞证可见胃张力偏高，蠕动增加，排空较快；阴虚者蠕动功能较强，功能紊乱；郁热和虚寒证排空功能较弱，张力较低，胃液分泌增多；气滞血瘀者可见排空功能较强，张力较高，机能亢进。这在一定程度上反映了中医"证"的特征，即异病同"证"。

二、肝癌的中西医结合影像学研究

肝癌是临床上常见的恶性肿瘤，属于中医"肝积""鼓胀""肝癖""积聚""癥瘕"范畴，以脏腑气血亏虚为本，气、血、湿、热、瘀、毒互结为标，主病在肝，渐为癥积。临床上分为气阴两虚型、气滞血瘀型、肝胆湿热型，亦有分为肝热血瘀型、肝盛脾虚型和肝肾阴虚型者。

B 超、CT、MRI 对其均有良好的诊断价值。经超声研究发现，肝郁脾虚型以小肝癌较多见，无声晕，癌结节内血流信号较少；气滞血瘀型以块状型居多，有声晕，肿瘤内及周边有较丰富血流信号；肝肾阴虚型以结节型多见，多属中晚期，有声晕；气阴两虚型以弥漫型居多，多属终末期，门脉多有癌栓，因肝功能差而出现腹腔积液。亦有研究发现，肝郁脾虚型患者，其 CT 表现不典型，平扫可不见明显低密度肿块，部分可表现为等密度或高密度病灶。因其肿块分化良好，其密度与正常肝实质密度十分接近，肝脏密度下降与病灶密度差异缩小，可显示为等密度，其临床症状和体征表现不明显。气滞血瘀型、湿热蕴结型及肝肾阴虚型，影像表现较为明显，可见明显低密度肿块影像，因其肿块分化欠佳，容易出现液化坏死，较肝实质密度低。利用 MRI 研究发现，气阴两虚型以结节型为主，气滞血瘀型以巨块型为主，肝胆湿热型较为分散，其中 DWI 上信号不均匀者主要为气滞血瘀型。研究还发现，肝热血瘀型平扫和动脉期病灶最高 CT 值高于肝盛脾虚型，而门脉期则低于后者。

学习小结

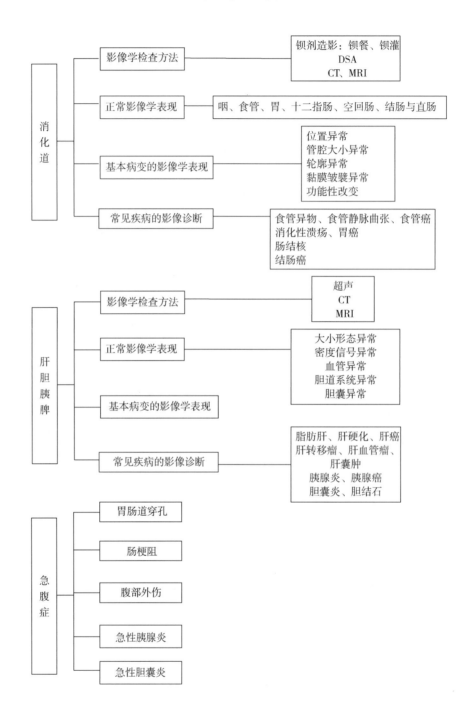

消化道

- 影像学检查方法 —— 钡剂造影：钡餐、钡灌 DSA CT、MRI
- 正常影像学表现 —— 咽、食管、胃、十二指肠、空回肠、结肠与直肠
- 基本病变的影像学表现 —— 位置异常 管腔大小异常 轮廓异常 黏膜皱襞异常 功能性改变
- 常见疾病的影像诊断 —— 食管异物、食管静脉曲张、食管癌 消化性溃疡、胃癌 肠结核 结肠癌

肝胆胰脾

- 影像学检查方法 —— 超声 CT MRI
- 正常影像学表现 —— 大小形态异常 密度信号异常 血管异常 胆道系统异常 胆囊异常
- 基本病变的影像学表现
- 常见疾病的影像诊断 —— 脂肪肝、肝硬化、肝癌 肝转移瘤、肝血管瘤、肝囊肿 胰腺炎、胰腺癌 胆囊炎、胆结石

急腹症

- 胃肠道穿孔
- 肠梗阻
- 腹部外伤
- 急性胰腺炎
- 急性胆囊炎

泌尿系统疾病种类较多，常见的有先天发育异常、结石、结核、肿瘤、外伤以及肾血管疾病等，影像学检查是泌尿系统疾病诊断的主要手段，主要有超声检查、X线平片或造影、CT、MRI检查等。肾上腺与肾脏解剖关系密切，影像学对其疾病的诊断具有较高价值。

第一节　泌尿系统

一、影像学检查方法

（一）X线检查

1. 腹部平片　常用于泌尿系统结石或钙化的检查，造影前应常规摄取仰卧位腹部平片。

2. 尿路造影　依据对比剂引入途径不同可分为排泄性尿路造影和逆行性尿路造影。

（1）排泄性尿路造影（excretory urography）　又称静脉肾盂造影（intravenous pyelography, IVP），是将对比剂注入静脉后，由肾小管滤过排入肾盂、肾盏，可使肾盂、肾盏、输尿管和膀胱显影，并以此了解双侧肾脏的排泄功能。造影时，常用压迫器或腹带压迫两侧输尿管通路，以利于对比剂在肾盂内积聚（图2-4-1A）。

（2）逆行性尿路造影（retrograde urography）　包括逆行性肾盂造影、逆行性膀胱造影和逆行性尿道造影。逆行性肾盂造影是将导管插入到肾盂内，并缓慢注入对比剂，以使肾盂、肾盏显影。此检查较痛苦，且易发生逆行性感染，一般用于排泄性尿路造影显影不佳者（图2-4-1B）。逆行性膀胱和尿道造影则是分别将导管插入膀胱内，或将注射器抵住尿道口并注入对比剂，以使膀胱或尿道显影。

3. 选择性肾动脉造影（selective renal arteriography）　通常采用经皮股动脉穿刺插管技术，将导管插入一侧肾动脉，注入造影剂并连续拍片，主要用于检查肾血管病变（图2-4-1C）。

（二）CT检查

1. CT平扫　扫描包括全部肾脏，如需观察输尿管，则继续向下扫描，直至输尿管的膀胱入口。膀胱检查需检查前1～2小时分次口服稀释对比剂500mL以上，以识别盆腔内肠管，并充盈膀胱。

2. 增强扫描　在静脉内注入对比剂，于30～60秒和2分钟行双肾区扫描，分别称为肾皮质期和肾实质期，可观察肾皮质、髓质的改变。5～10分钟再次扫描双肾区和输尿管，为肾盂期，此时对比剂充盈肾盂、肾盏和输尿管，有利于观察其形态。应用多层螺旋 CT 扫描后可进行三维重建，得到肾动脉的 CT 血管造影（CT angiography，CTA）图像及类似 IVP 的肾盂肾盏图像，即 CT 尿路造影（CT urography，CTU）（图 2-4-2）。

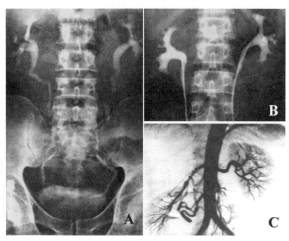
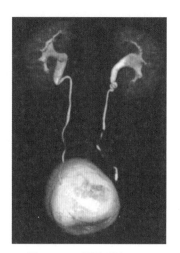

图 2-4-1　泌尿系统 X 线检查
图 A　IVP；图 B　逆行性肾盂造影；
图 C　选择性肾动脉造影

图 2-4-2　泌尿系统 CTU

（三）MRI 检查

1. 普通检查　常规用梯度回波序列和快速自旋回波序列，行轴位和冠状位 T_1WI 和 T_2WI 成像，必要时辅以矢状位扫描。应用 T_1WI 并脂肪抑制技术有助于肾脏解剖结构的分辨和含脂类病变的诊断。

2. 增强检查　顺磁性对比剂 Gd-DTPA 经静脉注入后由肾小球滤过，快速梯度回波序列 T_1WI 成像可获得不同期相肾脏的增强图像。

3. 磁共振尿路造影（MR urography，MRU）　利用 MR 水成像技术原理，在不使用造影剂情况下，使含尿液的肾盂、肾盏、输尿管和膀胱成为高信号，周围背景结构为极低信号，主要用于检查尿路梗阻性病变。

二、正常影像学表现

（一）肾脏

1. X 线表现

（1）腹部平片　由于肾脏周围脂肪组织的对比，于脊柱两侧常可观察到双肾轮廓。正常肾脏呈蚕豆形，边缘光滑，密度均匀。其内缘中部略凹，为肾门所在。肾影长 12～13cm，宽 5～6cm，位于第 12 胸椎至第 3 腰椎之间，一般右肾略低于左肾。肾的长轴自内上斜向外下，与脊柱纵轴间形成一定角度，称肾脊角，正常为 15°～25°。侧位片上，肾影与脊柱重叠。

（2）尿路造影　排泄性尿路造影注入对比剂后 1～2 分钟，肾实质显影；2～3 分钟后肾盏和肾盂开始显影，15～30 分钟显影最浓（图 2-4-3A、B）。

1）肾实质：肾实质显影密度均匀，两侧肾脏显影一致。

2）肾盂肾盏：肾盏包括小盏和大盏。①肾小盏分体部和穹隆部：体部又称漏斗部，是与肾大盏相连的短管；穹隆部为管的远端，其顶端由于肾乳头突入而形成杯口状凹陷。②肾大盏：边缘光整，呈长管状，顶端与数个肾小盏相连，基底部与肾盂相连。肾大盏、小盏的形态有很大差异，数目亦常不相同，两侧也多不对称。肾盂略呈三角形，上缘隆凸，下缘微凹，边缘光滑整齐。③肾盂形态多有变异，部分肾盂直接与肾小盏相连而无明确肾大盏，为壶腹型肾盂；若肾盂不明显，被两个长形的肾大盏代替，为分支型肾盂。

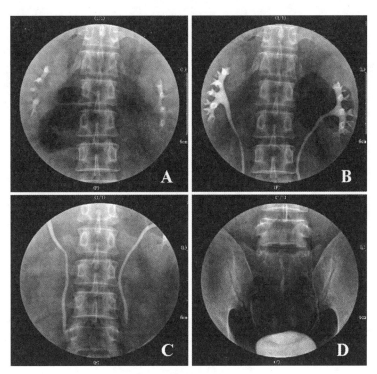

图 2-4-3　静脉肾盂造影（IVP）
图 A　注入对比剂 3 分钟，肾盂肾盏开始显影；图 B　注入对比剂
20 分钟肾盂肾盏及上端输尿管显示清晰；图 C　解除腹部两侧
压迫后双侧输尿管显影；图 D　下段输尿管及膀胱显影

2. CT 表现

（1）CT 平扫　肾脏表现为脊柱两侧的圆形或椭圆形软组织密度影，边缘光滑、锐利，中部层面见肾门内凹，指向前内。肾动脉和静脉呈窄带状软组织影，自肾门向腹主动脉和下腔静脉走行。肾实质密度均匀，不能分辨皮质与髓质；肾窦脂肪呈较低密度，肾盂呈水样密度（图 2-4-4A）。

（2）增强扫描　肾皮质期肾血管和肾皮质明显强化，皮质强化为环形高密度影，部分强化的皮质还伸入肾髓质内，形成肾柱，而髓质仍呈较低密度。肾实质期，髓质强化程度类似或略高于皮质，分界消失，整个肾脏均匀高密度影。肾盂期，肾实质强化程度减低，肾盏、肾盂明显强化（图 2-4-4B、C、D）。

3. MRI 表现

（1）平扫　T_1WI 由于肾皮质含水量低于髓质，其信号高于髓质；T_1WI 脂肪抑制像上，皮质、髓质信号差异更为显著。T_2WI 皮质、髓质均呈较高信号，而髓质信号高于皮质（图 2-4-5）。肾窦脂肪组织在 T_1WI 和 T_2WI 分别呈高信号或中等信号。肾动脉和静脉由于流空效应均表现为低信号。

（2）增强检查　表现类似于 CT 增强检查。

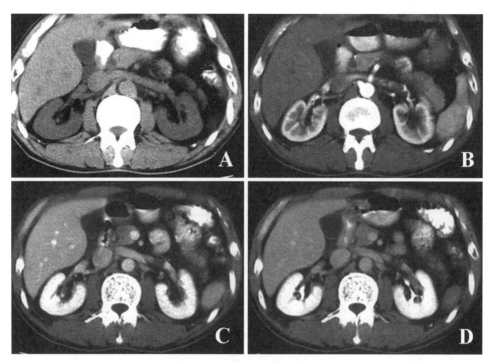

图 2-4-4　正常肾脏的 CT 表现

图 A　CT 平扫，肾实质密度均匀，肾窦呈低密度；图 B　增强扫描皮质期，皮质强化明显，可见肾柱伸入髓质；
图 C　实质期髓质明显强化，皮质、髓质不能分辨；图 D　肾盂期：肾盂肾盏开始显影

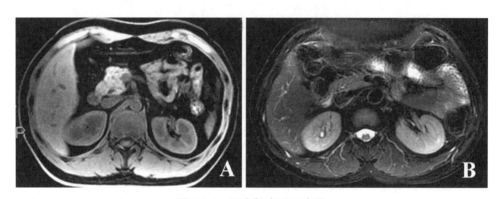

图 2-4-5　正常肾脏 MRI 表现

图 A　T_1WI，肾皮质信号高于髓质；图 B　T_2WI 抑脂序列：肾皮、髓质呈较高信号

（二）输尿管与膀胱

1. X 线表现

（1）腹部平片　正常输尿管、膀胱一般不显影。

（2）尿路造影　IVP 解除腹部压迫后，输尿管和膀胱显影（图 2-4-3C、D）；行排尿动作，可使尿道显影。

1）输尿管：全长 25～30cm，在第 2 腰椎水平起于肾盂，于腹膜后沿腰大肌前缘下行，在骶髂关节内侧越过骨盆缘入盆。输尿管有 3 个生理性狭窄区，即与肾盂连接处、越过骨盆缘处和进入膀胱处。输尿管管腔大小随蠕动有所变化，走行可有迂曲或折曲。

2）膀胱：造影所示为膀胱腔，其边缘为膀胱内壁。膀胱大小、形态取决于充盈程度及相邻结构对膀胱的推压情况。膀胱正常容量为 350～500mL；前后位观察，充盈较满的膀胱呈类圆

或横置的椭圆形，位于耻骨联合上方，边缘光滑整齐，其顶部可以略凹，系子宫或乙状结肠压迫所致。

2. CT 表现

（1）输尿管　CT平扫正常输尿管显示不佳；增强检查肾盂期或CTU输尿管腔内充盈对比剂呈点状致密影，可自肾盂向下连续观察输尿管全程。

（2）膀胱　CT平扫膀胱易于识别，完全充盈的膀胱呈圆形、椭圆形或类方形，膀胱腔内尿液为均一水样低密度。膀胱壁在周围低密度脂肪组织及腔内尿液对比下，显示为厚度均一的薄壁软组织影，其边缘光滑，厚度不超过3mm。增强扫描，早期显示膀胱壁强化，30～60分钟延迟扫描对比剂充盈膀胱表现为均一高密度。

3. MRI 表现

（1）输尿管　平扫难以显示，输尿管内如有尿液，T_1WI表现为点状低信号，T_2WI为高信号。

（2）膀胱　T_1WI表现为低信号，T_2WI表现为高信号。膀胱壁呈厚度一致的薄壁环状影，其信号类似肌肉（图2-4-6）。

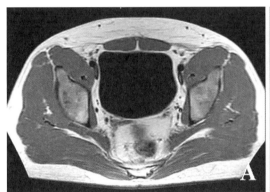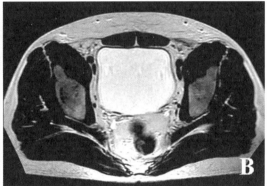

图 2-4-6　膀胱正常的 MRI 表现
图 A　T_1WI，膀胱内尿液表现为低信号，膀胱壁信号较高；
图 B　T_2WI，膀胱内尿液表现为高信号，膀胱壁表现为低信号

三、基本病变的影像表现

（一）肾脏的基本病变

1. 肾脏数目、大小、位置和形态异常　单纯肾脏数目、大小和位置的异常主要见于先天性发育异常，肾脏形态的异常多伴有肾脏大小的改变，局部增大见于肾脏肿瘤、肾囊肿、肾脓肿等，肾脏体积缩小见于萎缩或瘢痕形成。

2. 肾脏肿块　肾盂内肿块X线造影表现为充盈缺损，CT或MRI易发现肾实质内的肿块，如各种类型的肾脏肿瘤、囊肿、脓肿和血肿。肾脏肿瘤多表现为软组织或混杂密度、T_1WI低信号、T_2WI高信号或混杂信号，增强扫描多呈不均一强化；肾囊肿为无强化的水样密度或信号。

3. 肾脏异常钙化　主要位于肾实质区，可见于肾结核、肾细胞癌和肾囊肿等。肾结石X线、CT表现为肾集合系统区域的致密影，MRI呈低信号。

4. 肾脏结构异常　肾结核或肾肿瘤侵犯肾实质、肾盂、肾盏，可表现为肾实质内充满造影剂的不规则腔隙，肾盂、肾盏边缘不规则、毛糙。肾结石或肿瘤，可致肾盂、泌尿盏扩张、积水。

5. 肾血管异常　常见的有肾动脉异常，表现为管腔不规则、狭窄甚至闭塞，或肾肿块所

致肾动脉分支形态、管径、位置发生改变。左肾静脉狭窄可见于"胡桃夹综合征（nutcracker phenomenon）"，即左肾静脉压迫综合征。

（二）输尿管与膀胱

1. 输尿管与膀胱异常钙化 腹部平片即可显示，CT 检查很敏感，表现为致密影，MRI 不敏感，T_1WI 和 T_2WI 均表现为极低信号，多见于结核。

2. 输尿管与膀胱肿块 CT 检查表现为软组织密度，增强扫描后可有强化；造影检查中表现为充盈缺损，多见于肿瘤或肿瘤样病变。

3. 输尿管扩张积水 多见于结石或肿瘤所致梗阻。

4. 膀胱壁的增厚 膀胱充盈时其壁厚度超过 5mm 即为异常。弥漫性增厚常为炎症和结核，局限性增厚主要见于肿瘤。

四、常见疾病的影像诊断

（一）肾与输尿管先天畸形

【**病理与临床**】

肾和输尿管先天畸形较为常见且种类繁多，这与泌尿系统胚胎发育过程复杂密切相关，其中包括来自不同始基的肾曲管与集合系统连接、肾轴的旋转以及肾脏自盆腔升至腰部等，在此过程中的任何阶段发生失常，都会导致先天发育异常。

【**影像学表现**】

1. 肾缺如（renal agenesis） 均为单侧，又称孤立肾，腹部平片可显示一侧肾影消失，对侧肾影代偿性增大；尿路造影检查单侧无肾脏和肾盂肾盏显示；CT、MRI 检查仅有单侧肾脏。此时应排除异位肾的存在，需全面检查后方可诊断肾缺如。

2. 马蹄肾（horseshoe kidney） 表现为两肾的下极或上极融合，以下极融合多见，位置多较低（图 2-4-7）。

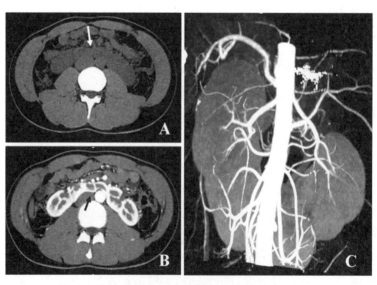

图 2-4-7 马蹄肾的 CT 表现
图 A 平扫；图 B 增强扫描皮质期，双侧肾皮质相连、两肾下极
融合（箭示两侧肾下极相连）；图 C MIP，两肾下极相连

3. 异位肾（ectopic kidney） 是肾在发育过程中未上升、上升不足或过度上升，致其位于盆部、髂窝、下腹、膈下或胸腔内。异位肾可为单侧或双侧性，常伴有旋转不良（图 2-4-8）。

4. 肾盂输尿管重复畸形（duplication of kidney） 表现为一个肾脏分上、下两部，各有一套肾盂和输尿管，上部肾体多较小，下部较大。重复的输尿管向下走行时可相互汇合，称不完全性重复畸形；也可分别汇入膀胱，称完全性重复畸形（图 2-4-9）。

5. 输尿管膨出（ureterocele） 又称输尿管囊肿，为输尿管末端在膀胱内的囊状膨出，由于输尿管口先天性狭窄，其膀胱壁内段扩张所致。典型表现为病侧输尿管膀胱入口处膨大，与其上方扩张输尿管相连，犹如伸入膀胱的蛇影，囊肿即为蛇头，称为"蛇头"征。当囊肿与膀胱内均有对比剂充盈时，囊壁表现为细线样透亮影；囊肿内无对比剂时，表现为充盈缺损（图 2-4-9）。

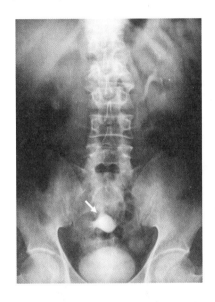

图 2-4-8 异位肾的 IVP 表现

右侧肾脏位于盆腔内并
伴有旋转不良（箭头）

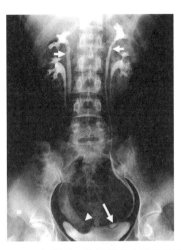

图 2-4-9 双侧肾盂、输尿管完全重复畸形伴双
侧输尿管膨出

两侧上部肾盂所连接的输尿管扩张（短箭头），输尿管末端膨出形成囊肿，形似蛇头；左侧输尿管囊肿与膀胱内均有对比剂，囊壁表现为线样透亮影（长箭头）；右侧囊肿表现为充盈缺损（箭头）

（二）泌尿系统结石

泌尿系统结石临床常见，以肾与输尿管结石多见。本病常见于青壮年，男性多于女性。约 90% 的结石以钙盐为主，可由 X 线平片显示，称为阳性结石；少数结石如不含钙或含钙很少者则难在平片上显示，称为阴性结石。有一定比例的阴性结石也可由 CT 或超声检查发现。

【病理与临床】

结石常由多种成分组成，其中包括草酸钙、磷酸钙、胱氨酸盐、尿酸盐和碳酸钙等，其中以草酸钙、磷酸钙或其混合物为主的结石最为常见。结石梗阻可造成肾盏、肾盂、输尿管的扩张。

肾与输尿管结石表现为下腹和会阴部的放射性疼痛，有镜下或肉眼血尿，继发感染可见尿急、尿频、尿痛。膀胱结石主要见于男性，多为 10 岁以下的儿童和老年人，临床表现为排尿疼痛、尿流中断、尿频、尿急和血尿等。

【影像学表现】

1. X 线表现

（1）X 线平片 多用于阳性结石的检查。

肾结石（renal calculus）：①为单或双侧肾区高密度影，其中桑椹状、珊瑚状、鹿角状及分层状均为肾结石的特征性表现（图2-4-10A）；②侧位肾结石与脊柱重叠。

输尿管结石（ureteral calculus）：①典型者呈米粒大小的椭圆形致密影，边缘多毛糙，长轴与输尿管走行一致；②多数由肾结石下移所致，常停留于输尿管3个生理性狭窄处。

膀胱结石（bladder calculus）：①表现为耻骨联合上方圆形、椭圆形或不规则致密影，密度均匀、不均或分层；②结石常随体位改变，有一定活动度。

（2）造影检查　①可以发现阴性结石，表现为位于肾盏肾盂、输尿管和膀胱内的充盈缺损；②可以明确阳性结石的具体位置；③显示结石引起的上方肾盏、肾盂和输尿管扩张积水。

2. CT和MRI表现　CT平扫即可确切显示肾实质、肾盂肾盏、输尿管和膀胱内的高密度结石影，结合增强扫描可以确诊（图2-4-10）。MRI检查不易显示泌尿系统结石。但两者都可显示结石造成的肾盂和输尿管的扩张。

【诊断与鉴别诊断】

多数泌尿系统阳性结石表现典型，诊断不难；泌尿系统阴性结石在造影时显示为充盈缺损，需与血块、气泡、肿瘤鉴别，CT平扫可显示高密度结石影，而血块、气泡和肿瘤的CT值均远远低于结石。

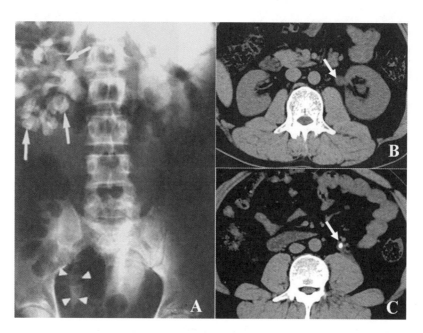

图2-4-10　泌尿系统结石的影像表现
图A　腹部平片，右侧肾结石呈鹿角状（长箭头），右侧输尿管下段结石（箭头）；
图B、C　（另一病例）CT平扫，左侧上段输尿管扩张积水（箭头），下方输尿管内可见高密度结石影（箭头）

（三）泌尿系统结核

泌尿系统结核多为继发性，来源于身体其他部位结核，主要为肺结核，可以经血液、尿路、淋巴管播散和直接蔓延，其中血行播散是重要途径。输尿管和膀胱结核多继发于肾结核。

【病理与临床】

泌尿系统结核中最常见的是肾结核，结核杆菌随血流侵入肾皮质形成感染灶；病变继续进展，侵犯髓质并形成干酪样变和结核性脓肿；肾乳头受累继发溃疡，造成肾盂、肾盏的破坏。而输尿管和膀胱结核则多为肾结核的向下蔓延。

早期无症状，当病变波及肾盂、输尿管和膀胱时，可出现尿频、尿痛、脓尿和血尿，以及消瘦、乏力和低热等全身症状。

【影像学表现】

1. 肾结核（renal tuberculosis）

（1）X 线表现　腹部平片：肾区可见云絮状钙化；当病变范围广泛，肾脏功能明显减退或消失，引起肾脏体积缩小、全肾弥漫性钙化，称为"肾自截"（图 2-4-11A）。

尿路造影：①早期可表现正常；②病变进展，肾小盏边缘呈不规则虫蚀状改变；③如肾实质形成空洞并与肾小盏相通时，显示为肾实质内正常肾小盏以外的小团状影（图 2-4-11B、C）；④广泛破坏或形成肾盂积脓时，排泄性尿路造影常显影不良或不显影，若行逆行性尿路造影，表现为肾盂、肾盏扩大或形成不规则的空腔。

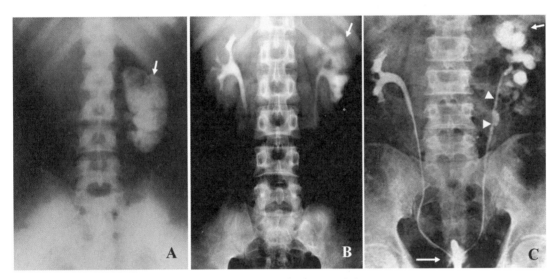

图 2-4-11　泌尿系统结核的 X 线表现

图 A　KUB 平片，左肾结核，广泛钙化，肾自截（箭头）；图 B　IVP（不同病例），
左肾结核，左肾内多个脓腔（箭头）；图 C　IVP（不同病例），肾、输尿管、膀胱结核，
左肾内脓腔（短箭头），输尿管粗糙，边缘不光整（箭头），膀胱挛缩（长箭头）

（2）CT 表现　平扫可见肾脏内不规则钙化。早期肾实质内低密度灶，边缘不整，增强检查可有对比剂进入，提示肾实质内结核性空洞；病变进展，部分可致全部肾盏、肾盂扩张，呈多个囊状低密度灶，CT 值略高于水，肾盂壁增厚（图 2-4-12）。

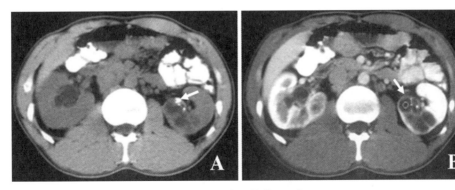

图 2-4-12　肾结核的 CT 表现

图 A　CT 平扫，左肾实质内多房囊状低密度影，并可见不规则钙化（箭头）；
图 B　增强扫描，囊状病灶内部强化不明显，部分间隔轻度强化（箭头）

（3）MRI 表现　可显示肾实质信号的异常、结核空洞、肾周异常和肾与尿管积水。

2. 输尿管结核（ureteral tuberculosis）

（1）腹部平片　可见输尿管散在钙化影。

（2）造影检查　①典型表现为管壁蠕动消失；②输尿管出现多发狭窄与扩张相间而呈串珠状；③输尿管严重僵硬和短缩还可形如笔杆。

（3）CT、MRI表现　早期仅显示输尿管轻度扩张，后期则显示输尿管壁增厚并管腔多发狭窄，近段扩张。

3. 膀胱结核（tuberculosis of urinary bladder）

（1）造影检查　①膀胱壁内缘不规则；②后期可见膀胱挛缩，体积变小，边缘呈锯齿状改变（图2-4-11C）。

（2）CT、MRI表现　可发现膀胱壁内缘不规则，膀胱壁增厚和膀胱腔缩小。

【诊断与鉴别诊断】

泌尿系统结核的诊断，主要依据尿中查出结核杆菌及影像学检查。影像学检查以尿路造影和CT检查为主，尿路造影能显示早期的肾盏的改变，CT检查能发现病灶内的钙化和管壁的增厚。膀胱结核表现为膀胱挛缩时，应与慢性膀胱炎鉴别，后者无肾及输尿管结核的相应改变，且临床表现也不相同。

（四）肾囊肿与多囊肾

肾脏内囊性病变有肾囊肿与多囊肾，两者有共同表现，但也有明显区别。肾囊肿是最常见的肾脏良性病变，属肿瘤样病变。

【病理与临床】

单纯性肾囊肿（simple cyst of kidney），简称肾囊肿，是肾最常见的病变，成年人好发。临床上多无症状。可单发或多发，其内充满浆液，囊壁较薄。肾囊肿由后天形成，多由肾小管憩室发展而来，并随年龄增长而增多增大。

多囊性肾病简称多囊肾，为遗传性病变，成人型多见。中年后随囊肿增多、增大出现症状，表现为腹部肿块、血尿、高血压，晚期可发生尿毒症。其病理改变为晚期肾实质几乎完全被大小不等的囊肿代替，常合并多囊肝。

【影像学表现】

1. 单纯性肾囊肿　①尿路造影表现：较大或位置较深囊肿可使相邻肾盂、肾盏受压变形，但不会造成其破坏；较小或向肾外生长的囊肿不易显示。②CT表现：表现为肾脏内或向肾外生长的圆形水样低密度灶，密度均匀，边缘清晰锐利，可单发或多发，增强扫描病灶无强化（图2-4-13），当伴有出血时密度可增高。③MRI表现：囊肿呈水样信号，T_1WI为低信号，T_2WI为高信号，增强扫描无强化。

2. 成人型多囊肾（autosomal dominant polycystic kidney disease，ADPKD）　①尿路造影表现：双侧肾盏、肾盂普遍受压、拉长、变形和分离，呈"蜘蛛足"状改变。②CT表现：双肾体积增大，其内满布多发大小不等圆形或卵圆形水样低密度灶，增强扫描无强化，部分囊肿内有出血而呈高密度；常并发多囊肝（图2-4-14）。③MRI表现：囊肿呈水样信号，T_1WI为低信号，T_2WI为高信号，增强无强化，有时部分囊肿呈出血性信号。

【诊断与鉴别诊断】

无论CT或是MRI检查，单纯性肾囊肿或成人型多囊肾的表现均具特征，易于诊断。但当单纯性肾囊肿合并出血、感染或钙化时，需增强扫描以利鉴别。

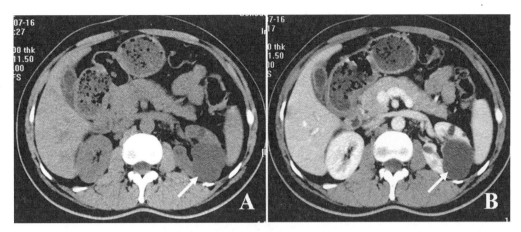

图 2-4-13　左侧单纯肾囊肿 CT 表现

图 A　CT 平扫，左肾多发类圆形水样低密度灶，边界光滑锐利（箭头）；图 B　增强扫描，病灶无强化（箭头）

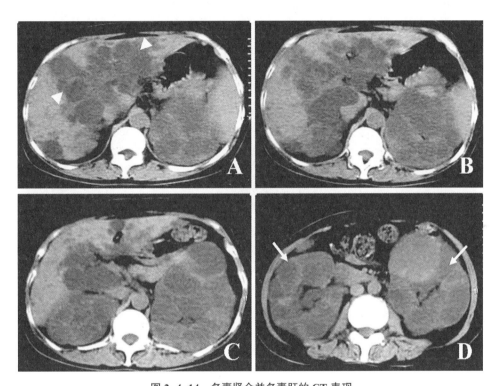

图 2-4-14　多囊肾合并多囊肝的 CT 表现

双肾轮廓增大，形态失常，实质弥漫分布囊状液性密度影，部分囊内密度稍高，
肾窦受压（长箭头）；肝实质亦可见多发大小不等囊状水样密度影，成簇状排列（箭头）

（五）肾血管平滑肌脂肪瘤

　　肾血管平滑肌脂肪瘤（renal angiomyolipoma）是肾脏较为常见的良性肿瘤，又称错构瘤。本病发展缓慢，可单发或双侧多发。

【病理与临床】

　　血管平滑肌脂肪瘤为一种无包膜组织的错构性肿块，由不同比例的血管、平滑肌和脂肪构成，肿瘤大小从数毫米至 20cm 以上不等。

　　多见于 40～60 岁女性，临床上早期无症状，肿瘤较大时可触及肿块，若引起肾脏破裂，导致剧烈的腰部疼痛。

【影像学表现】

1. X线表现　平片可见较大肿块所致的轮廓改变。尿路造影检查，肿瘤较小时可无异常，较大肿瘤可致肾轮廓发生改变，并致肾盂、肾盏受压、移位和变形。

2. CT表现　典型表现为肾实质内混杂密度肿块，内有脂肪性低密度灶及软组织密度区；增强扫描，其内脂肪性低密度灶无强化，血管性结构发生较明显强化（图2-4-15）。

3. MRI表现　肿块T₁WI和T₂WI均呈混杂信号；脂肪抑制序列，高信号脂肪灶变为低信号，具有特征性；增强检查，病灶呈不均匀强化。

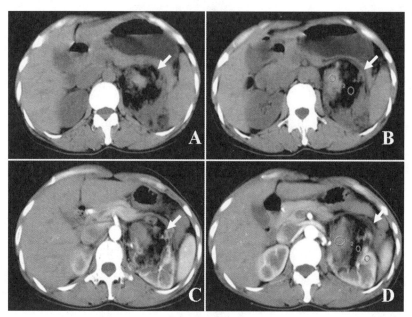

图2-4-15　左肾血管平滑肌脂肪瘤的CT表现
图A、B　平扫，左肾上极混杂密度肿块影（箭头），内有脂肪及软组织密度，
肿块向肾周间隙突出；图C、D　增强扫描，肿块不均匀强化（箭头）

【诊断与鉴别诊断】

本病主要通过CT或MRI诊断，平扫及增强扫描以肾实质不均匀肿块内有确切脂肪与血管成分为主要特征。但脂肪含量较少的肾血管平滑肌脂肪瘤多不能与肾细胞癌鉴别。

（六）肾细胞癌

肾细胞癌（renal cell carcinoma，RCC）简称肾癌，是最常见的肾脏恶性肿瘤。

【病理与临床】

肿瘤易发生在肾上极或下极，来自肾小管上皮细胞，其中以透明细胞癌常见，瘤内富有血管，常合并有出血和坏死。

40岁以上男性多见，典型表现为无痛性血尿、胁腹部疼痛和肾区可触及肿块，早期小肾癌可无任何症状。

【影像学表现】

1. CT表现　①肾实质肿块，呈类圆形或分叶状，可致肾轮廓外突。②较小肿瘤密度可均匀，呈等或略高密度；较大肿瘤密度多不均匀，内有不规则低密度灶，为陈旧性出血或坏死。少数肿瘤内可见点状或不规则钙化影。③增强扫描，皮质期肿瘤多为不均匀强化，实质期由于强化程度减弱而密度低于周围肾实质（图2-4-16）。

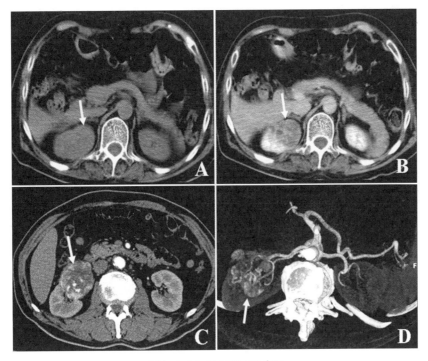

图 2-4-16　肾癌的 CT 表现
图 A　CT 平扫，右肾实质密度均匀，仅上极边缘略凸（箭头）；图 B　增强扫描，
右肾实质内占位，呈不均匀强化（箭头）；图 C　（另一病例）增强扫描，
右肾肿块不均匀强化（箭头）；图 D　MPR，显示肿瘤血管及其来源（箭头）

2. MRI 表现　① T_1WI 肿瘤信号强度多低于正常肾皮质，T_2WI 呈混杂信号，病变周边常见低信号环，为肿瘤假性包膜（图 2-4-17）。②增强检查，肿瘤呈不均一强化。CT、MRI 检查还可明确肾静脉和下腔静脉内瘤栓，表现为血管内充盈缺损。

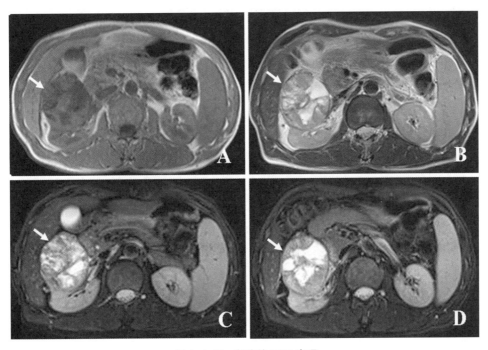

图 2-4-17　肾癌的 MRI 表现
图 A　T_1WI；图 B　T_2WI，右侧肾脏局部见混杂信号肿块影（箭头）；
图 C、D　T_2WI 抑脂序列，肿瘤假性包膜显示清晰（箭头）

【诊断与鉴别诊断】

肾癌的影像学诊断可进行超声和 CT、MRI 检查,多具有典型的表现,结合临床,诊断并不难。需注意与下列疾病鉴别:①肾盂癌:病变主要位于肾窦区,一般不造成肾脏大体轮廓的改变,呈轻度强化;②肾血管平滑肌脂肪瘤:其内常含有脂肪成分,可根据 CT 值的测量和 MRI 抑脂序列检查明确诊断。

(七)肾盂癌

肾盂癌(renal pelvic carcinoma)发生在肾盂或肾盏上皮的肾恶性肿瘤。

【病理与临床】

多数为移行细胞癌,可分乳头状癌和非乳头状癌,前者为息肉突出样病变,后者表现为肾盂壁增厚,界限不清;少数为鳞癌和腺癌,其恶性程度远高于移行细胞癌。肿瘤向下可种植至输尿管和膀胱。

常见于 40 岁以上男性,临床常见无痛性全程血尿,并有胁腹部疼痛。

【影像学表现】

1. X 线表现　造影检查可见肾盂肾盏内不规则充盈缺损,并可由于肿瘤梗阻导致肾盂肾盏扩张积水。

2. CT 表现　①肾窦内肿块,其密度低于肾实质但高于尿液;②肾积水;③增强扫描肾窦肿块仅轻度强化(图 2-4-18)。

3. MRI 表现　与 CT 表现类似。T_1WI 肿块信号高于尿液,类似于肾实质,T_2WI 低于尿液,MRU 能清晰显示肾盂肾盏扩张积水。增强扫描肿瘤轻至中度强化,侵犯肾皮质时,肿块与其分界不清。

【诊断与鉴别诊断】

肾盂肾盏内结节或肿块是肾盂癌的直接征象。肾盂癌应与血凝块鉴别:后者在增强扫描无强化。

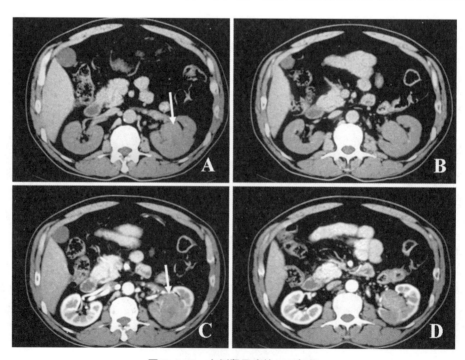

图 2-4-18　左侧肾盂癌的 CT 表现
图 A、B　CT 平扫,左侧肾盂内肿块影,与肾实质分界不清(箭头);
图 C、D　增强扫描,肿块呈轻度强化(箭头)

（八）膀胱癌

膀胱癌（bladder carcinoma）指膀胱内细胞的恶性过度生长。起源于膀胱的黏膜上皮，为常见的膀胱恶性肿瘤。

【病理与临床】

病理上多为移行上皮细胞癌，少数为鳞癌和腺癌。分为增生型、浸润型和混合型。增生型多形成肿块，自膀胱壁突向腔内；浸润型则沿膀胱壁生长，造成膀胱壁局限性增厚；混合型可同时见有肿块和膀胱壁增厚。膀胱癌易发生在三角区和两侧壁，晚期肿瘤较大时，内有坏死，并可侵犯膀胱全层或向膀胱外侵犯，常发生局部淋巴结或远处转移。

多见于40岁以上男性，主要临床表现为间歇性全程无痛性肉眼血尿，伴有尿频、尿急。

【影像学表现】

1. X 线表现 膀胱造影检查，乳头状癌表现为自膀胱壁向腔内突出的结节状或菜花状充盈缺损，表面多凹凸不平；非乳头状癌常表现为膀胱壁局部僵硬。

2. CT 表现 ①平扫：可见膀胱壁结节或肿块，突入腔内，常位于膀胱侧壁和三角区；或见膀胱壁局限性增厚。少数肿瘤表面可有点状或不规则钙化。②增强检查：肿瘤多为均一强化（图 2-4-19）。③ CT 检查还能发现肿瘤向周围组织和邻近器官的侵犯，如膀胱精囊三角消失。

3. MRI 表现 其形态、侵犯情况与 CT 表现类似。T_1WI 肿块信号类似于正常膀胱壁，T_2WI 为中等信号，明显高于正常膀胱壁；增强扫描有明显强化。

【诊断与鉴别诊断】

根据影像学检查表现，结合临床表现，多能明确膀胱癌的诊断。膀胱癌应与膀胱阴性结石、血块等鉴别：前者位置固定，后两者可随体位变换而发生位置变化，增强扫描无强化。

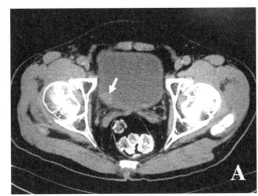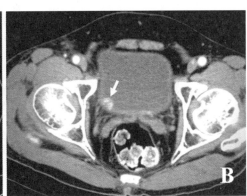

图 2-4-19 膀胱癌的 CT 表现
图 A CT 平扫，膀胱右侧后壁软组织结节（箭头）；
图 B 增强扫描，病灶较均匀强化（箭头）

第二节 肾上腺

肾上腺是人体重要的内分泌腺，具有分泌多种激素的功能，其组织结构复杂，可发生多种类型病变。影像学检查的目的在于确定病变的位置、数目、大小、范围和性质，主要检查方法有CT、MRI 平扫和增强扫描。

一、影像学检查方法

（一）CT 检查

1. 平扫检查　检查前应于空腹后口服对比剂 200 ～ 400mL，以区别胃肠道结构。层厚用 3 ～ 5mm，结合靶扫描技术，后者有利于肾上腺功能性小病变的检出。

2. 增强检查　当平扫发现肾上腺病变，特别是有结节或肿块时，需行增强扫描或行延迟扫描。

（二）MRI 检查

1. 常规检查　行 SE 序列 T_1WI 和 FSE 序列 T_2WI 横断面检查，必要时行冠状位或矢状位扫描。层厚均为 3 ～ 5mm。梯度回波序列的同相位和反相位成像技术，能确定病变内是否含有相当比例的脂质，常用于肾上腺腺瘤的诊断与鉴别诊断。

2. 增强检查　多数肾上腺肿块需行增强 MRI 检查。

二、正常影像学表现

1. CT 检查　在周围低密度脂肪组织的对比下，能够清晰显示肾上腺。CT 平扫肾上腺呈均匀的软组织密度，增强后呈均匀强化。右侧肾上腺常显示为"人"字形，外支有时不显示；左侧表现为倒"Y"字形，边缘光滑，无结节状，侧支厚度小于 10mm（图 2-4-20A、C）。

2. MRI 检查　正常肾上腺的位置、形态、大小、边缘与 CT 表现相同，其信号明显低于周围脂肪组织，增强后呈均匀强化。

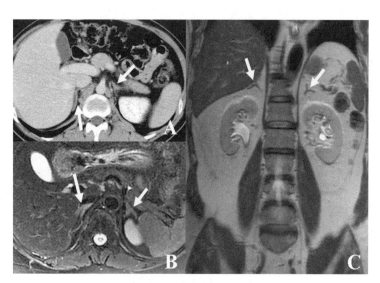

图 2-4-20　正常肾上腺 CT、MRI 表现
图 A　CT 增强扫描，两侧肾上腺均匀强化（箭头）；图 B　T_2WI 抑脂序列（轴位），
双侧肾上腺呈稍高信号（箭头）；图 C　T_2WI 冠状位，肾上腺呈低信号（箭头）

三、基本病变的影像表现

1. 肾上腺大小的改变　肾上腺增大多为双侧性，表现为腺体弥漫性增大，侧支厚度大于 10mm，面积大于 150mm²，见于肾上腺增生。双侧肾上腺变小，提示肾上腺萎缩，主要见于垂体功能低下或特发性肾上腺萎缩。

2. 肾上腺结节或肿块　见于肿瘤或囊肿。良性肿瘤尤其是功能性肿瘤一般较小，直径多在3cm以下，密度或信号均匀，恶性肿瘤或非功能性肿瘤常较大，直径多在5cm以上，密度或信号不均匀。

四、常见疾病的影像诊断

（一）肾上腺增生

肾上腺增生（adrenal hyperplasia）绝大多数发生在肾上腺皮质，属于功能亢进性病变。

【病理与临床】

肾上腺增生的组织结构不同，其临床表现各异：①库欣综合征（Cushing sydrome）：多由肾上腺增生所致，常见于中年女性，表现为向心性肥胖、满月脸、皮肤紫纹和血、尿皮质醇增高；②原发醛固酮增多症：即 Conn 综合征，少数因肾上腺增生所致，主要表现为高血压、肌无力、低血钾和血、尿醛固酮水平增高；③先天性肾上腺皮质增生：由于合成皮质醇的酶先天性缺陷，常表现为男性假性性早熟和女性假两性畸形。

【影像学表现】

肾上腺皮质不同组织结构的增生具有相似的影像学表现。CT、MRI 均可见双侧肾上腺弥漫性增大，侧支厚度大于 10mm 或面积大于 150mm²，但形态、密度或信号强度仍维持正常。有时在增大肾上腺边缘可见一个或多个小结节影，结节直径常小于 1.0cm，其密度与信号与肾上腺相同（图 2-4-21）。

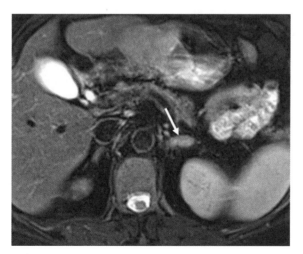

图 2-4-21　左侧肾上腺增生 MRI 表现
T₂WI 抑脂序列，左侧肾上腺外支均匀性
增厚（箭头），周围脂肪清晰

【诊断与鉴别诊断】

当临床诊断为库欣综合征、原发醛固酮增多症或肾上腺性征异常时，若影像学检查显示双侧肾上腺弥漫性增大，则可确诊为肾上腺皮质增生。应注意约有半数的肾上腺增生虽造成功能异常，但无明显形态学改变，CT 检查可显示正常。

（二）肾上腺腺瘤

肾上腺腺瘤（adrenal adenoma）是发生于肾上腺皮质的良性肿瘤，分为功能性与非功能性。

【病理与临床】

　　功能性肾上腺腺瘤根据其分泌素不同分为 Cushing 腺瘤、Conn 腺瘤，偶为分泌性激素的腺瘤，临床上分别具有相应的症状和体征；非功能性腺瘤发生率较高，无症状，常于检查时意外发现。各种腺瘤均有完整包膜，内含丰富的脂质，其中功能性者直径多在 3cm 以下，非功能性者通常较大。

【影像学表现】

　　1. CT 表现　①各种类型腺瘤的共同点：常表现为单侧圆形或椭圆形肿块，边缘光滑，因富含脂质密度较低；增强扫描，肿块多均匀强化，边界清楚（图 2-4-22）。②不同点：Cushing 腺瘤直径常为 2～3cm，同侧其余部分和对侧肾上腺萎缩；Conn 腺瘤直径多在 2cm 以下；非功能腺瘤常为 3～5cm，甚至更大。

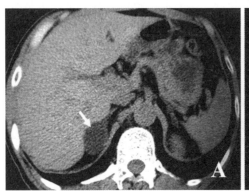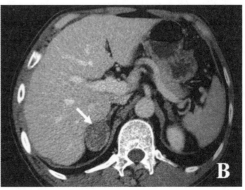

图 2-4-22　右侧肾上腺腺瘤 CT 表现

图 A　平扫，右侧肾上腺类圆形低密度结节（箭头）；图 B　增强扫描，病灶轻度强化（箭头）

　　2. MRI 表现　肾上腺类圆形肿块，T_1WI 和 T_2WI 上均类似肝实质信号，且由于富含脂质而在梯度回波反相位上常有明显信号强度下降。

【诊断与鉴别诊断】

　　当临床诊断为库欣综合征或 Conn 综合征，若影像学检查发现肾上腺肿块并具有上述表现，可确诊为 Cushing 腺瘤或 Conn 腺瘤；非功能性腺瘤与转移瘤鉴别，前者 CT 增强肿块均匀强化、边界清楚，MRI 反相位检查信号明显下降是其特征性表现。

（三）肾上腺嗜铬细胞瘤

　　肾上腺嗜铬细胞瘤（adrenal pheochromocytoma）是发生于肾上腺髓质的肿瘤，多为良性，但也可为恶性。

【病理与临床】

　　肾上腺是嗜铬细胞瘤的好发部位，约占 90%。嗜铬细胞瘤又称为"10% 肿瘤"，即约 10% 肿瘤位于肾上腺外，10% 为多发肿瘤，10% 为恶性肿瘤，10% 的肿瘤具有家族性。

　　可发于任何年龄，20～40 岁多见。肿瘤分泌儿茶酚胺，常见阵发性高血压、头痛、心悸、多汗，发作数分钟后症状缓解。

【影像学表现】

　　1. CT 表现　常为单侧肾上腺结节或肿块，呈圆形或椭圆形，直径多在 3～5cm，也可更大。较小肿瘤密度均匀，类似肾脏；较大肿瘤密度不均匀，其内常有因出血、坏死导致的低密度区；少数肿瘤可见钙化。增强扫描肿块实体部分发生明显强化（图 2-4-23）。

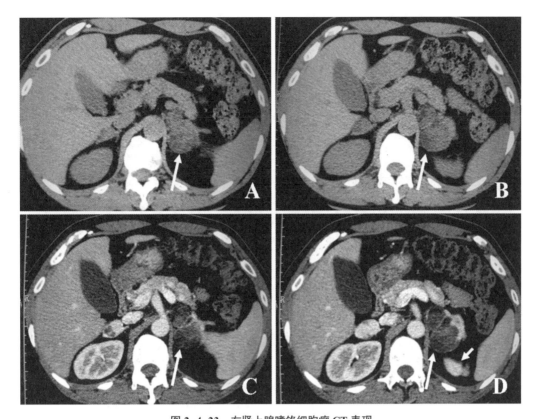

图 2-4-23 左肾上腺嗜铬细胞瘤 CT 表现
图 A、B　CT 平扫，左侧肾上腺呈较大分叶状肿块，密度不均匀，边界清晰（箭头）；
图 C、D　增强扫描，肿块不均匀强化（长箭头），D 图短箭头为左肾上极

2. MRI 表现　肿瘤 T_1WI 信号类似肌肉，T_2WI 呈明显高信号。较大肿瘤易发生出血、坏死和囊变，表现为信号不均。增强扫描类似 CT 表现。

【诊断与鉴别诊断】

临床表现有嗜铬细胞瘤的体征，CT 或 MRI 检查发现肾上腺结节或肿块，具有上述征象，可诊断肾上腺嗜铬细胞瘤；若肾上腺区未发现异常，应考虑异位嗜铬细胞瘤的可能，可检查其他部位，常位于腹主动脉旁、髂血管旁、膀胱壁或纵隔内；当查及肾上腺或肾上腺外肿块，并发现其他部位转移灶时，应考虑恶性嗜铬细胞瘤的可能。

（四）肾上腺转移瘤

肾上腺转移瘤（adrenal metastasis）较为常见，多为肺癌转移，也可为乳腺癌、甲状腺癌或肾癌等转移。

【病理与临床】

肾上腺转移瘤开始发生的部位是髓质，其后累及皮质。病变常为双侧性，肿瘤内可有坏死和出血。

临床症状和体征主要为原发肿瘤的表现，极少影响肾上腺皮质功能。

【影像学表现】

CT、MRI 常表现为双侧或单侧肾上腺结节或肿块，呈类圆、椭圆形或分叶状，直径常为 2～5cm，也可更大。密度或信号均匀，类似肾脏；较大肿瘤内可有坏死性低密度区（图 2-4-24）或 T_2WI 高信号灶。增强扫描，肿块呈均一或不均一强化。

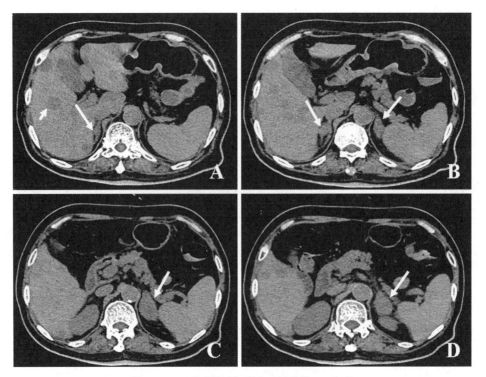

图 2-4-24　肺癌肝脏、肾上腺转移的 CT 表现
双侧肾上腺局限性软组织结节影（长箭头），左侧较大，结节中央可见片状稍低密度影；
肝实质内多发类圆形稍低密度灶，为肝内转移（图 A 短箭头）

【诊断与鉴别诊断】

绝大多数肾上腺转移瘤并不影响肾上腺皮质功能，故其影像学诊断仍依赖于临床资料：①有肾上腺外恶性肿瘤，当发现双侧肾上腺肿块时，应考虑为肾上腺转移瘤；②有肾上腺外恶性肿瘤，若仅发现单侧肾上腺肿块，又不具有腺瘤表现特征，不能排除转移瘤可能，需细针活检；③若为单侧肾上腺肿块时，不论有无原发肿瘤，此时 MRI 的反相位检查虽有助于与无功能腺瘤鉴别，但仍不能与其他无功能性肿瘤如神经节细胞瘤等鉴别，需随诊检查或行细针活检以明确诊断。

第三节　阅片实践

患者，男，74 岁。发现无痛性血尿 1 周，常感腰痛，尿常规血细胞（++++），行 CT 平扫及增强扫描（图 2-4-25）。

CT 所见：平扫显示右肾体积明显增大，形态不规则，实质区见较大不均匀软组织密度肿块影，向肾外生长，突入肾周间隙，向内突向肾窦，外缘尚清晰（图 2-4-25A、B，箭头）；增强扫描：肿块不均匀强化（箭头），中央见不规则低密度影，外缘尚完整（图 2-4-25C、D，箭头）。

CT 诊断意见：右肾细胞癌。

讨论：本例为肾实质肿块，呈不规则状向肾内外突出，已突破肾包膜，其内无脂肪、钙化等组织；增强扫描，呈不均匀强化，内有坏死无强化区，应考虑恶性占位，符合肾细胞癌诊断。此外，CT 检查尚可对肾癌进行分期（Robson 分期法）：Ⅰ期：位于肾包膜内；Ⅱ期：侵入肾周围脂肪，但仍局限于肾周围筋膜内；Ⅲ期：侵犯肾静脉、下腔静脉或淋巴结；Ⅳ期：侵犯邻近器官或远处转移。本例应属肾癌Ⅱ期。

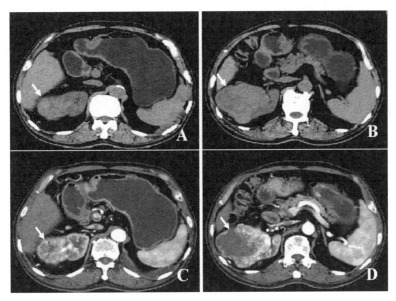

图 2-4-25　双肾 CT 平扫及增强扫描

学习拓展

　　泌尿系统结石是常见病、多发病，包括肾、输尿管、膀胱结石，属中医"石淋""血淋"范畴。《内经》认为："淋之为病，肾虚膀胱热也。"根据《中医病证诊断疗效标准》将其分为湿热蕴结型、瘀血阻滞型和肾元亏虚型。

　　影像检查为泌尿系统结石的首选方法。有研究发现，湿热蕴结型临床多见，且以青壮年为主，常见于泌尿系统结石急性发作期伴感染，以输尿管结石为主，一般小于 0.8cm，肾功能无明显改变。瘀血阻滞型多见于泌尿系统结石亚急性期，常有明显的反复发作史，多因结石久滞于肾、输尿管，直径多大于 1cm，伴中度肾积水。肾元亏虚型以中老年患者居多，病程长，病变由实转虚，肾功能有不同程度损害，结石多发，其直径多大于 1.5cm，有明显的梗阻征象。

学习小结

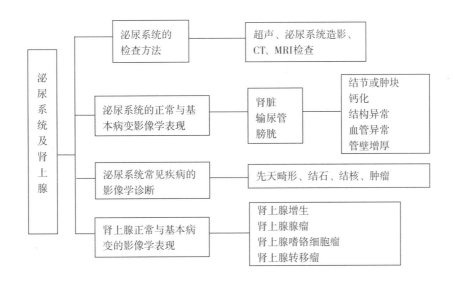

第五章
生殖系统与乳腺

扫一扫，查阅本章数字资源，含PPT、音视频、图片等

第一节　男性生殖系统

男性生殖系统包括前列腺、精囊腺、睾丸、附睾及输精管，其中前列腺病变常见。X线平片价值有限，主要利用超声、CT、MRI检查。CT检查能明确显示前列腺增大，对晚期前列腺癌能明确诊断，并能明确肿瘤的侵犯范围及淋巴转移或骨转移；对睾丸积液、睾丸癌的腹膜后淋巴结转移、腹股沟内隐睾均能显示。MRI能清楚区分前列腺各叶，对于评价前列腺癌的侵犯范围也相对准确，因此，其价值明显优于CT检查和超声成像，特别是局限于包膜内的早期前列腺癌优势明显。

一、影像学检查方法

1. X线检查　骨盆平片仅能显示骨盆的形态、大小，骨盆各骨质情况，生殖系统区域内的钙化等。

2. CT检查　检查前，在空腹状态下口服对比剂800～1000mL，以识别肠管、充盈膀胱；必要时需清洁乙状结肠和直肠，以排除其肠道干扰。常规进行增强扫描、双期或多期扫描。

3. MRI检查　应在膀胱充盈状态下常规行SE序列T_1WI和FSE序列T_2WI横断面、冠状面、矢状面扫描，脂肪抑制技术T_2WI检查，层厚一般为5mm。有可疑病灶时可进行增强检查，静脉内快速注射顺磁性对比剂Gd-DTPA后，进行脂肪抑制前、后的T_1WI扫描。此外，根据病变特点还可进行磁共振功能成像，主要包括磁共振波谱成像和磁共振弥散成像，两者对前列腺良性增生和前列腺癌的鉴别具有较高价值。

二、正常影像学表现

1. 前列腺（prostate）　前列腺呈栗子形或倒锥形，尖端向下，位于耻骨后、直肠前，其内有尿道和射精管通过。正常前列腺随年龄增长逐渐增大，成年人上端左右径约4cm（老年人应小于5cm），上下径为3～4cm，前后径约为2cm，可分为前叶、中叶、后叶和两侧叶。前叶和中叶相当于内腺，包括尿道周围组织和移行区，左、右侧叶和后叶相当于外腺，包括中央区和周围区。CT断面不能分辨各叶，表现为均匀软组织密度。MRI检查前列腺T_1WI呈均匀低信号，T_2WI移行区和中央区呈低信号，周围区为较高信号（图2-5-1）。

2. 精囊（seminal vesicles）　精囊位于膀胱后方、前列腺上缘，由卷曲的细管构成，呈对称性卵圆结构，大小为3.0cm×1.0cm，富含水分。CT表现为前列腺上方、膀胱后方两侧对称性的

卵圆形软组织密度影，膀胱后壁与精囊前缘之间为尖端向内的低密度脂肪间隙，为膀胱精囊三角（图 2-5-2）。精囊 MRI 表现为 T_1WI 低信号、T_2WI 高信号影，增强扫描腺管壁强化呈蜂窝状结构。

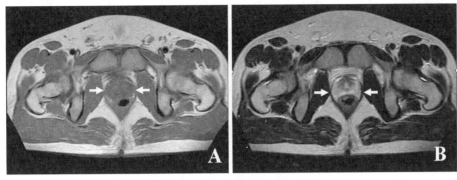

图 2-5-1　正常前列腺的 MRI 表现

图 A　T_1WI，前列腺呈均匀的低信号（箭头）；图 B　T_2WI，
前列腺移行区和中央区呈低信号，周围区呈较高信号（箭头）

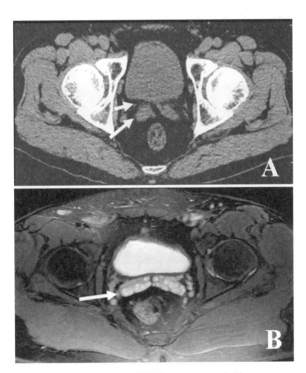

图 2-5-2　正常精囊 CT、MRI 表现

图 A　CT 平扫，精囊（长箭头）呈软组织密度，与膀胱后壁形成膀胱精囊三角
（短箭头）；图 B　T_2WI，精囊内精曲小管（箭头）

3. 睾丸（testes） 正常睾丸呈卵圆形，边界清楚，密度或信号均匀，T_1WI 呈均匀低信号，T_2WI 为高信号，周边有一较薄环状低信号，为白膜。睾丸鞘膜内正常时有少量液体。

三、基本病变的影像表现

1. 前列腺、精囊、睾丸大小及形态异常 前列腺横径大于 5cm，或在膀胱、耻骨联合上 2cm 仍见前列腺，即为前列腺增大，见于前列腺增生、炎症和前列腺癌。精囊增大，膀胱精囊三角变窄或消失，常见于精囊炎，后者还可见于膀胱癌的侵犯。睾丸增大多见于肿瘤，阴囊内未见睾丸提示隐睾，应寻找睾丸位置。

2. 前列腺、精囊内部密度或信号异常　前列腺、精囊钙化 CT 检查能精确显示，提示慢性病变；前列腺内低密度灶见于脓肿、囊肿及肿瘤坏死；T_2WI 显示前列腺移行带增大并呈中等或较高信号时，常提示前列腺增生；周围带显示有低信号灶，提示前列腺癌。睾丸肿块多为睾丸肿瘤，非精原细胞瘤表现为 T_2WI 不均匀稍高信号，但比正常睾丸信号低。

四、常见疾病的影像诊断

（一）前列腺增生

【病理与临床】

前列腺增生（prostatic hyperplasia）是 50 岁以上男性常见疾病。病变多发生于前列腺的中叶及外侧叶，主要是前列腺细胞的增多，致其体积增大，从而压迫膀胱，挤压尿道。临床出现膀胱刺激症状，如尿频、尿急、夜尿增多，和尿道梗阻性症状，如排尿困难，严重时可发生尿潴留。

【影像学表现】

1. CT 表现　①前列腺呈弥漫性或结节性增大，表现为横径大于 5cm，或在耻骨联合上方 2cm 的层面仍可显示前列腺；②前列腺边缘光滑，密度均匀，可有钙化；③增强检查前列腺成对称性均匀强化（图 2-5-3）。

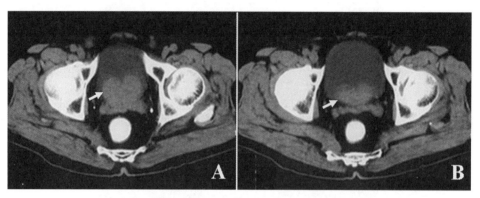

图 2-5-3　前列腺增生的 CT 表现
CT 平扫，前列腺对称性增大，并突向膀胱底（箭头）

2. MRI 表现　① T_1WI 增大的前列腺呈均匀低信号，边缘光整，形态对称。② T_2WI 中央区和移行区体积明显增大，当以腺体增生为主时，呈结节性不均匀高信号，以基质增生为主时，则以中等信号为主。③前列腺的周围带仍维持正常的较高信号，并显示受压变薄。

【诊断与鉴别诊断】

前列腺增生主要表现为前列腺体积对称性增大，以移行区增大为主。MRI 检查具有较高诊断价值，T_2WI 表现为增大的前列腺周围区受压变薄而信号正常，诊断不难。

（二）前列腺癌

【病理与临床】

前列腺癌（prostate cancer）是老年男性常见的恶性肿瘤。前列腺癌绝大多数为腺癌，好发部位为前列腺周围区。癌肿可直接侵犯邻近组织，也可发生淋巴转移和血行转移，骨转移多见。临床主要表现为尿频、尿急和排尿困难，晚期可有膀胱或会阴疼痛，以及转移引起的骨痛、脊髓压迫和病理性骨折等。

【影像学表现】

1. CT 表现　早期仅可见前列腺增大，密度无异常改变；增强扫描病灶强化程度高于正常组织，呈不均匀强化。进展期前列腺呈不规则分叶样增大。膀胱精囊三角的消失提示肿瘤侵及精囊。肿瘤还可通过尿道黏膜累及膀胱。

2. MRI 表现　对前列腺的诊断、分期及确定大小、范围有较高价值。T_1WI 癌肿信号与正常组织无明显差别，T_2WI 表现为在正常较高信号的周围区内出现低信号结节影，边界清楚。增强检查肿瘤强化，呈明显的高信号结节（图 2-5-4）。

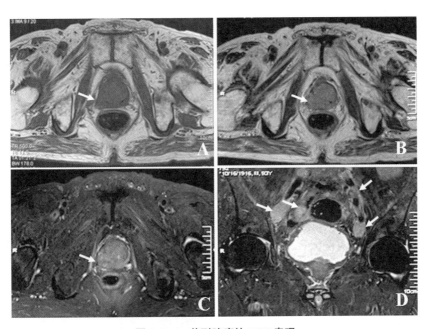

图 2-5-4　前列腺癌的 MRI 表现

图 A、B　T_1WI，前列腺右侧周围区局部隆起，信号较低，与中央区界限不清（箭头）；

图 C　T_2WI 抑脂序列，肿瘤呈稍高信号（箭头）；图 D　冠状位，盆腔多发肿大淋巴结（箭头）

【诊断与鉴别诊断】

对于早期局限于前列腺被膜内的前列腺癌，MRI 为首选检查方法。T_2WI 较高信号的周围区内出现低信号结节是诊断的主要依据，动态增强 MRI、DWI 和 MRS 检查有助于前列腺癌和良性前列腺增生的鉴别，特别是对位于中央区和移行区的早期前列腺癌具有较高价值。

第二节　女性生殖系统

影像学检查对女性生殖系统具有较高的诊断价值，主要检查方法包括超声、子宫输卵管造影、CT 及 MRI 检查等，对确定疾病的位置、大小、性质、范围及恶性肿瘤分期具有重要意义。

一、影像学检查方法

1. 超声成像　具有较大优势，尤其对盆腔肿块的诊断，确定其解剖来源、囊性或实性、良性或恶性均有较高的敏感性及准确性，经阴道超声优势明显，并且检查方便，价格低廉。

2. 子宫输卵管造影（hysterosalpinography，HSG）　是经宫颈口注入含碘对比剂以显示子宫和输卵管内腔的一种检查方法，主要用于观察宫腔的大小、形态，了解子宫有无畸形，观察输卵管通畅性，判断管腔有无狭窄或扩张，确定有无梗阻及梗阻位置等，临床常用于寻找不孕症的原因。

3. CT 检查　应做肠道清洁，并在膀胱充盈状态下进行，阴道检查时应放置阴道栓。常规进行平扫及增强扫描，主要用于发现隐匿病变，对病变进行定位，确定其起源和性质，如囊性、实性、脂肪性、钙化等，对恶性肿瘤还可判断其浸润和转移情况，有无盆腔淋巴结转移，邻近组织是否受侵，并对其进行分期。

4. MRI 检查　对软组织分辨率高，可以做多平面（轴位、矢状与冠状位）扫描，T_1WI、T_2WI 及抑脂序列是常规扫描序列，必要时进行增强扫描，在盆腔内器官的解剖、病变的侵犯范围及深度等方面可提供详细的信息。

二、正常影像学表现

影像学检查范围包括子宫、输卵管、卵巢、阴道。成年女性的子宫长 5～7cm，宽 4～5cm，厚 2～3cm，子宫颈长 2.5～3.0cm，绝经后子宫可萎缩。

1. X 线表现　子宫输卵管造影能观察子宫宫腔、输卵管的整体形态、大小及密度。子宫呈倒置三角形，分为底、体、颈。子宫密度均匀，两侧壁和子宫底光滑整齐，子宫腔上部两侧为子宫角，与输卵管相通。子宫颈管呈长柱形，边缘呈羽毛状。两侧输卵管自子宫角向外并稍向下走行，呈迂曲柔软的线条状影。输卵管近子宫的一段细而直，为峡部；远段较粗大，为壶腹部。壶腹部末端呈漏斗状扩大，为输卵管的伞端。连续观察造影剂可弥散进入盆腔，呈波浪状改变（图 2-5-5）。

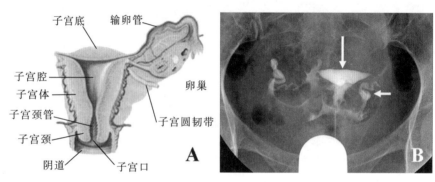

图 2-5-5　正常子宫、输卵管造影与解剖

图 A　子宫、输卵管、卵巢解剖；图 B　子宫输卵管造影，子宫腔（长箭头）及输卵管壶腹部（短箭头）

2. CT 表现　子宫表现为横置的圆形或椭圆形软组织密度影，边界清楚，子宫体中央密度稍低，子宫颈在宫体下层面，呈梭形软组织影，长径一般不超过 3cm。正常卵巢与输卵管一般不显影，当卵巢内有较大的卵泡时，可表现为子宫两侧圆形囊性低密度影，边缘光滑。增强检查，子宫肌呈明显均匀强化，中心无强化区为宫腔，卵巢和输卵管仍不能显示。子宫前方为膀胱，后方为直肠（图 2-5-6）。

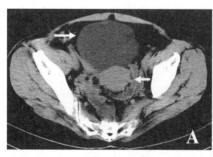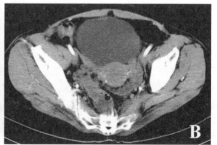

图 2-5-6　正常盆腔 CT 表现

图 A　平扫，正常子宫（短箭头）及膀胱（长箭头）；图 B　CT 增强，子宫均匀强化

3. MRI 表现　生育期妇女子宫体在矢状位和横断位显示最佳，T₁WI 呈中等信号，T₂WI 宫体内有三种信号，肌层为中等信号，内膜及宫腔黏液为高信号，两者之间有一薄而较低信号的结合带。卵巢呈卵圆形结构，T₁WI 呈均匀低信号，T₂WI 卵巢边缘部的卵泡呈高信号。输卵管难以识别（图 2-5-7）。

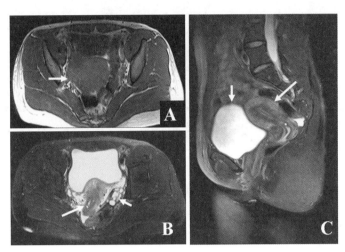

图 2-5-7　正常盆腔 MRI 表现
图 A　T₁WI，子宫呈中等信号（箭头）；图 B　T₂WI 抑脂，子宫（长箭头）、
卵泡（短箭头）；图 C　T₂WI 矢状位，膀胱（短箭头）及子宫（长箭头）

三、基本病变的影像表现

1. 子宫形态、大小异常　整体异常主要见于各类子宫畸形，如单角子宫、双角子宫、双子宫、纵隔子宫等。双角子宫在子宫输卵管造影上表现为一个宫颈管上连接两个梭形子宫腔，在两个梭形子宫腔的顶端各连接一根输卵管，两个子宫腔之间的距离一般比较宽（图 2-5-8）。双子宫则除了有两个宫腔外，子宫腔各有一宫颈，可伴有阴道纵隔。局部长大与形态异常，主要见于子宫占位性病变。

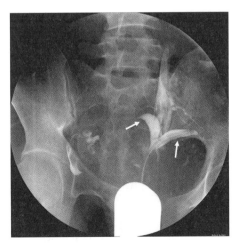

图 2-5-8　双角子宫造影表现
双角子宫（箭头）

2. 子宫密度、信号异常　子宫内密度或信号不均匀，多见于子宫肌瘤（图 2-5-9）和子宫癌。肌瘤 CT 表现密度尚均，其内可有钙化；MRI 表现为均匀的中等或低信号。子宫癌 CT、

MRI 表现为密度或信号不均，内有坏死液化灶，同时，伴有子宫形态异常。

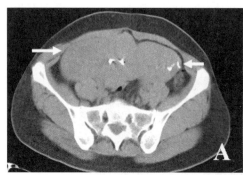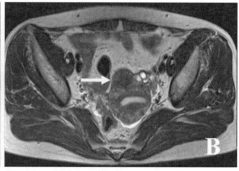

图 2-5-9 子宫密度与信号异常（子宫肌瘤）
图 A　CT 平扫，子宫增大（长箭头），左侧等密度肿块，内见斑点状钙化（短箭头）；
图 B　T₂WI，子宫前壁低信号结节（箭头）

3. 卵巢异常　卵巢病变多表现为盆腔肿块，可见子宫一侧或两侧的囊性、囊实性、实性肿块，见于卵巢囊肿、囊腺瘤、囊腺癌、畸胎瘤（图 2-5-10）或卵巢癌等。

4. 输卵管阻塞　见于炎症、结核或肿瘤，可出现完全性梗阻或部分性梗阻，输卵管造影时推注造影剂压力增大，对比剂不能进入盆腔，或壶腹部扩张积液（图 2-5-11）。

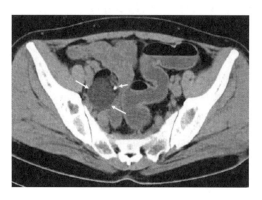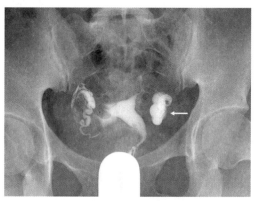

图 2-5-10 卵巢畸胎瘤 CT 表现
右侧卵巢混杂密度肿块（长箭头），
其内见牙釉组织（短箭头）

图 2-5-11 左侧输卵管阻塞
子宫输卵管造影，左侧输卵管远端阻塞，
壶腹部扩张积液（箭头），右侧输卵管通畅

四、常见疾病的影像诊断

（一）子宫肌瘤

子宫肌瘤（uterine leiomyoma）又称子宫平滑肌瘤，是女性生殖器最常见的一种良性肿瘤，根据肌瘤所在子宫的不同部位，可分为肌壁间肌瘤、浆膜下肌瘤、黏膜下肌瘤、子宫颈肌瘤。

【病理与临床】

子宫肌瘤的确切原因尚不清楚，可能与长期和过度的雌激素刺激有关，绝经后肌瘤可萎缩退化。大体病理表现为肿瘤组织致密，细胞呈束状交错编织或旋涡状排列。

好发于 30 ~ 50 岁妇女，多无症状，少数有月经过多或阴道出血，腹部触及肿物以及压迫症状等，若发生蒂扭转或其他情况时可引起疼痛。肌瘤较大者可扪及下腹部包块，若压迫膀胱、直肠可引起尿频、排尿或大便困难等症状。

【影像学表现】

1. CT 表现 ①肌瘤呈等密度，黏膜下和肌层内小肌瘤难以显示；当肌瘤体积较大或生长在浆膜下时，表现为子宫局部增大或整体增大，向外突起；若有坏死时，子宫内可见低密度。②增强扫描：肌瘤强化程度与子宫相近，有坏死时，中心无强化（图 2-5-12）。

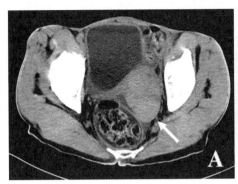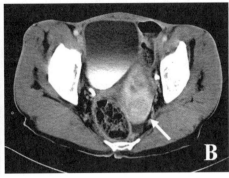

图 2-5-12 子宫肌瘤 CT 表现

图 A　CT 平扫，子宫增大，后壁见等密度肿块（箭头）；
图 B　增强扫描，子宫与肌瘤明显强化，肌瘤较正常肌层密度略低（箭头）

2. MRI 表现 MRI 检查能分辨直径 2mm 的小肌瘤。①肌瘤表现为均匀的中等或低信号，边界清晰，有包膜，子宫局部或整体增大。黏膜下肌瘤可致宫腔内膜结构受压变形，浆膜下肌瘤表现为子宫向外突出的肿块。②增强扫描肌瘤呈轻中度强化。但肌瘤发生变性时，信号复杂：肌瘤囊性变时 T_1WI 呈低信号，T_2WI 呈高信号；黏液变性、红色样变、脂肪变性时或玻璃样变性时表现为高低混杂信号（图 2-5-13）。

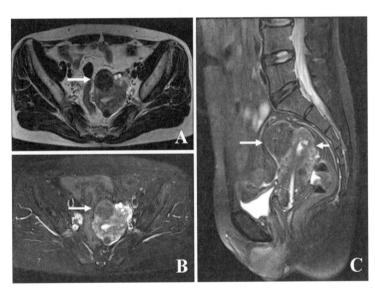

图 2-5-13 子宫肌瘤 MRI 表现

图 A　T_2WI，子宫前壁低信号肿块（箭头）；图 B　T_2WI 抑脂，肿块更明显（箭头）；
图 C　矢状位，肌瘤位于子宫前壁浆膜下（长箭头），短箭头为子宫体

【诊断与鉴别诊断】

子宫肌瘤的超声及 MRI 检查具有诊断优势，CT 诊断子宫肌瘤相对较难。应注意与以下疾病鉴别：①子宫内膜癌：多见于 60 岁以上绝经期妇女，临床上阴道不规则流血，表现为子宫体整体增大，癌肿为低密度，位于子宫中央，形态不规则，盆腔内常见淋巴结转移。②子宫腺肌病：

子宫内膜组织侵入子宫肌层引起平滑肌增生所致，临床上有明显的痛经病史，MRI 显示病变区内斑点状出血灶具有鉴别意义。

（二）子宫内膜癌

子宫内膜癌（endometrial carcinoma），又称为子宫体癌，是妇科常见的恶性肿瘤，发病率仅次于子宫颈癌。

【病理与临床】

病理组织类型可分为腺癌、腺角化癌、鳞腺癌、透明细胞癌，多为腺癌。大体病理分为弥漫型和局限型，前者呈绒毛状或多发息肉状，广泛侵犯子宫腔，后者为息肉状病变，常局限于子宫内膜表面，呈突入子宫腔的肿块或结节，后壁较前壁多见。

多见于绝经后老年妇女，确切病因尚不清楚，可能与外源性雌激素有关。本病的首发症状为无痛性阴道流血，妇科检查可见子宫增大。

【影像学表现】

1. CT 表现　①子宫体局部或整体增大，子宫中央呈不规则低密度区。②增强扫描：肿瘤中度强化，中心坏死区无强化；子宫肌层受侵时，表现为强化的子宫肌层内局限性低密度区（图 2-5-14）。晚期表现为肿瘤直接侵犯盆腔脏器，广泛盆腔内播散，盆腔内淋巴结肿大。

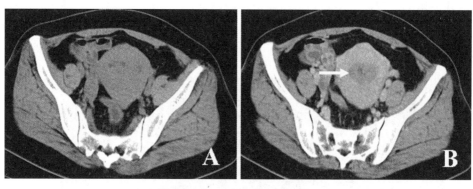

图 2-5-14　子宫内膜癌 CT 表现
图 A　CT 平扫，子宫增大，宫腔内见低密度病灶；
图 B　增强扫描，宫腔内病灶中度强化，中央见斑点状坏死，无强化（箭头）

2. MRI 表现　①早期肿瘤局限在内膜内，进展期表现为子宫内膜不光整，有结节样异常信号，T_1WI 呈等信号，T_2WI 为高信号；T_2WI 结合带不规则或部分中断，提示肿瘤向肌层侵犯（图 2-5-15）；肿瘤侵犯宫颈时，表现为 T_2WI 中等信号的肿块延伸至宫颈；肿瘤继续增大时，子宫体积增大，内膜广泛性增厚，盆腔内及腹膜后淋巴结肿大。②增强扫描，肿瘤中度以上强化。增强扫描有助于了解子宫受累程度。

【诊断与鉴别诊断】

子宫内膜癌具有子宫增大、密度不均、边界不清、增强扫描后呈不均匀强化等征象，结合临床表现可以诊断。应注意鉴别：①子宫颈癌：病变位于子宫颈部，当肿瘤阻塞子宫颈口时也可导致子宫腔扩大，鉴别要点是子宫内膜癌和子宫颈癌的原发部位不同。②子宫平滑肌瘤、平滑肌肉瘤：发生在子宫黏膜下和子宫肌层的肌瘤或肉瘤同样可以引起子宫增大，但肌瘤的密度或信号与子宫肌一致，可有钙化，增强扫描有中度以上强化。

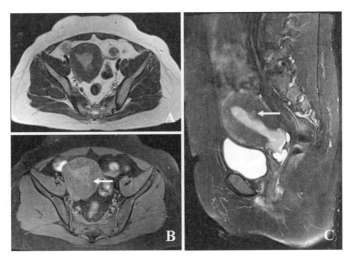

图 2-5-15　子宫内膜癌 MRI 表现

图 A　T$_2$WI，宫内膜增厚，呈高信号；图 B　T$_1$WI 增强扫描，宫腔内病灶轻度强化（箭头）；

图 C　矢状位，高信号病灶延至子宫颈管，子宫后壁局部结合带中断（箭头）

（三）卵巢囊肿与卵巢肿瘤

卵巢囊肿与卵巢肿瘤是女性盆腔肿物的主要病变。常见的有单纯性囊肿、浆液性囊腺瘤和黏液性囊腺瘤、浆液性囊腺癌和黏液性囊腺癌、畸胎瘤等。

【病理与临床】

卵巢囊肿分单纯性囊肿和功能性囊肿，后者包括滤泡囊肿、黄素囊肿和黄体囊肿。卵巢肿瘤根据细胞来源可分为上皮源性、性索间质源性、生殖细胞源性及转移瘤四大类。

从幼儿到老年都可发生，卵巢肿瘤种类较多，早期多无症状，随肿瘤增大可有下坠、腹胀等轻微不适，某些产生雌激素的肿瘤可引起月经紊乱，肌瘤较大者可扪及下腹部包块，若压迫膀胱、直肠可引起尿频、排尿或大便困难等症状，晚期卵巢癌多伴有腹水，可出现气憋、腹胀、食欲减退、消瘦、发热等症状。卵巢肿瘤的合并症有瘤蒂扭转、破裂及感染，均可引起急性腹痛、发热甚至休克等急症表现。

【影像学表现】

1. 卵巢囊肿

（1）CT 表现　体积较小，一般大小不超过 5cm，边界清楚，囊壁菲薄，囊内无分隔，呈水样密度，增强扫描后无强化（图 2-5-16）。

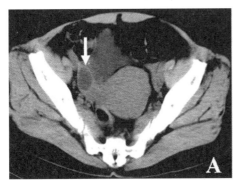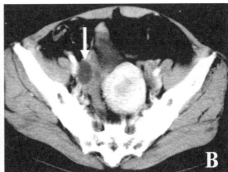

图 2-5-16　卵巢单纯性囊肿 CT 表现

图 A　CT 平扫，子宫右侧附件区见囊肿（箭头）；图 B　CT 增强扫描，卵巢囊肿无强化（箭头）

（2）MRI 表现　与 CT 类似表现，囊内信号均匀，表现为 T_1WI 低信号，T_2WI 明显高信号（图 2-5-17）。若囊内含有较多蛋白质样物质，T_1WI 及 T_2WI 均表现为高信号。

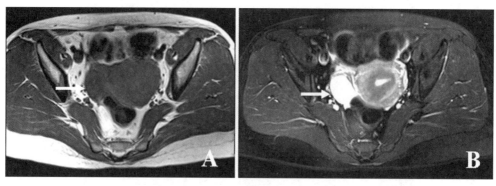

图 2-5-17　卵巢囊肿 MRI 表现
图 A　T_1WI 平扫，子宫右侧附件区类圆形稍低信号（箭头）；图 B　T_2WI 抑脂，卵巢囊肿呈明亮高信号（箭头）

2. 卵巢囊腺瘤

（1）CT 表现　为较大的单房或多房性囊性肿物，囊壁薄，轮廓光整，其内为接近水样密度的液体。黏液性囊腺瘤为多房囊性较大肿物，轮廓光整，囊内有分隔，分隔清晰，由于黏液性囊腺瘤囊内容物的蛋白含量高，其密度高于浆液性囊腺瘤，增强扫描囊壁或分隔表现为中度以上强化（图 2-5-18）。

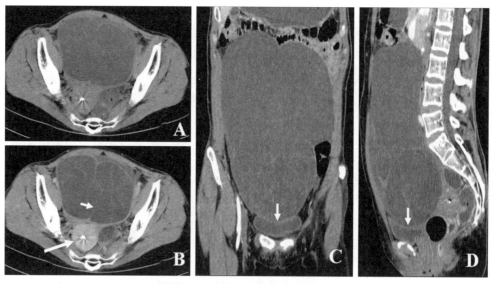

图 2-5-18　卵巢黏液性囊腺瘤 CT 表现
图 A　CT 平扫，子宫前方多房囊性病灶，边界清楚，内见线状分隔；图 B　CT 增强扫描，囊壁及分隔中度强化（短箭头），子宫位于后方（长箭头）；图 C　CT 增强扫描冠状面膀胱受压（箭头）；图 D　CT 增强扫描矢状面，病灶占据盆腔及中腹部，膀胱受压（箭头）

（2）MRI 表现　为囊性肿物，囊壁薄而规则，常为单侧，也可双侧。浆液性囊腺瘤囊内信号均一，在 T_1WI 为低信号，T_2WI 为高信号；黏液性囊腺瘤囊内常见有分隔，囊内成分因富含蛋白在 T_1WI 及 T_2WI 均为高信号（图 2-5-19）。

3. 卵巢囊腺癌

（1）CT 表现　①平扫表现为盆腔内较大肿块，多呈囊实性，少数表现为完全囊性或实性，肿块实性部分形态不规则，密度不均匀，常有坏死，囊内分隔厚薄不均，部分有实性结节，肿块占据盆腔或下腹部，常见腹水和淋巴结转移。发生腹膜腔转移时，可造成大网膜弥漫性增厚，密度增高，腹膜腔内多发大小不等结节。②增强扫描肿块实性部分、囊壁、分隔及壁结节可见不均匀强化，坏死区无强化（图2-5-20）。

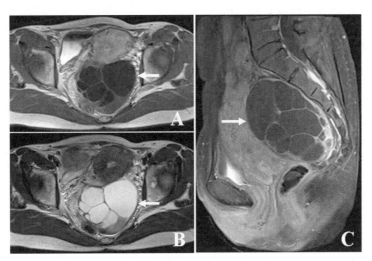

图 2-5-19 交界性黏液性囊腺瘤 MRI 表现

图A T_1WI，子宫后方多房囊性病灶，呈低信号，病灶后部呈稍高信号；图B T_2WI，病灶呈高信号，病灶后部呈稍高信号；图C T_1WI 增强扫描矢状面，囊内分隔及后壁中度强化，病灶后壁增厚

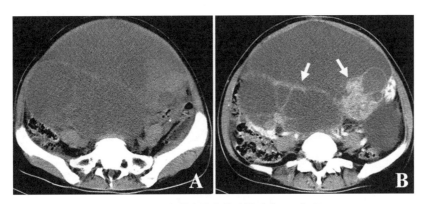

图 2-5-20 卵巢中分化浆液性腺癌 CT 表现

图A CT平扫，盆腔巨大囊实性肿块，肿块已超出小骨盆，囊内见分隔；
图B CT增强扫描，实性部分及分隔明显强化（箭头）

（2）MRI表现 为囊实性肿块。①平扫实性成分 T_1WI 呈等信号，T_2WI 呈中高信号，囊性部分信号依据囊内成分而有所不同，浆液性囊腺癌 T_1WI 为低信号，T_2WI 为高信号；黏液性囊腺癌 T_1WI 及 T_2WI 均为高信号。②增强扫描肿瘤实性部分明显强化，坏死区与囊性成分无强化（图2-5-21）。

4. 卵巢良性畸胎瘤

（1）CT表现 呈圆形、椭圆形或分叶状，边界光滑，瘤内呈混杂密度，含有脂肪、软组织和钙化或牙釉组织，肿块内可见脂肪液-液平面，所含脂肪CT值低于-40HU，增强扫描呈不均匀强化（图2-5-22）。

（2）MRI表现 为盆腔内混杂信号肿块，其内含脂肪成分，T_1WI 为高信号，T_2WI 为中或高信号（图2-5-23）；囊内液态成分与碎屑间有分层，有时可见到多发脂肪球征。MRI表现钙化或牙釉组织不敏感。

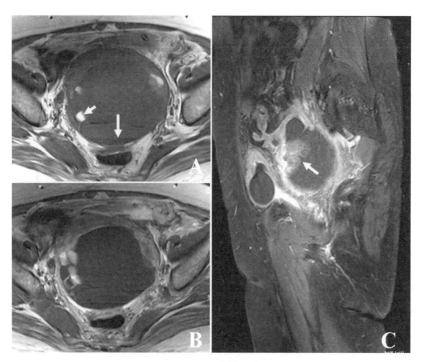

图 2-5-21　卵巢乳头状浆液性腺癌 MRI 表现
图 A　T₁WI 平扫，子宫上方囊实性病灶，以低信号为主，下部见液－液平面（长箭头），
前部见弧形带状实性等信号，两侧部见小片状高信号（短箭头）；图 B　T₁WI 增强扫描，
病灶前部实性部分中度强化；图 C　矢状位，囊壁及实性部分中度强化，前壁见不规则结节状突起（箭头）

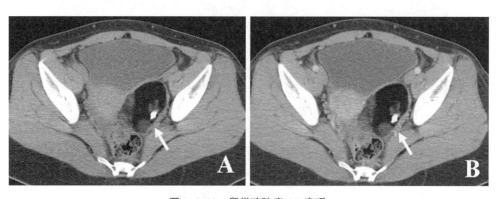

图 2-5-22　卵巢畸胎瘤 CT 表现
图 A　CT 平扫，子宫左侧混杂密度肿块，以脂肪密度为主，内有结节状高密度影；
图 B　CT 增强扫描，畸胎瘤各成分无强化

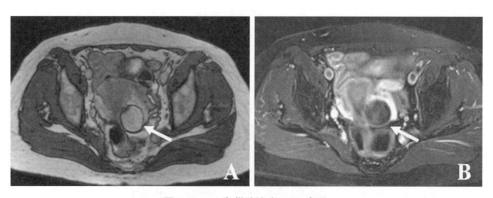

图 2-5-23　卵巢畸胎瘤 MRI 表现
图 A　T₂WI，子宫左后方类圆形高信号病灶（箭头）；图 B　T₂WI 抑脂，病灶信号被抑制呈低信号（箭头）

【诊断与鉴别诊断】

单纯性卵巢囊肿、畸胎瘤均具有较典型的影像学表现，诊断不难。浆液性囊腺瘤和黏液性囊腺瘤、浆液性囊性癌和黏液性囊腺癌，诊断较困难，特别是肿瘤常较大，需首选进行准确定位；其次，应注意彼此之间的鉴别诊断，必要时可进行穿刺活检。

第三节　乳　腺

乳腺疾病是女性常见病、多发病。影像学检查目的是为了检出病变，做出诊断与鉴别诊断；对乳腺肿瘤进行分期及预后评估；乳腺疾病治疗后的随访等。目前诊断乳腺疾病的影像学方法主要有数字乳腺 X 线机、乳腺超声、CT 与 MRI 检查，各种方法都有自身的优势与不足。其中，数字乳腺 X 线、超声检查是常用的检查方法，MRI 是对两者检查的重要补充，具有重要的诊断价值，CT 检查一般不直接应用于乳腺疾病检查。

一、影像学检查方法

1. 数字乳腺 X 线检查　常规采用内外侧斜位及头足位，尽量投照双侧乳腺以利对比。由于乳腺腺体组织随月经周期变化，最佳检查时间应为月经后 1 ～ 2 周。乳腺导管造影是经乳头溢液开口注入对比剂，主要适用于乳腺导管疾病。

数字乳腺 X 线检查最大优势是能发现微小钙化灶，为发现导管内癌的主要检查方法，不足之处是不能分辨肿块的囊实性；对致密性乳腺的分辨率低，容易造成漏诊或误诊。

2. MRI 检查　取俯卧位，双乳自然悬垂，使用乳腺相控阵表面线圈。进行 T_1WI、压脂 T_2WI 及动态增强扫描，并可行 MR 扩散加权成像（DWI）和 MR 波谱成像（MRS），有助于乳腺良、恶性病变的鉴别。

乳腺 MRI 检查具有高度的软组织分辨能力，不受乳腺致密度的影响，对丰乳术后患者有很好的分辨率，能分辨囊实性成分，比 X 线、超声能更好地显示肿瘤形态和血液动力学特征，可大大提高小乳腺癌的检出率与诊断率。

二、正常影像学表现

乳腺的影像表现受年龄、月经周期、妊娠、经产、哺乳、内分泌状态等变化有所改变，其实质的厚度与密度也会产生变化。因此，应注意结合临床资料、双侧对比综合分析诊断。

1. X 线表现

（1）乳头及乳晕　乳头呈类圆形致密影，周围为乳晕，呈盘状高密度影，其皮肤厚度约 1 ～ 5mm。

（2）皮肤及皮下脂肪　皮肤呈线样影，厚度均匀一致，约 0.5 ～ 3mm。皮下脂肪层介于皮肤与浅筋膜浅层之间，为低密度透亮带。

（3）悬吊韧带　又称 Cooper 韧带，具有支持与固定作用。发育不佳者可不显示，或在皮下脂肪层中见到细线状影，前端指向乳头方向；发育良好者表现为狭长的三角形或锯齿状影。

（4）腺体组织　表现为片状致密影，边缘较模糊。腺体组织随年龄的增长及个体的差异变化也较大，具有三种类型：①致密型乳腺：年轻女性或中年未育者，因腺体及结缔组织多较丰富，脂肪组织较少，表现为乳腺广泛致密影；②混合型乳腺：中年女性随着年龄增长，腺体组织逐渐萎缩，脂肪组织相对增加，表现为散在片状致密影内有脂肪透亮区；③脂肪型乳腺：有生育史的老年女性，乳腺大部分或全部由脂肪组织、乳导管、结缔组织及血管所构成，表现为大片透亮区。

（5）乳导管 正常人有 15～20 支乳导管，开口于乳头，向深部呈树枝状分支，终止于腺泡。X 线可显示大导管，表现为纤细而密度均匀的线样影。

（6）乳腺后脂肪 表现为位于乳腺组织和胸壁之间的透亮线。

（7）血管 表现为乳腺皮下脂肪层中的线条状影，多为静脉，小的动脉一般不能显示。

此外，乳腺内的淋巴结一般不显影（图 2-5-24）。

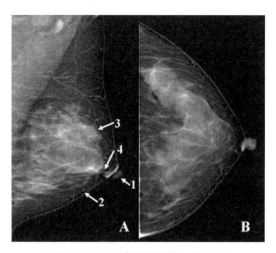

图 2-5-24 正常乳腺钼靶 X 线表现
1. 乳头 2. 悬吊韧带 3. 乳腺 4. 乳导管

2. MRI 表现

（1）腺体组织 致密型腺体组织在 T_1WI 和 T_2WI 表现为一致性的中等或稍高信号，周围脂肪表现为高信号；脂肪型主要由高信号的脂肪组织构成，残留的部分条索状乳腺小梁则表现为低或中等信号；混合型表现介于以上两者之间。

（2）脂肪组织 在 T_1WI 和 T_2WI 上均呈高信号，脂肪抑制序列呈低信号，增强后无强化。

（3）增强扫描 正常乳腺实质表现为轻度、渐进性强化。

三、基本病变的影像表现

1. 肿块 可见于良性、恶性病变。应注意观察其形状、边缘、密度、信号大小、肿块周围透亮线及透亮晕的改变，有助于鉴别良恶性。

2. 钙化 良恶性病变多可见钙化，良性钙化多表现为粗大、颗粒状、爆米花样、蛋壳样等，密度高，较分散；恶性则多呈细小沙粒状、线样等，大小、密度不等，多呈簇状分布。

3. 结构扭曲、变形 乳腺实质与脂肪间界面发生扭曲、变形、紊乱，多见于恶性；仅有结构扭曲者见于良性病变。

4. 局限性不对称致密 前后时间对照、两侧乳腺对比有不对称局限致密区，或新出现者，并呈进行性密度增高、扩大，应考虑浸润性癌的可能。

四、常见疾病的影像诊断

（一）乳腺增生症

乳腺增生症（cyclomastopathy）是乳腺组织由内分泌失调（主要为雌 / 孕激素比升高）引起

的乳腺组织增生及退行性变，是育龄期妇女中常见的良性病变。

【病理与临床】

基本病理改变为乳腺导管和腺泡上皮增生致导管膨胀，或呈乳头状增生伴导管囊状扩张，乳腺间质组织增生伴有淋巴细胞浸润等。

多见于 30 ～ 45 岁妇女，单侧或双侧发病，外上象限多见。临床表现为乳房胀痛、刺痛，查体常可触及乳房内结节感，边界不清，有一定活动度，多与月经周期有关，经前明显，经后减轻或消失。

【影像学表现】

1. X 线表现　乳腺增生表现为腺体组织密度不均匀，结构稍紊乱，可见弥漫性、团状、片状密度增高影或多个结节状影，边界欠清，部分可见散在分布的点状或弧形钙化（图 2-5-25）。

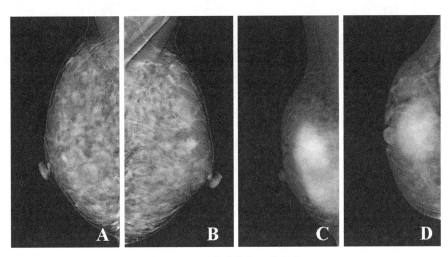

图 2-5-25　乳腺增生 X 线表现

图 A、B　双乳轴位，双乳腺体密度不均，结构较紊乱，其中可见弥漫性分布的多个中等密度结节状影，
边界不清，内未见钙化；图 C、D　右乳轴位、斜位，右乳晕上见团块状高密度影，边界不清，周围结构较紊乱

2. MRI 表现　T_1WI 增生的导管、腺体组织表现为中等信号，压脂 T_2WI 增生组织含水量越多则信号越高，动态增强扫描呈渐进性强化，强化程度与增生呈正相关。乳腺导管囊状扩张不强化。

【诊断与鉴别诊断】

乳腺增生症以中青年女性为主，临床症状及体征与月经有关，常为双侧乳腺多发病灶，结合影像学表现，特别是有钙化、增强后强化特征可以帮助诊断，需注意与乳腺纤维腺瘤、乳腺癌鉴别。

（二）乳腺纤维腺瘤

乳腺纤维腺瘤（fibroaderloma of breast）是乳腺常见的良性肿瘤，其发病与体内雌激素作用过于活跃有关，月经初潮前与绝经后较为少见。

【病理与临床】

乳腺纤维腺瘤由乳腺纤维组织和腺管增生共同构成，以前者为主，有完整包膜、生长缓慢。

好发于年轻女性，以 30 岁左右为发病高峰，临床表现为触及乳房内单发或多发性无痛性肿块，质韧，边界清晰，活动度好，可以在数年内无明显增大。

【影像学表现】

1. X 线表现　病灶呈圆形或卵圆形结节或肿块，直径多为 1 ～ 3cm，边缘光滑，密度均匀，有时可见细窄透明晕，为被推压的脂肪组织。肿瘤钙化是纤维腺瘤常见的 X 线征象，多由血运障碍、组织坏死而形成。钙化多表现粗颗粒状、分支状或斑点状（图 2-5-26）。

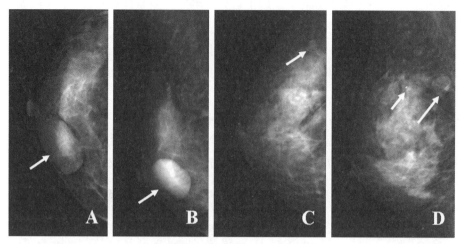

图 2-5-26 乳腺纤维腺瘤 X 线表现

图 A、B 右乳轴位、斜位，右乳晕内下椭圆形中密度肿块（箭头）；图 C、D 右乳轴位、斜位，右乳外上见类圆形中密度结节（短箭头），后者内见 1 个粗大钙化（长箭头）

2. MRI 表现 病灶呈圆形、卵圆形或分叶状，边界清晰，边缘光滑，内部结构多较均匀；T_1WI 呈低或中等信号，压脂 T_2WI 根据其内含水量、细胞及纤维成分含量的不同而信号不一，多数在 T_2WI 上可见低或中等信号分隔，为瘤体内胶原纤维，此为较特征表现。动态增强后多呈缓慢渐进性均匀强化，或由中心向外（离心样）强化；时间 – 信号强度曲线（TIC）多为流入型（图 2-5-27）。

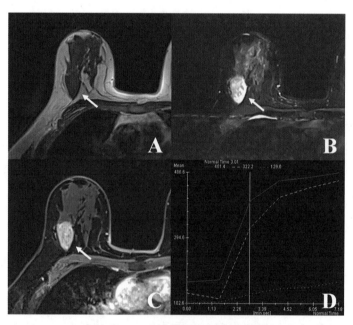

图 2-5-27 乳腺纤维腺瘤 MRI 表现

图 A T_1WI，右乳外上象限椭圆形等信号团块（箭头）；图 B 压脂 T_2WI，病灶呈不均匀高信号，边界清晰（箭头）；图 C 增强扫描，病灶明显均匀强化，边界更为清晰（箭头）；图 D TIC 曲线，呈流入型

【诊断与鉴别诊断】

乳腺纤维腺瘤为良性疾病，病灶密度或信号均匀一致，增强扫描呈中度均匀强化，无液体密度

或信号。若囊性小叶增生合并纤维瘤时鉴别困难，有时与乳腺癌鉴别不易，必要时需行穿刺活检。

（三）乳腺癌

乳腺癌（breast carcinoma）是女性常见的恶性肿瘤，在部分发达城市已跃居女性恶性肿瘤的首位。发病与家族史、生育与哺乳史、年龄、月经情况、饮食习惯及嗜好、乳腺手术和外伤史等因素有关。

【病理与临床】

乳腺癌属于上皮组织恶性肿瘤，主要起源于导管，少数源于乳腺小叶，分为非浸润性癌、早期浸润性癌和浸润性癌。早期浸润癌包括早期浸润小叶癌和早期浸润导管癌。浸润性癌可分为浸润性特殊型癌、浸润性非特殊型癌和其他罕见癌，其中浸润性非特殊型癌包括单纯癌、硬癌、髓样癌，浸润性特殊型癌包括乳头状癌和黏液腺癌。

乳腺癌好发于 35 ～ 55 岁女性，偶发于男性。早期多无明显症状，通常乳腺肿块为首发体征。伴或不伴疼痛，触及肿块不规则，质硬，边界不清，活动度差，晚期可有酒窝征及橘皮征，部分可触及腋下肿大淋巴结。

【影像学表现】

1. X 线表现　主要有直接征象及间接征象（图 2-5-28）。

（1）直接征象　乳腺内肿块与钙化。①肿块：是乳腺癌最常见的 X 线征象。主要特征为：密度较高；常为圆形、分叶状、不规则形或星形；边缘毛糙，常有长短不一的毛刺。当临床测量肿块显著大于 X 线所示时，提示恶性可能性较大。②钙化：钙化特征有助于诊断乳腺癌。钙化可伴随肿块或单独出现，可见小簇分布、沿导管分布、树枝状、泥沙样、精盐样及多形性钙化等。

（2）间接征象　①血供丰富：X 线表现为同侧血管增粗或瘤周小血管增多；②局限性不对称致密；③皮肤增厚、凹陷：为癌性淋巴管炎引起水肿、充血及纤维组织的收缩而致；④乳头回缩、漏斗征：癌细胞侵犯乳晕后大导管，引起纤维组织增生形成三角形致密影为漏斗征，纤维组织收缩则引起乳头内陷；⑤牛角征：癌细胞浸润悬韧带导致其增厚所致；⑥间桥征：癌细胞沿导管向乳头蔓延所致。

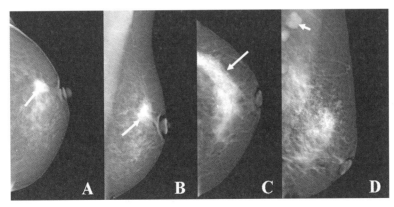

图 2-5-28　乳腺癌 X 线表现

图 A、B　左乳轴位、斜位，左乳晕外上高密度肿块（箭头），有毛刺及低密度
水肿环；图 C、D　左乳上方及外上象限片状密度增高，其中有多量聚集的、
段样分布的精盐样钙化（长箭头），左腋下见多个肿大淋巴结影（短箭头）

2. MRI 表现　病灶形态多不规则，呈星芒状、蟹足样或分叶状，边缘可见毛刺，其内信号

多不均匀；T₁WI 呈低信号，压脂 T₂WI 呈不均匀高信号。动态增强后呈不均匀明显强化，并有"快进快出"强化特点，且多由边缘向中心（向心性）强化；时间 – 信号强度曲线（TIC）多为流出型或平台型（图 2-5-29）。

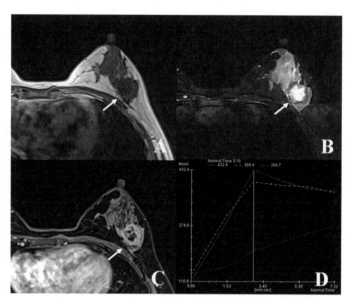

图 2-5-29 乳腺癌 MRI 表现

图 A　T₁WI，左乳外上象限不规则等信号肿块（箭头）；图 B　压脂 T₂WI，病灶呈不均匀高信号，边界不清（箭头）；图 C　增强扫描，病灶不均匀明显强化，边界不清，边缘毛刺，其内多发囊状、斑片状无强化区（箭头）；图 D　TIC 曲线，呈流出型

【诊断与鉴别诊断】

乳腺癌主要根据其恶性病变影像学表现，特别是钙化与增强后强化特点可以诊断。需注意乳腺癌与乳腺良性肿瘤鉴别（表 2-5-1）。

表 2-5-1　乳腺癌与乳腺良性肿瘤鉴别

	良性	恶性
肿块形态	规则，呈圆形、类圆形或分叶状	不规则，或呈结节状、分叶状
肿块大小	X 线片上等于或大于临床测量值	X 线片上小于临床测量值
肿块密度	均匀，与腺体密度相近	不均匀，多高于腺体密度
肿块边缘	光滑、锐利	有毛刺，浸润状
周围组织	仅有受压推移，并有环形透亮带	受浸，不规则的水肿带，边缘不整
钙化	少见，较粗大，斑点状、环状等	多见，泥沙样、精细盐样等
强化特征	缓慢渐进性均匀强化，中心向外强化，TIC 曲线多为缓升型（流入型）	快速不均匀强化，快速减低，由边缘向中心强化，TIC 曲线多为流出型或平台型

第四节　阅片实践

病例一

患者，女，40 岁，发现盆腔肿物半年，下腹胀 1 个月余。入院时腹部膨隆，感下腹坠胀，月经紊乱，呈不规则阴道出血，下腹部可扪及包块、压痛，有尿频、排尿困难等症状。食欲减退，消瘦，低热，超声提示右侧卵巢区不均匀回声肿块。行盆腔CT平扫及增强扫描（图2-5-30）。

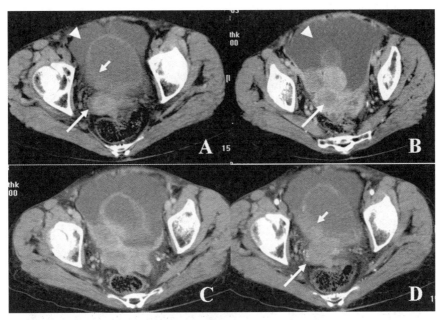

图 2-5-30　盆腔 CT 平扫及增强扫描

CT所见：平扫：子宫右上方卵巢区见一不规则肿块（图2-5-30A长箭头），其内密度不均，边界欠清，相邻膀胱后壁明显增厚（图2-5-30A，短箭头），盆腔内见积液征（图2-5-30A，箭头）；增强扫描后，肿块呈不均匀强化，其内见坏死液化区无强化（图2-5-30B长箭头），边界不清，膀胱后、侧壁受累明显增厚（图2-5-30D短箭头），盆腔大量积液。

CT诊断意见：右卵巢囊腺癌。

讨论：子宫两侧旁为附件所在位置，若见肿块应考虑来自附件的占位病变；若呈囊实性，实性部分形态不规则，密度不均匀，增强扫描肿块实性部分及囊壁呈不规则强化、囊性部分无强化，并见有盆腔内积液，应考虑恶性肿瘤可能，肿瘤在子宫右侧，呈囊实性改变，则考虑卵巢囊腺瘤。

病例二

患者，女，53岁，发现左侧乳房包块2月。患者于2月前无意间发现左侧乳房有一包块，约"蚕豆"大小，扪之质韧，偶有轻微疼痛感，皮肤无"橘皮"样改变，乳头无内陷，无溢血溢液，患者未予重视。入院前3天，患者发现包块长大约"鸽蛋"大小，触之轻压痛。超声提示：左侧乳腺弱回声结节US-BI-RADS分类Ⅳc类；双侧腋窝查见淋巴结。行乳腺MRI平扫及动态增强扫描（图2-5-31）。

MRI所见：左侧乳腺外上象限不规则结节（图2-5-31，短箭头），大小约2.0cm×1.2cm；边缘毛刺、浅分叶征（图2-5-31A，长箭头）；T_1WI呈稍低信号（图2-5-31A，短箭头），压脂T_2WI呈稍高信号（图2-5-31B，短箭头）；动态增强扫描后前述病灶不均匀明显强化，内部见小斑片状无强化区（图2-5-31C，短箭头），后方见一长毛刺状明显强化影紧贴胸大肌（图2-5-31C，长箭头），TIC曲线呈平台型（图2-5-31D）。

MRI诊断意见：左侧乳腺癌。

讨论：病灶呈局灶结节状，结合临床无痛性包块，并近期逐渐增大病史，应考虑乳腺肿瘤性病变；病灶位于左侧乳腺外上象限，形态不规则、信号不均，边缘长短不一毛刺，动态增强病灶呈不均匀明显强化、囊变坏死区无强化，局部与左侧胸大肌分界不清，且 TIC 曲线为平台型，应首先考虑乳腺恶性肿瘤可能。结合患者年龄，考虑为乳腺癌。

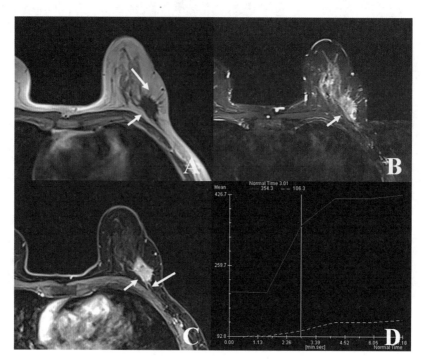

图 2-5-31　乳腺 MRI 平扫及增强扫描

学习拓展

一、乳腺增生症的中西医结合影像学研究

乳腺增生症为女性乳腺疾病中的常见病和多发病，属中医学"乳癖"范畴。其病机为肝郁脾虚、肾虚冲任失调，以致日久气滞，瘀血阻络，血脉不利，痰瘀互结于乳络，最终发展成乳腺癌。根据中医辨证，可分为肝郁气滞型、痰瘀互结型、冲任失调型。

影像学对乳腺疾病的诊断具有重要价值。根据乳腺增生发展的不同阶段和形态变化，结合钼靶 X 线表现，将乳腺增生分为腺性小叶增生、囊性小叶增生和纤维性小叶增生等。肝郁气滞型乳腺疼痛与月经有关，以胀痛为主，肿块多为结节型，质地较软；痰瘀互结型多与月经无关，以刺痛、隐痛为主，肿块多为片块型，质地韧、硬；冲任失调型多与月经无关，以闷痛、隐痛为主，肿块多为片块型，质韧。钼靶 X 线表现为，腺性小叶增生者多属肝郁气滞型，囊性小叶增生者多属痰瘀互结型，纤维性小叶增生者多属冲任失调和痰瘀互结型。另外，经彩色多普勒超声研究发现，在腺体增生所致的肿块内血流信号改变方面，痰瘀互结型的血流显示率明显高于其他证型，且新生血管增多；肿块周围新生血管血流动力学方面，痰瘀互结型收缩期最大血流速度明显加大，阻力指数明显升高，并提出痰瘀互结型可能为乳腺癌的癌前病变。

二、子宫内膜癌的中西医结合影像学研究

子宫内膜癌是常见的妇科肿瘤，临床常用国际妇产科协会分类法，将其分为四期：Ⅰ期：肿瘤局限于宫体，同时依据对肌层的侵犯情况再分为Ⅰa、Ⅰb、Ⅰc期；Ⅱ期：宫颈黏膜受侵，并

判断宫颈黏膜及基质的侵犯情况；Ⅲ期：子宫外侵犯；Ⅳ期：膀胱、直肠及骨盆受侵。子宫内膜增生被认为属于子宫内膜癌的癌前病变，分为单纯增生、复杂增生及不典型增生。中医虽对子宫内膜增生或子宫内膜癌无专门的论述，但可依据临床表现将其归类于"五色带""崩漏""经断复来"，辨证分为肝郁化火、湿热蕴结、阴虚火旺、气虚和血瘀五种证型。

　　B超、CT、MRI均可作为盆腔病变的检查手段。结合相关资料，有研究发现，子宫内膜增生以气虚和血瘀证型为多，而子宫内膜癌以阴虚火旺、湿热蕴结、肝郁化火证型为多。子宫内膜癌的血瘀证多属Ⅰa期，MRI上可见内膜局限性的突起或弥漫性增厚；湿热蕴结证的病变多出现在肌层或宫颈的侵犯，MRI上表现为低信号结合带T_2WI不规则或部分中断；肝肾亏虚证多属Ⅲ～Ⅳ期，出现子宫周围器官、盆腔侵犯及远处转移。

学习小结

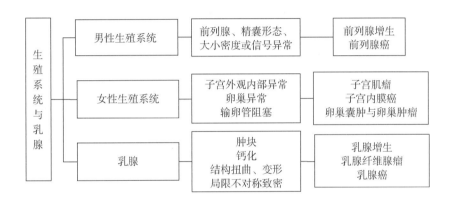

第六章
骨关节与肌肉系统

骨关节与肌肉系统（简称骨肌系统）疾病种类繁多复杂，主要有外伤、炎症、结核、肿瘤等疾病，此外，营养代谢和内分泌等全身性疾病也可引起骨骼的改变。影像学检查能不同程度地反映疾病的病理变化，对骨关节与肌肉系统疾病具有较高的诊断价值。

第一节　影像学检查方法

骨肌系统影像学常用检查方法主要有 X 线、CT 及 MRI 检查。X 线平片是骨关节系统检查最常用、最基本的检查方法；CT 检查能够清晰显示病变的内部结构，发现骨质内细小病变，特别是其丰富的后处理技术，对于复杂部位外伤性疾病尤为重要；MRI 对显示骨髓、软组织病变更具优势。

一、X 线检查

X 线检查有摄片与透视，X 线摄片为临床首选检查方法。

X 线摄片应注意以下几点：①任何部位一般摄取正侧位，某些部位加摄斜位、切线位、轴位；②摄片的范围须包括周围的软组织，四肢长骨摄片须包括邻近的一个关节；③两侧对称的骨关节，可摄取对侧相应部位，以便对比，尤其是儿童。

二、CT 检查

当 X 线检查发现骨关节病变，为进一步明确诊断可行 CT 检查。对骨骼解剖较复杂的部位（如脊柱、骨盆、四肢关节）可进行 CT 后处理重建，如骨三维成像。对软组织病变可行增强扫描，确定病变的性质和范围。

三、MRI 检查

MRI 能很好显示软组织如肌肉、肌腱、韧带、脂肪、骨髓、软骨等，对水肿、出血、坏死、肿块等病变亦能清晰显示，但对钙化、细小骨化的显示不如 X 线平片和 CT。MRI 动态增强扫描可显示不同组织和病变内不同成分的信号强度随时间的变化情况，了解其血液灌注情况，有利于判定病变的性质。

第二节 正常影像学表现

一、骨的结构和发育

（一）骨的结构

人体骨骼按形状分为长骨、短骨、扁骨和不规则骨；按骨质结构分为密质骨和松质骨。密质骨构成长骨的骨皮质和扁骨的内外板，松质骨构成长骨的骨松质和扁骨的板障，骨的结构由外向内包括骨外膜、骨皮质与骨松质、骨内膜、骨髓腔、骨髓。①骨膜：骨外膜内层有丰富的血管、神经与成骨细胞，骨内膜有破骨细胞，正常时均不显影。②骨皮质：由哈氏系统构成，中心为哈氏管，周围为同心圆状的哈氏骨板。X线平片显示为密度高而均匀的影像；CT表现为高密度线状或带状影；MRI表现为极低信号影。③骨松质：由骨小梁交叉排列组成，骨小梁间充以骨髓，X线平片显示为海绵状或网状结构。④骨髓腔：在X线平片中表现为中等密度（重叠所致）（图2-6-1），MRI表现为中等或高信号影。

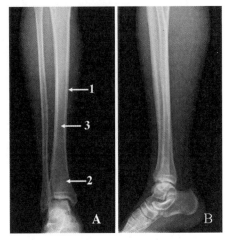

图2-6-1 骨的正常结构
图A 胫腓骨正位；图B 胫腓骨侧位
1.骨皮质 2.骨松质 3.骨髓腔

（二）骨的发育

骨由透明软骨发育而成，起源于中胚层的间充质，由骨细胞、骨基质、矿物盐和骨纤维组成。骨的发育包括骨组织的形成（成骨）过程和骨组织的吸收（破骨）过程。成骨有两种方式：①是膜内化骨，如颅盖骨、面骨等，由间充质细胞演变为成纤维细胞，形成结缔组织膜，在膜的一定部位开始骨化，逐步扩大，完成骨的发育；②是软骨内化骨，如四肢管状骨、躯干骨、颅底骨等，由间充质细胞演变为软骨原基，再由成骨细胞的成骨活动形成原始骨化中心，以后出现继发骨化中心，继发骨化中心不断扩大，与原始骨化中心互相融合，形成整骨，最终完成骨骼的发育。锁骨、下颌骨兼有膜内化骨和软骨内化骨两种形成。

骨骼在生长过程中，根据生理功能的需要，通过破骨细胞的骨质吸收活动进行改建塑形，骨髓腔的形成是骨发育过程中骨内膜破骨细胞破骨活动形式。

1.儿童骨骼的影像学特点 儿童长骨一般有3个以上的骨化中心，包括骨干的原始骨化中心，骨两端的继发骨化中心（又称二次骨化中心）。出生时，长骨骨干已大部分骨化，两端仍为软骨，即骺软骨。儿童长骨分为骨干、干骺端、骨骺（骺核）、骺板（骺线）等部分（图2-6-2）。

骨干是长管状骨中段较细的部位，骨干周围为骨皮质，中部皮质最厚，越近两端越薄；干骺端为松质骨。骨骺为长管状骨两端的软骨，到一定年龄在骺中央出现二次骨化中心，称为骨骺（骺核），X线片上表现为骨性致密影，随着年龄增长，骺核不断长大。干骺端为骨干两端近骺的部位，周边为薄层骨皮质，其内为松质骨。干骺板（骺线）为干骺端与骺核之间的骺软骨，较宽时，X线片上表现为横行半透明带，称骺板，较窄时，称为骺线，随年龄增长最终消失，使骺与干骺端完全融合，成为一整骨，即为成年人的长骨。

在骨的发育过程中，原始骨化中心和二次骨化中心的出现时间、骨骺与干骺端骨性融合及形态变化都是按照一定时间顺序进行的，由此来推算的年龄称为骨龄。在骨 X 线片上，根据骨龄与实际年龄相比较，能判断骨发育是否正常，是否有过早或过迟。对诊断一些先天性畸形及内分泌性、代谢性、营养性等疾病有一定价值。

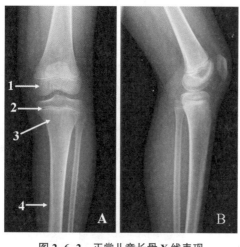

图 2-6-2　正常儿童长骨 X 线表现
1. 骨骺　2. 骺线　3. 干骺端　4. 骨干

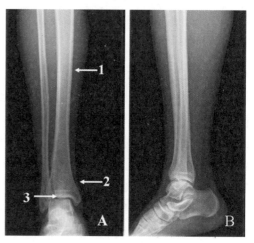

图 2-6-3　正常成人长骨 X 线表现
1. 骨干　2. 骨端　3. 骨性关节面

2. 成人长骨　成人长骨的骺线（板）已消失，骺与干骺端完全融合。成人骨骼 X 线片显影的有骨干、骨端、骨性关节面（图 2-6-3）。

3. 骨的血供　骨一般有两套供血系统：①由哈氏系统中心的哈氏管内滋养动脉供血；②由骨膜下动脉（位于骨外膜内层）供血。当缺乏骨外膜的骨如股骨头、股骨颈、髌骨等出现外伤或病理损害时，易致血供中断停止而出现骨质坏死。

4. 骨的新陈代谢　骨的生长发育是由成骨活动与破骨活动共同完成。另外，骨的钙磷代谢也需适应生长发育的需要，某些疾病如肾功损害或胃肠功能紊乱、维生素 D 缺乏等都将影响钙磷代谢，从而影像响骨的生长，出现如佝偻病的骨发育异常。

二、关节

骨与骨的连接，称为关节，由两骨或数骨构成。分为活动关节、微动关节、固定关节。骨与骨之间由关节囊、韧带连接。脊椎椎间盘、骶髂关节、耻骨联合、胸骨联合等为微动关节，无关节囊，主要靠纤维软骨、纤维环、韧带连接。

1. X 线、CT 表现　可见骨性关节面、关节间隙、关节囊等结构（图 2-6-4）。CT 图像有的关节软骨可显影，如膝关节半月板显示为轮廓光整、密度均匀的"C"形或"O"形软组织密度影。

2. MRI 表现　可显示关节内及周围的微细结构。骨性关节面 T_1WI、T_2WI 呈低

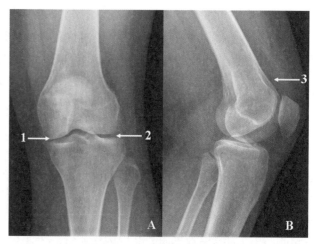

图 2-6-4　正常膝关节 X 线表现
图 A　膝关节正位；图 B　膝关节侧位
1. 骨性关节面　2. 关节间隙　3. 关节囊

信号，关节软骨 T_1WI 呈低信号，T_2WI 呈略高信号，韧带和关节囊 T_1WI、T_2WI 呈低信号，脂肪 T_1WI、T_2WI 呈高信号（图 2-6-5）。

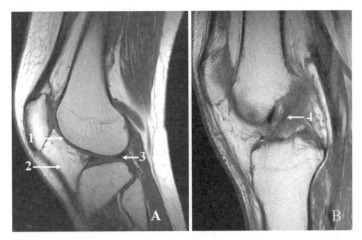

图 2-6-5 正常膝关节 MRI（T_1WI）
图 A、B 膝关节矢状位的不同层面
1. 关节软骨 2. 髌下脂肪垫 3. 半月板 4. 前交叉韧带

三、脊柱

脊柱由椎骨借椎间盘、韧带和椎小关节连接。脊椎由椎体和附件构成，附件包括椎弓根、椎板、棘突、横突、上关节突、下关节突。寰椎只有前、后弓和两个侧块。脊柱内部有纵形的椎管容纳脊髓。

1. X 线表现

（1）正位 椎体呈长方形，从上向下依次增大。周围为高密度的骨皮质，其内密度稍低，为松质骨。椎体两侧可见横突，内侧为椎弓根，椎弓根上下方为上下关节突，椎弓根向后延续为椎板，在中线处融合为棘突，呈三角形环状致密影。（图 2-6-6A）

（2）侧位 椎体居前方，椎弓位于后方，上下椎弓根切迹围成椎间孔。椎管显示为纵行半透明影。椎体之间为低密度的椎间隙。（图 2-6-6B）

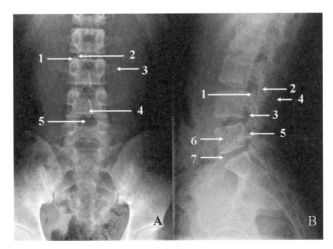

图 2-6-6 正常腰椎 X 线表现
图 A 腰椎正位 1. 上关节突 2. 下关节突 3. 横突 4. 棘突 5. 椎间隙
图 B 腰椎侧位 1. 上关节突 2. 下关节突 3. 椎间孔 4. 棘突 5. 椎弓根 6. 椎体 7. 椎间隙

2. CT 表现　椎体表现为外围密度较高的骨皮质包绕海绵状松质骨。椎体后缘、椎弓根、椎弓板围成椎管，椎管中央有硬膜囊，其内结构由外向内有硬脊膜、硬膜下腔、蛛网膜、蛛网膜下腔、软脊膜、脊髓灰白质及神经根、血管等，表现为均匀的低密度。硬膜囊外间隙主要由脂肪构成，内有血管、神经及淋巴管等，称为硬膜囊外间隙。椎体间有椎间盘，由髓核、纤维环构成，两者无明显密度差，表现为均匀的软组织密度影，形态大小与相邻椎体一致，上下椎体终板不显示。（图 2-6-7）

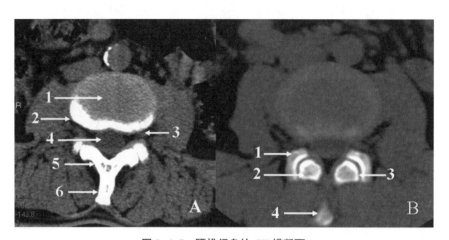

图 2-6-7　腰椎间盘的 CT 横断面
图 A　椎间盘软组织窗　1.椎间盘　2.部分椎体边缘　3.神经根　4.硬膜囊　5.椎板　6.棘突
图 B　椎间盘骨窗　1.上关节突　2.下关节突　3.关节突间隙　4.棘突

3. MRI 表现　骨皮质呈低信号，骨髓呈高或等信号。椎间盘 T_1WI 呈低信号，T_2WI 纤维环呈低信号、髓核呈高信号。脊髓 T_1WI 呈高于脑脊液的中等信号，T_2WI 呈低信号，并能分辨脊髓灰白质。前后纵韧带、黄韧带均为低信号。（图 2-6-8）

四、骨关节周围软组织

骨关节的软组织之间缺乏密度差异，X 线平片不能显示其结构。脂肪在 X 线片上呈低密度，软组织呈中等密度。CT 软组织窗能够清晰显示肌肉、肌腱、关节软骨、骺软骨。MRI 图像纤维软骨、肌腱、韧带呈低信号，肌肉、透明软骨呈中等偏低信号，骨髓在 T_1WI 和 T_2WI 上均呈较高信号。

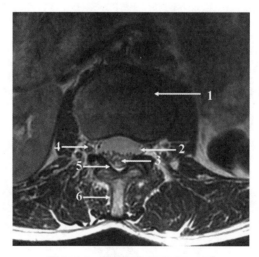

图 2-6-8　腰椎间盘 MRI（T_2WI）
1.椎间盘　2.硬膜囊　3.马尾神经　4.椎间孔　5.黄韧带　6.棘突

第三节 基本病变的影像表现

一、骨骼基本病变

（一）骨质疏松

骨质疏松（osteoprosis）是单位体积内正常骨组织含量减少，骨组织内有机成分和无机成分的含量比例仍正常。可分为广泛性与局限性骨质疏松。广泛性骨质疏松常见于老年人、绝经期妇女或营养不良、代谢或内分泌障碍等疾病；局限性骨质疏松多见于肢体失用，如骨折后、炎症、恶性骨肿瘤、关节功能障碍等引起的继发性骨质疏松。

1. X 线、CT 表现 ①骨密度减低；②骨小梁变细、减少，骨小梁间隙增宽；③骨皮质变薄，骨髓腔扩大（图 2-6-9）；④疏松的骨骼易发生骨折。

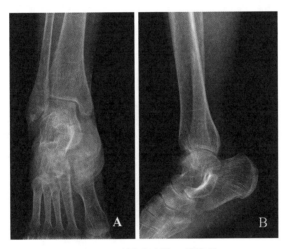

图 2-6-9 骨质疏松 X 线表现
右踝关节各骨密度减低，骨皮质变薄，骨小梁稀疏，骨髓腔增宽

2. MRI 表现 ①骨外形的异常；②老年性骨质疏松表现为骨髓 T_1WI 和 T_2WI 信号增高，骨皮质变薄，其内见线状高信号影，为哈氏管扩张、黄骨髓侵入的表现；③炎症、外伤等周围骨质疏松表现为边界模糊的长 T_1（T_1WI 低信号）、长 T_2（T_2WI 高信号）信号影。

（二）骨质软化

骨质软化（osteomalacia）是指单位体积内骨组织的矿物质含量减少，但有机成分仍正常。多系全身性疾病所致骨的改变，常见于佝偻病、骨软化症、多种代谢性骨疾病。

X 线、CT 表现：①骨密度减低；②骨小梁变细，边缘毛糙；③骨皮质变薄，干骺端边缘不光整；④常出现承重骨骼变形，可出现假骨折线（Loose 带），表现为宽 1 ~ 2mm 的光滑透明线，与骨皮质垂直，边缘略致密，好发于耻骨支、股骨颈、肋

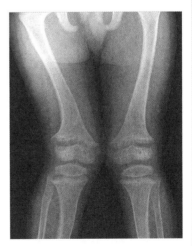

图 2-6-10 骨质软化 X 线表现
股骨、胫腓骨呈"X"形，骨密度减低，骨小梁稀疏，边缘模糊，骺板增宽，股骨干骺端呈杯口状

骨等；⑤骨骺未闭合前，表现为骺板增宽，临时钙化带不规则或消失，干骺端呈杯口状，骨骺发育小，边缘模糊（图2-6-10）。

（三）骨质破坏

骨质破坏（distruction of bone）是局部正常骨组织被病理组织所取代而造成的骨组织消失。常见于炎症、结核、肿瘤或肿瘤样病变、神经营养性障碍。

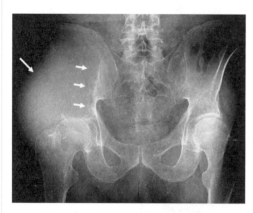

图 2-6-11 溶骨性骨质破坏 X 线表现
右髂骨大片状骨破坏，边界模糊（短箭头），伴软组织肿块（长箭头）

1. X 线表现 ①骨质局部密度减低，骨质缺损，其内无骨质结构。②早期破坏表现为斑片状骨小梁中断或消失，骨皮质呈筛孔状、虫蚀状改变；骨破坏发展到一定程度可出现骨皮质和骨松质的大片缺失（图2-6-11）。③破坏区骨容易出现病理性骨折。

2. CT 表现 比 X 线更早、更易显示骨质破坏。易于区分骨松质和骨皮质的破坏。松质骨的破坏为斑片状或大片状骨质缺损；皮质骨的破坏为其内筛孔样破坏，内外表面不规则虫蚀样破坏，后期呈斑片状缺损（图2-6-12）。

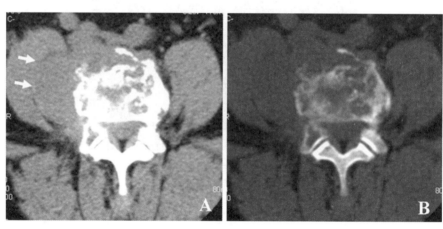

图 2-6-12 腰椎骨质破坏 CT 表现
图 A 软组织窗；B 骨窗
椎体内不规则骨质破坏，伴右侧软组织肿块（箭头）

3. MRI 表现 低信号的骨质被不同信号强度的病理组织所取代。骨皮质破坏表现与 CT 表现相同，破坏区的骨髓呈模糊的长 T_1、长 T_2 信号，骨松质破坏常表现为高信号的骨髓被较低信号或混杂信号所取代。

（四）骨质增生硬化

骨质增生硬化（hyperostosis and osteosclersis）是单位体积内骨量的增多。包括局限性与全身性骨质增生硬化。局限性骨质增生硬化见于慢性炎症、退行性骨关节病、外伤后的修复、成骨性骨肿瘤，或见于老年性改变等。全身性骨质增生硬化少见，见于某些代谢、内分泌障碍或中毒性疾病，如肾性骨硬化、氟中毒、铅中毒。

1. X 线、CT 表现 ①骨密度增高；②骨小梁增粗、扭曲，或骨小梁间隙变窄、消失；③

骨皮质增厚，边缘不光整，呈波浪状，骨髓腔变窄或消失（图 2-6-13）。骨质增生还可表现为骨刺、骨桥、骨赘或骨唇等，常发生于骨端边缘，肌腱、韧带等附着处。

2. MRI 表现　增生硬化的骨质 T_1WI 和 T_2WI 均为低信号。

（五）骨质坏死

骨质坏死（necrosis of bone）是骨组织血供中断、局部代谢的停止，坏死的骨质称为死骨。骨质坏死多见于慢性化脓性骨髓炎、骨缺血坏死、外伤骨折后、服用激素类药物后、放射性损伤等。

1. X 线、CT 表现　①早期骨小梁和钙质含量无变化时，X 线无异常表现；②中期死骨表现为相对骨密度增高；③随后坏死骨组织被压缩，新生肉芽组织侵入并清除死骨，死骨周围出现骨质疏松区和囊变区；④晚期，当死骨被清除，新骨形成，表现为骨密度绝对增高（图 2-6-13B，图 2-6-14）；⑤CT 检查能更早发现骨质坏死，更易发现细小的死骨。

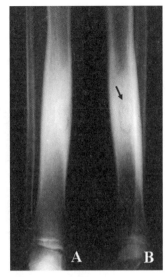

图 2-6-13　骨质硬化 X 线表现
右胫骨中段局限性骨密度增高，骨皮质增厚，骨髓腔变窄消失，其内见死骨（箭头）

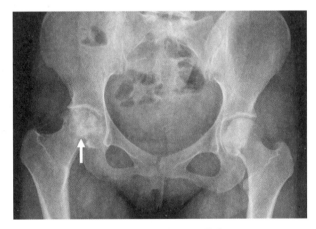

图 2-6-14　骨质坏死 X 线表现
双侧股骨头密度不均，其内见不规则死骨及囊性
透光区，右侧明显，右股骨头变形，边缘不光滑

2. MRI 表现　对骨质坏死的显示早于 X 线和 CT。在骨密度和形态尚无变化前即可显示骨髓信号的改变，坏死区 T_1WI 上呈均匀或不均匀的等信号或低信号，T_2WI 为等信号及稍高信号。死骨外周为 T_1WI 呈低信号、T_2WI 呈高信号的肉芽组织和软骨化生组织带；最外侧为 T_1WI 和 T_2WI 均呈低信号的新生骨质硬化带。晚期，坏死区出现纤维化和骨质增生硬化，T_1WI 和 T_2WI 一般均呈低信号。

（六）骨膜增生

骨膜增生（periosteal proliferation）又称骨膜反应，是因骨膜受到刺激，骨外膜内层成骨细胞活动增加形成骨膜新生骨。多见于炎症、肿瘤、外伤、骨膜下出血等。

1. X 线、CT 表现　表现为骨皮质外新生骨，形式有多样，常见的有与骨皮质平行的细线状、层状、花边状、针状和放射状致密影（图 2-6-15A、C），CT 检查显示重叠部位的骨骼、扁平骨、不规则形骨的骨膜反应优于 X 线。

2. MRI 表现 表现早于 X 线和 CT 检查所见。①早期骨膜反应 T_1WI 为中等信号，T_2WI 为高信号（图 2-6-15B）；②骨膜形成新生骨在各序列均为低信号。

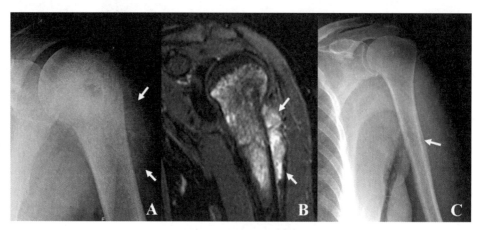

图 2-6-15 骨膜增生影像表现

图 A　X 线平片，左肱骨上段放射状骨膜增生（箭头）；图 B　T_2WI，同一病例，骨膜增生呈高信号（箭头）；图 C　X 线平片（另一病例），骨膜增生呈层状（箭头）

（七）骨骼变形

骨骼变形多与骨骼大小改变并存，可累及单骨、多骨或全身骨骼。多见于局部或全身性疾病，如某些骨肿瘤或肿瘤样病变可引起骨的局部膨大，垂体功能亢进可引起全身骨骼增大。

（八）矿物质沉积

铅、磷、铋等矿物质进入体内，大部分沉积于骨内，生长期主要沉积于生长较快的干骺端。X 线表现为干骺端多条平行致密带。

二、关节基本病变

（一）关节肿胀

关节肿胀（swelling of joint）指关节积液、关节囊及其周围软组织的充血、水肿。常见于关节炎症、外伤、出血性疾病。

1. X 线表现 ①关节周围软组织肿胀，密度增高，软组织层次不清（图 2-6-16）；②大量关节积液可见关节间隙增宽。

2. CT 表现 ①关节囊肿胀、增厚；②关节腔内水样密度影，合并出血或积脓时密度可较高；③关节附近的滑液囊积液表现为关节邻近含液的囊状影。

3. MRI 表现 ①关节囊增厚，T_2WI 可见关节囊滑膜层的高信号；②关节周围软组织肿胀 T_1WI 呈低信号，T_2WI 呈高信号，合并出血时 T_1WI 和 T_2WI 均为高信号。对关节周围软组织肿胀、关节腔内的液体、关节囊增厚的显示优于 CT。

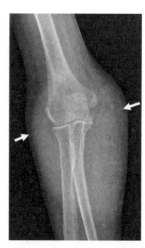

图 2-6-16 关节肿胀 X 线表现

右肘关节周围软组织肿胀、软组织密度增高，软组织层次不清

（二）关节破坏

关节破坏（destruction of joint）是关节软骨及其下方的骨性关节面骨质被病理组织侵犯、代替所致。见于化脓性关节炎、关节结核、类风湿关节炎、骨肿瘤等。

1. X 线、CT 表现 ①关节软骨破坏时，仅见关节间隙狭窄；②骨性关节面破坏时，可见相应区域的骨破坏和缺损（图 2-6-17）；③严重时，可引起关节半脱位和变形；④ CT 检查可发现关节软骨下细微的骨质破坏。

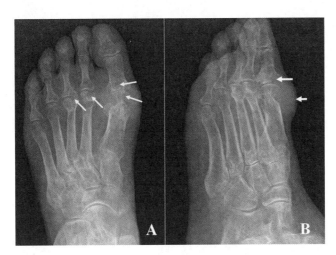

图 2-6-17 关节破坏 X 线表现
图 A 正位，右足第一、二、三跖趾关节面下骨破坏（箭头）；
图 B 斜位，关节破坏显示更清（长箭头），关节周围软组织肿胀（短箭头）

2. MRI 表现 ①早期可见关节软骨表面毛糙，凹凸不平，表面缺损致关节软骨变薄；②严重时关节软骨不连续，呈碎片状或大部分破坏消失；③骨性关节面破坏表现为低信号的骨性关节面中断、不连续。

（三）关节退行性变

关节退行性变（degeneration of joint）是关节软骨变性、坏死、溶解，逐渐为纤维组织或纤维软骨所代替，出现关节间隙狭窄，继而引起骨性关节面骨质增生硬化，并于关节面边缘形成骨赘，关节囊肥厚，韧带骨化。多见于老年、运动员、长期负重患者，以承重的脊柱和髋、膝关节为明显。某些职业病和地方病也可引起继发性关节退行性变。

1. X 线、CT 表现 ①早期表现为骨性关节面模糊；②中晚期表现为关节间隙狭窄，软骨下骨质囊性变；③骨性关节面边缘骨赘形成；④关节面增生硬化（图 2-6-18）。

2. MRI 表现 ①关节面下的骨质增生 T_1WI 和 T_2WI 均为低信号；②骨赘的表面是低信号的骨质，其内为高信号的骨髓；③关节面下囊变 T_1WI 呈低信号、T_2WI 呈高信号，大小不等，边界清晰。

（四）关节强直

关节强直（ankylosis of joint）是骨组织或纤维组织连接于相应骨性关节面，使关节失去了正常活动功能，是关节破坏的结果。分为骨性强直和纤维性强直，分别见于急性化脓性关节炎愈合后和关节结核后期。

X 线、CT 表现：①骨性强直表现为关节间隙消失，并有骨小梁通过关节连接两侧骨端（图
2-6-19）；②纤维性强直可见关节间隙狭窄，构成关节的两侧骨端无骨小梁通过。

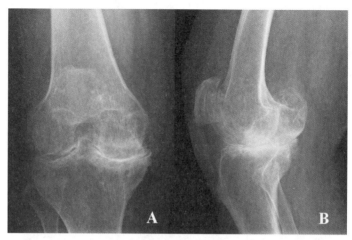

图 2-6-18 关节退行性变 X 线表现
右膝关节间隙变窄，骨性关节面增生硬化，关节面下囊性变，关节面边缘骨赘形成

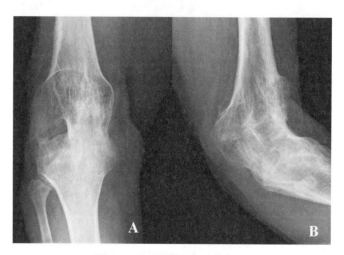

图 2-6-19 关节强直 X 线表现
右膝关节间隙消失，骨小梁连接两侧骨端

（五）关节脱位

关节脱位（dislocation of joint）是指构成关节的骨骼失去了
正常的对应关系。分为完全脱位和半脱位。多见于先天性、外
伤性，关节疾病造成关节破坏后亦可引起关节脱位，称为病理
性关节脱位。

1. X 线表现　①完全脱位为组成关节的骨骼完全失去正常
的对应关系，原来相对的关节面彼此不对应（图 2-6-20）；②
半脱位为相对的关节面有部分对应。

2. CT 表现　易于显示一些平片难以发现的关节脱位，例如
胸锁关节前后脱位、骶髂关节脱位，骨三维重建易于多方位观
察脱位详情。

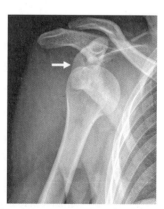

图 2-6-20 关节脱位 X 线表现
右肱骨头向内下方脱位，肩胛盂空虚
（箭头）

3. MRI 表现 除显示关节脱位，还可显示关节脱位合并的损伤如关节内积血、囊内外韧带和肌腱断裂、关节周围软组织损伤。

三、软组织基本病变

（一）软组织肿胀

软组织肿胀（soft tissue swelling）主要指软组织的充血、水肿、出血改变。见于炎症、外伤等。

1. X 线表现 软组织密度增高，层次模糊不清，肌间隙消失（图 2-6-16），皮下组织可见网状影。

2. CT 表现 明显优于 X 线，CT 可清晰显示 X 线不能显示或显示不清的一些病变。①水肿表现为局部肌肉肿胀，肌间隙模糊，密度正常或略低，邻近的皮下脂肪层密度增高并出现网状影；②血肿表现为边界清晰或不清晰的高密度区；③脓肿边界较清晰，内可见液体密度影。

3. MRI 表现 分辨血肿、水肿、脓肿优于 CT。①水肿、脓肿为 T_1WI 低信号，T_2WI 高信号；②出血或血肿形成时期不同呈现不同信号，多表现为 T_1WI 低信号，T_2WI 高信号。

（二）软组织肿块

软组织肿块（soft tissue mass）多见于软组织肿瘤或恶性骨肿瘤，某些炎症也可形成软组织肿块。

X 线检查观察软组织肿块有一定限度，CT、MRI 检查易于观察。一般良性肿块边界清楚，密度或信号均匀，形态较规则；恶性肿瘤边界不清，密度或信号可不均匀，形态不规则。含脂肪组织肿块有特殊的密度和信号，有助于定性诊断。

（三）软组织内钙化和骨化

软组织钙化和骨化（ossification）可发生在肌肉、肌腱、关节囊、韧带、血管及淋巴结等处。见于出血、退变、坏死、结核、肿瘤、血管病变和寄生虫感染等。

X 线表现：大小不一、形状不同的高密度影（图 2-6-21）。骨化性肌炎多呈片状钙化；成骨性肉瘤多呈云絮状或针状钙化。

CT 检查显示软组织内钙化、骨化最佳。

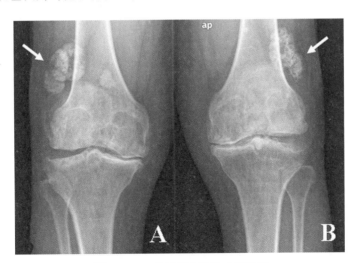

图 2-6-21 软组织内钙化 X 线表现
双侧股骨髁上方软组织内见团状钙化（箭头）

（四）软组织内气体

正常软组织内无气体存在。外伤、手术或产气菌感染时，软组织间隙内可见气体，X线平片和CT上呈不同形状的极低密度影，MRI各序列均呈低信号。

第四节　常见疾病的影像诊断

一、骨关节先天畸形

骨关节先天畸形是骨关节形成或生长障碍引起的异常。发病原因与单基因遗传病、染色体病及环境因素相关。主要表现有两大类：一类是骨关节发育异常，形成各种骨的不发育、发育不全和过度发育；另一类是分节异常，形成错分节、多余骨，联合畸形。此外，肌肉、肌腱和韧带的发育异常也可引起骨关节的先天畸形。畸形种类较多，简要介绍常见的髋关节脱位及脊柱畸形。

（一）先天性髋关节脱位

先天性髋关节脱位（congenital hip dislocation）是较常见的先天性骨关节畸形。病因及发病机制尚不明确，可与髋关节发育不良有关，或髋关节囊松弛所致。发病年龄较小，女性多于男性，主要临床表现为患儿站立行走较晚，跛行或呈左右摇摆如鸭步，下肢缩短。

X线表现：骨盆前后片可清楚显示先天性髋关节脱位。①髋臼：髋臼变浅，髋臼角增大，髋臼角正常值一般为10°～30°，随着年龄增长髋臼角逐渐变小，新生儿为30°，一周岁儿童为23°，到十岁时约为10°，即成年人髋臼角，先天性脱位者可达50°～60°。②股骨头：患侧股骨头骨骺出现比健侧晚，小而扁平，且不规则。股骨头向外上移位，位于Perkin方格的外上象限，Shenton线不连续；③假关节形成：股骨头可与髂骨翼形成假关节，股骨颈可变短小（图2-6-22）。

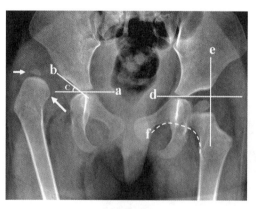

图2-6-22　右侧先天性髋关节脱位X线表现
右侧髋臼角增大，右股骨头骨骺小而扁平，向外上移位，位于Perkin方格的外上象限，Shenton线不连续。髋臼角：a与b的夹角（锐角c）；Perkin方格：d与e所组成的方格；Shenton线：f（虚线）

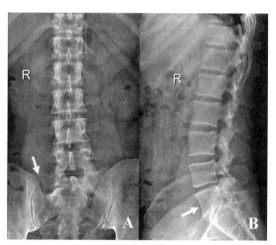

图2-6-23　骶椎腰化X线表现
图A　正位，第1骶椎右侧骶骨翼分离；
图B　侧位，第1骶椎腰化（箭头）

（二）脊柱先天畸形

1. 移行椎与阻滞椎　移行椎（transitional vertebra）是最常见的脊柱发育异常，由于脊柱错分节所致。常见的有腰椎骶化、骶椎腰化（图 2-6-23）。阻滞椎（block vertebra）指脊椎发育过程中的分节停滞，导致椎体先天性互相融合和数量减少，多见于颈椎。多表现为相邻两个椎体的融合，椎间隙消失，甚至多个椎体融合一起（图 2-6-24）。临床常见为活动障碍和颈腰痛。

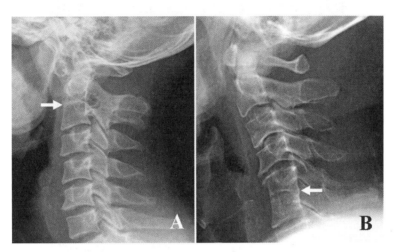

图 2-6-24　颈椎阻滞椎 X 线表现（侧位）
图 A　第 2、3 颈椎融合（箭头）；图 B　第 5、6 颈椎椎体融合（箭头）

2. 脊椎滑脱症　脊柱滑脱症（spondylolisthesis）指相邻两个椎体的位置异常，一般指上一椎体相对于下一椎体的移位。其发病机理可分为先天性和创伤性两种。先天性可能为脊椎的椎弓峡部发育异常导致排列不稳而形成滑脱。创伤性是继发于椎弓峡部断裂所致。

（1）X 线表现　显示为椎体之间的位置关系异常，以下位椎体为基础，描述上位椎体移位情况。主要为侧位与斜位片观察。

1）侧位片：显示脊柱的生理弧线不连续，呈阶梯状改变。判断滑脱程度一般采用 Meyerding 测量方法：将滑脱椎体下缘纵行分为四等份，根据其与下位椎体的位置依次分为 I 度～IV 度，即滑脱在 1/4 椎体以内为 I 度滑脱、在 1/4 ～ 2/4 为 II 度滑脱、2/4 ～ 3/4 为 III 度滑脱、大于 3/4 为 IV 度滑脱（图 2-6-25、图 2-6-26A）。

2）斜位片：斜位片是诊断椎弓峡部裂的最佳位置。正常椎弓的投影似"猎狗"形，狗嘴为同侧横突，颈部为椎弓峡部，耳为上关节突，眼为椎弓根的断面，狗体部为椎板，前腿为下关节突，后腿为对侧的下关节突，狗尾部为对侧横突（图 2-6-27）。若有椎弓峡部裂，狗颈部见一带状透亮裂隙，犹如项圈（图 2-6-26B）。

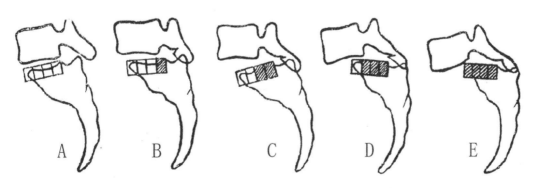

图 2-6-25　脊柱滑脱 Meyerding 测量方法示意图
图 A 正常；图 B I 度滑脱；图 C II 度滑脱；图 D III 度滑脱；图 E IV 度滑脱

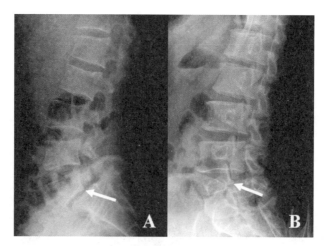

图 2-6-26　腰椎滑脱症 X 线表现
图 A　侧位片，第 5 腰椎向前滑脱，Meyerding 法测量，为 Ⅱ 度
滑脱（箭头）；图 B　左斜位片，椎弓峡部见线样裂隙（箭头）

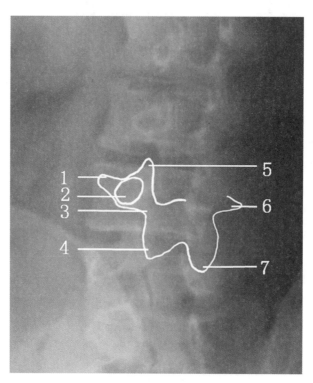

图 2-6-27　腰椎斜位 X 线表现
1. 横突，2. 椎弓根，3. 椎弓峡部，4. 下关节突，5. 上关节突，6. 对侧横突，7. 对侧下关节突

（2）CT 表现　CT 扫描和重建是最佳的显示和诊断的方法，对于附件异常容易发现并清晰显示。

二、骨关节创伤

骨关节创伤是骨科常见病，包括骨折、关节脱位、关节（内）软骨和软组织创伤等。X 线平片是骨关节创伤首选的检查方法，CT 检查可清楚显示骨折细节、解剖关系复杂的骨折和关节脱位，MRI 检查对隐匿性骨折、骨折新旧程度判断以及软骨、软组织损伤有优势。

影像学检查的目的：①明确有无骨折、脱位、骨质的损伤情况、肌腱韧带有无损伤与断裂；②了解骨折、脱位的详情，包括骨折脱位的类型、断端的对位对线情况；③摄片可记录骨关节创伤，并有利于治疗后的复查对比，需要时可进行透视下复位；④定期复查了解愈合情况及有无并发症、后遗症发生；⑤判断有无病理性骨折。

（一）创伤骨折

骨折（fracture）指因外力作用致骨的完整性和连续性中断。

【病理与临床】

一般都有明确外伤史。受伤局部疼痛、压痛、肿胀、功能障碍。体征有局部畸形、异常活动、骨擦音和骨擦感等。

【影像学表现】

1. X 线表现

（1）骨折线　骨折线是诊断骨折的直接征象，一般表现为锐利的透明线（图 2-6-28）。此外，尚有特殊的表现形式：①致密线（带）：见于嵌入性或压缩性骨折，断端间有骨小梁嵌插（图 2-6-29）；②骨皮质皱折、成角、凹折、裂痕：见于不完全骨折及青枝骨折。儿童骨骼柔韧性较大，骨折时一侧折裂，一侧相连，或局部骨皮质发生皱折、凹陷或成角，则称为青枝骨折（图 2-6-30）；③骨骺分离：儿童长骨发生骨折时，由于骨骺尚未与干骺端愈合，外力可经过骺板，从而使骨骺分离，即称为骺离骨折或骨骺分离（图 2-6-31）。青枝骨折与骨骺分离为儿童骨折的特点。

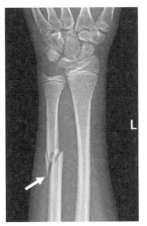

图 2-6-28　骨折 X 线表现

左尺骨中远段见清晰
锐利透明线（箭头）

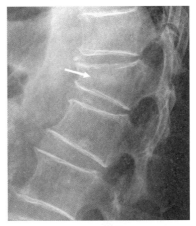

图 2-6-29　骨折 X 线表现

胸 12 椎体压缩呈楔形，椎体中部见横
行致密带（箭头）

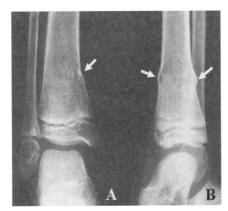

图 2-6-30　青枝骨折 X 线表现

图 A　正位，右胫骨远段内侧骨皮质皱褶、隆
突（箭头）；图 B　侧位，骨皮质隆突（箭头）

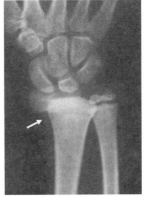

图 2-6-31　骨骺分离 X 线表现

左桡骨远端骨骺向桡侧移位，
骨骺分离（箭头）

根据骨折线的方向及其形态可分为横形、斜形、螺旋形、粉碎性、"T"形、"Y"形、压缩性、塌陷性等。根据骨折线有无贯通分为完全性骨折和不完全性骨折。

（2）骨折的对位对线　发生完全性骨折后，需了解骨折断端的情况。以长骨为例，以骨折的近断端为参考端，描述远断端的情况。①对位：是指两断端位置的关系，包括纵向移位和横向移位。纵向移位是指两断端上下的重叠与分离，横向移位是指两断端左右与前后的移位情况。②对线：是指骨折端轴线的关系，包括纵轴成角和纵轴旋转两个方面。纵轴成角是指断端沿纵轴方向的成角情况，两断端成角的尖端所指的方向即为成角的方向（图2-6-32）；纵轴旋转为远折端围绕骨纵轴向内或向外旋转。

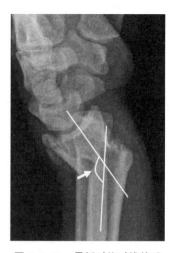

图2-6-32　骨折对位对线关系
左桡骨远端骨折（Colles骨折），远断端向背侧移位，并向掌侧成角（箭头）

（3）骨折的愈合　骨折愈合是一个复杂、连续的病理生理过程。骨折后3天内，骨折断端间形成血肿、水肿，骨折线清晰。3天～10周，骨折周围水肿逐渐吸收、血肿机化，成骨性肉芽组织增生，形成纤维性骨痂，继而成骨细胞进行成骨，形成骨样骨痂，表现为骨折线仍可见；骨折周围局限性骨膜增生；骨折断端间出现密度较低的斑点状、斑片状、棉絮状骨痂影，范围逐渐扩大（图2-6-33）。8～12周，矿物盐（钙盐）沉积后，形成骨性骨痂，骨痂范围扩大，骨痂连接。表现为骨折线模糊；骨折部位骨密度增高，骨痂梭形连接，局部骨骼不同程度增粗变形。此时断端不能活动，称为临床愈合。机体为适应负重和活动的需要，愈合的骨折要经过改建、塑形，可经过数月、数年甚或十几年，表现为骨折线消失，断端间骨小梁贯通，骨痂吸收；骨皮质连续；骨髓腔再通（图2-6-34），达到骨性愈合。

（4）骨折的并发症　骨折的并发症较多，常见的有以下几种：骨折延迟愈合或不愈合；畸形愈合：指骨折对位或对线不良的愈合；骨关节感染；骨质疏松；骨缺血性坏死；关节强直、关节退行性变、骨化性肌炎等。

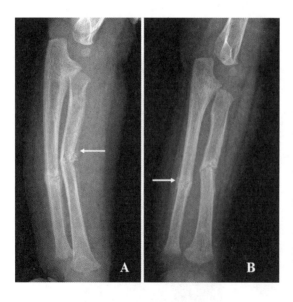

图2-6-33　骨折愈合X线表现
骨折后4周，骨折线模糊，骨折周围局限性骨膜增生（箭头）

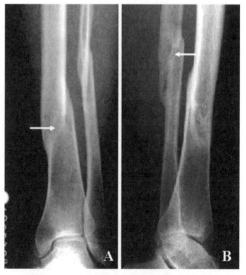

图2-6-34　骨折愈合X线表现（续）
图A　左胫腓骨中下段骨折，胫骨髓腔已再通（箭头）；图B　腓骨尚未完全达到骨性愈合，髓腔未完全再通（箭头）

2. CT 表现 CT 检查不作为常规的检查方法，是 X 线平片的重要补充，可以显示平片不能显示的隐匿骨折、骨性重叠及结构复杂部位的骨折。

3. MRI 表现 显示骨折线不如 CT 检查，但能清晰显示骨折断端和周围软组织血肿、水肿和软组织损伤情况，能更清晰地显示关节软骨、关节周围的肌肉、肌腱、韧带的损伤，脊髓的损伤，能更敏感发现隐匿骨折、骨挫伤和骨骺损伤。骨折后骨髓内的水肿或渗出表现为 T_1WI 低信号，T_2WI 高信号。骨折后骨折端血肿及肉芽组织形成时间与演变过程不同，可表现为多种信号。

（1）骨挫伤（bone contusion） 属隐匿性的骨损伤，是外力作用引起的骨小梁断裂和骨髓水肿、出血，X 线平片和 CT 检查常无异常发现。MRI 检查可以显示早期、轻微的骨髓水肿。骨挫伤在 T_1WI 上表现为模糊不清的低信号区，在 T_2WI 上表现为高信号（图 2-6-35）。MRI 检查过程中一定要进行多序列检查，以免遗漏病变，同时也应注意鉴别诊断、追踪复查，以免误诊。

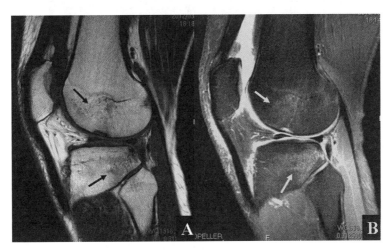

图 2-6-35 骨挫伤 MRI 表现
股骨、胫骨关节面下骨挫伤（箭头），T_1WI 呈低信号，T_2WI 呈高信号

（2）骨骺损伤（epiphysis injury） 指发生在骨骺部的创伤。包括骨骺部有明确骨折线的骨折及无骨折线的骨骺分离、骺板压缩，后者需注意与健侧对比才能诊断，主要通过 MRI 检查。正常骺板 T_2WI 表现为高信号，骺板急性断裂或损伤表现为局灶线性低信号。干骺端及骨骺骨折 T_1WI 呈线性低信号，T_2WI 呈高信号影。若骨折线通过骺板，可形成纤维桥，进一步形成骨桥，表现为连接骨骺和干骺端跨越骺板的低信号区。

（二）疲劳骨折

疲劳骨折（fatigue fracture）是指长期、反复的外力作用于骨的某一部位引起的骨折，又称应力骨折。

【病理与临床】

战士、运动员、舞蹈演员、劳动者发生率高。好发部位为胫腓骨、第 2 及第 3 跖骨、肋骨、股骨颈等部位。起病缓慢，最初的症状为局部疼痛，逐渐加重，并引起功能障碍。

【影像学表现】

1. X 线、CT 表现 骨折线呈横行，多发生于一侧骨皮质，不贯穿整个骨干。骨折线周围可有骨膜反应，皮质增厚，局部增生硬化（图 2-6-36），CT 检查更易在不规则硬化中发现骨折线。

2. MRI 表现 骨折线呈低信号，新生的软骨性骨痂在 T_1WI 呈低信号，T_2WI 呈高信号，骨性骨痂均为低信号。骨折端周围的骨髓及软组织水肿 T_1WI 呈低信号，T_2WI 呈高信号，脂肪抑制序列 T$_2$WI 上呈明显高信号。

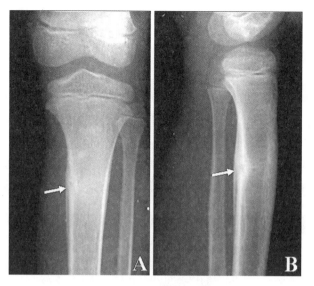

图 2-6-36　疲劳骨折 X 线表现
左胫骨上段局限性骨质增生硬化、骨膜反应（箭头）

（三）病理性骨折

病理性骨折（pathological fracture）是指已有骨病变使其强度下降，即使轻微的外力或无明显的外力也可发生的骨折。包括骨质破坏、骨质疏松等基本病变。

【病理与临床】

轻微的外力，或是因自身的重力作用即可自发骨折。临床表现为局部疼痛、功能障碍等。

【影像学表现】

1. X 线、CT 表现　可见局部骨骼的病变和不规则的骨折线。良性病变局部为囊状骨破坏、边界多清晰，骨皮质变薄或筛孔状破坏（图 2-6-37）。恶性病变表现为骨折部位骨的变形、溶骨性破坏、边界模糊，骨折线模糊。CT 显示骨质破坏比 X 线敏感。

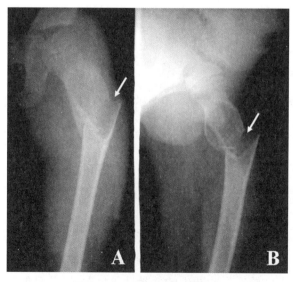

图 2-6-37　病理骨折 X 线表现
左股骨上段囊肿，伴病理性骨折，边界清楚（箭头）

2. MRI 表现 显示骨髓的病理变化及骨质破坏最敏感，为病理骨折提供更明确的诊断。

（四）关节脱位

关节脱位（dislocation of joint）分为完全脱位和半脱位。关节脱位可伴有骨折、关节内积血、关节软骨骨折和韧带肌腱撕裂。关节脱位并发症有骨缺血坏死、骨性关节炎、关节强直等。

【病理与临床】

最常见于青壮年。有明确的外伤史。常见于肘、肩、髋关节等。外伤后关节局部疼痛、压痛、肿胀、关节畸形、功能障碍。

【影像学表现】

1. X 线表现 X 线检查，绝大部分脱位可明确诊断。轻度半脱位常需准确的关节测量，或与健侧对比。①完全脱位：构成关节各骨的对应关系完全脱离（图 2-6-38）；②半脱位：相对应的关节面失去正常关系，关节面部分错位、关节间隙宽窄不均。

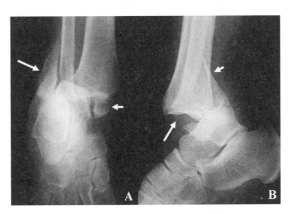

图 2-6-38 关节脱位 X 线表现
图 A 正位，外踝（长箭头）骨折伴重叠、内踝
（短箭头）骨折；图 B 侧位，右踝关节向前
完全脱位（长箭头），胫骨下段骨折伴向前成角

2. CT 表现 解剖关系复杂的关节脱位，常 CT 平扫结合多平面重组和三维重建观察脱位各骨的位置及骨折情况。

3. MRI 表现 可显示关节内积血、关节软骨骨折、韧带肌腱撕裂等。

（五）关节软骨损伤

关节软骨损伤（articular cartilage injury）病因主要为急性外伤和慢性劳损。外伤致关节骨端的骨折常引起关节软骨的损伤或断裂；慢性劳损形成关节退行性变。

【病理与临床】

外伤后关节局部疼痛、肿胀、活动功能障碍，可伴有关节畸形。慢性劳损多见于中老年，好发于负重较大的膝关节、髋关节、脊柱、手指关节等，主要症状是疼痛、关节活动不灵活等。

【影像学表现】

1. X 线、CT 表现 不能直接显示关节软骨骨折，当 X 线上显示骨折线累及骨性关节面时，应考虑合并有关节软骨骨折。慢性劳损表现为关节退行性改变。

2. MRI 表现 ①关节软骨骨折表现为低信号的关节软骨中有较高信号区；关节软骨与骨性关节面呈阶梯状；受损的骨髓腔内可见局部水肿和出血。②软骨损伤时，软骨组织磨损、软骨周围肿胀，MRI 表现为 T_1WI、T_2WI 软骨内的高或稍高信号影（图 2-6-39）。

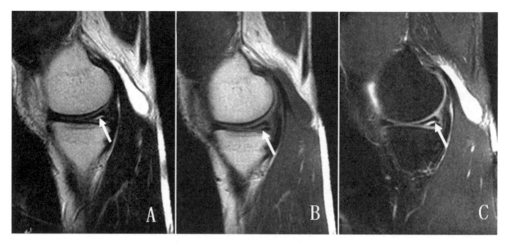

图 2-6-39　半月板撕裂 MRI 表现

图 A　T_2WI，半月板内线形高信号影（箭头）；图 B　T_1WI，半月板内线形
稍高信号影（箭头）；图 C　抑脂序列，半月板内线形极高信号影（箭头）

（六）软组织创伤

软组织创伤（soft tissue trauma）主要指肌腱与韧带损伤，多由于急性外伤所致，少数由于劳损引起韧带的变性甚至断裂。

【病理与临床】

肌腱韧带急性损伤后，局部肿胀、疼痛、皮下瘀斑、关节活动受限；肌腱韧带完全断裂，查体可出现关节异常活动、关节活动受限等。

【影像学表现】

1. CT 表现　可清晰显示周围软组织肿胀、关节内积液、撕脱骨折，肌腱韧带的显示不如 MRI。

2. MRI 表现　①肌腱韧带完全断裂：T_1WI 和 T_2WI 表现为很低信号的肌腱或韧带完全断裂，断裂处 T_1WI 表现为稍高信号，T_2WI 表现为高信号，肌腱、韧带的走行方向发生改变（图 2-6-40）；②肌腱韧带部分断裂：低信号的肌腱或韧带内出现高信号区，并可见部分连续的低信号纤维影。

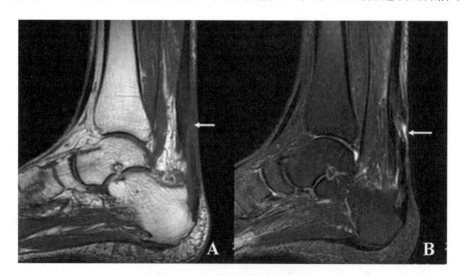

图 2-6-40　跟腱断裂 MRI 表现

图 A　T_1WI，跟腱断裂，断裂处表现为稍高信号（箭头）；图 B　T_2WI，断裂处表现为高信号（箭头）

三、骨关节感染

（一）急性化脓性骨髓炎

急性化脓性骨髓炎（acute suppurative osteomyelitis）是常见的感染。感染途径以血源性感染最多见，也可由周围软组织或关节的化脓性感染直接蔓延，或可由开放性的创口致病菌直接侵入所引起。

【病理与临床】

急性化脓性骨髓炎可同时累及骨松质、骨密质、骨髓和骨膜，是具有破坏性的全骨炎。①细菌经血液进入骨髓引起局部化脓性炎症并形成脓肿，穿破骨皮质形成骨膜下脓肿，破入软组织形成软组织脓肿，甚至穿破皮肤形成瘘管。由于骨膜下脓肿扩大，骨膜被掀起，使血液中断，同时供血动脉发生血栓性动脉炎，导致大片骨质坏死，形成死骨。②发病10天后开始出现修复，坏死骨吸收、新生骨形成，在骨破坏周围出现反应性骨质增生，但程度较轻，骨膜受到炎症刺激出现明显骨膜增生，包围坏死骨质。③儿童骺板软骨对化脓性感染有一定阻挡作用，一般不会侵及骨骺和关节，成人易侵入关节。

好发于儿童和青少年，男性多于女性。好发部位为四肢长骨干骺端。本病起病急，进展快，症状重，多有高热、寒战，局部皮肤可呈红、肿、热、痛等炎症表现和患肢功能障碍。实验室检查可见白细胞计数明显增高。

【影像学表现】

1. X线表现 ①软组织肿胀：发病2～3天后出现。②骨质破坏：发病约10天后，干骺端松质骨中出现局限性骨质疏松，逐渐形成不规则的骨质破坏区，边缘模糊。骨质破坏范围扩大，向骨干延伸，可达骨干2/3或全骨干。骨质破坏很少跨过骺板累及骨骺。③骨膜增生：可为单层、多层或花边状。④死骨形成：多为长条状死骨，形态不整、大小不一，平行于骨长轴，死骨周围见透亮带环绕。⑤窦道形成。⑥骨质增生硬化：破坏区周围也可见到范围较局限的骨密度增高影。⑦可引起病理性骨折（图 2-6-41）。

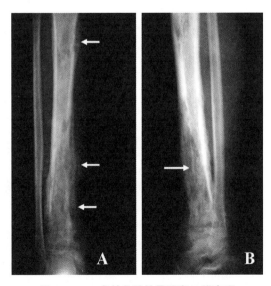

图 2-6-41 急性化脓性骨髓炎 X 线表现
图 A　正位，胫骨内弥漫性骨质破坏，并可见较广泛的层状骨膜增生（箭头）；
图 B　侧位，远端骨质破坏内有长条状死骨（箭头），长轴平行于骨干

2. CT 表现 CT 检查能发现较小的骨质破坏、死骨、骨髓腔内脓液、软组织脓肿，还能清晰地显示骨质增生硬化、骨瘘、软组织窦道等。

3. MRI 表现 骨质破坏前的早期感染，T_1WI 表现为低信号或较低信号，病变区与正常骨髓分界模糊，骨质破坏后分界趋向清晰。受累骨周围软组织肿胀，肌间隙和皮下脂肪模糊不清。炎性病灶、骨髓脓腔、骨膜下脓肿 T_2WI 表现为高信号，死骨呈低信号，骨膜呈线样低信号。增强后脓肿壁可出现环形强化，脓肿周围肉芽组织呈高信号。

【诊断与鉴别诊断】

结合好发年龄、临床症状与体征、实验室检查，具有典型的影像表现即可诊断。主要与下列疾病鉴别：①尤文瘤：好发于骨干，多发虫蚀样骨质破坏，层状骨膜反应，Codman 三角。临床表现为低热，局部无炎性表现。②骨结核：骨质破坏范围小、局限、边缘较锐利，不受骺板限制可累积骨骺，死骨细小，多无骨膜增生。

（二）慢性化脓性骨髓炎

慢性化脓性骨髓炎（chronic suppurative osteomyelitis）多为急性化脓性骨髓炎治疗不及时或不彻底转变而来。近年来由于健康意识及医疗水平的提高、抗生素的广泛应用，慢性化脓性骨髓炎已不多见。

【病理与临床】

慢性化脓性骨髓炎骨质破坏和死骨可长期存在，骨质破坏缩小局限，并刺激病灶周围骨质增生硬化和骨膜反应。破坏区残留死骨，周围充满脓液和肉芽组织，并常有瘘管形成。

多无全身症状。急性发作时可有发热、寒战等全身症状。局部红、肿、疼痛，形成窦道，病变反复发作，可迁延日久。

【影像学表现】

1. X 线、CT 表现 ①骨质增生硬化：在骨质破坏区周围有明显的、广泛的骨质增生硬化，骨的正常结构消失，骨皮质增厚，髓腔变窄、闭塞。②骨膜反应：呈层状或花边状，部分与骨皮质融合，骨干增粗、外形不规则。③死骨形成：骨质破坏区内可见密度增高的长条形或方形死骨，长轴与骨干平行，死骨周围环形密度减低，为隔离死骨与正常骨质间的肉芽组织或脓液（图 2-6-42）。CT 表现比 X 线平片敏感。

2. MRI 表现 炎性病变、水肿、肉芽组织和脓液 T_1WI 均表现为低信号或稍高信号，T_2WI 呈高信号。骨质增生硬化、死骨和骨膜新生骨均呈低信号。增强扫描，肉芽组织强化，坏死和脓液无强化，呈低信号强度。瘘管内因含脓液 T_1WI 呈稍高信号，T_2WI 呈高信号，表现为粗细不均的索条影从骨内脓腔向皮肤表面延伸。

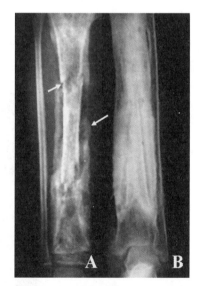

图 2-6-42 慢性化脓性骨髓炎 X 线表现
图 A 正位，胫骨弥漫性骨质增生硬化，内见局限性骨质破坏和死骨，骨膜增生（长箭头），并见病理性骨折（短箭头）；图 B 侧位，骨皮质增厚、髓腔消失、骨干增粗

【诊断与鉴别诊断】

具有典型病史，影像表现主要有骨质破坏与增生硬化并重、骨膜反应显著、死骨形成，诊断不难。注意与成骨型骨肉瘤鉴别，后者影像表现为骨质内大片状致密影为象牙质样肿瘤骨，无死骨，周围软组织内可有针状瘤骨，常有 Codman 三角。

（三）化脓性关节炎

化脓性关节炎（pyogenic arthritis）是比较严重的急性关节病，发病率低于化脓性骨髓炎。致病菌主要经血行感染关节滑膜而引起，也可由邻近化脓性骨髓炎继发侵犯关节所致，或创伤后直接感染所致。

【病理与临床】

早期化脓性关节炎，致病菌首先侵犯关节滑膜，引起滑膜充血、水肿、白细胞浸润、浆液渗出、关节腔内积液。继而滑膜变性坏死、脓液渗出，侵蚀关节软骨和软骨下骨质，以关节面承重部分为著，引起关节间隙的狭窄、关节脱位和半脱位；同时累及关节周围软组织，形成脓肿及瘘孔。晚期可致关节骨性强直。

本病可累及全身任何关节，多见于承重的较大关节，如髋关节和膝关节等。常单发，偶见多发，儿童好发。一般发病急骤，全身症状比较明显，可引起高热、寒战，白细胞增多，血沉快等全身中毒症状。病变关节红、肿、热、痛、活动障碍，关节压痛，触之有波动感，还可引起关节脱位。

【影像学表现】

1. X线、CT表现 ①早期关节囊和周围软组织肿胀，关节间隙增宽，局部骨质疏松。②继而关节软骨破坏，关节间隙变窄，软骨下骨性关节面虫蚀状骨质破坏，以承重面为重（图2-6-43）；随破坏范围扩大，可出现大范围骨质破坏和大块死骨；可出现病理性关节脱位。③晚期多发生骨性关节强直。

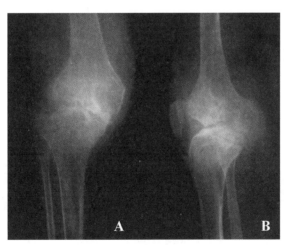

图2-6-43 化脓性关节炎X线表现
膝关节面弥漫性骨质破坏，边缘模糊，骨质密度减低，
内侧关节间隙变窄、外侧增宽，关节半脱位，关节周围软组织肿胀

2. MRI表现 ①滑膜水肿，T_1WI呈片状低信号，T_2WI呈高信号，边界不清。②关节软骨破坏，表现为虫蚀状或小片状软骨缺损，T_1WI呈低信号，T_2WI呈等信号。③骨性关节面破坏，T_1WI为低信号，T_2WI呈略高信号。④关节周围软组织增厚，层次模糊不清，T_1WI呈低信号，T_2WI呈高信号。

【诊断与鉴别诊断】

临床症状与体征明显，结合影像学表现可以诊断。需与关节结核鉴别，后者表现为关节周围局限性骨质疏松，骨质破坏从关节边缘非持重部位开始；晚期多为纤维性强直，窦道常易形成，且不易愈合。

（四）管状骨结核

骨关节结核（tuberculosis of bone and joint）是一种常见的骨关节慢性疾病，进展缓慢，病程较长，多继发于肺结核。结核杆菌通过血液循环进入血运丰富的椎体、扁骨、短管状骨以及长管状骨的干骺端、骨骺和活动较多、负重大的髋、膝等关节的滑膜发病。

管状骨结核包括长骨结核与短骨结核。长骨结核以骨骺、干骺端结核最多见，短骨结核好发于近节指（趾）骨骨干。

【病理与临床】

病理改变为长骨干骺端骨松质内出现结核性渗出、增殖和干酪样坏死，病变进展缓慢，引起局部骨小梁的萎缩和破坏，出现局限性骨质疏松和骨质破坏，破坏区内可出现体积较小的死骨，邻近无明显骨质增生和骨膜反应，骺板对结核杆菌无屏蔽作用。

骨骺、干骺端结核发生于儿童、青少年，股骨上端、尺骨、桡骨远端多见。临床表现主要为低热、盗汗、食欲减退等全身的结核性中毒症状，局部可出现肿胀、疼痛、局部皮肤无发红、发热等，邻近关节功能障碍，在负重或活动后加重，夜间睡前尤为显著。

短骨结核又称结核性指（趾）骨炎或骨气鼓，多见于 5 岁以下儿童，病变常为双侧，局部可见肿胀，大多可自愈，或可形成瘘道。

【影像学表现】

1. X 线、CT 表现　CT 较 X 线片显示骨质破坏、死骨等更加敏感。

（1）骨骺、干骺端结核　①早期出现局限性骨质疏松，继而出现骨质破坏，周围无明显增生硬化、无骨膜反应；低密度破坏区内可见稍高密度的斑点状死骨；②病变可向骨骺和关节方向发展，穿过骨骺板侵及骨骺，或侵入关节内，很少向骨干方向发展（图 2-6-44A）；③后期病灶可突破骨皮质，在周围软组织内形成干酪样坏死灶，或穿破皮肤形成窦道，此时病灶区则可出现骨质硬化与骨膜增生。

（2）短骨骨干结核　常累及多骨，早期软组织肿胀，局部骨质疏松，骨干出现圆形或卵圆形囊状骨质破坏，病灶位于中央，骨皮质变薄，骨干膨胀，形成"骨气鼓"，其中可见斑点状死骨（图 2-6-44B）。可有骨质硬化、轻度层状骨膜增生。

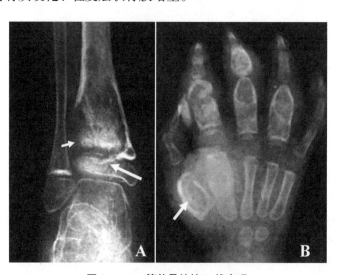

图 2-6-44　管状骨结核 X 线表现

图 A　胫骨远端骨骺、干骺端局限性骨质破坏，跨越骺线侵及骨骺（长箭头），骨质破坏区内见斑点状死骨（短箭头）；

图 B　短骨结核，右手多个指、掌骨呈膨胀性骨质破坏，形成"骨气鼓"（箭头）

2. MRI 表现 可以显示早期的骨髓水肿，表现为长 T_1、长 T_2 信号，T_2WI 抑脂序列呈高信号，骨质破坏 T_2WI 显示较好，表现为混杂高信号。但对于显示骨质增生硬化、骨膜增生以及死骨的能力远不及 X 线平片和 CT 检查。

【诊断与鉴别诊断】

结合临床症状、体征与影像学表现可以明确诊断。需注意与化脓性骨髓炎、慢性局限性骨脓肿鉴别，后者在长骨干骺端表现为局限性圆形或类圆形密度减低影，边缘光滑整齐，周围见骨质增生硬化带，但无骨膜反应以及软组织改变。

（五）关节结核

关节结核（tuberculosis of joint）是一种常见的慢性关节疾病，分为滑膜型关节结核和骨型关节结核。病变多发生于髋、膝等关节。

【病理与临床】

滑膜型关节结核是结核杆菌经血流侵犯关节滑膜引起的结核性滑膜炎，滑膜充血、水肿、渗出、增殖，早期以渗出性为主，并在滑膜表面形成结核性肉芽肿，肉芽组织侵蚀破坏关节软骨、软骨下骨质、关节非承重面，后期纤维增生引起滑膜增厚。

骨型关节结核多继发于骨骺、干骺端结核，病灶蔓延至关节，侵蚀关节滑膜和关节软骨，并造成关节软组织肿胀。

发病缓慢，症状较轻微，在活动期表现为低热、盗汗、食欲减退、消瘦、乏力等全身症状。局部表现为疼痛、肿胀、皮温不高、活动受限，继而出现相邻肌肉萎缩、窦道、关节畸形、关节脱位、关节纤维性强直。

【影像学表现】

1. X 线、CT 表现

（1）滑膜型关节结核 ①早期：关节软组织肿胀、密度增高，邻近骨质疏松，关节间隙正常或略增宽。②进展期：关节边缘非承重部位出现不规则的虫蚀状骨质破坏，且关节上下骨端多对称受累。③晚期：关节软骨及骨性关节面大部分破坏（图 2-6-45），关节间隙不对称狭窄，可见关节脱位。④愈合期：骨质破坏停止，骨性关节面边缘锐利，可导致关节纤维性强直和关节畸形。

（2）骨型关节结核 在骨骺、干骺端结核的基础上，同时出现关节周围软组织肿胀，关节软骨和骨质破坏，以及关节间隙不对称性狭窄等。

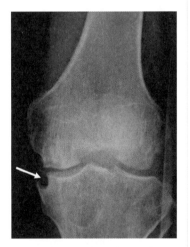

图 2-6-45 关节结核 X 线表现
左侧胫骨内侧髁局限性骨质破坏，
边缘锐利（箭头）

2. MRI 表现 能较清晰显示关节肿胀、滑膜增厚以及关节腔积液。结核性肉芽组织 T_1WI 呈均匀低信号，T_2WI 为等、高混杂信号；关节软骨破坏表现为软骨变薄、不连续、碎裂或大部分消失，T_1WI 信号减低；邻近骨髓出现反应性水肿，表现为 T_1WI 低信号、T_2WI 高信号、抑脂序列 T_2WI 高信号影。晚期关节周围脓肿，呈 T_1WI 低信号，T_2WI 高信号，其内可见斑点状和条索状低信号钙化以及纤维化。增强检查时，关节滑膜、肉芽组织以及脓肿壁可见明显强化。

【诊断与鉴别诊断】

关节结核结合影像学表现可以诊断，需注意下列疾病鉴别：①急性化脓性关节炎：发热，局部红、肿、热、疼痛剧烈。进展快，受累范围广泛，首先侵犯关节承重区，晚期骨性强直。关节结核进展慢，先侵犯关节非承重区，晚期多为纤维强直。②类风湿性关节炎：关节肿胀，关节周围骨质疏松明显，晚期可见肌肉萎缩和关节畸形与关节结核表现相似。但类风湿性关节炎表现为最早累积手足小关节，常对称性侵犯全身多个关节。

（六）脊柱结核

脊柱结核（tuberculosis of spine）是最常见的骨关节结核，以腰椎多见，胸椎、颈椎次之，病变主要累及椎体，并好发于相邻的两个椎体。

【病理与临床】

结核杆菌经血液侵犯椎体，局部渗出和增殖，形成结核性肉芽肿，引起干酪样坏死，导致椎体局限性骨质疏松和骨质破坏。坏死组织穿破骨皮质进入椎旁软组织内或沿筋膜间隙向下流注形成干酪性脓肿，称为冷脓肿。脓肿壁可出现钙化。椎体软骨终板和周围韧带对结核杆菌无屏蔽作用，易造成邻近椎体受累。

临床上起病隐匿，发展缓慢，全身表现为低热、盗汗、食欲不振、消瘦、乏力等，但症状较轻。局部表现为钝痛和叩击痛、活动受限、脊柱后突畸形、椎旁脓肿，如累及脊髓出现肢体感觉、运动障碍或瘫痪等。

【影像学表现】

根据椎体骨质最先破坏的部位，分为椎体结核与附件结核。前者多见，又分为中央型、边缘型和韧带下型。附件结核较少见。

1. X 线、CT 表现　①骨质破坏：中央型多见于胸椎，椎体内骨质破坏，其中有时可见沙粒状死骨；边缘型为椎体的上下缘局部骨质破坏，继而累及椎体和椎间盘（图 2-6-46）；韧带下型表现为椎体前缘骨质破坏，为病变主要在前纵韧带下内蔓延；附件型主要累及附件，可跨越关节突关节。②椎间隙变窄或消失：为软骨板破坏并侵及椎间盘，相邻椎体可相互融合。③脊柱后突畸形：为椎体压缩变为楔形所致。④椎旁脓肿：颈椎脓肿位于咽后壁，侧位上呈弧形前突的软组织影像；胸椎脓肿为椎旁局限性梭形软组织肿胀影；腰椎脓肿为腰大肌轮廓模糊不清或呈弧形突出影（图 2-6-47）。脓肿日久可有钙化。⑤CT 表现可较早、较清楚显示较小的骨质破坏和较小的死骨，其骨质破坏、死骨、椎旁脓肿更易显示（图 2-6-48）。

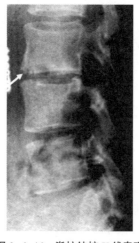

图 2-6-46　脊柱结核 X 线表现
腰椎侧位示椎体下缘局限虫蚀状破坏（箭头），椎间隙略变窄

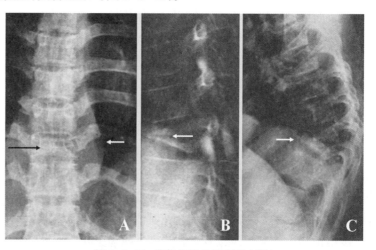

图 2-6-47　脊椎结核 X 线表现（续）
图 A　胸椎正位，椎旁脓肿（白箭头），椎体压缩（黑箭头）；图 B　侧位示同一椎体呈楔形改变；图 C　病变进展，椎体呈三角形（箭头），脊柱为后突畸形

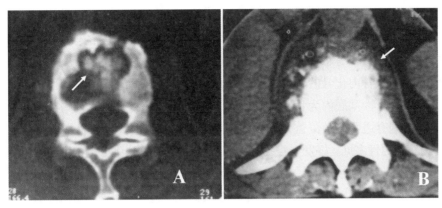

图 2-6-48　脊椎结核 CT 表现
图 A　骨窗，椎体内骨质破坏，边缘锐利，其内见斑点状死骨（箭头）；
图 B　软组织窗，椎旁脓肿形成（箭头）

2. MRI 表现　①椎体骨质破坏 T_1WI 呈低信号，T_2WI 多为混杂高信号。②椎间盘变性坏死时，T_1WI 呈低信号，T_2WI 呈混杂高信号，增强检查呈斑片状强化；晚期出现椎间隙变窄或消失时，T_1WI、T_2WI 均呈低信号。③椎旁软组织影，包括结核肉芽肿和脓肿，T_1WI 多呈低信号，少数呈等信号，T_2WI 呈不均匀混杂高信号，增强检查多呈环状强化。④椎管内改变，可显示椎管内硬膜外和硬膜下脓肿，以及硬膜囊受压脊髓变性水肿，T_2WI 出现异常高信号。

【诊断与鉴别诊断】

影像表现主要有椎体的骨质破坏、椎旁冷脓肿形成、较小死骨、脊柱的变形等，诊断不难。需注意与脊柱转移瘤鉴别，后者表现为溶骨性椎体破坏的同时常伴有附件的破坏、软组织肿块，很少累及椎间盘，椎间隙不变窄，并有原发病灶。

四、骨肿瘤与肿瘤样病变

骨肿瘤（bone tumour）是指起源于构成骨骼的各种组织细胞，异常生长所形成的新生物。分为原发性和继发性骨肿瘤。原发性骨肿瘤包括良性和恶性；继发性骨肿瘤包括恶性肿瘤的骨转移和骨良性肿瘤恶变。肿瘤样病变指影像学、病理、临床表现与骨肿瘤相似，具有骨肿瘤的某些特征的疾病，但不是真正肿瘤。

影像学能清晰地显示肿瘤的部位、大小、邻近骨骼和软组织的改变，还能帮助判断良性或恶性、原发性或转移性，对确定治疗方案和估计预后十分重要。

表 2-6-1　良性骨肿瘤与恶性骨肿瘤的鉴别

	良性骨肿瘤	恶性骨肿瘤
生长情况	缓慢、不侵及邻近组织，无转移	迅速、易侵及邻近组织、器官，有转移
局部骨破坏	膨胀性骨质破坏，界限清楚，边缘锐利	浸润性骨质破坏、界限模糊，边缘不整
	骨皮质变薄	骨皮质破坏缺损，可有肿瘤骨
骨膜增生	无（病理骨折时少量，新生骨不被破坏）	有，并可被肿瘤破坏
软组织改变	软组织肿胀	软组织肿块，分界不清

（一）骨软骨瘤

骨软骨瘤（osteochondroma）又称外生骨疣，是常见的良性骨肿瘤。

【病理与临床】

骨软骨瘤分单发和多发，单发多见。多发性常为对称性生长，是常染色体显性遗传病，有遗传性及家族史。多发性者较易恶变。

骨软骨瘤起源于软骨内化骨的骨骼，肿瘤组织包括骨及软骨组织；由骨性基底、软骨帽和纤维包膜三部分构成。骨性基底内为骨小梁和骨髓，外被薄层骨皮质，两者均分别与母体骨的相应部分相连续，其顶端有透明软骨覆盖，形成软骨帽。随着年龄增长，软骨帽可骨化。

多发生于儿童，男性多见。好发于四肢长骨干骺端，下肢多于上肢，尤以膝部周围骨骼多发。单发性早期一般无症状，多为意外发现。肿瘤增大时可有轻度压痛和局部畸形，近关节者可引起活动障碍，或可压迫邻近的神经而引起相应的症状。若肿瘤突然长大或生长迅速，应考虑有恶变的可能。

【影像学表现】

1. X 线、CT 表现 ①多位于长骨干骺端邻近骺线处，背向关节生长；②呈骨性肿块突出于长骨，内为骨小梁，外被薄层骨皮质；③肿块外缘与正常骨皮质连续；④顶部为软骨覆盖，随年龄增长可以为不规则钙化（图 2-6-49）。

2. MRI 表现 显示骨软骨瘤内的骨髓与骨干内的骨髓组织相连续，信号一致；其顶端覆盖的软骨帽，T_1WI 呈低信号，T_2WI 呈等信号，T_2WI 脂肪抑制为明显的高信号。由于 MRI 能清楚显示软骨帽，对估计骨软骨瘤是否恶变有一定的帮助，若软骨帽厚度大于 2cm，则提示恶变可能性较大。

【诊断与鉴别诊断】

骨软骨瘤为良性肿瘤，具有良性肿瘤特征，依据影像学表现不难认诊断。需注意鉴别：①骨旁骨瘤：肿瘤来自骨皮质表面，不与母体骨的髓腔相通。②周围型软骨肉瘤：为恶性肿瘤，表现为软骨帽明显增厚，形成软组织肿块，肿块内见不规则点状、环状钙化影；瘤体和骨性基底被破坏，以及骨皮质和髓腔被侵犯。

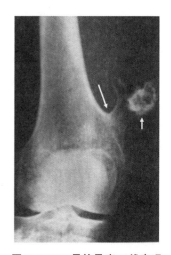

图 2-6-49 骨软骨瘤 X 线表现

股骨远端骨性突起，骨皮质与骨干相连（长箭头），软骨帽钙化（短箭头）

（二）骨巨细胞瘤

骨巨细胞瘤（giant cell tumor）系起源于骨髓结缔组织的间充质细胞，肿瘤主要由单核基质细胞与多核巨细胞构成，是介于良、恶性肿瘤间的一种较常见特殊类型的骨肿瘤。

【病理与临床】

肿瘤质软而脆，似肉芽组织，易出血。可有囊性变，内含黏液或血液。根据肿瘤细胞分化程度不同，分级为良性、生长活跃与恶变。

好发年龄为 20 ～ 40 岁，男女发病率相近，好发于四肢长骨骨端和骨突部，如股骨远端、胫骨近端、肱骨近端与远端。起病缓慢，局部肿胀、压痛和关节活动障碍。病变进展时，疼痛加剧，由间歇性转为持续性。肿瘤增大时可触及坚硬或软硬不一的肿块，表面光滑或有结节状。部分肿瘤压之可有似捏乒乓球样的感觉。局部皮肤可有温度增高、潮红、静脉曲张。

【影像学表现】

1. X 线、CT 表现 ①长骨端的偏心性、膨胀性、囊性骨质破坏区；②破坏区可有分房型，内可见骨嵴（图 2-6-50），也可为溶骨型，为单一破坏区，无骨嵴（图 2-6-51）；③肿瘤呈偏侧性膨胀性生长，骨皮质变薄，横向生长大于纵向，并抵达骨性关节面；④易出现病理骨折，伴有出血时形成骨膜增生；⑤当骨质破坏区的包壳不完整，并逐渐形成软组织肿块时，为肿瘤生长活跃的表现；⑥当肿瘤边缘包壳呈筛孔状或虫蚀状破坏、分房的骨嵴残缺紊乱、并有软组织肿块时，则为恶变的表现（图 2-6-52）；⑦CT 增强肿瘤组织有较明显的强化，囊变区无强化（图 2-6-53）。

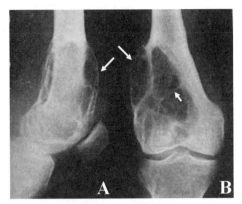

图 2-6-50　骨巨细胞瘤 X 线表现（分房型）
股骨远端囊状膨胀性骨质破坏，边缘锐利，骨皮质膨胀变薄（长箭头），其内见骨嵴（短箭头）

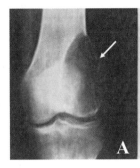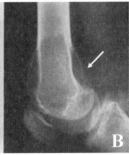

图 2-6-51　骨巨细胞瘤 X 线表现（溶骨型）
股骨远端骨质破坏，骨皮质完整、变薄（箭头）

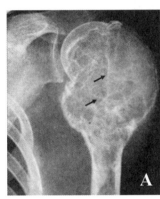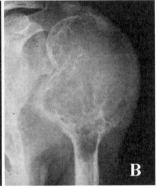

图 2-6-52　骨巨细胞瘤 X 线表现（恶变）
图 A　左肱骨上端骨质破坏，其内见完整骨嵴（箭头）；
图 B　骨皮质不完整，大部分骨嵴消失、破坏

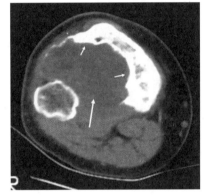

图 2-6-53　骨巨细胞瘤 CT 表现
右侧胫骨近端囊状膨胀性骨质破坏，边缘锐利（短箭头），骨皮质中断，软组织肿胀（长箭头）

2. MRI 表现　肿瘤 T_1WI 多呈低或中等信号强度，T_2WI 多为高信号。坏死囊变区 T_1WI 信号较低，T_2WI 呈高信号。肿瘤内出血 T_1WI 和 T_2WI 均为高信号。

【诊断与鉴别诊断】

骨巨细胞瘤具有较特征性的影像学表现，诊断不难。但为溶骨型时，需注意与下列病变鉴别：①骨囊肿：好发于儿童和青少年，发生在干骺端，常居干骺端中心，并渐向骨干生长，纵向扩展为主，膨胀不如骨巨细胞瘤。②动脉瘤样骨囊肿：好发于四肢长骨干骺端和脊柱，常有硬化边，骨壳常完整，CT、MRI 表现为骨破坏区内有多个液-液平面，囊壁钙化或骨化。

（三）骨肉瘤

骨肉瘤（osteogenic sarcoma）是常见的原发恶性骨肿瘤，起源于成骨间叶组织，以肿瘤细胞能直接形成肿瘤骨为特征。

【病理与临床】

骨肉瘤开始在骨髓腔内生长，产生不规则骨破坏；肿瘤骨形成；侵入骨膜下则出现平行、层

状骨膜增生，并可被肿瘤进一步破坏；当侵入周围软组织时，则形成肿块。由于恶性程度高，进展快，早期可发生远处转移，主要为肺转移。肿瘤内可见多少不等的肿瘤新生骨。

好发于青少年，男性较多见，好发于长骨干骺端。主要临床表现为局部进行性疼痛、软组织肿胀和功能障碍，最初为间歇性隐痛，迅速发展至持续性剧痛，局部皮温常较高。实验室检查血清碱性磷酸酶常增高。

【影像学表现】

1. X 线表现　根据肿瘤所含瘤骨量和成分，可分为溶骨型、成骨型和混合型。

（1）溶骨型　以骨质溶解破坏为主，早期呈筛孔样骨质破坏，继而呈虫蚀状、大片状骨质破坏，边界不清（图 2-6-54A）。在骨质破坏和软组织肿块中可见少量、形态不规则瘤骨（无正常骨小梁等结构）。骨膜增生易被肿瘤破坏，形成"骨衣三角"，或称 Codman 三角，由肿瘤边缘、骨膜增生、骨皮质构成（图 2-6-55）。

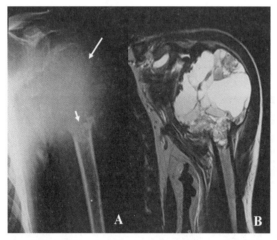
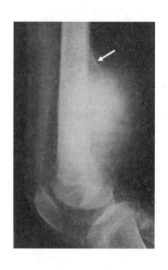

图 2-6-54　骨肉瘤 X 线、MRI 表现（溶骨型）

图 A　X 线平片，肱骨近段大范围骨质破坏，边缘模糊（短箭头），周围软组织肿块（长箭头）；图 B　T₂WI，大范围高信号

图 2-6-55　骨肉瘤 X 线表现（溶骨型）

股骨下段软组织肿块，骨衣三角形成（箭头）

（2）成骨型　以肿瘤区内成骨为主，呈"象牙"质样、"针状"瘤骨（图 2-6-55），骨膜新生骨较明显，有软组织肿块，在肿块中也有较多肿瘤骨。

（3）混合型　成骨性及溶骨性骨质破坏同时存在、程度相近。可见多种瘤骨形态及各种骨膜反应，同时有软组织肿块存在（图 2-6-56）。

2. CT 表现　可显示病灶和软组织肿块中的少量肿瘤骨、肿瘤内部的出血、坏死，增强扫描肿瘤的非骨化部分明显强化。可见肿瘤包绕或紧邻血管，其间脂肪间隙消失。

3. MRI 表现　肿瘤呈不均匀 T₁WI 低信号、T₂WI 高信号，肿瘤骨呈斑片状 T₁WI 低信号，T₂WI 低信号。瘤内坏死多呈 T₁WI 等、低信号，T₂WI 高信号（图 2-6-54B）。增强扫描，肿瘤常呈边缘快速强化及中心强化较延迟，呈不均匀强化。

【诊断与鉴别诊断】

骨肉瘤以骨质破坏、肿瘤骨形成、骨膜反应、软组织肿块形成，发展迅速，早期可发生血运转移（如肺转移）为特点，因此，早期诊断对预后有较大帮助。主要应注意鉴别：①慢性骨髓炎：髓腔弥漫性密度增高，皮质增厚，骨干增粗，可有死骨，但无肿瘤骨，一般无大块骨质破坏，无软组织肿块。②尤文氏瘤：好发于长骨干，范围广，髓腔呈虫咬状破坏，骨膜反应多呈"葱皮"状。

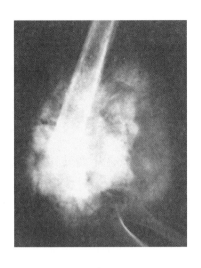

图 2-6-56 骨肉瘤 X 线表现（成骨型）
肱骨远段斑片状密度增高，边缘不清，
呈"象牙"质样，周围软组织肿块

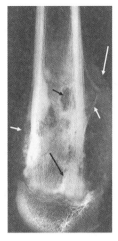

图 2-6-57 骨肉瘤 X 线表现（混合型）
股骨下段多发骨质破坏区（短黑箭头）、
肿瘤骨（长黑箭头）、骨膜增生（短白
箭头）、软组织肿块（长白箭头）

（四）骨髓瘤

骨髓瘤（myeloma）起源于红骨髓，以骨髓内大量浆细胞浸润为特征。可单发，称为浆细胞瘤；常为多发，称多发性骨髓瘤。

【病理与临床】

肿瘤由骨髓浆细胞组成。初期浆细胞在骨髓腔内蔓延，骨外形无异常，后期骨质破坏，并侵入软组织。脊柱为好发部位，其次为肋骨、颅骨、骨盆和股骨。

男性多于女性，临床表现为全身性骨骼疼痛、贫血、血钙升高，尿中查见 Bence Jones 蛋白（本周蛋白），易致病理性骨折。

【影像学表现】

1. X 线、CT 表现 早期可无异常表现，典型者呈穿凿样骨质破坏，边缘无硬化。单发者破坏区周围可见软组织肿块，多发者软组织肿块不明显。发生于脊柱时，常为多个椎体同时受累（图 2-6-58），也可一个椎体内单发或多发病灶。椎体因破坏严重可发生压缩性骨折。需注意应避免 CT 增强扫描。

2. MRI 表现 MRI 对检出病变、明确范围非常敏感。病灶 T_1WI 表现为低信号，T_2WI 病灶显示欠清，T_2WI 抑脂序列呈高信号，典型表现为"椒盐样"改变。

【诊断与鉴别诊断】

骨髓瘤以骨骼疼痛、贫血、血钙升高，尿中查见本周蛋白，较广泛骨质破坏为特征，诊断不难，需注意与骨转移瘤鉴别。

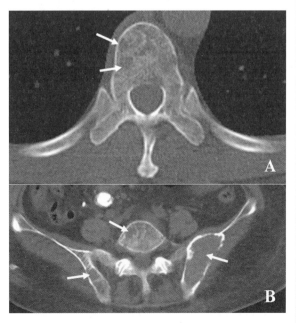

图 2-6-58 多发性骨髓瘤 CT 表现
胸椎、骶椎及髂骨内可见多个骨质破坏区（箭头）

（五）骨转移瘤

骨转移瘤（skeletal metastasis）是指骨外其他组织、器官的恶性肿瘤直接或经血行、淋巴侵蚀骨骼而发病。各部位的恶性肿瘤均可发生骨转移，常见于前列腺癌、甲状腺癌、肾癌、乳腺癌及肺癌等。

【病理与临床】

骨转移瘤分为溶骨型、成骨型和混合型三种，以溶骨型最多见。骨转移瘤以多发多见，也可单发。前列腺癌、膀胱癌等以成骨型转移为主。

骨转移瘤常发生于中老年人，以多发为主，也可单发，好发部位以脊柱、骨盆、肋骨多见，其次是股骨、肱骨、肩胛骨、颅骨等，膝关节和肘关节以下的骨质很少被累及。主要临床表现为疼痛，早期为间歇性疼痛，晚期多为持续性，夜间加重。可出现肿块、病理骨折和压迫症状，可有贫血及恶病质表现。成骨性转移者碱性磷酸酶增高；溶骨性转移者血清钙、磷增高。

【影像学表现】

1. X 线、CT 表现　①溶骨型：表现为骨松质中多发或单发小的虫蚀状骨质破坏，可融合成大片状溶骨性骨质破坏区（图 2-6-59，图 2-6-60），一般无骨膜增生。常并发病理性骨折。②成骨型：表现为圆形、类圆形、云絮状或不规则致密影，其内缺乏正常骨结构，弥漫性病灶可使骨皮质增厚（图 2-6-61）。③混合型：溶骨与成骨同时混合存在。

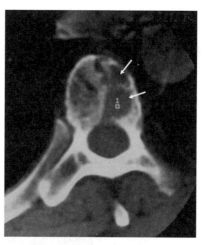

图 2-6-59　骨转移瘤 CT 表现（溶骨型）
胸椎椎体内多发类圆形骨质破坏（箭头），边缘锐利

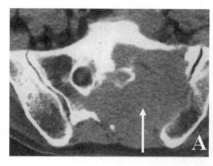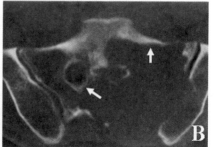

图 2-6-60　骨转移瘤 CT 表现（溶骨型）
图 A　软组织窗，骶骨内大片骨质破坏区，软组织肿块（箭头）；
图 B　骨窗，骨质破坏边界不规则（箭头）

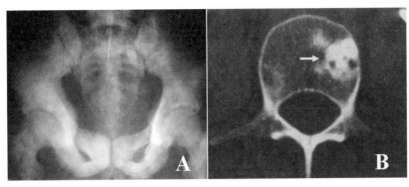

图 2-6-61　骨转移瘤 X 线与 CT 表现（成骨型）

图 A　X 线平片，骨盆多骨弥漫性多发圆形、类圆形、不规则密度增高影；

图 B　CT 扫描，椎体内成骨转移，呈团状致密影（箭头）

2. MRI 表现　大多数溶骨型转移瘤 T_1WI 呈低信号（图 2-6-62），T_2WI 呈混杂信号，内有程度不同的高信号，增强扫描明显强化，软组织肿块多见。T_2WI 脂肪抑制除显示高信号肿瘤外，还可显示瘤周水肿带。多数成骨型转移 T_1WI 和 T_2WI 均呈低信号。

【诊断与鉴别诊断】

转移瘤多有原发病灶，常为多发，若是首先发现的病灶，需注意与骨髓瘤鉴别：后者为原发骨肿瘤，常多发，病灶大小较一致，呈穿凿样骨质破坏，常伴有明显的全身性骨质疏松。患者血清球蛋白增高，骨髓穿刺可见骨髓瘤细胞，尿中见本周蛋白。

（六）骨囊肿

骨囊肿（benign bone cyst）为原因不明的骨内含液的囊性病变。

【病理与临床】

囊肿为骨内囊腔，圆形或长圆形，内衬一层纤维包膜，囊内含浅黄色液体，边缘有整齐的骨壁，有骨嵴向囊肿伸入，呈灰白色，囊壁为薄层骨质，随长骨纵向生长。

好发于青少年，男性多见。好发于长管状骨干骺端，如肱骨近端。一般无症状或仅有隐痛并在运动后酸痛，多因病理性骨折后被发现。

【影像学表现】

1. X 线表现　①长管状骨骨干或干骺端中心区的圆形、卵圆形、纵向生长的透明区，不跨越骺板。②囊肿内多为单房，无明显骨嵴，少数可呈多房（图 2-6-63），骨皮质变薄。③易致病理骨折，骨折后可见少量骨膜新生骨，骨折片可陷入囊肿内。

2. CT 表现　囊肿内呈均匀一致的水样密度，若囊内有出血则 CT 值可较高。增强扫描囊内无强化。

3. MRI 表现　囊内容物的信号常与水的信号一致，即 T_1WI 为低信号，T_2WI 为明显的高信号。若病理骨折合并囊内出血，则 T_1WI 和 T_2WI 均为高信号，并见液-液平面。增强扫描，囊壁和分隔可见强化。

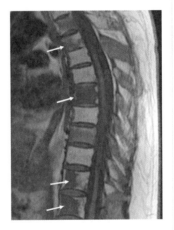

图 2-6-62　骨转移瘤 MRI 表现（溶骨型）

T_1WI，多个胸椎椎体呈低信号，为转移性骨质破坏

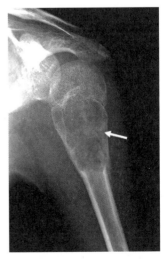

图 2-6-63　骨囊肿 X 线表现

肱骨近端囊状膨胀性骨破坏，长轴与骨干长轴平行，其内可见分隔（箭头）

【诊断与鉴别诊断】

骨囊肿为骨内含液的囊性病变，具有良性病变的特征，较易诊断。需注意与溶骨型巨细胞瘤、骨纤维结构不良鉴别，后者儿童多见，好发于股骨粗隆间，膨胀轻微，病变的范围大，髓腔内可呈多弧状改变，其特征性表现为破坏区呈磨玻璃样改变。

五、股骨头缺血性坏死

股骨头缺血性坏死（ischemic necrosis of femoral head）是指在无菌的状态下，由于血供不足或中断，股骨头发生坏死。多由于创伤、皮质激素治疗和酗酒等因素所致。

【病理与临床】

股骨头易发生缺血坏死，与其解剖结构与血供有关。圆韧带动脉仅供应股骨头紧邻小凹部位，其余部分和股骨颈由旋股内、外动脉供血，无骨膜下动脉，因此易出现血供障碍而发生骨细胞变性、坏死，周围软组织充血、水肿、渗出，淋巴细胞和浆细胞浸润的病理改变。随后出现修复反应，坏死的骨组织被肉芽组织清除代替，周围出现成骨活动。进而发生股骨头塌陷变形，关节间隙改变，髋关节半脱位、畸形，晚期继发髋关节退行性骨关节病。

本病好发于30～60岁男性，多为单侧性病变，继而可累及双侧。早期症状轻微，逐渐出现髋部疼痛、压痛、活动受限、跛行及"4"字试验阳性。晚期，关节活动受限、疼痛加重，同时可有肌肉萎缩、肢体短缩、畸形等。成人股骨头缺血坏死其发病率远远超过儿童股骨头骨骺缺血坏死。

【影像学表现】

1. X线表现　①早期：股骨头骨质、髋关节间隙无异常，仅示坏死区密度相对增高；②中期：股骨头内出现斑片状增生硬化、骨质吸收带或囊变，股骨头皮质下骨折，出现新月状透亮影，称为"新月征"；③晚期：股骨头变形变扁、增生硬化与囊变同时存在，大块骨碎裂、塌陷，关节间隙变窄（图2-6-64）。

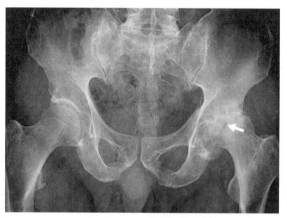

图2-6-64　股骨头缺血性坏死X线表现
左侧股骨头变形、密度增高，其内有囊变（箭头），髋关节间隙狭窄

2. CT表现　能够清晰显示骨小梁变模糊、呈磨玻璃样改变，局限性骨质疏松、囊变，周围密度增高，股骨头塌陷及股骨头变扁（图2-6-65）。

3. MRI表现　股骨头前上部边缘的异常条带影，T_1WI为低信号、T_2WI呈低信号或内高外低两条并行信号带。早期骨髓呈正常信号，晚期骨髓则呈低信号，提示骨髓脂肪被纤维增生组织或骨质增生硬化替代。

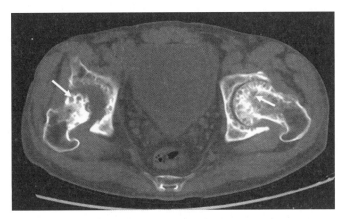

图 2-6-65　股骨头缺血性坏死 CT 表现
双侧股骨头变扁，其内结构紊乱、密度不均、
内有囊变（箭头），周围局限性骨密度增高

【诊断与鉴别诊断】

影像学具有骨质囊变或死骨、股骨头变形，诊断不难。需注意与退行性骨关节病鉴别，后者表现为关节间隙狭窄，骨质增生和关节面下囊变显著，老年患者多见。

六、退行性骨关节病

退行性骨关节病（degenerative osteoarthropathy）是关节软骨退化变性或损伤后所引起的一种关节病变。临床极为常见，好发于活动度较大的承重关节。分为原发性和继发性两类，其中原发性多见于 40 岁以上的中老年人，因机体新陈代谢功能减退导致关节软骨退化变性；而继发性则可见于较年轻患者，多有较明确的原发病史，如关节外伤、畸形或感染等，造成关节软骨退变。

【病理与临床】

主要病理改变为早期的关节软骨退化变性，进而出现关节囊、韧带附着处骨质增生硬化、骨赘形成和韧带钙化，关节间隙变窄；另外，还可出现软骨剥脱、骨赘碎裂形成游离体，甚至造成关节对应关系的紊乱等改变。

临床主要表现为病变关节疼痛不适，活动时加重，重症者可出现关节畸形、功能受限等。

【影像学表现】

1. X 线、CT 表现　①关节间隙不对称狭窄；②骨性关节面硬化，关节骨端边缘骨赘形成；③关节面下囊肿或假囊肿形成；④少数可见软骨剥脱、骨赘碎裂形成游离体；⑤严重者可出现关节变形、半脱位（图 2-6-66）。

2. MRI 表现　可显示早期关节软骨的退行性变，表现为不同程度的软骨关节面毛糙、不均匀变薄以及局灶性信号的减低，甚至出现局部的中断或缺损等改变。

【诊断与鉴别诊断】

本病临床表现以及影像学表现都具有一定的特征性，诊断不难。需注意与下列疾病鉴别：①类风湿性关节炎：病变多发，两侧对称

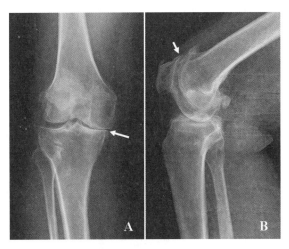

图 2-6-66　膝关节退行性变 X 线表现
膝关节内侧关节面不光整，骨端可见骨质增生硬化，关节间隙不对称狭窄（长箭头），髌骨上缘韧带钙化（短箭头）

性发病，好发于手足小关节，周围软组织肿胀，关节面下小囊变或骨质疏松，并可形成关节强直，结合类风湿因子阳性可资鉴别。②痛风性关节炎：累及手足小关节，但骨质边缘呈穿凿性骨破坏，结合临床发作性疼痛，血尿酸增高可予鉴别。

七、脊柱病变

（一）脊柱外伤

脊柱外伤常见脊柱骨折和脱位。多因车祸、运动、高空坠落或重物砸落等间接传导暴力或直接暴力所致。由于脊柱结构的特点，易累及脊髓引起相应神经功能障碍。大多数脊柱外伤好发于活动度较大的部位，如寰枢椎和胸腰段椎体，且以单个椎体多见。

【病理与临床】

脊柱骨折包括椎体及其附件的骨折，以及所包含的椎管、硬膜囊、神经、脊髓、椎间盘、韧带的损伤等。主要依靠 X 线、CT 检查以明显椎体及其附件的骨折、移位情况，同时，脊柱的骨折大多可伤及脊髓，因此对脊髓损伤评估应进行 MRI 检查。

临床上主要表现为局部疼痛，活动功能障碍，部分出现相应脊髓神经损伤的并发症，甚至还可出现脊柱后突畸形等。脊柱外伤多由纵向暴力作用于椎体的间接应力造成，因而受伤时脊柱所处的状态不同决定了损伤的部位和类型的不同。

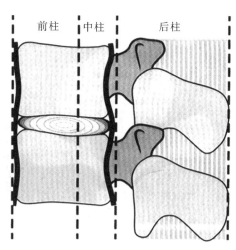

图 2-6-67　三柱划分示意图

【影像学表现】

1. X 线、CT 表现　影像学诊断可参照以下脊柱三柱分类法：椎体和椎间盘的前 2/3 属前柱，后 1/3 属中柱，后柱包括椎弓、黄韧带、棘间韧带及椎管内结构（图 2-6-67）。

根据三柱划分，脊柱骨折可分为六型（参照 McAfee and Magerl 分类法）：

（1）挤压骨折（impacted compression fracture）或称楔形骨折（wedge fracture）　此型仅限于前柱骨折。椎体压缩呈楔形，为通常所称的单纯性压缩性骨折（图 2-6-68）。

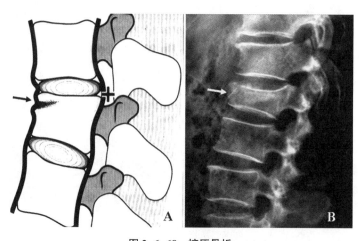

图 2-6-68　挤压骨折
图 A　示意图；图 B　X 线平片，第 1 腰椎压缩骨折（箭头）

（2）不完全爆裂骨折（incomplete bursting fracture） 此型骨折累及脊柱前柱和中柱，脊柱的后柱不受影响，因而仍保留了脊柱的稳定性，但破碎的椎体与椎间盘可以突入椎管内，损伤脊髓而产生神经症状（图 2-6-69）。

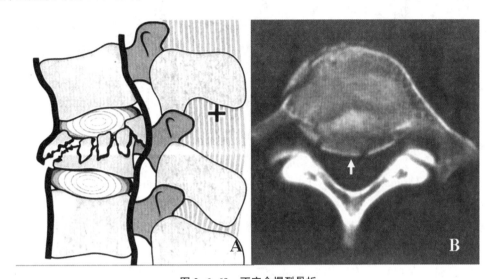

图 2-6-69　不完全爆裂骨折
图 A　示意图；图 B　CT 横断像，椎体爆裂骨折，椎体后缘挤入椎管内，骨性椎管狭窄

（3）完全爆裂骨折（complete bursting fracture） 此型骨折使前、中、后三柱同时受累，为不稳定骨折，出现创伤后脊柱后突和进行性神经症状（图 2-6-70）。

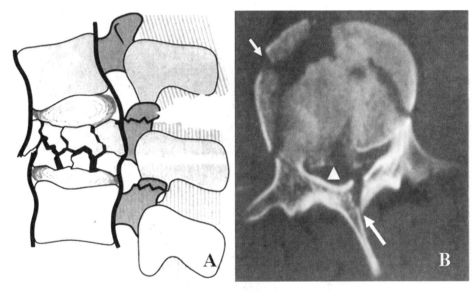

图 2-6-70　完全爆裂骨折
图 A　示意图；图 B　CT 横断像，椎体内多条骨折线（短箭头），椎板骨折（长箭头），
椎体后缘骨折并挤入椎管（箭头），骨性椎管变形、狭窄

（4）机遇骨折（chance fracture） 或称安全带型骨折。此型骨折亦同时累及前、中、后三柱，为椎体水平撕裂性损伤。为脊柱过度屈曲时所受暴力的后果，这种骨折也是不稳定性骨折，临床上比较少见（图 2-6-71A）。

（5）屈曲－分离损伤（flexion-distraction injury） 此类骨折是潜在性不稳定型骨折，原因是黄韧带，棘间韧带和棘上韧带都有撕裂（图 2-6-71B）。

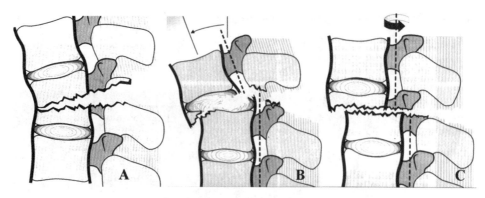

图 2-6-71　特殊类型示意图
图 A　机遇骨折；图 B　屈曲分离型；图 C　传输骨折

（6）传输骨折（translation injury）　又名移动性损伤。如车祸时暴力直接来自背部后方的撞击，或弯腰工作时，重物高空坠落直接打击背部，损伤平面通常通过椎间盘、同时还有旋转力量的参与，因此脱位程度重于骨折。这类损伤极为严重，脊髓损伤亦难免，预后较差（图 2-6-71C）。与前一类型骨折临床均较少见。

2. MRI 表现　在观察椎体挫伤、椎间盘突出、韧带撕裂、椎管内血肿、脊髓受压以及挫裂伤等方面具有明显优势。①椎体挫伤和骨折：所引起的水肿、出血表现为椎体内长 T_1 长 T_2 信号影（图 2-6-72）。②椎间盘突出和变性：矢状面 T_2WI 显示清晰，可见脊膜囊和脊髓可受压、移位，晚期表现为椎间盘退变 T_2WI 上信号减低。③脊柱周围韧带损伤或断裂：周围韧带连续性低信号影中断，因水肿、出血 T_2WI 抑脂序列呈不同程度的高信号影。④脊髓受压和损伤：突入椎管的游离骨碎片可压迫和损伤脊髓，T_2WI 抑脂序列呈不同程度的高信号影，严重时可出现脊髓断裂，神经根以及硬膜囊撕裂影。

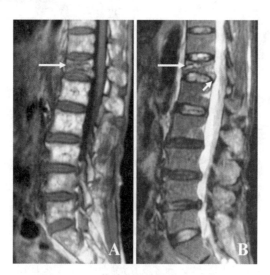

图 2-6-72　椎体压缩性骨折 MRI 表现
图 A　矢状位 T_1WI，胸 12 椎体压缩，椎体内低信号（长箭头）；图 B　T_2WI，椎体内高信号（长箭头），椎体后缘突入椎管，硬膜囊受压（短箭头），后方的脊髓无受压移位

【诊断与鉴别诊断】

脊柱外伤多有明确外伤史，结合影像学改变，诊断不难。主要与脊椎结核、脊椎肿瘤等病变所导致的椎体压缩性改变鉴别，后两者均无明确的外伤史，常见于多个椎体，伴骨质疏松或骨质破坏，椎间隙可出现变窄或消失，还可见椎旁脓肿或软组织肿块等。

（二）脊柱退行性变

脊柱退行性变（degenerative spinal diseases）是椎间盘和椎小关节的关节软骨退行改变并累及椎体和椎旁韧带所引起的一种病变。临床常见，好发于活动度较大的中下段颈椎和下腰椎。主要包括椎间盘膨出、突出、脱出、许氏结节（软骨结节形成）、椎小关节退变、附属各韧带的增厚、钙化、骨性椎管狭窄等。

【病理与临床】

脊柱最先发生退变的是椎间盘，由于髓核脱水并纤维化，同时纤维环变性出现环状或放射状裂隙，导致椎间盘突出，椎间隙狭窄；椎体软骨板变性后引起软骨板下骨质增生硬化，甚至骨赘形成。另外，由于椎间盘退变负重力降低，使椎小关节发生退变以及脊柱周围韧带发生钙化或骨化等改变，并可继发椎间孔和椎管狭窄，或可致退变性椎体滑脱。

临床主要表现为脊柱相应部位僵硬、疼痛和脊髓、神经根和血管受压所引起的症状和体征。

【影像学表现】

1. X线表现 ①正位：可见椎小关节的骨质增生变尖、硬化、可伴有脊柱侧弯；②侧位：脊柱曲度变直或反弓、椎体滑脱、椎体前后缘骨质增生、硬化，甚至骨赘、骨桥的形成，椎间隙变窄，周围韧带钙化（图2-6-73）；③斜位：可显示椎间孔变窄。

2. CT表现 能全面反映椎间盘、椎体及椎小关节、各韧带、骨性椎管的退变类型，以及硬膜囊和神经根的受压情况等（图2-6-74）。

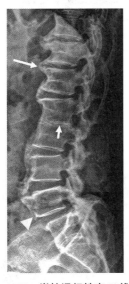
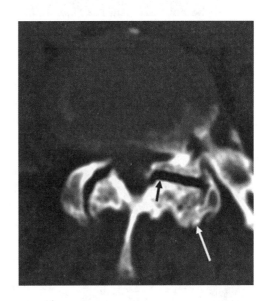

图2-6-73 脊柱退行性变X线表现
胸12、腰1椎体前缘骨桥形成（长箭头），腰2、3椎间隙显著变窄（短箭头），腰5椎体向前Ⅰ度滑脱（箭头）

图2-6-74 腰椎退行性变CT表现
关节突关节间隙增宽，内见"真空征"（黑箭头），骨质增生变尖、硬化并形成骨赘（白箭头）

（1）椎间盘膨出 为髓核变性，纤维环膨胀所致，常见于老年性病变，表现为椎间盘均匀地向周围膨隆，超出椎体的外缘，后缘向前微凹与相邻椎体形态基本保持一致，也可呈平直或呈轻度均匀外凸的弧形影（图2-6-75A）。

（2）椎间盘突出 指在椎间盘退行性变的基础上，因急性外伤或长期反复慢性损伤等，导致椎间盘的髓核经纤维环破裂处向外突出到椎间盘的边缘，压迫脊膜囊和神经根。好发于活动度较大的下腰段，其次为下颈段，胸椎间盘较少见。表现为椎间盘向正后或侧后方呈局限性突出的弧形软组织密度影，基底较宽，边缘光滑，硬膜囊受压变形（图 2-6-75C）。

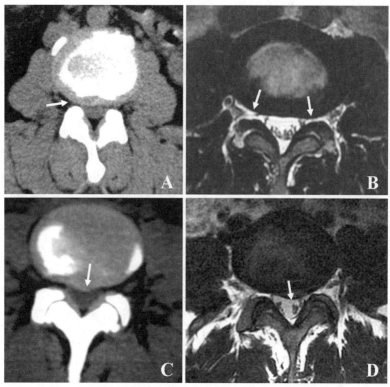

图 2-6-75　椎间盘膨、突出 CT 与 MRI 表现
图 A　CT 轴位；图 B　T_2WI 轴位，椎间盘向后膨出（箭头），硬膜囊受压；
图 C　CT 轴面；图 D　T_2WI 轴位，椎间盘向后突出（箭头），硬膜囊受压

（3）椎间盘脱出　在椎间盘突出基础上，髓核物质疝出到椎间盘外，形成椎间盘碎块，可在椎管内上下游离，表现为椎管内椎间隙上下缘的软组织碎片影，常导致硬膜囊或神经根的明显受压（图 2-6-76A）。

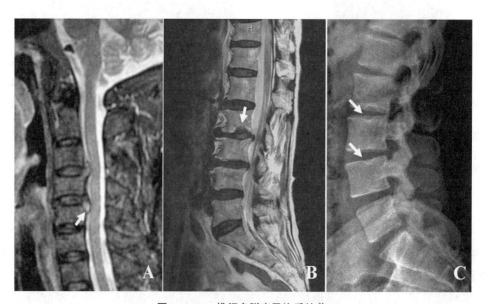

图 2-6-76　椎间盘脱出及许氏结节
图 A　T_2WI，椎间盘碎块向后脱出（箭头），硬膜囊受压；图 B　T_1WI，椎体内许氏结节形成（箭头）；图 C　X 线平片，许氏结节形成（箭头）

（4）许氏结节（Schmorl's node） 为椎体内软骨结节，是椎间盘脱出的特殊类型，即软骨板断裂，椎间盘疝入到椎体内致骨小梁增粗，局部骨质吸收。表现为椎体内类圆形低密度灶，常高于椎间盘密度，病灶边缘硬化（图2-6-76C），若发生于椎体后份可致骨性椎管狭窄。

（5）小关节退变 包括关节软骨溶解软化所致的关节间隙变窄、关节内真空征、关节绞锁（常合并椎体滑脱）。

（6）骨性椎管狭窄 主要指后纵韧带钙化或骨化，黄韧带增厚（超过5mm）、钙化，椎体后缘的骨质增生所致骨赘形成等原因，使骨性椎管矢状径（椎体后缘与椎板联合间的距离）颈椎小于11mm、腰椎小于12mm，即为骨性椎管狭窄，常导致硬膜囊或神经根受压。

3. MRI表现 可直观显示椎间盘变性以及各型椎间盘退变征象，其表现与CT相同（图2-6-75B、D，图2-6-76A、B），常通过矢状位显示椎间盘变性及压迫硬膜囊情况。

【诊断与鉴别诊断】

本病在临床表现以及影像学表现具有一定的特征性，诊断不难，但有时不典型的椎间盘突出症需与椎管内硬膜外肿瘤鉴别，后者无论从肿块的部位还是形态多与椎间盘突出不同，且与椎间盘无联系，常伴有邻近椎体的骨质破坏、椎管或椎间孔扩大，增强扫描多有强化。

（三）脊椎血管瘤

脊柱肿瘤指发生于脊椎骨及椎管内硬膜外附属组织的新生物，包括原发性肿瘤、继发性肿瘤和肿瘤样病变。其中良性肿瘤常见有脊椎血管瘤、骨巨细胞瘤和骨软骨瘤等，恶性肿瘤有转移瘤、骨髓瘤和脊索瘤等，肿瘤样病变较少见，包括嗜酸性肉芽肿和动脉瘤样骨囊肿等。

脊椎血管瘤（hemangioma）是指起源于脊椎骨内且分布于增粗的骨小梁和脂肪组织间的瘤样增生的血管组织。按组织学上分为海绵状血管型、毛细血管型、静脉血管型和混合血管型。

【病理与临床】

主要病理变化为低压力、薄壁、慢血流的血管组织掺杂于椎体的骨小梁间，造成病变区骨小梁吸收，周边或纵向的骨小梁反应性增粗。根据骨皮质的完整性分为非侵袭性血管瘤和侵袭性血管瘤。

好发于任何年龄，尤其以中年以后女性居多，胸椎常见。一般无明显临床症状，多为偶然发现。极少数可表现为侵袭性生长，突破骨皮质形成周围软组织肿块。可致椎体压缩性骨折，产生相应脊髓受压症状。

【影像学表现】

1. X线表现 典型表现为椎体破坏呈栅栏状或蜂窝状改变，即椎体溶骨性破坏的低密度病灶中见垂直或网状增粗的高密度骨小梁（图2-6-77A）。非侵袭性血管瘤椎体外形和椎间隙正常；侵袭性血管瘤可见椎体膨胀性改变，甚或出现椎体压缩变扁和椎旁软组织肿块，椎间隙变窄。

2. CT表现 为椎体骨质吸收区内多发点状的高密度影，呈"圆点花布"或"栅栏状"改变（图2-6-78A），即椎体溶骨性破坏的低密度病灶中见增粗骨小梁的横断面影。非侵袭性血管瘤椎体骨皮质完整，病变区边界较清晰，密度较低含脂肪基质，无椎旁软组织肿块；侵袭性血管瘤椎体骨皮质吸收中断或压缩性骨折，常累及整个椎体或椎弓，病变区边界欠清呈软组织密度，可伴有椎旁软组织肿块或脊髓受压等改变。

3. MRI表现 非侵袭性血管瘤椎体病变区 T_1WI、T_2WI 均表现为高信号，增粗的骨小梁呈低信号（图2-6-77B、C，图2-6-78B）；侵袭性血管瘤椎体病变区 T_1WI 呈稍低信号，T_2WI 呈稍高信号，增强检查呈明显强化。

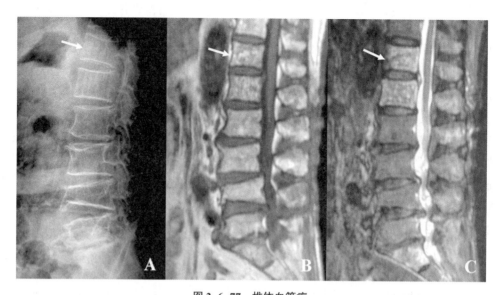

图 2-6-77 椎体血管瘤

图 A X 线平片，胸 12、腰 1 椎体内，见多发垂直条纹状的高密度粗大骨小梁影，呈
"栅栏"样改变（箭头）；图 B T₁WI；图 C T₂WI，椎体内呈点状高信号灶（箭头）

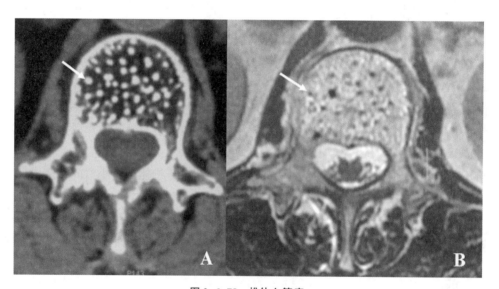

图 2-6-78 椎体血管瘤

图 A CT 断面示椎体内多发点状的高密度影，呈"圆点花布"样改变（箭头）；
图 B T₂WI，椎体内粗大的骨小梁呈低信号（箭头）

【诊断与鉴别诊断】

椎体血管瘤非侵袭性占绝大多数，本病多无临床症状，同时影像学表现上具有典型表现，诊
断不难。

第五节 阅片实践

病例一

患者，男，46 岁，腰部疼痛伴左下肢放射性麻木 1 周。无发热、咳嗽、咳痰等明显呼吸系
统症状，骨科门诊就诊，临床初诊为腰椎间盘突出症，行 L3～S1 椎间盘 CT 扫描（图 2-6-79）。

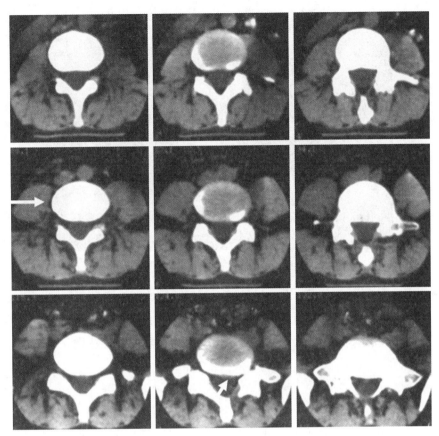

图 2-6-79　L₃ ～ S₁ 椎间盘 CT 扫描（软组织窗）

CT 所见：软组织窗示 L₅ ～ S₁ 椎间向左后轻度突出（图 2-6-79，短箭头），硬膜囊略有受压，L₄ 椎体形态及大小未见异常（图 2-6-79，长箭头），周围无软组织异常改变。但骨窗示 L4 椎体内多个云絮状致密影（图 2-6-80，箭头），骨皮质完整光滑锐利。

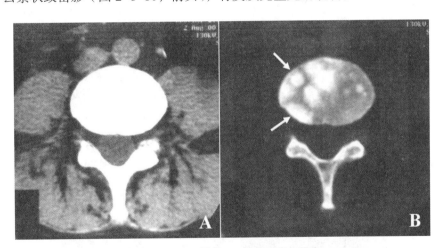

图 2-6-80　L₄ 椎体 CT 软组织窗与骨窗

CT 诊断意见：提示骨转移瘤可能。

为寻找原发灶，需做全身检查，首先应排除肺内病变，建议行胸部 CT 扫描，发现右肺门区肿块，遂行胸部增强扫描（图 2-6-81）。

胸部 CT 所见：右肺门上区较大肿块，呈浅分叶，边界较清，并向纵隔内生长，与相邻组织无分界，增强后肿块边缘强化（图 2-6-81，箭头），为右肺门上区中心型肺癌。

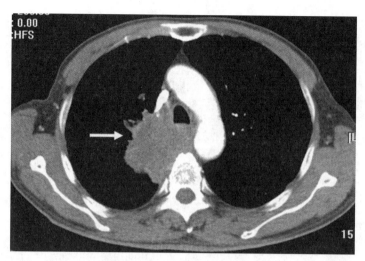

图 2-6-81 胸部 CT（纵隔窗）

结合腰椎与胸部 CT 检查诊断：右肺门上区中心型肺癌伴腰椎成骨型转移。

讨论：椎体内成骨型转移大多无明显症状，往往以其他疾病（如腰椎间盘突出症）或体检时发现，CT 扫描椎体形态大小均可无异常，亦无软组织肿块表现，应特别注意常规骨窗观察，以免漏诊。

病例二

患者，女，72 岁。跌倒伴胸背部疼痛两天。既往有反复胸背部疼痛不适病史。体检：胸腰段活动轻度受限，有压痛、叩击痛，双下肢活动无明显受限、感觉无异常。实验室检查无明显异常。行胸腰椎正侧位片（图 2-6-82）、CT 检查（图 2-6-83）与 MRI 检查（图 2-6-84）。

X 线所见：显示胸腰段后突畸形，胸腰段所示椎体可见骨质增生变尖、硬化，胸 11 椎体压缩楔形改变（图 2-6-82，箭头），胸 10、11 椎间隙变窄。

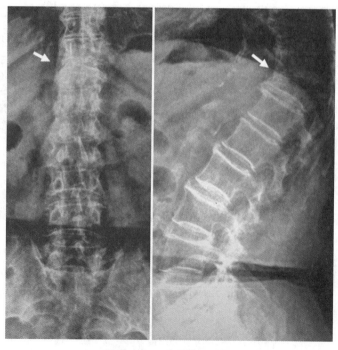

图 2-6-82 胸腰椎正侧位

　　X 线诊断：胸腰椎退行性变，并胸 11 椎体压缩性改变。

　　CT 所见：胸 11 椎体形态不规则，可见骨质增生硬化以及许莫氏结节，前缘骨皮质部分中断（图 2-6-83，箭头），周围软组织未见明显肿胀。

　　CT 诊断：胸椎退行性变，胸 11 椎体压缩骨折。

　　MRI 所见：矢状位显示胸 10、11 椎体轻度变扁，T_1WI 呈低信号（图 2-6-84A，箭头），T_2WI 呈中低信号（图 2-6-84B，箭头），T_2WI 抑脂序列呈高信号（图 2-6-84C，箭头），椎间盘变薄。

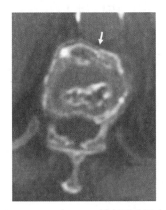
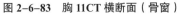
图 2-6-83　胸 11CT 横断面（骨窗）

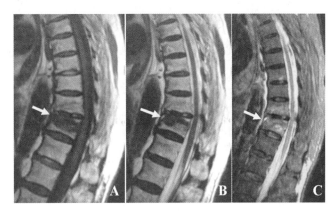
图 2-6-84　胸腰椎 MRI 表现

　　MRI 诊断：胸 10、11 椎体及椎间盘退行性变，并胸 10、11 椎体骨折。

　　讨论：①该病例为老年人，临床有外伤病史，既往有反复胸背部疼痛不适。②影像检查中平片显示胸腰段后突，部分椎体骨质增生硬化，且胸 11 椎体楔形变，进一步 CT 检查显示胸 11 椎体形态不规则，并可见许莫氏结节以及前缘骨皮质部分中断，尤其 MRI 检查见胸 10、11 椎间隙变扁，T_2WI 信号减低，胸 10、11 椎体骨质增生硬化，在低信号周围骨髓 T_2WI 抑脂序列呈高信号水肿影。以上均提示在胸 10、11 椎体及椎间盘退行性变的基础上合并有胸 10、11 椎体骨挫伤改变。

学习拓展

　　腰椎间盘突出症是髓核经纤维环向周围组织突出，常伴有髓核和纤维环的变性，属中医“腰腿痛”“痹证”等病范畴。根据 1994 年发布的《中医病证诊断疗效标准》此病可分为气滞血瘀证、风寒湿滞证、湿热痰滞证和肝肾亏虚证。

　　X 线、CT 和 MRI 在腰椎间盘突出症的诊断上各有优势。有研究发现，气滞血瘀证的表现主要为椎体生理曲度改变，椎间隙前窄后宽，椎体后缘骨赘形成，椎间盘突出以偏侧型突出为主，突出程度较重；风寒湿滞证主要表现为椎体序列变直，椎间隙前窄后宽，椎体后缘增生，椎间盘突出以中央型为主，常伴有纤维环膨出，小关节增生、失稳及椎间孔狭窄；湿热痰滞证主要表现为椎间隙变窄，椎体后缘骨质增生，多伴椎体滑脱，椎间盘突出类型明显差异，常伴髓核钙化，纤维环膨出，椎间孔变窄，小关节增生、错位；肝肾亏虚证则主要表现为腰椎侧弯，椎间隙变窄伴椎体滑脱，多伴骨质疏松或增生，突出的椎间盘钙化或骨化，绝大多数伴纤维环膨出，小关节增生、错位。其中，血瘀证在椎间盘突出症中发生率最高，寒湿证次之，湿热证发病率最低，且气滞血瘀证多伴外伤史。

学习小结

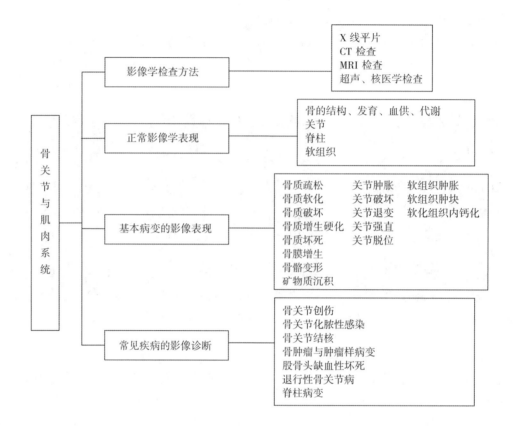

骨关节与肌肉系统

- 影像学检查方法
  - X 线平片
  - CT 检查
  - MRI 检查
  - 超声、核医学检查

- 正常影像学表现
  - 骨的结构、发育、血供、代谢
  - 关节
  - 脊柱
  - 软组织

- 基本病变的影像表现
  - 骨质疏松　关节肿胀　软组织肿胀
  - 骨质软化　关节破坏　软组织肿块
  - 骨质破坏　关节退变　软化组织内钙化
  - 骨质增生硬化　关节强直
  - 骨质坏死　关节脱位
  - 骨膜增生
  - 骨骼变形
  - 矿物质沉积

- 常见疾病的影像诊断
  - 骨关节创伤
  - 骨关节化脓性感染
  - 骨关节结核
  - 骨肿瘤与肿瘤样病变
  - 股骨头缺血性坏死
  - 退行性骨关节病
  - 脊柱病变

第七章

中枢神经系统

扫一扫，查阅本章数字资源，含PPT、音视频、图片等

中枢神经系统的影像检查内容主要包括颅脑和脊髓，常用 X 线、CT、MRI 和 DSA 影像检查方法，能对疾病做出定位、定量及定性诊断。

第一节　颅　脑

一、影像学检查方法

（一）X 线检查

主要为头颅 X 线平片，常规摄头颅正侧位片，对观察头颅骨性结构及颅内钙化有一定价值，但对颅内病变及颅骨的细微结构不能显示，由于 CT 及 MRI 的广泛应用，目前已较少使用。

（二）CT 检查

颅脑 CT 检查为断层成像，具有较高的密度分辨率，已成为颅脑疾病的首选检查方法，适用于各种颅脑疾病的检查。

1. 平扫　以听眦线或听眶线为基线向上扫描，扫描范围自颅底至颅顶。颅底检查需用薄层扫描。

2. 增强扫描　是经静脉注射含碘的对比剂后进行 CT 扫描，有利于病变显示。正常脑组织有血脑屏障，对比剂无法通过，因此，正常脑组织无强化表现；没有血脑屏障的组织结构，如垂体、脉络丛等则有强化；当病灶破坏血脑屏障时，可有强化表现。

3. CT 血管成像（CT angiography，CTA）　主要用于脑血管性疾病、血管与周围组织或病灶间关系的检查。但对小血管、动静脉连续动态显示有一定限制，其诊断准确性、空间分辨率及时间分辨率不如 DSA。

4. CT 灌注成像（CT perfusion imaging）　是 CT 功能成像技术，静脉注射碘对比剂后，动态 CT 扫描局部或全脑，测定脑组织血流灌注量。可以更直接地反映病变组织的循环规律，更精确计算病变组织的灌注量和描绘灌注曲线，主要用于急性或超急性期脑局部缺血的诊断，对肿瘤良恶性的鉴别亦有较大帮助。

（三）MRI 检查

1. 平扫　常规采用横断面成像，依据病变选择冠状位或矢状位成像。常用序列包括 T_1WI、T_2WI 以及 T_2FLAIR。此外，当疑有急性梗死、炎症或肿瘤等病变时，可进行 MR 弥散加权成像

（MR diffusion weighted imaging，DWI），以了解水分子的弥散情况。磁共振常规平扫广泛用于颅脑各种疾病的检查，是目前最有价值的检查方法之一。

2. 增强扫描 静脉团注顺磁性对比剂钆喷替酸葡甲胺（常用 Gd–DTPA）后行 SE 序列 T_1WI 扫描，缩短 T_1 时间有利于小病灶的检出，了解血供情况，对病变的鉴别与定性有较大帮助。

3. MR 血管成像 MRA 为非创伤性血管造影，常用时间飞跃法（time of fly，TOF）、相位对比法（phase contrast，PC）和对比增强法（contrast enhancement MRA，CE–MRA）三种成像方法。临床常采用 TOF–MRA 对脑血管成像（图 2–7–1），CE–MRA 主要用于颅内肿瘤血管或肿瘤对血管侵犯的显示。

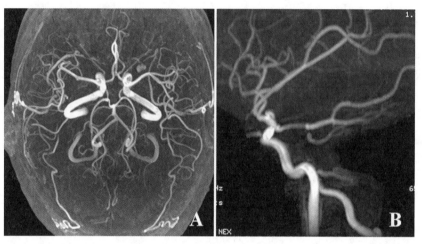

图 2–7–1 脑血管 MRA 表现
图 A 轴位；图 B 矢状位

4. MR 灌注加权成像（MR perfusion weighted imaging，PWI） PWI 主要反映组织微观血流动力学信息，成像方法较多，目前常用的有对比剂首次通过法和动脉自旋标记法（arterial spin lableing，ASL）两种。对比剂首次通过法通常以 Gd–DTPA 为介质，获得时间 – 信号强度曲线，经数学模型计算得到脑组织的局部血容量（rCBV）、局部血流量（rCBF）和平均通过时间（MTT），主要用于脑梗死的预后、溶栓疗效评估、脑肿瘤的鉴别诊断等。ASL 通过特殊的脉冲序列对流入组织前的血液质子进行标记，再检测所标记的质子流经受检部位时引起的组织信号强度变化，基本可以得到和对比剂首次通过法相似的检查效果。

5. MR 波谱（MRS） MRS 是对活体组织进行化学物质检测的方法，可提供组织的代谢信息，有助于疾病的早期诊断。临床上主要应用 $^1H–MRS$ 和 $^{31}P–MRS$，以 $^1H–MRS$ 常用，用化合物的化学位移值来反映不同的代谢产物。脑 $^1H–MRS$ 常检测胆碱（Cho）、肌酸（Cr）、N– 乙酰天门冬氨酸（NAA）、乳酸（Lac）、脂质（Lip）、肌醇（Ins）等代谢产物的峰值变化，对脑缺血、肿瘤、癫痫、肝性脑病等疾病的诊断和鉴别诊断具有重要价值。

6. 脑功能成像（fMRI） fMRI 通常是指基于血氧合水平依赖（BOLD）效应的脑功能成像技术。当不同活动刺激后，相应的大脑皮质特定区域被激活，该区域脑组织耗氧量增加，血流灌注亦增加，导致氧合血红蛋白与脱氧血红蛋白比例增加，在 T_2WI 上相应区域信号强度增高，从而反映相应大脑皮质功能变化。目前多用于疾病对局部功能区的损伤、活动状况以及针刺穴位的脑皮质功能区效应等研究。

7. 磁敏感加权成像（susceptibility weighted imaging，SWI） SWI 是新近发展起来的 MRI 技术，其本质上是一个三维采集、完全流动补偿的高分辨率、薄层重建的梯度回波序列。有别于

传统的 T_1WI、T_2WI 及质子密度加权成像，可充分显示组织之间内在磁敏感特性的差别，如静脉血、出血、铁离子等沉积等。SWI 目前主要用于中枢神经系统，对脑创伤、脑血管病变、退行性神经变性疾病、脑肿瘤等有重要的诊断价值（图 2-7-2）。

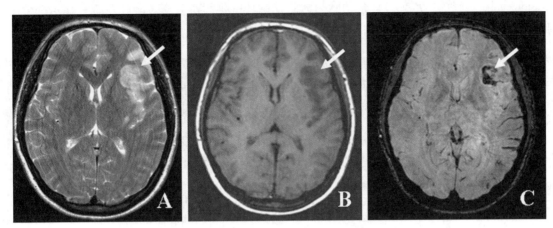

图 2-7-2 颅脑 T_1WI、T_2WI 与 SWI 对照
图 A T_2WI；图 B T_1WI，左侧大脑中动脉供血区皮层梗死（箭头）；
图 C SWI 示继发出血，呈脑回样低信号影（箭头）

（四）脑血管数字减影（DSA）

通过动脉插管技术，将造影剂注入颈内动脉或椎动脉，显示颅内血管及各级分支，主要用于脑血管性疾病的诊断与介入治疗。

此外，脑组织的影像学检查方法尚有颅脑多普勒（TCD）超声检查、SPECT 脑血流灌注显像、PET/CT 等。

二、正常影像学表现

（一）正常 CT 影像表现

颅脑 CT 显示颅脑断面图像，常采用脑组织窗和骨窗，分别观察脑组织及骨质结构（图2-7-4，图 2-7-5）。

1. 脑实质 脑组织由大脑、间脑、小脑及脑干组成。脑实质分为皮质和髓质，脑皮质密度高于髓质，CT 图像上可以清晰分辨。①大脑由左右大脑半球构成，每个大脑半球的中央沟、外侧沟和顶枕沟把半球分成额叶、顶叶、枕叶、颞叶和岛叶。CT 图像上主要靠位置及脑沟裂辨别。②两侧大脑半球之间为纵行的大脑纵裂，底面为胼胝体，分为膝部、体部及压部。大脑后下方由小脑幕分隔小脑与大脑，轴位像小脑幕根据层面不同有"八"字形、"M"形、"Y"形，其中心区为小脑，外围区为枕叶。③基底神经节包括尾状核、豆状核、屏状核和杏仁核，为灰质团，呈灰白色，埋藏在大脑半球深部。④内囊位于背侧丘脑、尾状核和豆状核之间，密度低于周围组织，CT 图像呈稍低密度带状影。⑤间脑包括上丘脑、背侧丘脑、后丘脑、下丘脑和底丘脑五部分，位于第三脑室的两侧。⑥脑干由中脑、脑桥和延髓三部分组成。⑦小脑位于后颅窝，小脑半球中间缩窄部分为小脑蚓部。

2. 脑室系统 包括两侧脑室、第三脑室、中脑导水管和第四脑室，其内充满脑脊液，CT 表现为均匀的水样密度影，边界清楚锐利。侧脑室有前角、后角、下角（颞角）各一对。

3. 颅内血管　动脉系统可显示重要的 Willis 环。Willis 环又称大脑动脉环，位于脑底下方，由颈内动脉虹吸段、大脑前动脉、大脑后动脉、前交通动脉及后交通动脉构成，在 CT 增强扫描或 CTA 及 MRA 可以显示，表现为鞍上池层面的封闭血管环，近呈六边形，沟通颈内动脉系与椎 – 基底动脉系（图 2-7-3），其余动脉为大脑动脉环的延续及分支。静脉系统可显示部分脑内静脉、大脑大静脉、矢状窦、直窦、窦汇、海绵窦、横窦及乙状窦等。

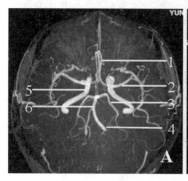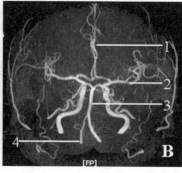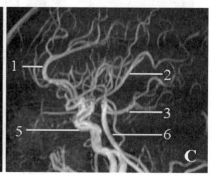

图 2-7-3　MRA 正常颅内动脉
图 A　轴位；图 B　冠状位；图 C　矢状位
1. 大脑前动脉　2. 大脑中动脉　3. 大脑后动脉　4. 椎动脉　5. 颈内动脉　6. 基底动脉

4. 颅内腔隙　①蛛网膜下腔是指蛛网膜与软脑膜之间的腔隙，内为脑脊液，充填于脑沟、脑裂，生理性扩大形成脑池，CT 表现为水样低密度影，形状各异。由下向上分别有桥前池、桥小脑角池、鞍上池、脚间池、四叠体池、环池、外侧裂池、大脑大静脉池等。②硬膜外间隙及硬膜下腔，分别是颅骨与硬脑膜、硬脑膜与蛛网膜构成的腔隙，其间隙较小，正常时不显影。

5. 颅内生理性钙化　正常情况下，随年龄增长颅内某些结构可以钙化，称为生理性钙化。常见的有松果体、缰联合、脉络丛、大脑镰、苍白球等钙化，CT 图像呈高密度。松果体、缰联合钙化位于三脑室后部，松果体钙化靠后，缰联合钙化居前。脉络丛钙化主要见于侧脑室三角区，呈圆形或不规则形致密影，双侧对称或不对称。大脑镰钙化多呈沿大脑镰走行的条状、梭形或球形致密影。苍白球钙化在老年人群中常见，一般双侧对称；若年轻人出现钙化，需考虑是否有甲状旁腺功能低下的可能性。齿状核钙化偶见于老年人，无明确临床意义。生理性钙化一般有固定的位置及分布特征，并与年龄有关，在临床工作中应注意与病变相区分。

6. 颅骨　由顶骨、颞骨各两块和额骨、枕骨、蝶骨、筛骨各一块共 8 块组成。颅腔自前向后分为前、中、后颅窝。CT 骨窗可以观察颅骨内外板、板障和颅缝的结构。颅底薄层扫描可以观察到颅底各骨及枕骨大孔、颈静脉孔、卵圆孔、破裂孔、视神经管、内耳道、乳突气房、鼻窦等，对颅底骨折及其他疾病诊断有重要意义。

7. 头颅 CT 常见伪影　CT 图像上可出现各种各样的伪影，应注意与病变鉴别。如脑桥低密度区伪影呈横行带状低密度影，位于两侧岩骨之间，称之为亨氏暗区。还有头部活动产生的运动伪影、颅骨隆突（如颅底的岩骨、枕内隆突等）或金属产生的放射状伪影等。

CT 图像应按一定顺序进行连续观察（图 2-7-4，图 2-7-5），主要层面有：

后颅窝层面：主要显示小脑、脑桥、第四脑室，同层面尚可见眼球、筛窦、蝶窦等。后颅窝伪影较多，其中包括脑桥的亨氏暗区，小脑因伪影显示欠佳。

蝶鞍层面：主要显示小脑、脑桥、颞叶、额叶、第四脑室及桥小脑角池、鞍背等。

鞍上池层面：主要显示额叶、颞叶、中脑、小脑、鞍上池、外侧裂池及环池。鞍上池因扫描基线不同，可表现为菱形、五角星形或六角星形。

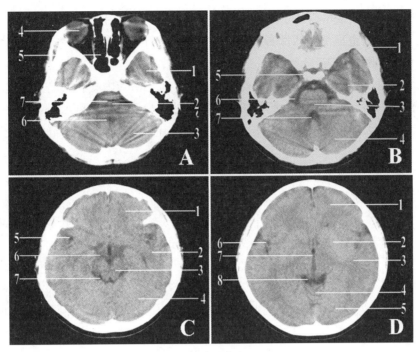

图 2-7-4　正常头颅各层面结构

图 A　后颅窝层面：1.颞叶　2.脑桥　3.小脑　4.眼球　5.筛窦　6.第四脑室　7.亨氏暗区

图 B　蝶鞍层面：1.额叶　2.颞叶 3.脑桥　4.小脑　5.鞍背　6.桥小脑角池　7.第四脑室

图 C　鞍上池层面：1.额叶　2.颞叶　3.中脑　4.小脑　5.外侧裂池　6.鞍上池　7.环池

图 D　第三脑室层面：1.额叶　2.基底节区　3.颞叶　4.小脑蚓部　5.枕叶　6.外侧裂池　7.三脑室　8.四叠体池

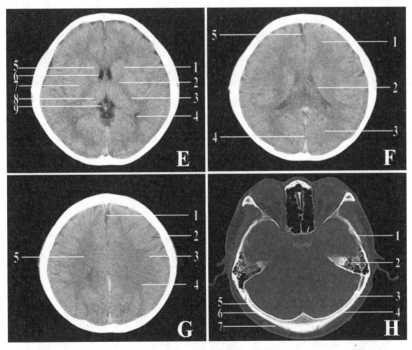

图 2-7-5　正常头颅各层面结构（续）

图 E　基底节层面：1.内囊前肢　2.内囊膝部　3.内囊后肢　4.侧脑室三角区

5.尾状核头部　6.侧脑室前角　7.豆状核　8.丘脑　9.大脑大静脉池

图 F　侧脑室体部层面：1.额叶　2.侧脑室体部　3.枕叶　4.大脑镰　5.前纵裂

图 G　侧脑室上方层面：1.大脑镰　2.脑沟　3.顶叶　4.脑灰白质分界　5.大脑半卵圆中心

图 H　正常头颅 CT 骨窗：1.颞骨　2.乳突气房　3.人字缝　4.枕骨颅板　5.内板　6.板障　7.内板

第三脑室层面：主要显示额叶、颞叶、基底节区、岛叶、枕叶、小脑幕、第三脑室、外侧裂池及四叠体池。第三脑室呈裂隙状低密度影，正常宽度小于 0.5cm，下接中脑导水管。大脑各叶脑灰白质分界较清，密度均匀。

基底节层面：主要显示额叶、颞叶、枕叶、丘脑、基底节、内囊和大脑大静脉池。内囊分为内囊前肢、膝部和内囊后肢，内侧为尾状核和丘脑，外侧为豆状核，显示为对称的"＞＜"形状的稍低密度带。大脑大静脉池位于胼胝体压部下方，内有两侧大脑内静脉汇合成大脑大静脉，前方为松果体。

侧脑室体部层面：主要显示额叶、顶叶、枕叶。中线部见大脑纵裂池及大脑镰。两侧侧脑室体部呈对称性的裂隙状水样密度影。

侧脑室上方层面：主要显示额、顶叶、半卵圆中心、大脑镰。脑白质部分为半卵圆中心。脑沟位于脑表面，随年龄增大显示更清，一般不超过 5mm。

（二）正常 MRI 影像表现

MRI 图像为多方位、多参数成像，观察时应首先辨别 MRI 成像序列，再从不同方位观察颅脑解剖结构（图 2-7-6，图 2-7-7）：

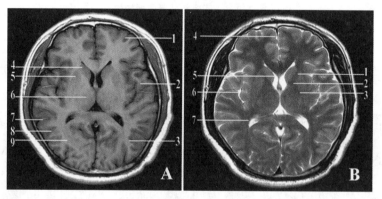

图 2-7-6　正常轴位 MRI 表现（基底节层面）
图 A　T₁WI：1. 额叶　2. 颞叶　3. 枕叶　4. 尾状核头部　5. 豆状核　6. 丘脑　7. 脑沟　8. 脑皮质　9. 脑白质
图 B　T₂WI：1. 内囊前肢　2. 内囊膝部　3. 内囊后肢　4. 纵裂　5. 侧脑室前角　6. 外侧裂池　7. 侧脑室后角

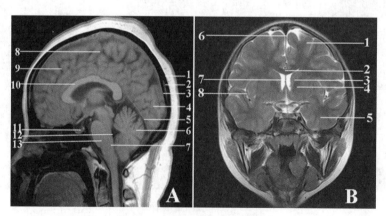

图 2-7-7　正常头颅 MRI 表现
图 A　正中矢状位 T₁WI：1. 颅骨外板　2. 板障　3. 内板　4. 枕叶　5. 小脑幕　6. 小脑　7. 延髓　8. 顶叶　9. 额叶　10. 胼胝体　11. 垂体　12. 第四脑室　13. 脑桥
图 B　正中冠状位 T₂WI：1. 顶叶　2. 胼胝体　3. 尾状核头部　4. 内囊前肢　5. 颞叶　6. 大脑纵裂　7. 侧脑室前角　8. 外侧裂池

1.脑实质　脑髓质较皮质含水量少而含脂量多，在 T_1WI 上髓质信号高于皮质，在 T_2WI 上则低于皮质。MRI 显示基底节及其周围结构比较清楚，豆状核、尾状核、丘脑、内囊、外囊、屏状核、岛叶清晰可辨。脑实质内常见一些铁沉积较多的核团，如苍白球、红核、黑质及齿状核等，在 T_2WI 上表现为低信号。

2.脑室系统、脑池、脑沟　脑室、脑池及脑沟内均含脑脊液，在 T_1WI 上呈低信号、T_2WI 上呈高信号。

3.脑血管　动脉因血流较快形成流空效应，表现为无信号区；静脉血流缓慢在 T_1WI 上呈高信号。MRA、MRV 可直接显示颅内血管的走行、分布和形态。

4.脑神经　高分辨率 MRI 可以节段性的显示除嗅神经以外的各对脑神经，在 T_1WI 上呈细线样等信号、在 T_2WI 上稍低信号。磁共振水成像能较好显示第Ⅲ～Ⅻ对脑神经脑池段影像，对于脑神经本身及其周围结构病变的诊断具有重要意义。

5.颅骨及头皮　颅骨内外板、硬脑膜、骨内含气腔隙、鼻窦等几乎不含氢质子或氢质子极少，MRI 表现为无信号或低信号；板障内静脉血流较慢，且富含脂肪，表现为高信号。头皮及皮下软组织含大量脂肪，在 T_1WI、T_2WI 上均呈高信号。

颅脑 MRI 横断面图像和 CT 横断面图像基本一致，并可从矢状面、冠状面进一步显示颅脑的内部结构。

三、基本病变的影像表现

（一）脑实质异常

1.CT 密度异常　密度异常分为高、低、等密度及混杂密度。①高密度病变：常见于新鲜的出血、钙化和脑肿瘤等；②等密度病变：常见于某些肿瘤、吸收期的血肿、早期或"模糊效应"期的脑梗死等；③低密度病变：见于炎症、脑水肿、脑梗死、脑软化、囊肿、脓肿及囊性肿瘤等；④混合密度病变：常见于出血性梗死或某些肿瘤等。

2.MRI 信号异常

（1）T_1WI 低信号、T_2WI 高信号　大部分病变呈此类改变，主要有以下三种表现：

1）T_1WI 信号低于脑实质但高于脑脊液，T_2WI 高信号：见于脑梗死、脑白质脱髓鞘改变、脑炎、星形细胞瘤、脑水肿和脑挫伤等。

2）T_1WI 低信号、T_2WI 高信号均类似于脑脊液信号：见于囊肿和囊性病变，如蛛网膜囊肿、脑穿通畸形、囊性软化灶等。

3）T_1WI 信号等或稍低于脑实质、T_2WI 信号等或稍高于脑实质：见于各种细胞密度的实质性脑肿瘤，如脑膜瘤、神经纤维瘤、垂体巨腺瘤、髓母细胞瘤、淋巴瘤等。

（2）T_1WI、T_2WI 均为高信号　主要见于富含蛋白的病变、亚急性出血和含脂肪的病变。

（3）T_1WI、T_2WI 均为低信号　见于较细小钙化或骨化。

（4）T_1WI 高信号、T_2WI 低信号　主要见于胶样囊肿和黑色素病变。

（二）脑室大小异常

包括脑室扩大和脑室缩小。

1.脑室扩大　主要见于脑积水、脑萎缩或正常变异。①脑积水包括梗阻性脑积水和交通性脑积水。梗阻性脑积水为脑脊液循环通路某些部位阻塞所致，表现为梗阻部位以上脑室扩大，脑池无增宽，见于畸形、感染、出血、肿瘤等；交通性脑积水因蛛网膜下腔脑脊液吸收减少或第四脑室出口阻塞所致，表现为全脑室系统普遍扩大。②局限性脑萎缩为萎缩区脑室扩大，弥漫性脑萎缩多表现为两侧脑室、第三脑室扩大，与脑积水不同的是，侧脑室前后角仍锐利，脑积水的脑室扩大则表现为前后角圆钝（图2-7-8）。③一侧脑室扩大亦可见于正常变异，或一侧脑萎缩等。

2.脑室缩小 见于弥漫性脑肿胀，或见于局限占位病变（如肿瘤、水肿等）引起相邻区域的脑室受压变小。

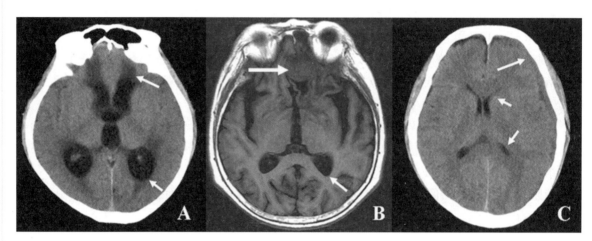

图2-7-8 脑室系统异常
图A CT轴位，脑积水，侧脑室后角扩大、圆钝（短箭头），尚可见脑脊液外渗（长箭头）；
图B T₁WI轴位，脑萎缩，侧脑室后角扩大、锐利（短箭头），此外，见左侧额极有占位灶（长箭头）；
图C CT轴位，左侧脑室前角、后角受压变小（短箭头），为左额颞部亚急性硬膜下血肿（长箭头）所致

（三）脑结构异常

主要见于各种发育畸形，如胼胝体发育不良、脑裂畸形和脑灰质异位等，表现为密度、信号与形态、位置的异常。

（四）异常强化

CT或MRI增强扫描可出现各种异常强化。均匀性强化常见于脑膜瘤、动脉瘤等；非均匀性强化常见于转移瘤或血管畸形等；环状强化常见于脑脓肿、部分转移瘤和高级别胶质细胞瘤等。脑回样强化是脑梗死的一种特征性强化。无强化见于蛛网膜囊肿、脑水肿等。

（五）颅骨病变

常见于骨折、肿瘤等。颅内病变可根据颅骨的增厚、变薄或吸收破坏等改变判断肿瘤的部位和性质。

四、常见疾病的影像诊断

（一）自发性脑出血

脑血管疾病（cerebrovascular disease）是人类三大致死病因之一，其早期诊断、及时治疗是减少致残率和死亡率的关键。脑血管疾病包括血管本身的病变及其并发症，如动脉瘤、血管畸形、血管狭窄与阻塞、颅内出血、脑梗死等。

自发性脑出血（cerebral hemorrhage）是由多种原因导致的脑内血管破裂出血，并形成血肿，压迫相邻组织，引起颅内压力增高。引起脑出血的原因很多，包括高血压、血管畸形、动脉瘤、血液病及脑肿瘤等。以高血压性脑出血最常见，为临床急症。

【病理与临床】

根据发病后的时间，病理分期为：①超急性期（≤6小时）：红细胞完整，主要含有氧合血红蛋白。②急性期（6～72小时）：出血凝成血块，氧合血红蛋白逐渐转变为脱氧血红蛋白。③亚急性期（3～6天）：红细胞内的脱氧血红蛋白转变为正铁血红蛋白，这种转变从外周向中心扩展。④亚急性晚期（1～2周）：红细胞溶解，正铁血红蛋白释放到细胞外。⑤慢性期（2周以后），正铁血红蛋白进一步氧化成半色素，同时由于巨噬细胞吞噬作用使含铁血黄素沉积，较大的血肿完全吸收后可遗留为囊腔。

临床特点为起病急，症状与出血部位和出血量有关，主要表现为头痛、呕吐、偏瘫、失语及昏迷等。出血好发部位是基底节区、丘脑、脑干和小脑，可以破入脑室系统，血肿周围有脑水肿，并引起脑组织受压、坏死。

【影像学表现】

1. CT表现　CT上血肿演变一般分为急性期、吸收期、囊变期，不同时期的出血CT平扫呈现不同的密度（图2-7-9）。

（1）急性期　血肿表现为边界清楚的高密度影，形状以肾形、类圆形或不规则形多见，密度均匀，CT值60～90HU，并伴有周围轻度低密度水肿带和占位效应，可以破入脑室、脑池及蛛网膜下腔，2周左右水肿达到高峰期。

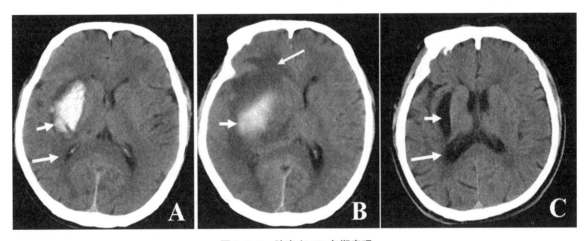

图 2-7-9　脑出血 CT 各期表现

图A　急性期脑出血，右侧基底节高密度血肿（短箭头），周围少许水肿带，右侧脑室受压（长箭头）；图B　血肿吸收期，血肿略有缩小，边缘模糊（短箭头），周围水肿更明显（长箭头），右侧脑室受压更显著，中线向左移位；图C　囊腔形成期，右侧基底节低密度囊腔（短箭头），边缘清楚，邻近脑室扩大（长箭头）

（2）吸收期　血肿逐渐向心性缩小，边缘模糊，密度逐渐降低，从高密度、等密度转变为低密度，吸收初期血肿周围水肿带增宽，以后水肿逐渐减轻、消失。增强扫描在血肿周围形成环状强化，这与血脑屏障破坏、富含毛细血管肉芽组织形成有关。

（3）囊变期　约2个月后，血肿完全吸收后遗留大小不等的脑脊液样密度的囊腔，边界清楚，邻近脑室、脑池可以扩大，并可形成穿通畸形，呈"负占位效应"，即牵拉相邻组织。

2. MRI表现　MRI信号因出血时期不同而有很大的变化，能较准确反映血肿的病理变化（表2-7-1），影像表现亦有较大差异（图2-7-10）。

表 2-7-1　脑出血各期 MRI 信号

	T_1WI 信号	T_2WI 信号	病理
超急性期	等	等	氧合血红蛋白不影响 T_1、T_2 时间
急性期	等或稍低	低	脱氧血红蛋白可缩短 T_2 时间
亚急性期	高，外周向中心扩展	早期　低 晚期　高	正铁血红蛋白可缩短 T_1 时间 正铁血红蛋白释放到细胞外
慢性期　早期 晚期	高 低	高 高	出血周围低信号环为含铁血黄素沉积

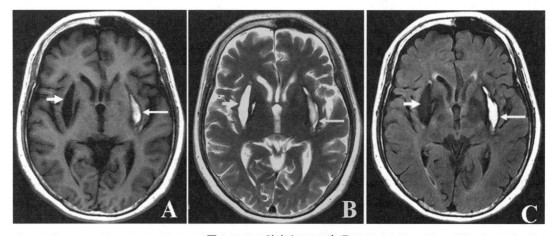

图 2-7-10　脑出血 MRI 表现

图 A　T_1WI，左侧外囊区亚急性期血肿呈高信号，周围有低信号环（长箭头），右侧外囊区慢性期血肿，已囊变呈低信号（短箭头）；图 B　T_2WI，亚急性期血肿呈高信号（长箭头），慢性期血肿呈高信号（短箭头）；图 C　T_2WI 水抑制成像（T_2FLAIR），亚急性期血肿呈高信号，周围有低信号环（长箭头），慢性期血肿呈低信号（短箭头）

【诊断与鉴别诊断】

根据典型的 CT、MRI 表现和临床突然发病的特点，脑出血诊断不难。脑出血的影像学诊断要点是：急性期 CT 平扫呈高密度，亚急性期 T_1WI 呈高信号。亚急性期出血 CT 平扫呈等密度，可类似于各种实质性脑肿瘤，可行 MRI 检查或增强扫描鉴别；超急性期和急性期出血 T_1WI 呈等信号，也类似于实质性肿瘤，可行 CT 平扫鉴别。出血量的粗略估计大多采用的公式：体积（V）=（a×b×c）/2，其中 a 为血肿的最大左右径，b 为最大前后径，c 为最大上下径。

（二）脑梗死

脑梗死（cerebral infarction）是脑血管闭塞所致脑组织缺血坏死，发病率和致残率较高。主要病因包括：①血管内各类栓子形成，包括血栓、空气、脂肪滴等；②脑内大或中等血管的动脉粥样硬化、终末小动脉炎性或非炎性脉管炎等疾病，导致脑血管狭窄和闭塞；③低血压及血液疾病所致的血凝状态。

【病理与临床】

病理分期：①超急性期（发病 6 小时内）：大体病理改变常不明显。②急性期（发病 6～72 小时）：可见梗死区脑组织肿胀变软，脑回变平，脑沟变窄，切面上灰白质分界不清，有局限性脑水肿形成，即由最初的细胞毒性水肿发展到血管源性水肿，并在 2～5 天达到高峰。③亚急性期（发病 3 ～ 10 天）：水肿逐渐减轻，局部坏死、液化，并出现巨噬细胞浸润，周围胶质细胞增生和肉芽组织形成，坏死组织逐渐被吞噬、移除。④慢性期：可持续数月或数年，表现为坏死脑组织逐渐被液化清除，形成囊腔，邻近脑组织萎缩。

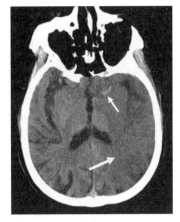

脑梗死好发于中老年人，多在休息和睡眠中发病，表现为不同程度的偏瘫、失音、失语感觉障碍、共济失调、呛咳，重者可出现休克、昏迷等。

【影像学表现】

分为三种类型，即缺血性、出血性、腔隙性脑梗死。

1. 缺血性脑梗死　主要指单纯性较大面积梗死，与出血性脑梗死相对而言（图 2-7-12，图 2-7-13A）。

（1）CT 表现　①超急性期：CT 平扫常无异常表现，偶尔可出现大脑中动脉密度增高（中动脉内血液凝固），表现为"致密动脉征"（图 2-7-11）。②急性期与亚急性期：梗死区密度逐渐减低呈低密度改变，皮质和髓质同时受到累及，多呈扇形或三角形，可有轻度占位表现。2 ～ 3 周时可出现"模糊效应"（图 2-7-12B），为梗死区因脑水肿消失和吞噬细胞浸润，密度相对增高而成为等密度，此时表现为病灶明显缩小。增强扫描可见脑回状强化。③慢性期：病灶呈低密度改变，1 ～ 2 个月后形成脑脊液样低密度囊腔（图 2-7-12C）。

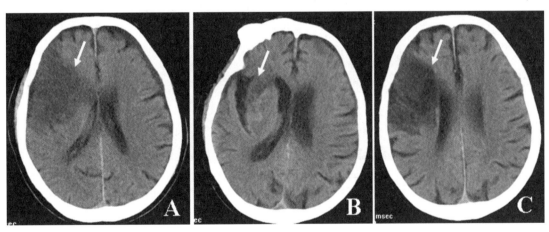

图 2-7-12　缺血性脑梗死各期 CT 表现（同一病例）
图 A　右额颞叶缺血性脑梗死急性期，病灶呈扇形低密度，边界模糊（箭头），右侧脑室明显受压；
图 B　两周后，病灶明显变小，为"模糊效应"，右侧脑室受压略有改善；
图 C　45 天后，病灶范围恢复（箭头），密度更低，为慢性期改变

（2）MRI 表现　①超急性期：T_1WI、T_2WI 常无异常表现，DWI 和 PWI 诊断价值较高，DWI 上表现为高信号，PWI 呈低灌注。②急性期：T_1WI 呈稍低信号，T_2WI 和 DWI 呈高信号，梗死区脑组织肿胀，脑沟变小或消失。梗死区形态具有与血供分布一致的特点，多呈楔形或三角形。③亚急性期：T_1WI 呈低信号，T_2WI 和 DWI 呈高信号。④慢性期：T_1WI 呈很低信号，T_2WI 呈很高信号，信号接近脑脊液，DWI 呈低信号（图 2-7-14）。

2. 出血性脑梗死　常发生在脑梗死一周后，由于血栓或栓子溶解、脱落等原因，梗死脑组织再灌注而继发出血。CT 平扫为梗死低密度内出现不规则斑点、片状高密度血肿，占位效应更明

显（图 2-7-13B）。增强扫描可见边缘脑回状强化，与单纯脑出血不同。

3.腔隙性脑梗死　系深部髓质小动脉闭塞所致，好发于基底节、内囊、丘脑、小脑、脑干和大脑半球白质内，缺血灶范围为 5 ～ 15mm 之间，单发或多发。CT 表现为大小不等的圆形或类圆形低密度灶，无占位效应（图 2-7-13C）。慢性期密度更低，类似脑脊液密度，境界清楚。MRI 表现为 T_1WI 呈低信号，T_2WI 呈高信号。扩散加权成像（DWI）对区别新旧病灶有帮助，新病灶 DWI 呈高信号，陈旧病灶呈等或低信号（图 2-7-14）。

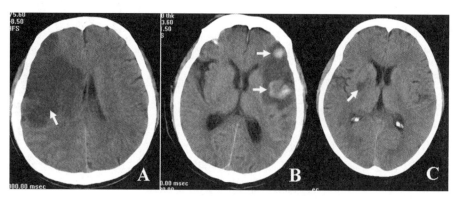

图 2-7-13　脑梗死 CT 表现
图 A　缺血性脑梗死，右侧额颞叶大片扇形低密度灶（箭头），边缘模糊，轻度占位表现；
图 B　出血性脑梗死，左侧额颞叶大片低密度灶内见两个高密度血肿（箭头）；
图 C　腔隙性脑梗死，右侧基底节区局限性低密度灶（箭头）

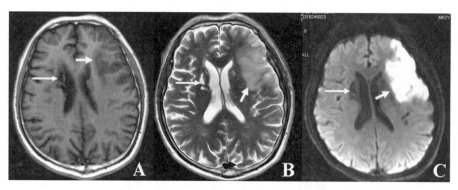

图 2-7-14　脑梗死 MRI 表现（同一病例）
图 A　T_1WI，左侧额颞叶急性期脑梗死呈稍低信号（短箭头），右侧基底节慢性期脑梗死呈低信号（长箭头）；
图 B　T_2WI，急性期病灶呈稍高信号（短箭头），慢性期病灶呈高信号（长箭头）；
图 C　DWI，急性期病灶呈高信号（短箭头），慢性期病灶呈低信号（长箭头）

【诊断与鉴别诊断】

脑梗死的诊断要点为梗死区形态与血供分布一致，CT 表现为低密度，T_1WI 呈低信号，T_2WI 呈高信号，结合临床特点不难诊断。亚急性脑梗死可出现明显的占位效应，需与胶质瘤、转移瘤、单纯性脑水肿等相鉴别：增强扫描肿瘤常呈环状强化，与脑梗死的脑回状强化不同；单纯性脑水肿形态不规则，多数只累及脑髓质，脑皮质能清楚显示。

需注意 MRI 检查在超急性期脑梗死、腔隙性脑梗死的诊断以及鉴别新鲜梗死与陈旧性梗死等方面明显优于 CT 检查。

（三）动脉瘤

颅内动脉瘤（aneurysm）是指颅内动脉的局限性异常扩张，可发生于任何年龄，女性略多于男性。

【病理与临床】

颅内动脉瘤的90%～95%起自颈内动脉系统，5%～10%起自椎动脉系统。多呈囊状，常发生于动脉分叉处，大小不等、可单发或多发。瘤腔内常形成血栓，血栓和瘤壁可发生钙化。

动脉瘤破裂多发生在30～70岁。动脉瘤未破裂时多无临床症状，部分病人可有癫痫、头痛及不同程度的颅神经压迫症状。

【影像学表现】

1. DSA 表现　可明确显示动脉瘤的部位、大小、数目、形态、与载瘤动脉的关系，表现为圆形、卵圆形或葫芦状，可有蒂与动脉血管相连。

2. CT 表现　可分三型：Ⅰ型：无血栓动脉瘤，平扫呈圆形高密度灶，增强后呈均匀强化；Ⅱ型：部分血栓动脉瘤，平扫中心或偏心性高密度区，增强后中心和瘤壁强化，其间血栓无强化，呈"靶征"；Ⅲ型：完全血栓动脉瘤，平扫呈等密度，多不能发现，或可有弧形或点状钙化，增强后呈环形强化，瘤内血栓不强化。CTA可直接显示动脉瘤及其与载瘤动脉关系（图2-7-15）。

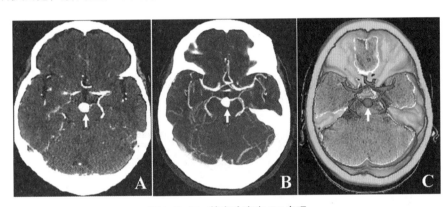

图 2-7-15　基底动脉瘤 CT 表现

图 A　CT 增强扫描，基底动脉分叉处明显强化结节（箭头）；图 B、C　MIP 及 VR，基底动脉瘤（箭头）

3. MRI 表现　无血栓形成的动脉瘤 T_1WI 和 T_2WI 均表现为圆形或卵圆形流空无信号区，边缘锐利（图2-7-16）。有血栓形成时 T_1WI 和 T_2WI 均表现为混杂信号。MRA 可显示 5mm 以上的动脉瘤。动脉瘤破裂后可表现为蛛网膜下腔出血、脑内血肿、脑积水等改变。

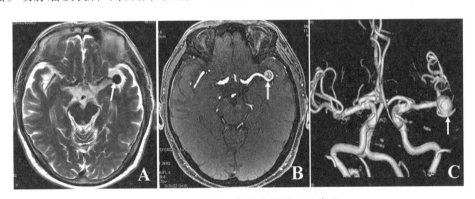

图 2-7-16　左侧大脑中动脉瘤 MRI 表现

图 A　T_2WI，大脑中动脉扩大的流空信号影（箭头）；图 B　3D TOF 血管成像，瘤体呈高信号（箭头）；图 C　VR 成像，显示瘤体与周围血管关系（箭头）

【诊断与鉴别诊断】

CT 增强扫描呈类圆形或圆形显著强化，T_1WI 和 T_2WI 呈圆形流空无信号区。DSA、CTA 和

MRA 均可较好地显示动脉瘤、瘤内血栓及载瘤动脉，可以确诊。

（四）脑动静脉畸形

血管畸形系胚胎期脑血管的发育异常，包括有脑动静脉畸形（cerebral arteriovenous malformation，AVM）、静脉畸形、毛细血管畸形、大脑大静脉瘤和海绵状血管瘤等。其中 AVM 最常见。

【病理与临床】

AVM 好发于大脑前、中动脉供血区，由供血动脉、畸形血管团与引流静脉构成。血管团部分血管壁菲薄，极易破裂出血。

AVM 多数在 20 ～ 40 岁之间发病，临床表现可有头痛、癫痫和破裂出血引起的体征。

【影像学表现】

1. DSA 表现　可直接显示增粗的供血动脉、畸形血管团和提前显影的引流静脉。

2. CT 表现　显示为不规则混杂密度影，可有钙化，无水肿及占位效应，增强后呈蚯蚓状、点状或条样强化。

3. MRI 表现　T_1WI 和 T_2WI 呈多发流空信号的血管影，增强后明显强化（图 2-7-17）。

【诊断与鉴别诊断】

DSA、CTA 和 MRA 均可显示 AVM 的粗大、扭曲的血管团以及供血动脉和引流静脉，对其做出准确的诊断。不明原因或非高血压脑出血好发部位的出血，应考虑 AVM 的可能。

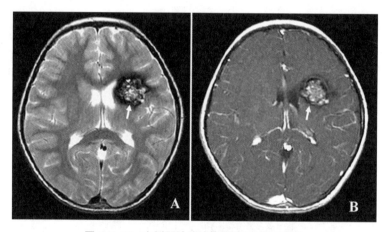

图 2-7-17　左侧颞叶脑动静脉畸形 MRI 表现
图 A　T_2WI，左侧颞叶多发流空信号及混杂信号灶（箭头）；
图 B　增强 T_1WI，病灶明显不均匀强化，周围有低信号，为含铁血黄素沉着（箭头）

（五）皮质下动脉硬化性脑病

皮质下动脉硬化性脑病（subcortical arteriosclerotic encephalopathy）又称 Binswager's 病，是发生于脑动脉硬化基础上形成的，可因退行性变、脑梗死、营养缺乏等导致的脑白质继发脱髓鞘改变。

【病理与临床】

脑白质呈斑块状或弥漫性变性，以枕叶和额叶深部白质最严重，相应部位的小动脉管壁增厚，管腔变细，常合并有局灶性梗塞、脑萎缩。

多起病于 40 岁以后，临床上以进行性痴呆为特征。多隐渐起病，呈进行性记忆障碍，严重者精神衰退，言语不清，反复发生的神经系统局灶体征，如偏瘫、失语、偏盲等，病情可缓解和反复加重。

当无明显临床症状，而仅有影像学改变时，常诊断为脑白质脱髓鞘改变，临床较为常见。

【影像学表现】

1. CT 表现　主要表现为脑白质的斑片状低密度灶，好发于两侧脑室旁白质区及半卵圆中心，侧脑室前后角旁白质区更多见。病灶常为两侧对称性，其密度减低不如脑梗死明显，边界模糊。基底节区、内囊、丘脑及脑干区常伴多发腔隙性梗死灶，同时可见脑室系统扩大、脑沟、脑池增宽，即弥漫性脑萎缩改变（图 2-7-18A）。

2. MRI 表现　两侧侧脑室旁白质区、半卵圆中心较广泛斑片状 T_2WI 高信号，T_1WI 病灶可不明显，表现为等信号或稍低信号（图 2-7-18B）。

【诊断与鉴别诊断】

两侧脑室旁白质对称性低密度或 T_2WI 高信号、临床无明显症状和体征可诊断为脑白质脱髓鞘改变，若症状与体征明显时可诊断本病。需注意与原因尚不明确的一组脑白质脱髓鞘疾病如多发性硬化等鉴别。

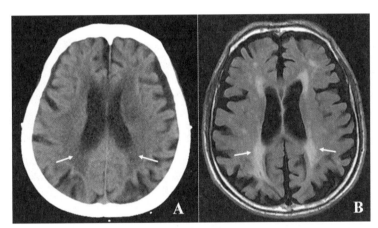

图 2-7-18　脑白质脱髓鞘改变 CT、MRI 表现
图 A　CT 平扫，两侧脑室旁白质区对称性斑片状低密度影，边缘模糊（箭头）；
图 B　T_2FLAIR，两侧脑室前后角旁白质区斑片状高信号灶（箭头）

（六）颅脑外伤

颅脑外伤是一种严重的损伤，重型脑外伤死亡率高。急性期选择 CT 检查，CT 与 MRI 检查及随访复查可对其诊断、治疗提供重要的客观依据。

【病理与临床】

颅脑外伤包括颅骨骨折、硬膜外血肿、硬膜下血肿、蛛网膜下腔出血、脑挫裂伤、脑内血肿等，多种病变常可同时存在。

有明确颅脑外伤史，临床表现根据受伤部位、轻重不同而表现多样，轻者恶心、呕吐、颅内高压征及神经定位征，重者可出现休克，甚至死亡，属临床急症。

【影像学表现】

1. 颅骨骨折　颅骨骨折（skull fracture）常见，CT 扫描及后处理技术能很好显示颅骨骨折线、颅缝分离、颅内碎骨片与异物、颅内低密度积气等，颅底骨折常伴发鼻窦与中耳乳突积液、颅内积气等。

2. 硬膜外血肿　硬膜外血肿（epidural hematoma）指血液积聚于硬脑膜与颅骨内板之间，多系脑膜血管破裂所致，以脑膜中动脉常见，血肿较局限，呈梭形或凸镜形。

CT 表现：①多位于受力部位，常伴有颅骨骨折。②血肿位于颅骨内板下，呈梭形高密度影，密度多数均匀，边缘光滑，一般不跨越颅缝。③局部脑组织受压，但一般无脑水肿（图 2-7-19A）。④可迟发。因此，需注意根据病情发展随访复查。

3. 硬膜下血肿　硬膜下血肿（subdural hematoma）见于颅脑外伤，亦可发生于自发性脑出血，多由桥静脉或静脉窦损伤出血，血液积聚于硬脑膜和蛛网膜之间，沿脑表面广泛分布，血肿多数呈新月形，可跨越颅缝。硬膜下血肿可分为急性（3 天内）、亚急性（4 天～3 周）和慢性（3 周以上），CT 或 MRI 均表现为颅骨内板下新月形或半月形病灶。

（1）急性硬膜下血肿　CT 表现为颅骨内板下与脑表现之间呈新月形或半月形高密度影，边界清楚，周围无水肿，向内推移脑组织，可有明显的占位表现（图 2-7-19B）。

（2）亚急性硬膜下血肿　CT 表现为等密度、稍高或稍低密度、混杂密度影（图 2-7-19C）；MRI 表现为 T_1WI 和 T_2WI 均呈高信号（图 2-7-20）。

（3）慢性硬膜下血肿　CT 表现为低密度影，MRI 表现为 T_1WI 稍低或低信号，T_2WI 呈高信号。

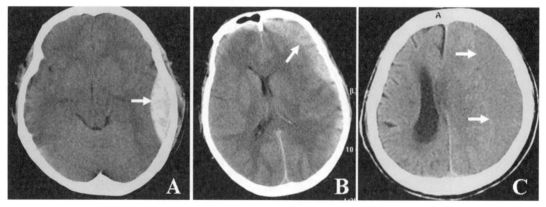

图 2-7-19　急性硬膜外与硬膜下血肿 CT 表现
图 A　左侧颞部急性硬膜外血肿，血肿呈梭形高密度，边缘光滑（箭头）；图 B　左侧额颞部急性硬膜下血肿，血肿呈新月形高密度（箭头）；图 C　左侧额顶部亚急性血肿，血肿呈等密度（箭头），脑组织移位，左侧脑室受压

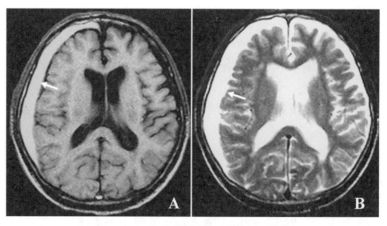

图 2-7-20　亚急性硬膜下血肿 MRI 表现
图 A　T_1WI；图 B　T_2WI
右侧额颞部新月形亚急性硬膜下血肿（箭头），均呈高信号

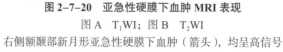

4. 蛛网膜下腔出血 蛛网膜下腔出血（subarachnoid hemorrhage，SAH）可见于脑外伤、动脉瘤与血管畸形破裂、脑内出血等致血液进入蛛网膜下腔。临床表现有头痛、恶心、呕吐等症状，腰穿以血性脑脊液为特点。

CT 表现：主要为脑池、脑沟增宽，密度增高，出血较多时可形成脑池铸型（图 2-7-21A）；出血吸收较快，一般在 7 天左右，此时 CT 表现可呈阴性，但 MRI 仍可发现高信号出血灶改变。注意与大脑镰、小脑幕鉴别。

5. 脑挫裂伤 脑挫裂伤（contusion and laceration of brain）指头颅受加速或减速作用，致脑组织撞击颅板或硬脑膜皱褶而产生。脑挫伤指脑肿胀、静脉淤血和脑内散在小出血灶；脑裂伤为脑膜、脑和血管撕裂，两者常合并存在，因此统称为脑挫裂伤。多累及额叶，主要病理变化是脑组织碎裂、坏死、出血和水肿。病情轻重与脑挫裂伤的部位、范围和程度有关。

（1）CT 表现 为形态多样、大小不等、边缘清晰的低密度区，内可见散在斑点状高密度小血肿，有占位表现（图 2-7-21B）。严重者表现为广泛性脑水肿或脑内血肿，脑室、脑池、脑沟变小。

（2）MRI 表现 脑水肿 T_1WI 呈稍低信号，T_2WI 呈高信号，血肿信号变化与血肿期龄有关。

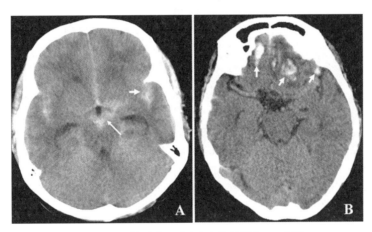

图 2-7-21 蛛网膜下腔出血与脑挫裂伤 CT 表现
图 A 蛛网膜下腔出血，鞍上池（长箭头）及外侧裂池（短箭头）密度增高；图 B 两侧额叶脑挫裂伤、多发小血肿（箭头），周围见低密度水肿

【诊断与鉴别诊断】

结合外伤史及典型 CT 与 MRI 表现，一般能做出准确诊断。CT 显示急性脑出血优于 MRI，MRI 显示亚急性或慢性脑出血优于 CT。

（七）星形细胞肿瘤

星形细胞肿瘤（astrocytic tumors）是最常见的胶质瘤类型，属于神经上皮组织肿瘤。胶质瘤（glioma）起源于神经间质细胞成分，包括星形细胞瘤、少突胶质细胞瘤、室管膜瘤等，占全部颅内肿瘤的 40%～50%。

【病理与临床】

WHO 将星形细胞肿瘤分为 4 级：Ⅰ级，分化良好，呈良性，包括毛细胞星形细胞瘤和室管膜下巨细胞星形细胞瘤；Ⅱ级，介于良恶性之间，包括多形性黄色星形细胞瘤和弥漫性星形细胞瘤；Ⅲ～Ⅳ级，分化不良，弥漫浸润性生长，分界不清，呈恶性，血供丰富，易发生坏死出血，包括间变性星形细胞瘤（Ⅲ级）和胶质母细胞瘤（Ⅳ级）。

临床表现因肿瘤的分级、部位不同而各异。成人多发生与大脑，儿童多位于小脑。主要临床表现为颅内高压症状、如头痛、呕吐，癫痫发作、神经定位体征及精神症状等。

【影像学表现】

1. CT 表现 肿瘤常位于脑白质内。①Ⅰ级星形细胞瘤平扫为低密度灶，边界清楚，无或轻度周围水肿和占位效应，增强扫描一般无强化，或轻度强化，但毛细胞星形细胞瘤可有明显强化。②Ⅱ～Ⅳ级肿瘤呈略高密度、混杂密度或囊性肿块，边界不清、形态不规则，其内可有斑点状钙化和瘤内出血（瘤卒中），占位效应和瘤周水肿明显，多呈环状强化或不规则强化，环壁厚薄不一，在环壁上出现明显强化肿瘤结节（图 2-7-22）。

2. MRI 表现 平扫 T_1WI 呈低信号或混杂信号，肿瘤内部及瘤周水肿 T_2WI 呈高信号，环形肿瘤壁及瘤结节呈低信号，增强后肿瘤环状或不均匀强化（图 2-7-23），恶性程度越高，强化越明显。

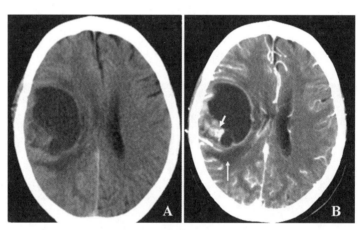

图 2-7-22 星形细胞瘤（Ⅲ级）CT 表现
图 A CT 平扫，右侧颞叶囊实性肿块；图 B 增强扫描，肿块环状强化及明显强化肿瘤结节（短箭头），周围低密度水肿（长箭头），占位效应明显

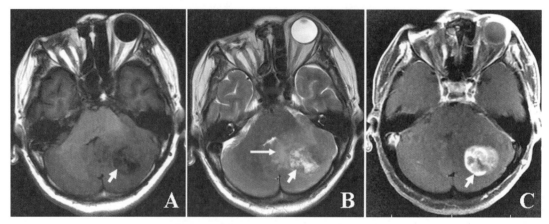

图 2-7-23 星形细胞瘤（Ⅳ级）MRI 表现
图 A T_1WI，左侧小脑半球等、低信号肿块（短箭头）；图 B T_2WI，肿块呈等、高信号（短箭头），周围大片稍高信号水肿（长箭头）；图 C 增强扫描，肿块不均匀强化（短箭头）

【诊断与鉴别诊断】

根据上述典型表现，多数肿瘤可以定位、定量、定性诊断，但在判断肿瘤的恶性程度上有困难，近年来 MRS、PWI、DWI 等功能成像提高了肿瘤恶性程度的判断准确性。

Ⅰ级星形细胞瘤需与脑梗死、胆脂瘤等鉴别：脑梗死的低密度累及皮质和髓质，有脑回状强化；胆脂瘤密度更低，CT值可为负值，T_1WI 和 T_2WI 均呈高信号。

环状强化肿瘤需与转移瘤、血管母细胞瘤、脑脓肿等鉴别：单发转移瘤与星形细胞瘤表现相似，但少有肿瘤结节；血管母细胞瘤好发于小脑半球，瘤结节小，囊壁常无强化；脑脓肿壁厚薄均匀且光滑，无瘤结节。

（八）脑膜瘤

脑膜瘤（meningioma）是颅内最常见的脑膜内皮细胞脑肿瘤，属脑外肿瘤，占颅内肿瘤的 15%～20%。

【病理与临床】

主要起源于蛛网膜粒帽细胞，绝大多数位于脑实质外，好发于大脑凸面和矢状窦旁处，其次可见于蝶骨嵴、嗅沟、桥小脑角、大脑镰及小脑幕等处，少数可位于脑室内。多为良性，生长缓慢，有完整包膜。主要由脑膜动脉分支供血，血供丰富。脑膜瘤多呈球形或分叶形，质地坚硬，分界清楚。

多见于中老年人，40～60岁好发，女性多见。肿瘤较小时常无临床症状，较大时可有颅内高压、邻近结构压迫等症状。

【影像学表现】

1. CT 表现 ①脑膜瘤多呈圆形或类圆形，少数可呈扁平状，与颅骨或硬脑膜面呈宽基底连接；②位于大脑镰和小脑幕的脑膜瘤，可以跨脑膜而表现为葫芦状；③肿瘤多呈稍高密度或等密度，密度均匀，边界清楚，少数肿瘤内可见钙化、出血、坏死和囊变；④多数脑膜瘤周围无水肿，少数可有不同程度的水肿；⑤增强扫描，脑膜瘤多数呈均匀性明显强化，坏死囊变区不强化（图2-7-24）；⑥邻近骨质可有增生或吸收。

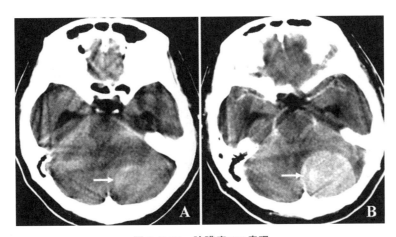

图 2-7-24 脑膜瘤 CT 表现
图 A CT平扫，左侧枕部脑膜瘤，呈等密度肿块（箭头）；
图 B 增强扫描，肿块明显均匀强化，边界清楚（箭头），周围无水肿

2. MRI 表现 T_1WI 呈稍低或等信号，T_2WI 呈等或稍高信号。增强后均匀性强化，部分脑膜瘤由于邻近脑膜增厚，出现线条样强化，超出肿瘤与硬脑膜相连的范围，向周围延伸，称"脑膜尾征"，具有一定特征（图2-7-25）。

【诊断与鉴别诊断】

脑膜瘤的 CT 和 MRI 表现典型，结合好发部位与临床容易诊断。良性脑膜瘤的瘤脑界面光滑，

当瘤脑界面不光滑同时瘤周水肿明显时，应当怀疑脑膜瘤恶变可能。特殊部位的脑膜瘤需要与不同的疾病鉴别：鞍区脑膜瘤需要与垂体瘤和动脉瘤鉴别；桥小脑角区脑膜瘤需要与听神经瘤鉴别。

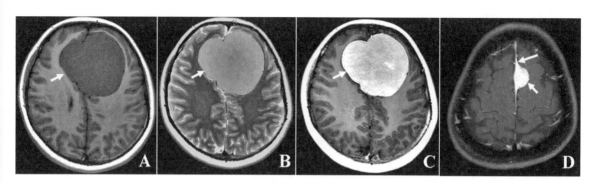

图 2-7-25 脑膜瘤 MRI 表现

图 A 大脑镰脑膜瘤，T₁WI，肿瘤呈稍低信号（箭头）；图 B T₂WI，肿瘤呈稍高信号（箭头），周围无水肿；
图 C 增强扫描，肿瘤均匀性明显强化；图 D 肿瘤向脑膜延伸形成脑膜尾征（长箭头），短箭为瘤体

（九）垂体腺瘤

垂体瘤中绝大多数为垂体腺瘤（pituitary adenoma），是鞍区最常见的肿瘤，约占所有颅内肿瘤的 10%。

【病理与临床】

垂体腺瘤按其是否分泌激素分为非功能性和功能性腺瘤。功能性腺瘤包括泌乳素腺瘤、生长激素、性激素、促肾上腺皮质激素腺瘤等，泌乳素腺瘤好发于青年女性。肿瘤直径小于 1cm 者称为垂体微腺瘤，大于 1cm 者称为垂体大腺瘤，大于 4cm 则称为垂体巨腺瘤。垂体腺瘤多数位于垂体内，呈膨胀性生长或浸润性生长。肿瘤浸润达硬脑膜之外的骨骼、蝶窦和海绵窦等，称为侵袭性垂体腺瘤。

好发于 30 ～ 60 岁，女性居多。垂体大腺瘤一般无内分泌功能，偶然发现较多，有时因肿瘤压迫邻近结构产生临床症状而被发现，如压迫视神经交叉出现视力障碍等。垂体微腺瘤多有分泌功能，泌乳素腺瘤主要表现为闭经、泌乳和不孕三联征，生长激素腺瘤在青春期前发病者表现为巨人症，成人后发病者表现为肢端肥大症。促肾上腺皮质激素腺瘤临床表现为 Cushion 综合征。

【影像学表现】

1. CT 表现　CT 平扫可见从鞍内向鞍上生长的等密度或略高密度肿块，可有囊变和出血，均匀、不均匀或环状强化；蝶鞍扩大，骨质吸收破坏；肿瘤向上突入鞍上池，向下进入蝶窦，向两侧侵犯海绵窦（图 2-7-26）。

2. MRI 表现　肿瘤 T₁WI 呈等信号或稍低信号，T₂WI 呈等信号或稍高信号。增强扫描呈均匀或环状显著强化。肿瘤向鞍上生长，占据鞍上池，压迫视交叉和三脑室前下部。肿瘤也可向鞍旁发展，侵犯海绵窦，包裹海绵窦内的血管（图 2-7-27）。

垂体微腺瘤，表现为垂体高度增大，高径 ≥ 8mm，垂体腺上缘对称性或不对称性膨隆，垂体柄可因肿瘤压迫向对侧移位。肿瘤密度和信号可能有异常，CT 平扫呈低密度，T₁WI 呈低信号，T₂WI 呈高信号。增强扫描时，周围正常垂体明显强化，肿瘤仍呈低密度或低信号（图 2-7-28）。

【诊断与鉴别诊断】

垂体大腺瘤 CT 与 MRI 表现典型，肿瘤来自于鞍内，蝶鞍扩大，诊断不难。MRI 检查诊断垂体微腺瘤优于 CT，具有较高的特异性和准确性，尤其是动态 MRI 增强扫描对诊断很有帮助。

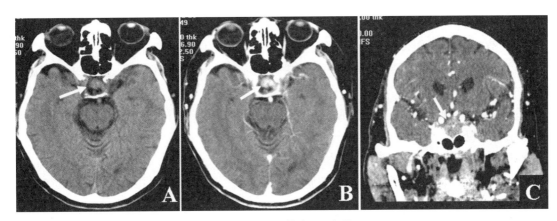

图 2-7-26　垂体瘤 CT 表现

图 A　CT 平扫，鞍内等密度小结节（箭头）；图 B　增强扫描，结节明显强化（箭头）；
图 C　冠状位，肿块从鞍内向上生长（箭头）

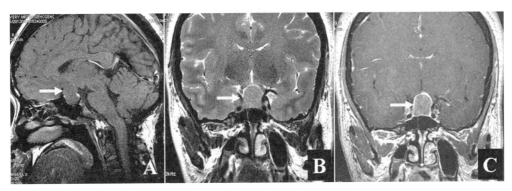

图 2-7-27　垂体瘤 MRI 表现

图 A　矢状位 T_1WI，鞍内肿块呈等信号（箭头）；图 B　冠状位 T_2WI，肿块呈等信号（箭头）；
图 C　增强冠状位，肿块强化，边缘强化明显（箭头），鞍上池变小

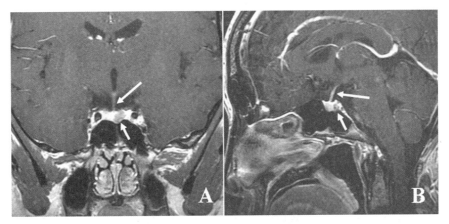

图 2-7-28　垂体微腺瘤 MRI 表现

图 A　冠状位 T_1WI 增强，垂体左份较小占位灶，呈轻度强化（短箭头），垂体柄略右偏（长箭头）；
图 B　矢状位 T_1WI 增强，垂体后叶稍低密度占位灶（短箭头），垂体柄略前移（长箭头）

（十）听神经瘤

听神经瘤（acoustic neurinoma）是桥小脑角区最常见的肿瘤，约占该区肿瘤的 80%，占颅内肿瘤 8%～10%。

【病理与临床】

听神经瘤起源于前庭部分的神经鞘细胞，为生长缓慢的良性肿瘤，呈圆形或分叶状，有包膜，分界清楚。较大肿瘤内多见囊变和坏死。肿瘤位常起源于听神经的内耳道段，向内侧桥小脑角池方向生长。

好发于中年人。临床表现主要包括耳鸣、听力障碍、眩晕、面神经麻痹以及脑干压迫症状。

【影像学表现】

1. CT 表现 桥小脑角区实性、囊性或囊实性圆形肿块，均匀、不均匀或环状强化，边缘光滑，周围一般无水肿或轻度水肿，第四脑室受压伴脑积水；内听道扩大，周围骨质破坏（图2-7-29）。

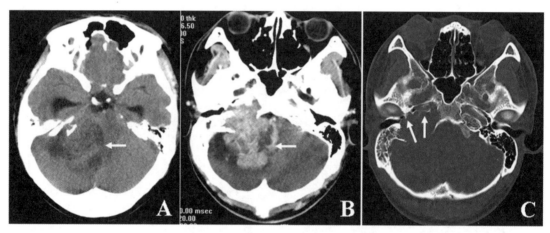

图 2-7-29 右侧巨大听神经瘤 CT 表现

图 A CT 平扫，右侧桥小脑角区等、低密度肿块（箭头）；图 B 增强扫描，肿块不均匀明显强化（箭头），内有低密度坏死，周围轻度水肿；图 C 骨窗，右侧内听道及周围大范围骨质破坏（箭头），边缘不整齐

2. MRI 表现 能显示微小听神经瘤，表现为听神经局部增粗，显著均匀强化。肿瘤较大，引起内听道口部扩大，在内听道口附近形成肿块，典型的表现为从内听道向外生长，肿块 T_1WI 呈等信号或稍低信号，T_2WI 呈稍高信号，增强扫描显著强化。较大肿瘤常出现坏死囊变，囊变部分在 T_1WI 呈低信号，T_2WI 呈高信号，增强扫描呈单环或多环不规则强化（图2-7-30）。

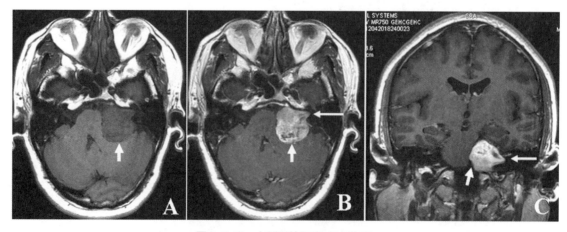

图 2-7-30 左侧听神经瘤 MRI 表现

图 A T_1WI，左侧桥小脑角区稍低信号肿块（箭头）；图 B、C 轴位与冠状位增强扫描，肿块不均匀强化（短箭头），一部分位于内听道内，内听道扩大（长箭头）

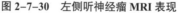

【诊断与鉴别诊断】

听神经瘤的诊断要点为肿瘤位于内听道口或以内听道口为中心生长，表现为内听道周围的占位性病变特征。需注意与脑膜瘤、表皮样囊肿等鉴别：脑膜瘤广基贴于桥小脑角区的颞骨，与之成钝角，邻近颅骨可见骨质增生，内听道口不扩大；皮样囊肿形态为分叶状或不规则，有"见缝就钻"的特点，增强扫描时囊壁常不强化。

（十一）脑转移瘤

脑转移瘤（metastatic tumor of the brain）较常见，好发年龄 40～70 岁。原发病灶在男性以肺癌居首位，女性多来自乳腺癌，其他来源有肾癌、胃肠道癌肿、甲状腺癌、卵巢癌和前列腺癌等。

【病理与临床】

脑转移瘤最常见于幕上大脑半球，尤其是大脑中动脉供血区的灰白质交界处，也可见于小脑和脑干，少数单发，多数多发。肿瘤内常可见坏死、囊变、出血，瘤周水肿常很显著。

临床症状主要由占位效应所引起，包括头痛、恶心、呕吐及视乳头水肿。少数发病类似于急性脑梗死或脑出血。

【影像学表现】

1. CT 表现 典型表现是较大面积水肿带与脑内单发或多发的圆形或类圆形结节与肿块大小不成比例，常因转移结节呈等密度或低密度，CT 平扫时仅见水肿区，病灶增强扫描时可显示，多呈均匀或环状强化，此外，转移灶可发生坏死或出血（瘤卒中）（图 2-7-31）。

2. MRI 表现 T_1WI 呈稍低信号，T_2WI 呈稍高信号，增强扫描呈显著均匀强化。发生坏死后，T_1WI 坏死区呈低信号，环壁呈等信号或稍低信号，T_2WI 坏死区呈很高信号，环壁则呈等或稍高信号，增强扫描呈环状强化，环壁厚而不规则。瘤周水肿表现为 T_1WI 低信号，T_2WI 高信号（图 2-7-32）。

【诊断与鉴别诊断】

脑转移瘤的诊断要点包括多发病灶、明显水肿、结节呈环形强化，结合临床恶性肿瘤病史，通常容易诊断。当表现为单个肿块时，应与胶质瘤鉴别；表现为单个或多个小结节时，应与肉芽肿病变鉴别；病变呈环形强化应与脑脓肿、胶质母细胞瘤鉴别。

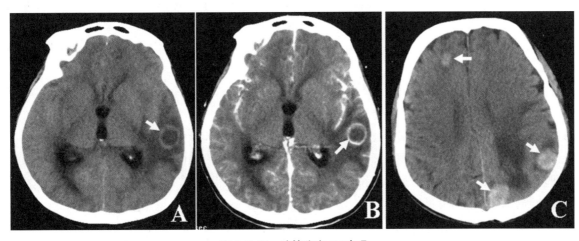

图 2-7-31 脑转移瘤 CT 表现

图 A 左侧颞叶较小环形结节（箭头），周围水肿范围较大；图 B CT 增强扫描，结节呈环状强化（箭头）；
图 C CT 平扫，右侧额叶与左侧枕顶叶内多发结节，伴瘤内出血（瘤卒中），密度较高（箭头）

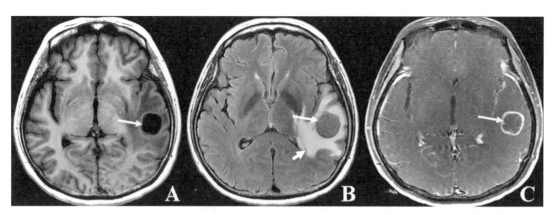

图 2-7-32 脑转移瘤 MRI 表现

图 A （同前一病例）T₁WI，转移结节呈低信号（箭头）；图 B T₂FLAIR，结节呈等信号（长箭头），
瘤周水肿呈高信号（短箭头）；图 C 增强扫描，结节呈环状强化（箭头）

（十二）颅内感染性疾病

颅内感染可分为细菌性、病毒性、真菌性和寄生虫感染，脑膜和脑组织均可受累。CT 与 MRI 检查对确定病变的有无、发生部位、累及范围有较高价值，尤其是 MRI 有较大优势，但定性诊断尚需结合临床及实验室检查。其中，脑脓肿是常见感染性疾病。

脑脓肿（brain abscess）是由于化脓性细菌进入脑组织内引起化脓性炎症而形成。细菌进入颅内的途径以耳源性感染为主，其次有血源性、外伤性、隐源性。病灶多位于幕上，颞叶最多见，可单发或多发。常见致病菌为金黄色葡萄球菌、链球菌和肺炎球菌等。

【病理与临床】

脑脓肿病理上分为三个时期：①急性炎症期：发病 1 周内，脑内局限性炎症，中心可出现坏死，周围脑组织水肿。②化脓期：发病 1～2 周，坏死、软化区扩大，脓液形成。③脓肿壁形成期，发病 2～3 周，脓肿壁形成，主要由肉芽结缔组织增生而形成。

病变初期，患者常表现为剧烈头痛、呕吐、高热等急性颅内感染症状。脓肿壁形成后，上述症状可减轻，但可有颅内压进一步增高的症状。

【影像学表现】

1. CT 表现 ①急性炎症期：平扫呈大片低密度影，边缘模糊，无强化，有占位效应；②化脓期：平扫病灶中心密度更低，增强后不均匀性强化；③脓肿壁形成期：低密度病灶区周围出现等密度脓肿壁，增强扫描呈环形强化，壁薄而均匀，有张力，部分脓腔内有分隔，脓肿周围可见水肿带，并有一定占位效应（图2-7-33A）。血源性脑脓肿常多发。

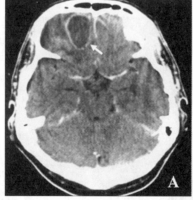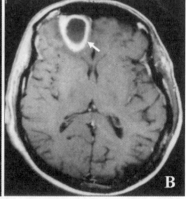

图 2-7-33 脑脓肿 CT 与 MRI 表现

图 A CT 增强扫描，右侧额叶脓肿壁环状强化（箭头），周围轻度水肿；
图 B MRI 增强扫描，脓肿壁环状强化（箭头）

2. MRI 表现　脓肿壁 T_1WI 呈稍高或等信号，T_2WI 呈低信号，增强 T_1WI 明显强化呈高信号，脓腔内及周围水肿呈 T_1WI 低信号，T_2WI 高信号（图 2-7-33B）。DWI 由于脑脓肿脓液黏稠，ADC 值较低，而呈高信号，具有一定特征性。

【诊断与鉴别诊断】

环形强化，环壁薄而均匀，有张力，是脑脓肿的诊断要点。主要与脑转移瘤和星形细胞瘤等鉴别，后两者增强扫描时也呈环形强化，但环壁厚薄不均或有结节，DWI 呈高信号，结合临床病史一般容易鉴别。

（十三）胼胝体发育不全

颅脑先天性疾病是由于胚胎期神经系统发育异常所致的一类疾病，部分发育畸形为遗传因素和子宫内环境共同影响所致。胼胝体发育不全常见。

【病理与临床】

胼胝体发育不全（dysgenesis of the corpus callosum）可单独发生，也可合并有中枢神经系统的其他畸形，包括脑膨出、交通性脑积水、Chiari 畸形、Dandy-Walker 畸形、脑裂畸形等。可以表现为完全缺如或部分缺失，常合并脂肪瘤。临床表现可有癫痫或伴随其他先天畸形等症状。

【影像学表现】

1. CT 表现　双侧侧脑室体部分离平行，侧脑室前角、后角扩张，呈"蝙蝠翼"状，是胼胝体发育不良的特征性表现。第三脑室升高，可合并脂肪瘤。

2. MRI 表现　矢状位 T_1WI 可显示胼胝体缺失的部位、范围和程度，以压部多见；冠状位表现为双侧侧脑室前角分离，内侧呈凹面，外侧角变尖，室间孔延长，颞角扩大。脂肪瘤呈 T_1WI 和 T_2WI 高信号，抑脂序列扫描信号降低（图 2-7-34）。

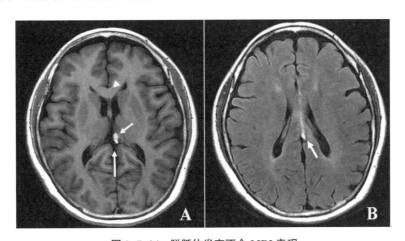

图 2-7-34　胼胝体发育不全 MRI 表现
图 A　T_1WI，胼胝体压部缺如（长箭头），合并有脂肪瘤（长箭头），膝部尚完整（箭头）；
图 B　T_2FLAIR，胼胝体压部缺如，并可见脂肪瘤形成（箭头）

（十四）小脑扁桃体下疝畸形

小脑扁桃体下疝畸形为颅脑先天性疾病之一，又称 Chiari 畸形（Chiari's malformation）。

【病理与临床】

小脑扁桃体下疝畸形为小脑扁桃体下疝到椎管内，延髓、第四脑室延长并部分向下移位。根据扁桃体下疝的程度分为 4 种类型：Ⅰ 型仅有小脑扁桃体向下疝入椎管，小脑扁桃体下端低于枕

骨大孔平面 5mm，延髓和第四脑室正常，不伴有脊髓脊
膜膨出；Ⅱ型除小脑扁桃体疝入椎管外，伴有脑桥、延
髓和第四脑室部分下移，多同时伴有腰骶部脊髓脊膜膨
出；在Ⅱ型基础上，若同时伴有上颈或枕部脑膜脑膨出
为Ⅲ型；同时伴有严重的小脑发育不良为Ⅳ型。临床以
Ⅱ型最常见，多发在婴幼儿和新生儿，Ⅰ型次之，多见
于青少年，Ⅲ型和Ⅳ型罕见。

【影像学表现】

1. CT 表现　幕上脑积水，脑干周围缺乏脑脊液。
枕骨大孔下椎管内见类圆形下疝的小脑扁桃体。

2. MRI 表现　矢状位可清楚显示小脑扁桃体，并能
准确判断下疝的程度。Chiari 畸形Ⅰ型表现为扁桃体下
缘低于枕大孔连线 5mm 以上（图 2-7-35）。Ⅱ型除扁桃
体向下疝入椎管外，可见第四脑室受压变形、延长，室
顶尖消失并向下疝入椎管内。Ⅲ型除具有Ⅱ型的表现外，
最显著的特征是存在脑膜脑膨出。Ⅳ型同时伴有严重的
小脑发育不良表现。

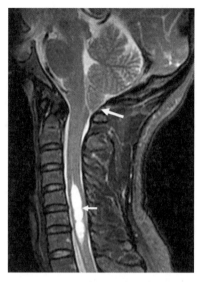

图 2-7-35　Chiari 畸形伴脊髓空洞 MRI 表现
T_2WI 抑脂序列，小脑扁桃体下疝到椎管内
（长箭头），伴脊髓空洞形成（短箭头）

第二节　脊　髓

一、影像学检查方法

1. X 线检查　X 线平片不能显示正常脊髓，仅能观察脊柱的骨性结构变化。在脊髓病变的介
入诊断和治疗时，采用透视下引导。

2. CT 检查　脊柱 CT 平扫，仅上颈段脊髓在周围蛛网膜下腔脑脊液的衬托下能显示其大致
轮廓，其余脊髓与周围组织或腔隙无密度差，因此，对脊髓的病变诊断价值有限。

CT 脊髓造影（CT myelography，CTM），即经腰穿或在寰枢椎侧方穿刺到蛛网膜下腔并注入
碘对比剂，而使蛛网膜下腔显影，以显示脊髓及周围结构的方法，为有创性检查，并有一定风
险。CT 增强扫描可了解椎管内的血供情况。

3. MRI 检查　脊髓 MRI 检查能区分脊髓与蛛网膜下腔，脊髓内的灰白质亦有信号强度的差异，
是诊断脊髓病变的主要方法。检查以矢状面为主，可全面地观察脊髓的解剖和病变，辅以横断面和
冠状面，以确定病变与周围组织的关系。常规用自旋回波序列 T_1WI 和 T_2WI，必要时增强扫描。

磁共振脊髓造影（MR myelography，MRM），是利用脂肪抑制加重 T_2 技术。在增强脑脊液
信号强度的同时，抑制周围组织的背景信号，从而获得高质量的椎管影像，不需要造影剂，安全
可靠、为无创检查，可获得脊髓蛛网膜下腔脑脊液影像。

二、正常影像学表现

1. CT 表现　软组织窗可见硬脊膜囊，包括硬脊膜、硬膜囊下腔、蛛网膜、蛛网膜下腔、软
脊膜及脊髓，均无明显密度差，表现为类圆形略低于软组织的均匀密度，称为硬脊膜囊或硬膜囊
（图 2-7-36A）。

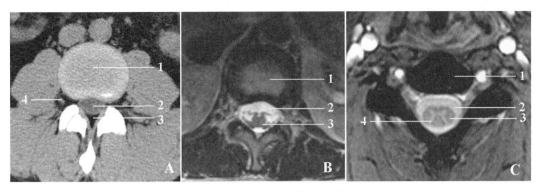

图 2-7-36 脊髓的 CT 与 MRI 表现

图 A 腰椎 CT 椎间盘层面：1.椎间盘 2.硬膜囊 3.硬膜囊后间隙 4.脊神经节；

图 B 腰椎 MRI 椎间盘层面：1.椎间盘 2.蛛网膜下腔 3.马尾；

图 C 颈椎 MRI：1.颈椎 2.蛛网膜下腔 3.脊髓白质 4.脊髓灰质

2. MRI 表现 轴位上，脊髓、脊神经与周围椎管骨质和韧带的关系显示清楚，脊髓内尚可见脊髓灰白质影像。矢状位 T_1WI 脊髓呈带状中等信号，边缘光整、信号均匀，位于椎管中心，前后有低信号的蛛网膜下腔衬托，T_2WI 蛛网膜下腔呈高信号，脊髓呈中等信号（图 2-7-36B、C，图 2-7-37）。

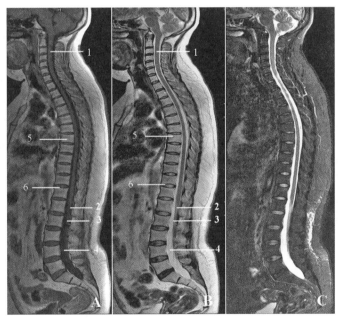

图 2-7-37 正常脊髓 MRI 矢状位

图 A T_1WI；图 B T_2WI；图 C 抑脂序列

1.颈髓 2.脊髓圆锥 3.终丝 4.蛛网膜下腔 5.椎体 6.椎间盘

三、基本病变的影像表现

1. 脊髓形态改变 脊髓增粗常见于脊髓内肿瘤、炎症、损伤和梗死急性期；脊髓变细主要见于脊髓萎缩、受压；脊髓断裂见于外伤。

2. 脊髓密度和信号异常 CT 检查可显示高密度的钙化与低密度的脂肪组织；MRI 检查则能显示绝大多数脊髓病变，多表现为 T_1WI 低信号、T_2WI 高信号。若 T_1WI 为高信号可能为脂肪瘤、海绵状血管瘤、皮样囊肿或表皮样囊肿等。

四、常见疾病的影像诊断

（一）脊髓损伤

脊髓损伤（spinal cord injury）多为脊柱外伤的合并症，常由于椎体压缩骨折、滑脱、骨碎块压迫所致，好发于颈段和胸腰段、脊髓。

【病理与临床】

脊髓损伤按程度不同可分为脊髓震荡、脊髓挫裂伤和水肿、脊髓内血肿和脊髓断裂。脊髓震荡程度最轻，形态可无异常改变；脊髓挫裂伤表现为脊髓内水肿，伴有小灶性出血；脊髓断裂可为部分性或完全性断裂，常伴有出血。损伤后期可有脊髓软化、囊变、蛛网膜粘连和脊髓萎缩等改变。

临床主要表现为损伤平面以下的运动和感觉消失。

【影像学表现】

1. X线表现 可显示椎体及附件的骨折、椎体滑脱及椎管的继发性狭窄，椎间孔变形等征象。

2. CT表现 可见椎管内骨碎片、变形、狭窄、硬膜囊内血肿、脊髓的压迫程度。

3. MRI表现 脊髓挫裂伤表现为脊髓局部膨大，脊髓内信号不均匀，合并有出血时 T_1WI 和 T_2WI 呈高信号灶。脊髓水肿 T_1WI 呈低信号，T_2WI 呈高信号（图2-7-38）。

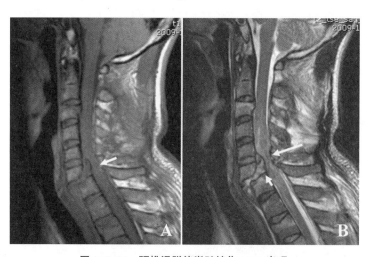

图 2-7-38 颈椎滑脱伴脊髓挫伤 MRI 表现
图 A 矢状位 T_1WI，C_7 椎体向前 II 度滑脱，脊髓受压（箭头）；
图 B T_2WI，椎间盘向后突出（短箭头）致脊髓局部明显受压，其内见高信号（长箭头）

【诊断与鉴别诊断】

脊髓损伤常有明确的外伤史和脊柱骨折。CT 与 MRI 上可见到相应椎体附件骨折和滑脱征象，相应脊髓平面上可见不同程度的脊髓损伤征象，可以明确诊断。

（二）脊髓内肿瘤

脊髓内肿瘤（intramedullary tumor），主要有室管膜瘤和星形细胞瘤，前者为成人最常见髓内肿瘤，后者是儿童最常见髓内肿瘤。此外还有少数为血管母细胞瘤、脂肪瘤、皮样囊肿、胆脂瘤等。

【病理与临床】

室管膜瘤起源于脊髓中央管室管膜上皮细胞或终丝等部位的室管膜残留物，好发于胸髓、脊髓圆锥及终丝等部位，上下蔓延生长，多具有假包膜，表面光滑，位于脊髓中央，与脊髓分界清晰，可伴有坏死囊变后出血。星形细胞瘤起源于脊髓的星形细胞，颈髓与上胸髓多见，呈浸润性生长，范围较广。

室管膜瘤以 30 ～ 50 岁多见，星形细胞瘤多见于儿童或青少年。临床主要表现均为感觉障碍或神经根性疼痛。

【影像学表现】

1. X 线表现　可显示椎管扩大、椎弓根间距增宽。

2. CT 表现　可见脊髓不规则膨大，星型细胞瘤呈低密度，边缘模糊，增强扫描肿瘤轻度或不均匀强化。室管膜瘤呈低密度，较大时可压迫椎体后缘呈扇形压迹，椎管扩大，增强扫描实性部分可强化。

3. MRI 表现　脊髓明显增粗、形态不规则。室管膜瘤多呈纵向椭圆形，边界清，平扫 T_1WI 呈等或低信号，T_2WI 呈等或高信号，肿瘤内常伴出血、囊变，呈相应信号，增强扫描实质部分明显强化（图 2-7-39）。星形细胞瘤多肿瘤范围广泛、边界不清，累及多个脊髓节段，呈偏心性生长，T_1WI 呈低信号，T_2WI 呈高信号，增强扫描呈不同程度强化。

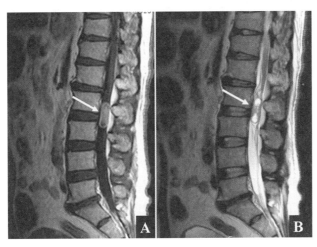

图 2-7-39　脊髓室管膜瘤 MRI 表现
图 A　腰椎 2 ～ 3 段水平室管膜瘤，T_1WI，肿瘤增强呈不均匀强化（箭头），其内坏死区无强化；
图 B　T_2WI，肿瘤呈高信号（箭头）

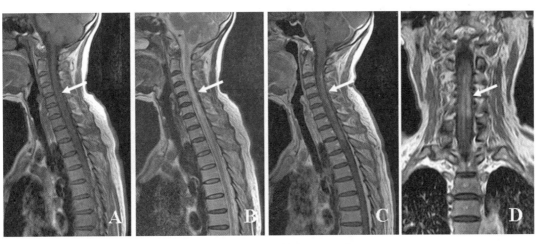

图 2-7-40　脊髓星形细胞瘤 MRI 表现
颈胸段脊髓内星形细胞瘤，肿瘤所在脊髓增粗，病灶边界不清
图 A　T_1WI 稍低信号；图 B　T_2WI 稍高信号；图 C ～ D　增强后斑片状强化

【诊断与鉴别诊断】

根据 MRI 表现，脊髓内肿瘤较易诊断。室管膜瘤与星形细胞瘤均属胶质瘤，其鉴别要点主要为：前者发病年龄偏大，位于脊髓中心，边界清晰、两端见囊变、易出血。

（三）脊髓外肿瘤

脊髓外肿瘤分为髓外硬膜下肿瘤与硬膜外肿瘤，前者多见。髓外硬膜下肿瘤主要有神经鞘瘤（neurinoma）、神经纤维瘤（neurofibroma）和脊膜瘤（meningioma）。神经鞘瘤发病率位居所有椎管肿瘤第一位，约占 29%；脊膜瘤位居第二，约占 25%。硬膜外肿瘤以转移瘤、淋巴瘤等恶性肿瘤多见。脊髓外肿瘤还有少数是脂肪瘤、皮样囊肿、胆脂瘤、畸胎瘤、恶性纤维组织细胞瘤、神经母细胞瘤等。

【病理与临床】

神经鞘瘤为髓外硬膜内肿瘤，起源于神经鞘膜的 Schwann 细胞，好发于腰段及颈段。肿瘤偏心性生长，呈圆形或卵圆形，有包膜，可有囊变。肿瘤易沿神经根生长，并穿过椎间孔形成哑铃状形态，椎间孔明显增大，并可同时累及脊髓内和硬膜囊外。神经纤维瘤起源于神经纤维母细胞，可多发，呈梭形生长，很少发生囊变与坏死。

神经鞘瘤好发于 20 ～ 60 岁，男性稍多于女性。神经纤维瘤好发于 20 ～ 40 岁。临床主要症状为神经性疼痛、肢体麻木、感觉与运动障碍等。

【影像学表现】

1. X 线表现　可见椎弓根骨质吸收、侵蚀性破坏及椎间孔的增大。

2. CT 表现　肿瘤呈圆形或卵圆形，稍高密度，脊髓受压移位。神经鞘瘤平扫可见椎旁哑铃状软组织肿块，邻近椎间孔扩大，增强扫描肿瘤有强化。

3. MRI 表现　突向椎管外的肿块，分界清晰，部分肿瘤可合并囊变，信号不均匀。T_1WI 呈稍低或等信号，T_2WI 呈高信号。增强扫描，肿瘤实质显著强化（图 2-7-41，图 2-7-42）。

【诊断与鉴别诊断】

神经鞘瘤与神经纤维瘤多具有较典型的影像学表现。神经鞘瘤起于椎管内，穿过椎间孔向外生长，有典型的哑铃状形态特征。神经纤维瘤多在椎管内脊髓外，呈梭形，信号较均匀。

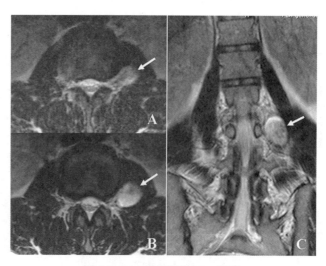

图 2-7-41　神经鞘瘤 MRI 表现

图 A、B　腰椎 MRI，T_2WI 轴位，肿瘤向椎间孔外生长，呈椭圆形高信号（箭头）；

图 C　增强扫描，冠状位，肿瘤不均匀强化，其内有坏死灶（箭头）

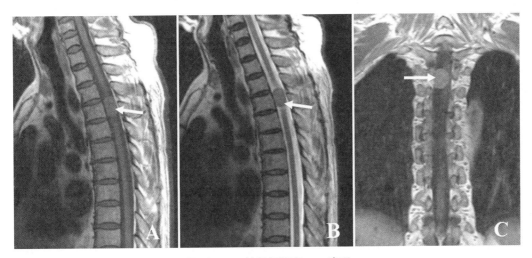

图 2-7-42 神经纤维瘤 MRI 表现

图 A T_1WI；图 B T_2WI 椎管内占位灶（箭头），信号均匀，其内无坏死灶，边界清楚；

图 C 冠状位增强扫描，肿瘤呈均匀强化（箭头），脊髓向左侧推移

（四）脊髓空洞症

脊髓空洞症（syringomyelia）有先天性与继发性两类。

【病理与临床】

病理特征为脊髓内液体淡清或微黄透明，成分类似脑脊液，空洞壁由星形细胞或室管膜细胞构成。多发生于颈段和上胸段，或可累及脊髓全长。先天性者多伴有小脑扁桃体下疝畸形，后天性者多为外伤并发症。

好发于 25 ～ 40 岁，临床表现为进行性、阶段性、分离性疼痛、温度觉丧失，触觉及深感觉保存，肌肉萎缩、无力及皮肤营养障碍等。

【影像学表现】

1. CT 表现 硬膜囊内脊髓区边界清晰的低密度囊腔，CT 值与脑脊液相近。

2. MRI 表现 囊腔 T_1WI 呈低信号，T_2WI 呈高信号，并与脑脊液信号一致，空洞与正常脊髓之间分界清晰，能明确单发空洞或多个囊腔相连的空洞（图 2-7-43）。

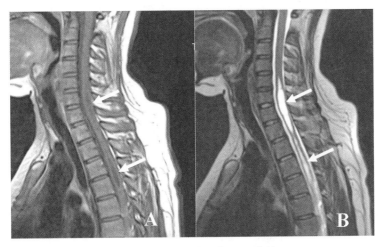

图 2-7-43 脊髓空洞症 MRI 表现

图 A T_1WI，颈 6 ～胸 5 椎段脊髓内见囊腔，呈低信号（箭头）；

图 B T_2WI，囊腔呈高信号，信号与脑脊液相似

【诊断与鉴别诊断】

脊髓空洞症 CT 显示脊髓内与脑脊液相同密度影，CTM 可进一步明确诊断。囊腔 T_1WI 呈低信号，T_2WI 呈高信号均与脑脊液一致。MRI 能够确定囊腔的部位与大小，明确囊腔与蛛网膜下腔的联系。

第三节　阅片实践

病例一

患者，女，78 岁，突发左侧肢体偏瘫、口眼歪斜、口齿不清 3 小时。

素有高血压病史 15 年，服降压药血压稳定在 145/95mmHg 左右，于晚饭后散步时突发左侧肢体无力，口眼歪斜，语言不利，头胀痛，欲呕吐，神志尚清，入院时临床诊断为脑血管疾病，行 CT 扫描（图 2-7-44）。

CT 所见：右侧外囊区见较大出血灶，形态不规则，边界较清，大小约 4×3×4cm，周围有少许水肿带，右侧脑室明显受压变小，血肿未破入脑室系统，中线无明显移位（图 2-7-44，箭头）。

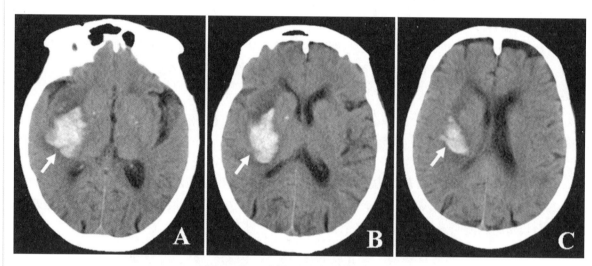

图 2-7-44　头颅 CT 平扫（连续层面）

诊断意见：右侧外囊区脑出血，出血量约 24mL。

讨论：基底节区为高血压脑出血的好发部位，多种诱因可使其血管破裂出血，发病后 CT 急诊检查可表现为明显高密度，周围伴有水肿带，可有轻度占位效应，同侧脑室受压变小，CT 扫描即可确诊。

病例二

患者，女，42 岁，右侧肢体活动受限 2 天。

既往有风湿性心脏病病史。入院时右侧肢体无力，感头昏头痛，恶心呕吐，神志尚清，失语，临床诊断为脑梗死，行 CT 扫描（图 2-7-45）。

CT 所见：左侧额颞顶叶扇形低密度影，边界欠清，同侧脑室略有受压，尚可见脑回影，中线无移位（图 2-7-45）。

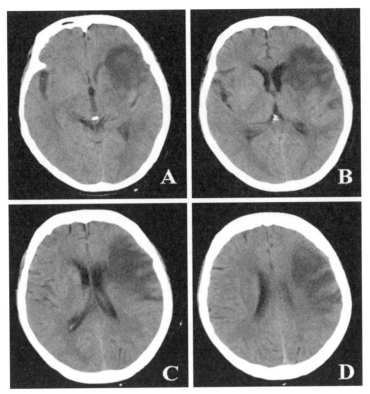

图 2-7-45　头颅 CT 平扫（连续层面）

诊断意见：左额颞顶叶脑梗死。

12 小时后，头昏头痛等症状加重，尚有意识，行 MRI 扫描（图 2-7-46）。

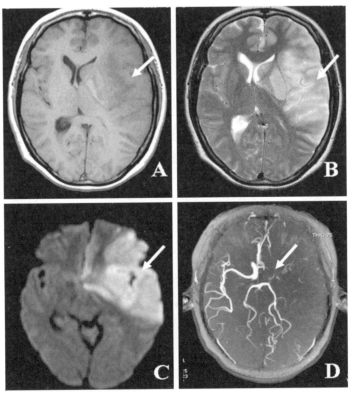

图 2-7-46　头颅 MRI 扫描

图 A　T$_1$WI；图 B　T$_2$WI；图 C　DWI；图 D　头部 MRA

MRI 平扫所见：左侧额颞叶见大片扇形长 T_1、长 T_2 信号灶（图 2-7-46A、B，箭头），内部信号均匀，边缘与正常脑组织分界不清。左侧脑室受压，左侧裂池及脑沟消失，提示脑组织肿胀有占位效应。DWI 显示病灶呈高信号（图 2-7-46C，箭头），提示细胞毒性水肿。头部 MRA 见左侧大脑中动脉起始段及分支血管均未显影（图 2-7-46D，箭头）。

诊断意见：左侧大脑中动脉起始段闭塞，左额颞顶叶脑梗死。

讨论：典型的扇形病灶，CT 低密度区，T_1WI 呈低信号，T_2WI 呈高信号，异常信号区范围与闭塞血管供血区一致，MRA 图像提示左侧大脑中动脉闭塞，结合临床患者右侧肢体偏瘫，颅内病变应在左侧，有风湿性心脏病病史，常合并有附壁血栓脱落，诊断结果与临床相符合。

学习拓展

中风病属中医重大疾病，与脑血管疾病关系密切，其病位在头颅。根据多年研究，其分期辨证与影像关系规律如下（表 2-7-2）：

1. 根据中风病 CT 影像所反映的病理改变，明确将中风病分为 3 期 11 证，即中风先兆期、中风急性期、中风康复期（包括中风恢复期与中风后遗症期）。其中中经络中 1 型为脉络空虚、风邪入中证；2 型为肝肾阴虚、风阳上扰证；后遗症期分为 3 级：1 级为神志清醒，肢体运动、语言功能完全恢复，生活能自理，有或没有遗留口眼歪斜。2 级介于 1、3 级之间，生活能部分自理。3 级为肢体运动、语言功能未能恢复，生活完全不能自理。

2. 中风病各期各主证、部分次证头颅 CT 影像有明显的不同，具有各自的特点，各主、次证间具有一定的规律性，特别是中风急性期各证在病性、病位、病变的定量等方面有明显的变化规律，病位特征为"类同心球"状分布规律（图 2-7-47）。

3. 中风先兆期与某些血液流变学指标存在相关性，中风康复期康复前景与康复治疗开始的时间有关。

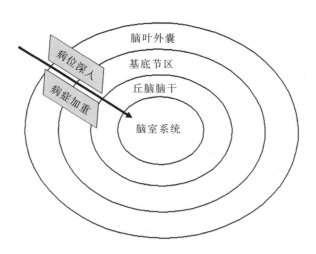

图 2-7-47 中风急性期病位与病证的关系

表 2-7-2　中风病各中医分期辨证与头颅 CT 影像规律

中医分期辨证				头颅 CT 影像
中风先兆期：中风先兆症状出现后至急性发作前				主要为局限性和（或）弥漫性病变。局限性病变：有腔隙性脑梗死与皮质梗死、少量脑出血、脑肿瘤等表现，多位于中线外围区域；弥漫性病变：主要为白质慢性缺血改变、弥漫性脑萎缩改变
中风急性期：中风症状急性发作后至 3 周	中经络证	共同表现		主要表现为缺血性病变，脑梗死多见，也有部分为出血性病变，多位于基底节，少见于脑叶、皮质区，病变较小，无明显占位效应
		1 型		多见基底节区腔隙性脑梗死，尚可见皮质区梗死，病变较小，一般无占位效应。亦可见基底节区脑出血，若出血量小于 10mL，一般不遗留软化灶
		2 型		基底节区脑出血比例增加，基底节腔隙性脑梗死也占有不小比例，但出血量较少，占位效应轻，中线结构无明显移位，一般不破入脑室。有时 CT 表现难以与中经络 1 型鉴别
	中脏腑证	共同表现		主要表现为脑出血，出血部位大多位于脑干或丘脑区，出血不大，脑室系统略有受压变小，或可破入脑室系统；若位于基底节区或脑叶，出血量较大，占位效应较明显，出血常破入邻近脑室系统
		闭证	阴闭	出血主要位于基底节区或脑叶，但出血量较大，水肿明显，占位效应亦明显，中线结构移位，常破入脑室系统
			阳闭	出血主要位于脑干、丘脑或基底节区，前者出血量可较小，但脑室系统均有受压，后者表现与阴闭证不易鉴别
		脱证		出血可位于任何部位，同时出血量均较大，常超过 50mL，占位效应显著，中线结构明显移位，有脑疝形成，出血均破入邻近脑室系统，病侧脑室系统或可闭塞，形成梗阻性脑积水表现
中风康复期：中风病急性期以后的时期（病变吸收、缩小、液化、囊变，或者消失）	中风恢复期：发病后 3 周至 8 周之间			病灶恢复的表现，主要表现为病灶的吸收、缩小、CT 值较快降低，脑室或中线结构的受压、移位情况恢复，周围水肿开始消退，占位效应消失。中风恢复期是中风病患者远期良好恢复的关键时期，应在此期尽早开始功能锻炼
	中风后遗症期：发病 8 周之后	共同表现		病灶的软化、囊变、穿通畸形，脑萎缩为主，病灶的动态变化不大，CT 值保持相对恒定，此时临床可以无阳性体征，但 CT 仍遗留有少许病灶，或也可有临床后遗症状而 CT 无确切阳性表现
		1 级		CT 可无阳性表现，或急性期少于 10mL 出血量，可以完全吸收，或均仅残留裂隙状的软化灶
		2、3 级		主要表现为软化灶，范围较广，大多有穿通畸形，脑室扩大程度第 3 级较第 2 级严重。第 3 级中大多伴有同侧或两侧的半球实质脑萎缩，一般见于大脑中动脉、后动脉供血区域脑组织梗死后，以及较大范围的脑出血，并且有出血破入脑室之后期改变

学习小结

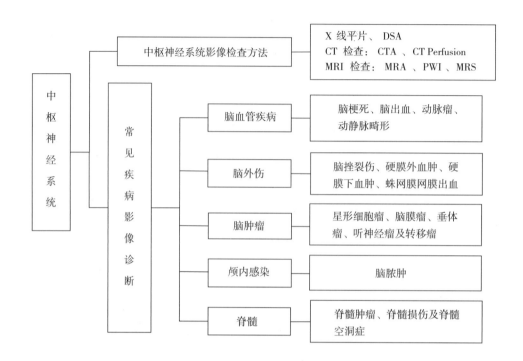

中枢神经系统 ── 中枢神经系统影像检查方法 ── X 线平片、 DSA
CT 检查： CTA 、 CT Perfusion
MRI 检查： MRA 、 PWI 、 MRS

常见疾病影像诊断
- 脑血管疾病 ── 脑梗死、脑出血、动脉瘤、动静脉畸形
- 脑外伤 ── 脑挫裂伤、硬膜外血肿、硬膜下血肿、蛛网膜网膜出血
- 脑肿瘤 ── 星形细胞瘤、脑膜瘤、垂体瘤、听神经瘤及转移瘤
- 颅内感染 ── 脑脓肿
- 脊髓 ── 脊髓肿瘤、脊髓损伤及脊髓空洞症

头颈部指颅底至胸廓入口的区域，包括眼、耳、鼻与鼻窦、咽部、喉部、涎腺、颌面、甲状腺、甲状旁腺、颈部淋巴结和颈部间隙等，结构精细，解剖复杂，与颅脑及重要神经、血管关系密切。影像学检查方法有 X 线平片、超声成像、CT、MRI、DSA 检查等，其中 CT、MRI 检查是头颈部疾病诊断的主要方法，可准确定位、定量，多数病变能定性诊断。

第一节　眼　部

一、影像学检查方法

眼部影像学检查包括 X 线、超声、CT、MRI、DSA 检查等。

1. X 线检查　主要了解眼眶骨性结构及眶内异物，现多为 CT 所替代。

2. CT 检查　常规采用薄层螺旋扫描、多方位（冠矢状位）图像重组、软组织窗及骨窗观察。

3. MRI 检查　常规采用轴位、冠状位、沿视神经的斜矢状位扫描，T_1WI、T_2WI 扫描结合脂肪抑制技术。

4. DSA 检查　用于血管性病变，如颈内动脉 – 海绵窦瘘的诊断。

如有任何征象提示肿瘤、富血管病变或病灶累及颅脑等结构，均应进行 CT 或 MRI 增强扫描。

二、正常影像学表现

眼部包括眼眶、眼球、眼睑及泪器。眼眶由额骨、筛骨、蝶骨、腭骨、泪骨、上颌骨及颧骨七块颅面骨构成倒锥形结构，分眶顶、外、下及内壁，眶内含眼球、视神经、眼外肌、眶脂体、泪器等结构，眼眶经视神经管、眶上裂与颅中窝相通，经眶下裂与翼腭窝、颞下窝相通。眼球壁由巩膜、葡萄膜、视网膜构成，又称眼环。眼球内有晶状体和玻璃体等结构。

1. CT 表现　眼眶骨性结构为高密度，其内侧壁骨质菲薄，也是筛窦的外侧壁。眼环呈等密度，晶状体为致密凸透镜影，前后房和玻璃体呈水样密度，眼外肌为等密度，略呈梭形分布于眼球周边，其中四条眼直肌汇聚于眶尖，构成的圆锥形空间称肌锥，肌锥内外充满低密度的脂肪组织。视神经呈等密度起于眼球后极，在肌锥内后行，经视神经管出眶入颅（图 2-8-1A，图 2-8-2A）。双眼球外上方等密度类椭圆形影为泪腺，位于泪腺窝内。

2. MRI 表现　眼外肌、视神经、泪腺、眼环、晶状体呈等信号，房水、玻璃体 T_1WI 呈低信号，T_2WI 呈高信号，眶内脂肪 T_1WI、T_2WI 均为高信号，抑脂序列脂肪呈低信号。MRI 可显示视神经与视神经鞘之间的蛛网膜下腔（图 2-8-1B，图 2-8-2B）。

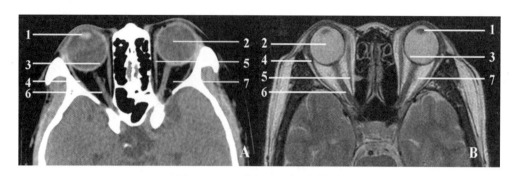

图 2-8-1　正常眼眶眼球层面轴位
图 A　CT；图 B　MRI
1.晶状体　2.玻璃体　3.眼球壁　4.外直肌　5.内直肌　6.视神经　7.肌锥内间隙

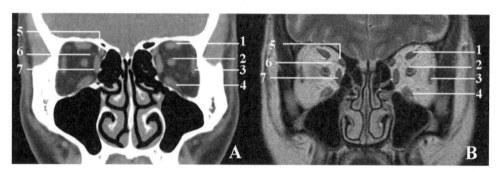

图 2-8-2　正常眼眶球后层面冠状位
图 A　CT；图 B　T₁WI
1.上直肌　2.视神经　3.外直肌　4.下直肌　5.上斜肌　6.眼上静脉　7.内直肌

三、基本病变的影像表现

1.眼眶、眶壁异常　眼眶扩大见于占位性病变，眼眶浅小见于发育畸形；眼眶外伤可有眶壁骨折；眼眶骨质增生硬化见于骨纤维异常增殖症、扁平型脑膜瘤等；眼眶骨质破坏见于恶性肿瘤；眼眶骨质缺失见于神经纤维瘤病、朗格汉斯细胞组织细胞增生症等；眶内肿块常见有海绵状血管瘤、神经源性肿瘤、炎性假瘤、脑膜瘤等。

2.眼球异常　①眼球增大见于发育异常、球内肿瘤、青光眼、严重近视等；眼球缩小见于发育异常、眼球萎缩；眼球突出可见于球后肿块、眶内肌肉病变、动静脉瘘、眶内血肿、鼻窦肿瘤推挤等；眼球内陷见于外伤后眶内脂肪脱出；眼球变形见于外伤、术后、外压、进行性近视等；眼球密度增高见于球内肿块（图 2-8-3）、出血等。②眼环增厚见于各种葡萄膜肿瘤、炎症、球筋膜囊病变等；眼环分离见于视网膜脱离、脉络膜脱离，常伴膜下积液、信号异常。③晶状体位置、密度或信号改变见于外伤后脱位、白内

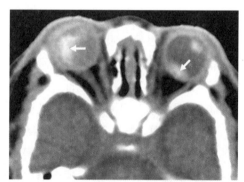

图 2-8-3　双侧视网膜母细胞瘤 CT 表现（箭头）

障，玻璃体密度或信号改变见于外伤、炎症、发育异常、异物等原因。

3.眼球外结构异常　①眼外肌增粗见于甲状腺相关眼病、炎症、动静脉瘘等，眼外肌萎缩见

于眼球运动神经麻痹；眼外肌内不规则的密度或信号改变，见于甲状腺相关眼病后期的眼外肌脂肪沉积。②视神经、视交叉增粗见于视神经肿瘤、炎症、颅高压等。③泪腺增大见于炎症和肿瘤；泪腺密度信号改变见于肿瘤；泪腺移位多为前移，见于老年人或眶内压增高时；眼睑增厚见于炎症、静脉回流障碍、肿瘤等。

四、常见疾病的影像诊断

（一）眼外伤

眼球及其附属器官因受外来的机械性、物理性或化学性损伤，引起各种病理性改变而损害其正常功能者，称为眼外伤。眼外伤临床常见，影像学检查在诊断中有重要作用。

【病理与临床】

眼外伤可涉及眼眶各部，包括眼眶骨折、眼部异物及眼眶内容物（眼球、眼外肌、视神经、泪器等）损伤，呈现不同的临床症状，病理状态包括眶壁骨折、眼球与眼眶异物、眼球破裂、晶状体脱位及视神经挫伤和眼外肌损伤等。眼外伤可有颈动脉海绵窦瘘、眶尖综合征、继发感染、鼻窦积血等并发症。

【影像学表现】

1. X线表现 由于金属异物不易为X线穿透而显影，多表现为眼眶内不规则、均匀高密度影。

2. CT表现 包括眶壁骨折、眶内或球内异物、眼球损伤及眼眶软组织损伤。

（1）眼眶骨折 眼眶骨壁中断，可见断端移位，碎骨片游离，因眼眶内侧壁薄如纸板，有时骨折线不显示，但可见相邻鼻窦气房积血积液、骨膜下血肿，可有眼外肌嵌入于骨壁，表现为眼外肌走行异常，局部增粗（图2-8-4A）。

（2）眼眶、眼球异物 高密度金属异物CT表现为点状、不规则致密影，定位准确（图2-8-4B），但普通玻璃、树枝类等低密度异物不易发现，可能漏诊。

（3）眼球损伤 眼球破裂可见眼球呈不规则形状，体积缩小，有时见眼环不连续；眼球出血可见眼球密度增高；晶状体脱位时见晶状体缺如或移位。

（4）眼眶软组织损伤 眼外肌、视神经等肿胀甚至中断，眶内可见血肿或积气。

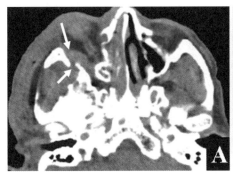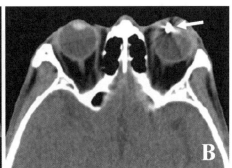

图2-8-4 右眼外伤CT表现
图A 眼眶外侧壁骨折（短箭头），周围血肿（长箭头）；
图B 左眼球内金属异物（箭头），周围有放射状伪影

【诊断与鉴别诊断】

若病史明确一般确诊不难。眼部结构较多，须仔细观察各种外伤征象，注意鉴别眼眶生理性钙化如滑车钙化、肿瘤合并钙化、陈旧性创伤后钙化、人工晶体和义眼等，勿误诊为异物。

（二）眼型格氏病

甲状腺相关眼病是引起突眼的常见原因，是与甲状腺功能异常相关的自身免疫性眼眶炎症，突眼伴甲状腺功能异常者被称作 Grave's 眼病，甲状腺功能正常者被称作眼型格氏病。

【病理与临床】

眼型格氏病早期为眼外肌水肿、炎性细胞浸润，眼外肌肌腹增粗，晚期眼外肌纤维化；眶脂体充血、增殖，病变活动期明显。

多见于中年女性，临床表现无痛性突眼、上睑退缩、迟落、肿胀、复视、眼球运动障碍，严重者眶尖视神经受压引起视力减退。

【影像学表现】

1. CT 表现　①眼外肌肌腹呈梭形增粗，常始于下直肌、内直肌，两眼可不对称；②眶脂体增大，眶窝扩大，眼球前突，严重时视神经受压；③可伴泪腺增大、眼睑增厚、眼上静脉扩张等。

2. MRI 表现　①眼外肌梭形增粗，T_1WI 呈等或稍低信号，T_2WI 呈等或稍高信号，信号强度与病变活跃程度有关。② T_2WI 抑脂序列可见眶脂体内有斑片状边界模糊的等或稍高信号，提示炎性反应存在。突眼、眼眶扩大与 CT 所见相似，观察视神经受压优于 CT。③泪腺肿大、眼睑增厚与 CT 表现类似，眶内血管增粗增多，可见流空效应（图 2-8-5）。

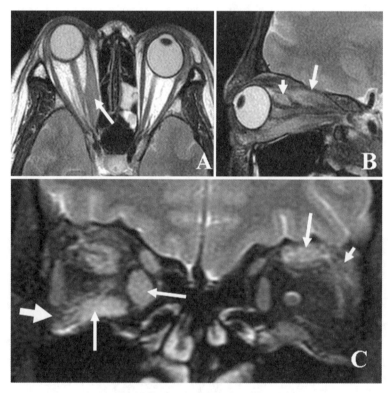

图 2-8-5　眼型格氏病 MRI 表现
图 A　T_2WI 轴位，右侧突眼，内直肌肌腹增粗（箭头）；
图 B　T_2WI 矢状位，眼肌增粗，呈稍高信号（长箭头），球后脂肪呈斑片状高信号（短箭头）；
图 C　T_2WI 冠状位，多条眼肌增粗（细长箭头），泪腺肿胀（细短箭头），眶内脂肪浸润（粗箭头）

【诊断与鉴别诊断】

突眼和眼外肌的影像表现具有特征性，即眼外肌呈梭形增粗，下、内直肌多见，一般诊断不难。

（三）炎性假瘤

炎性假瘤（inflammatory pseudotumor）病因不清，可能与免疫功能异常有关。

【病理与临床】

据炎症累及范围可分为眶隔前型、肌炎型、泪腺炎型、巩膜周围炎型、视神经束膜炎型、肿块型及弥漫型炎性假瘤。

急性期临床表现为眼周不适或疼痛、眼球活动受限、眼球突出、球结膜充血水肿、眼睑红肿、复视及视力下降等。亚急性期及慢性期病理为大量纤维血管基质形成，并逐渐纤维化，临床表现可缓慢发生。对激素治疗有效但易复发。

【影像学表现】

1. CT 表现 眶隔前型表现为眼睑组织肿胀增厚；肌炎型表现为眼外肌增粗，以肌腹和肌腱同时增粗为主，上直肌、内直肌最易受累（图 2-8-6）；巩膜周围炎型表现为眼环增厚；视神经束膜炎型表现为视神经增粗，边缘模糊；肿块型表现为眶内软组织肿块；弥漫型表现为眶内弥漫软组织影，可累及眶隔前软组织、肌锥内外间隙、眼外肌、泪腺及视神经等，病变无明显界限；泪腺炎型表现为泪腺增大，一般为单侧，也可为双侧。

2. MRI 表现 病灶急性期 T_1WI 呈略低信号，T_2WI 呈高信号；慢性期 T_1WI 呈等信号，T_2WI 呈低信号；增强扫描后为中度或明显强化。可累及眶周结构。

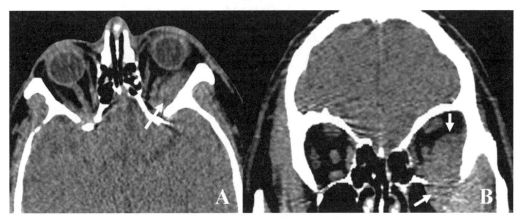

图 2-8-6 肌炎型炎性假瘤 CT 表现
图 A 轴位增强；图 B 冠状位左眼外直肌及下直肌弥漫性增粗（箭头），中度强化

【诊断与鉴别诊断】

炎性假瘤以炎性浸润为主，其范围较广，边界模糊，增强扫描后可中度或明显强化，可以诊断。但需注意鉴别：①脑膜瘤：形态较规则，密度均匀，边界清楚，增强后明显强化，常有邻近骨质吸收；②与不典型转移瘤、淋巴瘤鉴别困难，可行活检鉴别。

第二节　耳　部

一、影像学检查方法

1. CT 检查 常规应使用 CT 靶扫描、HRCT 及各类重建技术。CT 检查侧重于显示颞骨正常骨性结构和解剖变异、畸形、炎症、外伤及肿瘤引起的骨质改变等。

2. MRI 检查　常规 MRI 检查包括 T$_1$WI、高分辨率 T$_2$WI、内耳水成像等序列，MRI 对显示内耳膜迷路、软组织和蜗后听觉传导通路及颅内结构、血管性病变和颅底骨髓腔病变等有优势，但骨组织和气体信号极低，观察效果不如 CT 检查。

观察外耳、中耳结构首选 CT，观察内耳迷路 CT、MRI 均适用，内耳或神经病变及听觉中枢异常首选 MRI。内耳或神经炎症、发现肿块或病变侵犯颅内时需做 CT、MRI 增强。

二、正常影像学表现

耳的主要结构位于颞骨内，颞骨分鳞部、鼓部、乳突部、岩部和茎突五个部分，相关的重要结构有外耳道、中耳（包括听骨链）、内耳（包括迷路、内听道）、乳突、岩尖、位听神经、血管（包括颈内动脉管、颈静脉窝）等。

1. CT 表现　可清楚显示含气的外耳道、鼓室、鼓窦及乳突气房，含液的耳蜗、前庭、半规管，和含神经的面神经管，因与骨组织密度差较大，构成良好的自然对比（图 2-8-7，图 2-8-8，图 2-8-9）。

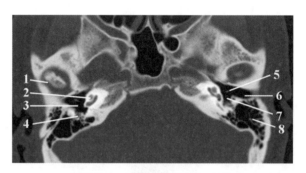

图 2-8-7　正常耳蜗层面 CT 轴位
1. 颞下颌关节　2. 耳蜗　3. 下鼓室　4. 面神经降段　5. 砧骨　6. 外耳道　7. 镫骨　8. 乳突气房

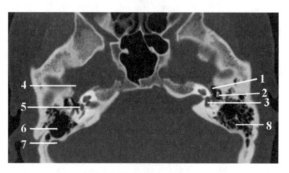

图 2-8-8 正常上鼓室层面 CT 轴位
1. 上鼓室　2. 锤砧关节　3. 前庭　4. 颞叶　5. 卵圆窗　6. 鼓窦　7. 乙状窦　8. 乳突气房

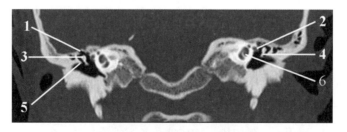

图 2-8-9　耳部正常 CT 冠状位
1. 鼓室盖　2. 面神经水平段　3. 锤骨头　4. 锤骨柄　5. 鼓棘　6. 耳蜗

2. MRI 表现 内耳迷路和含液的耳蜗、前庭、半规管、内听道呈 T_2WI 高信号，显示清晰，面神经管和听神经呈中等信号，颞骨骨性结构与耳道、鼓室鼓窦内气体均呈低信号（图 2-8-10）。内耳水成像还可进行三维内耳迷路成像。

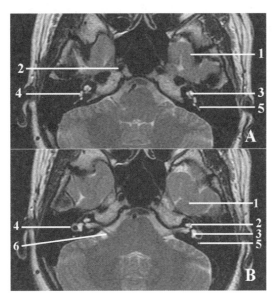

图 2-8-10 正常耳部 MRI 表现（轴位）
图 A 耳蜗层面：1. 颞叶 2. 颈内动脉 3. 耳蜗 4. 前庭 5. 后半规管
图 B 内听道层面：1. 颞叶 2. 耳蜗 3. 前庭 4. 水平半规管 5. 后半规管断面 6. 听神经

三、基本病变的影像表现

1. 外耳道狭窄、闭锁，见于先天性发育异常、肿瘤、胆脂瘤、纤维化等；骨质破坏，见于恶性肿瘤。鼓室狭小，见于先天异常。

2. 鼓室扩大，见于胆脂瘤、肿瘤；鼓室内结构异常，见于炎症、肿瘤、胆脂瘤、外伤等。

3. 内耳结构异常，多为内耳不发育或发育异常，也可继发于外伤、骨性病变、炎症、出血、肿瘤等。

四、常见疾病的影像诊断

本节主要介绍中耳乳突炎。

【病理与临床】

中耳乳突炎（otitis media and mastoiditis）为最常见的耳部感染性疾病，临床表现为耳部疼痛、耳道分泌物及传导性听力减退。

【影像学表现】

1. CT 表现 ①乳突气房透明度降低或不含气，或见不规则致密影；②局部骨质增生硬化或破坏、吸收；③鼓室内若见条状软组织影，并有钙化提示鼓室硬化症；鼓室或上鼓室软组织肿块，伴骨质破坏，有强化提示胆固醇肉芽肿型，无强化则提示胆脂瘤形成（图 2-8-11）。

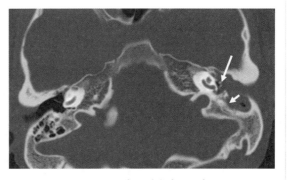

图 2-8-11 中耳乳突炎 CT 表现
左鼓室、鼓窦扩大，充满软组织，提示胆脂瘤形成（短箭头），边缘硬化光整，听小骨移位（长箭头）

2. MRI 表现 ①乳突气房内 T_1WI 为等或低信号，T_2WI 为等或高信号；②对骨质改变不敏感；③疑有颅内并发症时，需进行增强扫描。

【诊断与鉴别诊断】

根据乳突气房的密度改变、骨质硬化或骨质破坏，结合临床表现，可以诊断。需注意胆脂瘤与耳部恶性肿瘤鉴别：①胆脂瘤型中耳炎并非肿瘤，为脱落的角化鳞状上皮，伴有肉芽组织、胆固醇成分，骨质破坏边缘较锐利，增强后无强化；②恶性肿瘤多继发于乳突炎或乳头状瘤恶变，软组织肿块明显，骨质破坏范围较广泛，边缘不规则，肿块增强后呈不规则强化。

第三节 鼻与鼻窦

一、影像学检查方法

1. X 线检查 单纯鼻骨侧位 X 线片可用以诊断骨折，但漏诊误诊率较高。鼻窦 X 线摄片曾有华氏位、卡氏位，目前已经很少使用。

2. CT 检查 为主要检查方法。常规薄层轴位扫描，冠状位图像重组，后者是显示钩突、筛泡、筛漏斗等结构的最佳方位，是鼻内镜术前常规影像检查。

3. MRI 检查 对复杂病变可进行 MRI 检查，轴位、冠状位和矢状位对于某些疾病的诊断是必需的，必要时还可进行增强扫描。

如有任何征象提示肿瘤、富血管病变或病灶累及窦外结构，均应进行 CT 或 MRI 增强扫描。

二、正常影像学表现

鼻和鼻窦由多块不规则骨构成，鼻骨由左右两骨片合成。鼻窦分为前组和后组，前组有上颌窦、前组筛窦及额窦，开口于中鼻道；后组有后组筛窦及蝶窦，开口于上鼻道。

1. CT 表现 鼻和鼻窦基本两侧对称，鼻骨和鼻窦壁呈骨性密度，鼻甲为软组织围绕的骨片结构，各鼻窦腔呈透亮的低密度气体影。额窦、筛窦、蝶窦及上颌窦均与眼眶毗邻（图 2-8-12，图 2-8-13）。

2. MRI 表现 其结构同 CT 表现，但对软组织显示更清晰，骨性结构显示欠佳（图 2-8-14）。

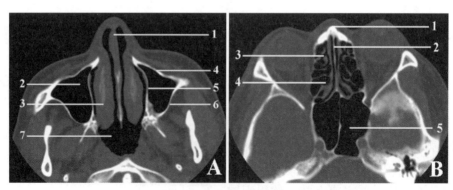

图 2-8-12 鼻窦正常 CT 表现（轴位）

图 A 上颌窦层面：1. 鼻中隔 2. 上颌窦 3. 下鼻甲 4. 上颌窦前壁 5. 上颌窦内侧壁 6. 上颌窦外侧壁 7. 后鼻孔
图 B 蝶窦层面：1. 鼻骨 2. 鼻中隔 3. 前组筛窦 4. 后组筛窦 5. 蝶窦

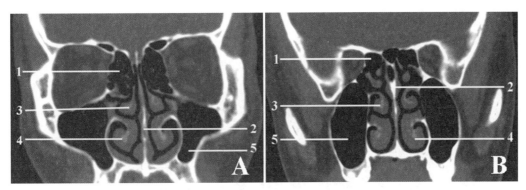

图 2-8-13 鼻窦正常 CT 表现（冠状位）
图 A 前组筛窦层面；图 B 眶尖层面
1.筛窦 2.鼻中隔 3.中鼻甲 4.下鼻甲 5.上颌窦

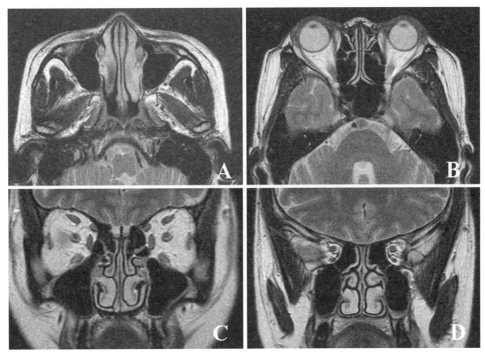

图 2-8-14 正常鼻窦 MRI 表现
图 A、B 轴位；图 C、D 冠状位

三、基本病变的影像表现

1.窦腔积液 见于炎症、外伤等。根据其成分不同,CT 值接近或高于水密度（图 2-8-15A）,MRI 表现为 T_1WI 呈低信号、T_2WI 呈高信号,积液黏稠时 T_1WI 信号增高。

2.鼻窦黏膜增厚 CT 表现为沿窦壁内侧走行的条状软组织密度影,MRI 表现为 T_1WI 呈低信号、T_2WI 呈高信号,主要见于各种炎症（图 2-8-15B、C）。

3.鼻窦肿块 包括骨性肿块、囊肿、软组织性肿块、息肉等,其密度信号各有特点（图 2-8-15C、D）。长期的息肉内部有纤维组织增生,CT 密度可增高,MRI T_2WI 信号可降低。单纯囊肿边界光滑清晰,CT 呈水样密度,MRI T_1WI 呈低信号、T_2WI 呈高信号,液体含大分子蛋白成分较多时 T_1WI 信号可增高。恶性肿块一般具备侵袭性生长的特点。

4.鼻窦钙化 见于骨性、软骨性肿瘤及真菌感染等,CT 多为分布于软组织影内的致密斑点

（图 2-8-15），也可为团块状斑片状致密影。

5. 鼻窦骨性结构异常 包括骨质增生、骨质破坏、窦腔受压膨大、骨壁压迫吸收等（图 2-8-15D），见于骨原发性病变或继发于窦腔内炎症、肿瘤等病变。

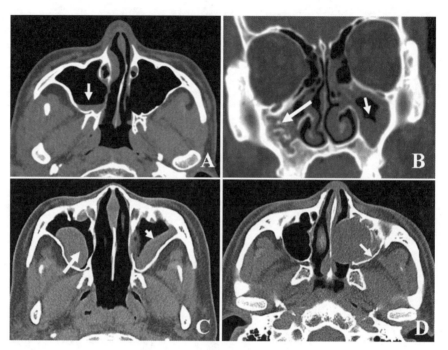

图 2-8-15 鼻窦基本病变 CT 表现
图 A 轴位，窦腔积液，右侧上颌窦内见液平面（箭头）；图 B 冠状位，右侧上颌窦腔内
钙化（长箭头），左侧黏膜增厚（短箭头）；图 C 轴位，右侧上颌窦囊肿（长箭头），
左侧黏膜增厚（短箭头）；图 D 轴位，黏液囊肿，致窦腔扩大，窦壁变薄（箭头）

四、常见疾病的影像诊断

（一）鼻窦炎

鼻窦炎为临床常见病，上颌窦和前组筛窦为好发部位，往往反复发生，迁延不愈，以化脓性和真菌性鼻窦炎最为常见，主要进行 CT 检查。

【病理与临床】

鼻窦炎可由化脓性细菌或真菌等感染所致，多数合并有鼻窦黏膜纤毛的清除功能不良和鼻窦鼻腔结构发育异常所引起的引流不畅。急性期仅黏膜充血水肿，分泌物增多滞留，重者累及骨质，甚至引起窦壁化脓性骨髓炎，慢性期黏膜增厚，腺体增生、息肉形成，窦壁骨质增生硬化。

常见症状有鼻塞、流涕、失嗅、头痛等，也可无明显症状。

【影像学表现】

1. X 线表现 鼻窦腔部分密度增高或普遍混浊，有气液平者见清晰的气体、液体密度分界。

2. CT 表现 ①黏膜增厚，可均匀，也可凹凸不平呈息肉状；②窦腔可见内分泌物，有时见液平面；③窦壁骨质可因吸收而密度下降，也可因慢性刺激增生见窦壁硬化；④可显示窦腔结构异常及引流受阻的原因（图 2-8-16）。

3. MRI 表现 ①增厚的黏膜 T_1WI 呈低信号、T_2WI 高信号，增强后明显强化；②窦腔分泌物信号因含蛋白质浓度有多种改变。

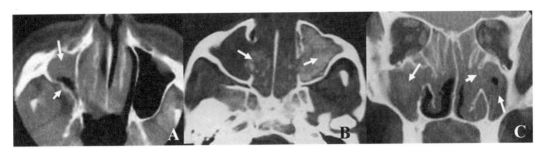

图 2-8-16 鼻窦炎 CT 表现

图 A 轴位,窦腔内软组织密度(长箭头),后壁骨髓炎,骨质吸收(短箭头);图 B 轴位,真菌性鼻窦炎,
上颌窦及鼻道充满软组织密度影,呈散在或团状致密影(箭头);图 C 冠状位,变态反应性鼻窦炎,
多组鼻窦内充满软组织密度影(长箭头),窦腔扩大,骨质吸收(短箭头)

【诊断与鉴别诊断】

鼻窦炎主要表现为鼻窦黏膜增厚、窦腔可有积液,有时伴骨质增生或吸收,结合临床症状,诊断不难。

(二)鼻窦肿瘤

1. 良性肿瘤 多见内翻性乳头状瘤,男性多见,多发生于 40～50 岁,临床表现为鼻塞、流涕、鼻出血、失嗅、溢泪等,易复发,并可恶变。

CT 表现为鼻腔或鼻窦内软组织肿块,较小时呈乳头状,密度均匀,轻度强化,可向周围生长,侵入眶内或前颅窝(图 2-8-17)。若肿瘤生长迅速,骨质破坏范围扩大,应考虑恶变可能。

2. 恶性肿瘤 包括上皮性恶性肿瘤(鳞癌、腺癌和未分化癌等)和非上皮性恶性肿瘤(如嗅神经母细胞瘤、横纹肌肉瘤、淋巴瘤等),其中鳞癌最常见。

CT 表现为鼻腔、鼻窦内软组织肿块,增强后呈中度或明显不均匀强化,肿瘤呈侵袭性生长,窦壁溶骨性破坏,边界不清,可侵及邻近结构如眼眶、翼腭窝、颞下窝,甚至颅内(图 2-8-18)。

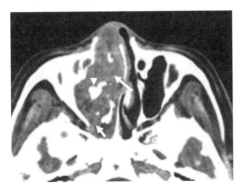

图 2-8-17 鼻道与上颌窦乳头状瘤 CT 表现

右侧上颌窦及鼻道内肿瘤(长箭头),破坏骨壁
(短箭头),软组织内有特征性钙化(箭头)

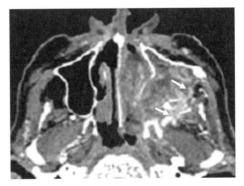

图 2-8-18 左侧上颌窦癌 CT 表现

左侧上颌窦软组织肿块,不均匀强化,侵犯鼻
道,破坏窦壁(箭头),并侵入翼腭窝

第四节 咽 部

一、影像学检查方法

1. CT 检查 由于咽与邻近结构之间具有较好的自然对比,CT 检查能清晰显示相关结构,在

临床上得到普遍应用。

2. MRI 检查 对软组织显示有优势,对颅底骨破坏敏感,与 CT 检查比较有更大的优势,是咽部病变的最佳检查手段,常规序列 T_1WI、T_2WI,横轴位和冠状位、矢状位扫描结合使用脂肪抑制技术。

二、正常影像学表现

咽的上下范围由颅底至食管上端,位于鼻腔、口腔、喉的后方,以黏膜覆盖的肌肉围绕而成,通常以软腭、会厌为界自上而下分为鼻咽、口咽和喉咽三个部分。

鼻咽部最为宽阔,前接后鼻孔,顶后壁为颅底,黏膜下有咽扁桃体。咽外侧壁从前向后依次有咽鼓管咽口、咽鼓管圆枕、咽隐窝,咽鼓管与中耳相通。口咽与口腔相通,前方有舌根、舌扁桃体,两侧有扁桃体窝,容纳腭扁桃体。喉咽位于喉的后面,会厌软骨和环状软骨之间,喉入口将之分为两侧梨状窝,梨状窝呈漏斗状,与喉关系密切。

CT、MRI 显示咽腔空气为低密度或低信号,肌肉、淋巴组织均为等密度或等信号。与咽有关的筋膜间隙有咽旁间隙和咽后间隙,含淋巴和脂肪组织等,正常咽腔形态两侧对称(图 2-8-19,图 2-8-20)。

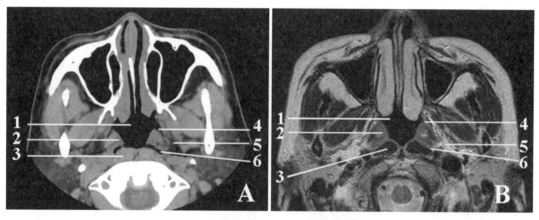

图 2-8-19 正常鼻咽 CT、MRI 表现
图 A CT 轴位;图 B T_2WI 轴位
1. 鼻咽腔 2. 咽鼓管圆枕 3. 头长肌 4. 咽鼓管咽口 5. 咽旁间隙 6. 咽隐窝

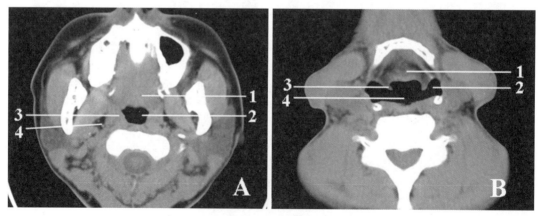

图 2-8-20 正常口咽、喉咽 CT 表现
图 A 口咽轴位:1. 舌根 2. 口咽腔 3. 咽侧壁 4. 咽旁间隙
图 B 喉咽轴位:1. 会厌 2. 梨状窝 3. 杓会厌皱襞 4. 喉前庭

三、基本病变的影像表现

炎症、肿瘤可造成咽壁增厚、咽腔狭窄、咽旁间隙的异常改变。一般炎症改变范围广泛，肿瘤病变范围相对局限。

四、常见疾病的影像诊断

本节主要介绍鼻咽癌。

鼻咽癌（nasopharyngeal carcinaoma）占头颈部恶性肿瘤的 80%，南方地区多见，男性好发，病因与遗传、环境和 EB 病毒感染等因素有关。分化程度不等，肿瘤外形多样，位置常隐蔽。主要以 CT、MRI 检查为主，MRI 检查对鼻咽癌的诊断、分期和治疗后随访较佳。

【病理与临床】

鼻咽癌好发于咽隐窝，早期可无症状，仅见黏膜粗糙或轻微隆起，进展期除向腔内突起外，主要沿黏膜下生长，侵犯邻近结构，如颅底骨质破坏、下颌部及颈部淋巴结转移等。鳞癌多见。

典型临床表现为回缩性血涕、鼻塞、耳闷、听力下降、偏头痛等。

【影像学表现】

1. CT 表现 肿瘤平扫为等密度，坏死区见低密度，增强后轻中度强化，有时边界不清，因肿瘤范围不同影像表现多样。具体表现：①鼻咽壁局限性增厚，鼻咽腔形态改变；②咽隐窝变浅或消失，肿块向后及周围生长时，咽旁间隙消失、堵塞后鼻孔、侵犯上颌窦、破坏颅底骨质、甚至侵犯颅内等；③颅底骨质受侵，常见枕骨斜坡、蝶骨破坏和硬化，颅底自然孔道扩大；④侵犯咽鼓管咽口时，可继发分泌性中耳炎；⑤多见咽后和颈深淋巴结转移，晚期可有远处转移（图 2-8-21）。

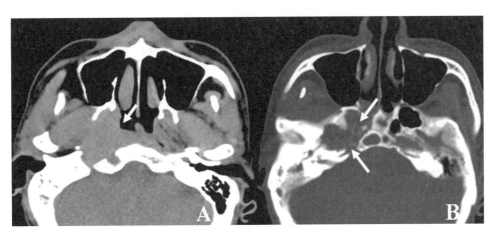

图 2-8-21　鼻咽癌 CT 表现
图 A　鼻咽右侧壁增厚（箭头），咽鼓管咽口及咽隐窝消失，咽旁间隙消失；
图 B　鼻咽癌向上侵犯颅底，致颅底骨质破坏（箭头）

2. MRI 表现 肿瘤 T_1WI 呈等或低信号，T_2WI 呈高信号，脂肪抑制对发现鼻咽癌敏感。分辨肿瘤侵犯范围、有无颅底和颅内侵犯、小淋巴结转移、分泌性中耳炎比 CT 检查更敏感，并可区分颅内肿瘤转移和放疗后改变，鉴别肿瘤治疗后纤维化和复发（图 2-8-22）。

【诊断与鉴别诊断】

鼻咽部不对称，结构变形为主要表现，临床症状不明显时，主要依赖影像学检查，但确诊仍需活检。需注意与腺样体增生、青少年鼻咽纤维血管瘤鉴别，前者是指位于鼻咽顶部的一组淋巴结，在儿童期的生理性肥大，5岁时最明显（图2-8-23），以后逐渐缩小，15岁左右达成人状态。后者多见于男性青少年，有反复大量鼻出血病史为特征，CT、MRI可见鼻咽部软组织肿块侵袭性生长，增强后显著强化，颅底有侵蚀性骨破坏，T₂WI信号较高，可见"胡椒盐"征（图2-8-24）。

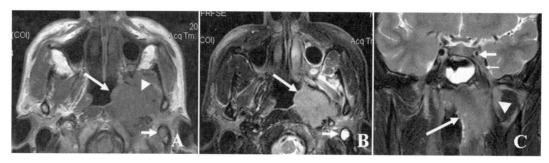

图2-8-22　鼻咽癌MRI表现

图A　T₁WI，左鼻咽等信号肿块（长箭头），向后侵犯咽后肌，向外侵犯咽旁间隙（箭头），左乳突气房信号增高（短箭头）；图B　T₂WI抑脂序列，肿瘤呈等高信号，边界更清晰，咽鼓管咽口闭塞，左乳突气房呈极高信号（短箭头），提示渗出性乳突炎；图C　冠状位T₂WI，鼻咽左侧顶壁明显增厚（长箭头），左翼内外肌受侵（箭头），病变沿卵圆孔侵入颅内（细短箭头），左颈内动脉变细（粗短箭头）

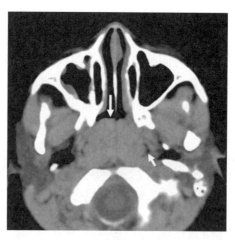

图2-8-23　腺样体增生CT表现

男孩，6岁，鼻咽腔内软组织影充填，密度均匀，鼻后孔堵塞（长箭头），咽旁间隙存在（短箭头）

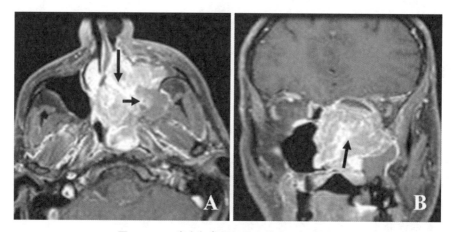

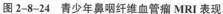

图2-8-24　青少年鼻咽纤维血管瘤MRI表现

图A　T₁WI增强，鼻咽腔巨大软组织肿块，血供极丰富（长箭头），侵犯上颌窦，经窦壁（短箭头）侵犯翼腭窝；
图B　冠状位T₁WI增强，肿瘤（长箭头）向上突入蝶窦

第五节 喉 部

一、影像学检查方法

1. CT 检查 常规进行薄层轴位扫描，多方位重组，需要时可进行发音时相扫描声带，观察运动情况。

2. MRI 检查 常规有轴位、冠状位、矢状位成像，常规序列有 T_1WI、T_2WI，MRI 对发现软骨破坏较敏感。

喉部检查以 CT 为主，必要时结合 MRI，发现软组织肿块、观察颈部淋巴结需增强扫描。

二、正常影像学表现

喉的范围从会厌软骨上缘至环状软骨下缘，以声带上下缘为界可分声门上区、声门区和声门下区。喉的主要结构包括多个软骨，有会厌软骨、甲状软骨和环状软骨、勺状软骨等，软组织有勺会厌襞、室带、声带以及喉室腔、会厌前间隙、声门旁间隙。

1. CT 表现 喉部肌肉、韧带、黏膜、血管、淋巴结等各种软组织均呈等密度，软骨的密度接近于软组织，钙化的喉软骨、气管软骨呈高密度，各脂肪间隙呈低密度。平扫时血管和颈淋巴结不易区分（图 2-8-25A，图 2-8-26A）。

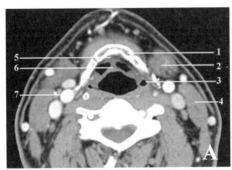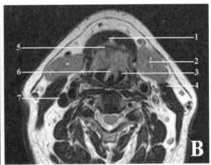

图 2-8-25 正常喉部 CT、MRI 表现（会厌层面）
图 A　CT 增强；图 B　T_2WI
1. 舌骨　2. 颌下腺　3. 梨状窝　4. 胸锁乳突肌　5. 会厌前间隙　6. 会厌　7. 颈内动脉

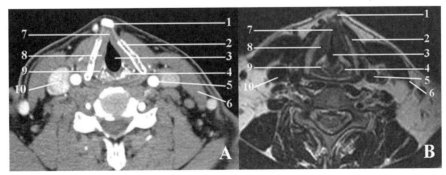

图 2-8-26 正常喉部 CT、MRI 表现（声带层面）
图 A　CT；图 B　T_2WI
1. 喉结　2. 甲状软骨板　3. 声门　4. 环状软骨　5. 颈总动脉　6. 胸锁乳突肌
7. 声带前联合　8. 真声带　9. 勺状软骨　10. 颈静脉

2. MRI 表现　能清楚显示喉部黏膜、肌肉和韧带、脂肪间隙、软骨、骨与钙化的软骨组织，其信号各有其特点（图2-8-25B，图2-8-26B）。

三、基本病变的影像表现

1. 喉腔狭窄　见于肿瘤、外伤、炎症等。肿瘤引起的喉腔狭窄，常为局限性、非对称性，外伤、炎症引起的狭窄常弥漫而对称，密度信号均匀。

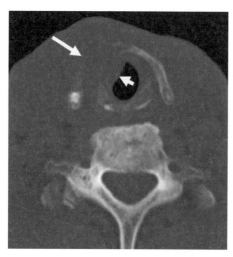

图2-8-27　甲状软骨破坏CT表现
喉癌（短箭头）侵入气道，右侧甲状软骨破坏（长箭头）

2. 喉部结节、肿块　见于炎症、肿瘤、外伤、息肉等，常表现为真、假声带对称或不对称增厚、肿块、结节。

3. 喉周围间隙异常　会厌前间隙、声门旁间隙的移位或消失为肿瘤深部侵犯的标志，也可见于炎症。会厌前间隙富于淋巴组织，喉咽癌、声门上癌均容易侵犯会厌前间隙，表现为脂肪透亮影或高信号影变形、消失，或为肿瘤组织所占据。

4. 声带麻痹　两侧声带位置不对称，或一侧声带固定不动，见于肿瘤、外伤等。

5. 喉软骨钙化、破坏　喉软骨钙化常不对称，有时难于与破坏鉴别。破坏主要见于恶性肿瘤（图2-8-27），MRI显示软骨侵犯的敏感性和特异性都高于CT，表现为喉软骨为中等信号的肿瘤组织所替代。

四、常见疾病的影像诊断

本节主要介绍喉癌。

喉癌（carcinoma of the larynx）是喉部最常见的恶性肿瘤，CT是最常用的检查方法，可了解肿瘤部位、范围及颈部淋巴结情况，有助于临床治疗和估计预后。

【病理与临床】

根据发生部位喉癌分声门上型、声门型与声门下型，前两者多见。当病变范围同时累及声门上下时，称跨声门型。病理以鳞癌为主，早期为乳头状结节，继而向黏膜下及周围组织浸润，晚期向喉外发展，出现淋巴结转移、血行转移。

中年以上男性好发，临床表现为喉异物感、声嘶、喉痛等。

【影像学表现】

1. CT 表现　①喉部结构不对称，可见等低密度结节或肿块，增强有不同程度的强化；②肿瘤侵犯梨状窝、喉室可使之变形、缩小甚至消失，侵犯会厌前间隙、声门旁间隙时，间隙内脂肪密度被软组织密度代替；③肿瘤侵犯喉部软骨时，破坏的喉软骨密度可降低或增高；④后期伴颈部淋巴结转移（图2-8-28）。

2. MRI 表现　①病灶T_1WI呈等信号、T_2WI呈等高信号，有强化；②梨状窝、喉室变形、缩小甚至消失，脂肪间隙高信号消失；③软骨破坏时见软骨信号被病灶信号所代替；④能明确显示淋巴结肿大。

【诊断与鉴别诊断】

中老年男性，出现声嘶、呼吸困难、喉咽痛等，CT、MRI见喉部结构不对称、软组织肿块，提示喉癌可能性大，但影像学表现不具有特异性。需注意鉴别：①声带息肉：多位于声带前部，边界清楚，病灶局限，可带蒂，不影响声带运动。部分宽基底息肉依赖活检与喉癌鉴别。②乳头状瘤：见于声带、室带或声门下区，可带蒂或不带蒂，不带蒂且浸润广泛的乳头状瘤靠活检与喉癌鉴别。

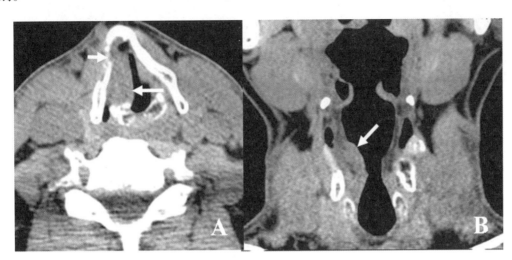

图 2-8-28　右侧声门癌

图 A　CT 轴位，右侧声带增厚（长箭头），右侧甲状软骨骨质破坏（短箭头）；

图 B　冠状位，右侧真假声带增厚（长箭头），声门旁间隙消失

第六节　颈　部

颈部主要包括甲状腺、颈部淋巴结的影像诊断。

一、影像学检查方法

1. X 线检查　气管 M-V 片（Mueller-Valsava 法，病人做深呼吸，以鼻吸气，行咽鼓管充气）用于甲状腺肿大严重压迫气管、气管软化的检查。

2. CT 检查　在颈部应用广泛，增强扫描可提高颈部血管、淋巴结的分辨率，也有助于病变的分区定位。

3. MRI 检查　比 CT 有更大的优势，平扫可分辨血管，对大小在正常范围内的异常淋巴结敏感。常规序列包括 T_1WI、T_2WI、DWI，结合抑脂技术。有软组织性病变时需增强检查。疑有甲状腺肿瘤时，CT、MRI 扫描范围应扩大到上胸部。

二、正常影像学表现

甲状腺由左右两叶和中间的峡部构成，位于甲状软骨下方、气管的两侧，上极约平甲状软骨中点，下极至第六气管软骨水平，有时达胸骨上窝或胸骨后。在甲状腺两叶背面的被膜间隙内，附有上下各一对甲状旁腺。

1. CT 表现　甲状腺由于富含碘，平扫呈高密度，两侧对称，边界清晰、光滑，密度均匀，增强后甲状腺与血管均明显均匀强化（图 2-8-29A）。

2. MRI 表现　甲状腺 T_1WI 呈中等信号，T_2WI 呈稍高信号，信号均匀，颈部血管呈低或无信号，与甲状腺关系显示清晰（图 2-8-29B）。

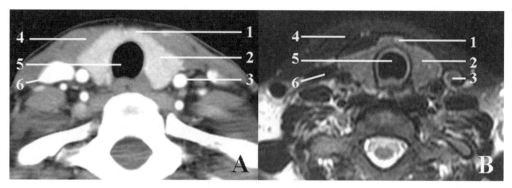

图 2-8-29　正常甲状腺 CT、MRI 表现

图 A　CT 增强；图 B　T_2WI

1. 甲状腺峡部　2. 甲状腺左叶　3. 颈总动脉　4. 颈前肌肉　5. 气管腔　6. 颈内静脉

三、常见疾病的影像诊断

本节主要介绍甲状腺疾病。

甲状腺疾病为临床常见病，非肿瘤性病变主要有甲状腺肿、甲状腺炎、甲亢、甲减等；肿瘤以良性者居多，主要为腺瘤，恶性肿瘤以甲状腺癌多见。

【病理与临床】

甲状腺肿（goiter）是甲状腺激素合成障碍，引起甲状腺滤泡上皮增生、滤泡肥大所致。甲状腺腺瘤（thyroid adenama）的发生可能与放射线、促甲状腺素的刺激有关。甲状腺癌（thyroid carcinoma）病因不明，病理类型有乳头状癌、滤泡状癌、髓样癌和未分化癌。

甲状腺肿和腺瘤均好发于中青年女性，无明显自觉症状，病变体积增大可引起声音嘶哑、呼吸困难等压迫症状，部分伴有甲状腺功能亢进。

甲状腺癌好发年龄、生长速度、预后均存在差异，临床表现常为无痛性肿块，可伴颈部淋巴结增大，晚期可出现疼痛、声音嘶哑、呼吸和吞咽困难，及肺、骨、脑等处转移。甲状腺髓样癌可分泌降钙素等生物活性物质而出现相应的内分泌症状。

【影像学表现】

1. CT 表现

（1）甲状腺肿　甲状腺弥漫性增大，其内或可见多发结节，大小不一，因常有囊变、出血、钙化而密度不均。增强扫描结节强化较弱（图 2-8-30）。

（2）甲状腺腺瘤　常有 1 ~ 2 枚孤立结节，边界清楚，密度多均匀，少数因囊变、出血、钙化而见密度不均。增强后结节可为轻度或显著强化（图 2-8-31）。

（3）甲状腺癌　①形态不规则的低密度影，边缘模糊，可伴出血、钙化；②一般缺少特征性，但乳头状囊腺癌多呈囊实性肿块，以囊壁见乳头状结节伴斑点样、沙砾样钙化为特征；③增强后甲状腺癌强化不均，乳头状结节强化明显（图 2-8-32）；④早期可有淋巴结转移，多

图 2-8-30　甲状腺肿 CT 表现

甲状腺弥漫性增大，内部见多个强化较弱的结节（箭头）

见于颈部、气管食管沟和上纵隔。转移淋巴结可呈现与原发灶类似的影像特点，增强后淋巴结常环状强化、乳头状结节强化。

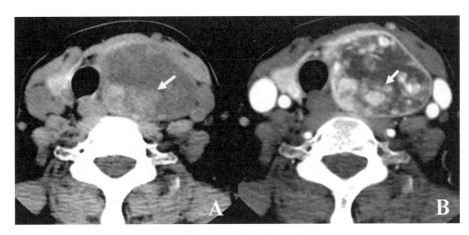

图 2-8-31 甲状腺腺瘤 CT 表现
图 A 平扫；图 B 增强扫描甲状腺左叶巨大肿块，边界清楚、包膜光整，
内部见多个结节（箭头）和大范围囊性密度，实质部分强化明显

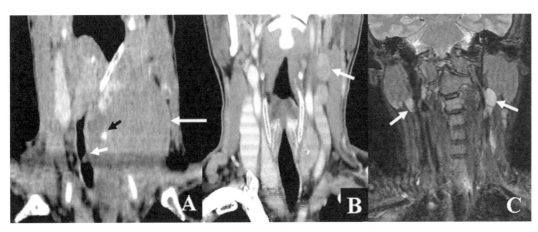

图 2-8-32 甲状腺乳头状癌 CT、MRI 表现
图 A CT 冠状位，甲状腺左叶巨大肿块（长箭头），内部见斑点状、不规则钙化
（黑箭头），气管受压变形移位（短箭头）；图 B （另一病例）CT 增强，左侧上方
血管旁两枚肿大淋巴结（箭头）；图 C T_2WI，颈深淋巴结肿大（箭头）

2. MRI 表现 甲状腺肿和甲状腺腺瘤的信号因内部组织成分的不同而表现为多种多样，结节 T_1WI 呈低信号、T_2WI 呈高信号，伴出血囊变时 T_1WI 呈等或高信号。

甲状腺癌见甲状腺内不规则肿块，信号不均匀，T_1WI 呈等低信号，T_2WI 多为高信号，冠状位利于观察与气管和颈部大血管关系、淋巴结转移。颈深淋巴结肿大是诊断甲状腺癌转移的可靠征象，只要发现气管食管沟淋巴结，不论大小、淋巴结内部出现微小钙化或中央坏死、强化不均、边界模糊均提示淋巴结转移。此外，甲状腺癌淋巴结转移时，其短径 ≥ 5mm，或长短径之比 < 2。

【诊断与鉴别诊断】

甲状腺良恶性病变有时难以鉴别，主要观察边界是否清晰、包膜是否完整。一般包壳状、弧形钙化提示良性病变，沙粒状或针尖样、泥沙样钙化提示恶性病变可能。

超声判断甲状腺病变良恶性有一定优势。超声指导下或 X 线引导下的穿刺活检为临床常用。

第七节　阅片实践

患者，男，65岁，左侧面部麻木、左眼酸胀1周。查左眼外观无明显异常，左侧面颊部肤色正常，触诊稍隆起，质中等，无明显压痛。行鼻窦CT轴位平扫（图2-8-33）。

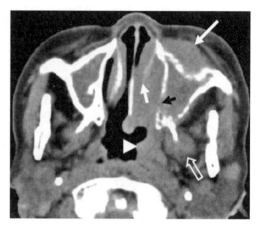

图 2-8-33　鼻窦 CT 轴位平扫

CT所见：左侧上颌窦较大软组织肿块（白长箭头），窦壁较广泛性骨质破坏（黑短箭头），肿块向前突破窦壁侵入面颊，向内进入鼻道，破坏鼻甲（白短箭头），向后延伸入后鼻孔，左侧鼻咽侧壁明显增厚（白箭头），鼻咽腔不对称，左侧咽鼓管咽口、咽隐窝消失。左侧翼突处肌肉肿胀（空箭头）。右侧上颌窦内充满稍低密度影，窦壁光整。

影像诊断：①左侧上颌窦恶性肿瘤，累及面颊、左侧鼻道和鼻咽，并浸润左侧翼内肌、翼外肌起始部和翼腭窝。②右侧上颌窦炎。

病理：左侧上颌窦淋巴瘤。

讨论：左侧以上颌窦为中心的软组织肿块，病灶范围广，呈弥漫性浸润生长，窦壁骨质广泛溶骨性骨质破坏，符合恶性病变生长方式，考虑为恶性肿瘤。鼻窦（包括上颌窦）内有鳞状上皮细胞、腺上皮细胞、免疫细胞（淋巴细胞、白细胞）、神经细胞、软骨和骨细胞等，这些细胞均可恶变为相应恶性肿瘤，如鳞状上皮癌、腺癌、淋巴瘤等。需注意与累及范围较广的内翻性乳头状瘤鉴别：后者为交界性病变，常同时侵犯鼻窦和鼻道，可造成周围软组织和骨质破坏。但一般起源于鼻道与上颌窦、筛窦相邻区域，范围相对局限，表面结节状，密度较高，若见点状、斑片状、弧线样钙化为特征性征象。

右侧上颌窦形态良好，腔内密度较低，骨质未见破坏，考虑为炎性病变。

此外，本例可进行CT增强，以了解病变的血供，确切观察病灶范围，了解其颅内侵犯，淋巴转移情况，为治疗方案的选择提供更多的依据。

学习拓展

鼻渊属中医病名，与急慢性鼻窦炎相似。中医辨证分为肺经风热证、胆经郁热证、脾胃湿热证、肺脾气虚证，研究表明，在中医辨证中各证均有不同程度的鼻甲、鼻窦黏膜的增厚，鼻窦腔内积液等改变。胆经郁热证表现较轻；肺脾气虚证与脾胃湿热证表现较重，后者因湿毒致中鼻甲黏膜增厚较重，上颌窦开口狭窄或阻塞，致上颌窦内积液也较多；肺脾气虚证因虚而致多个窦腔受累；肺经风热证鼻窦CT表现则介于胆经郁热证与后两者之间。

学习小结

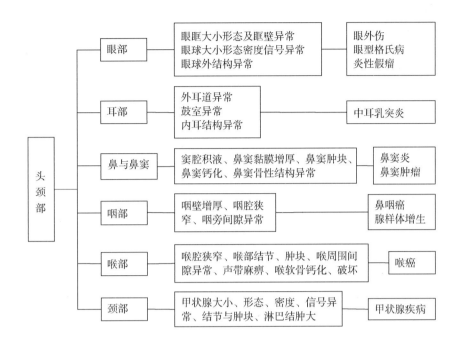

头颈部
- 眼部 ── 眼眶大小形态及眶壁异常、眼球大小形态密度信号异常、眼球外结构异常 ── 眼外伤、眼型格氏病、炎性假瘤
- 耳部 ── 外耳道异常、鼓室异常、内耳结构异常 ── 中耳乳突炎
- 鼻与鼻窦 ── 窦腔积液、鼻窦黏膜增厚、鼻窦肿块、鼻窦钙化、鼻窦骨性结构异常 ── 鼻窦炎、鼻窦肿瘤
- 咽部 ── 咽壁增厚、咽腔狭窄、咽旁间隙异常 ── 鼻咽癌、腺样体增生
- 喉部 ── 喉腔狭窄、喉部结节、肿块、喉周围间隙异常、声带麻痹、喉软骨钙化、破坏 ── 喉癌
- 颈部 ── 甲状腺大小、形态、密度、信号异常、结节与肿块、淋巴结肿大 ── 甲状腺疾病

第九章
超声诊断

扫一扫，查阅本章数字资源，含PPT、音视频、图片等

第一节　肝胆胰脾

与其他影像学检查方法相比，超声检查具有方便、快捷、安全、经济等优势，特别是在肝、胆、胰、脾等脏器的检查中，常作为首选的检查方法。

一、肝脏

正常肝脏有膈面和脏面，脏面可见左、右纵沟和中间的横沟形成"H"形。横沟为第一肝门，门静脉、肝动脉、肝总管等由此进出。右纵沟前方为胆囊窝，内有胆囊，后方为腔静脉窝，内有下腔静脉通过。左纵沟前方是肝圆韧带，后方是静脉韧带，分别是胎儿期脐静脉和静脉导管的遗迹。肝脏分为左叶、右叶及尾状叶。

（一）正常肝脏声像图

声像图表现：肝脏包膜光滑，轮廓线回声清晰，连续性好，实质为细小均匀点状回声（图2-9-1）。临床上常将正常肝脏和肾脏的实质回声称为等回声，作为基础对比回声。肝右叶横径小于10cm，肝右叶于肝右静脉切面，最大斜径14cm，左半肝厚度（包括尾状叶）小于6cm，左半肝长度小于9cm。

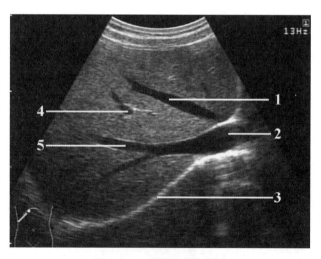

图2-9-1　正常肝脏声像图
1.左肝静脉　2.下腔静脉　3.膈肌　4.门静脉右支横断面　5.右肝静脉

彩色多普勒：肝门区门静脉为进肝性血流，呈红色血流信号（图 2-9-2A），主干直径 1 ～ 1.2cm，管壁回声较强，伴行的胆总管直径为 0.6 ～ 0.8 cm。肝静脉为出肝性血流，呈蓝色血流信号（图 2-9-2B），管壁纤薄，管腔直径常小于 1cm。彩色多普勒不仅能显示肝内血管与胆管系统，而且有可能显示二维图像上模糊不清或难以显示的次一级分支血流或细小血流。

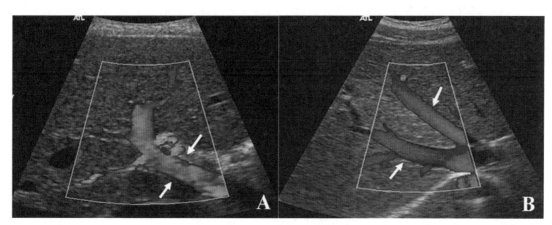

图 2-9-2　肝门静脉、肝静脉及其分支
图 A　门静脉呈红色血流信号（箭头）；图 B　蓝色血流为肝静脉（箭头）

（二）肝脏疾病的超声诊断

肝脏疾病包括：①弥漫性病变：包括肝硬化、脂肪肝、血吸虫肝损害、肝淤血、各型肝炎等。②实性占位性病变：良性肿瘤，包括血管瘤、肝细胞腺瘤、胆管细胞腺瘤、错构瘤、纤维瘤、增生性结节等；恶性肿瘤，包括原发性肝细胞癌、胆管细胞癌、血管肉瘤以及转移性肿瘤等。③囊性病变：包括肝囊肿、肝脓肿、肝包虫囊肿以及外伤性血肿等。

1. 脂肪肝　是由各种原因引起的肝细胞内脂肪堆积过多的病变，为隐匿性肝硬化的常见原因。轻者可无症状，属可逆性疾病。

声像图表现：①肝脏可正常大小，也可弥漫性轻度或中度肿大，包膜光滑，肝下缘角较圆钝；②肝实质回声增强、细密，后方回声可逐渐减弱甚至衰减，以至于远场膈肌显示不清楚（图 2-9-3）；③肝内血管及胆管分布走向欠清晰或模糊；④如系非均匀性脂肪肝，肝实质内可出现局灶性低回声区（为正常肝组织回声），周围无声晕。

2. 肝硬化　肝细胞弥漫性变性坏死，继而出现纤维组织增生、肝细胞结节状和假小叶再生，这三种改变反复交错进行，使肝小叶结构和血液循环途径逐渐被改建，使肝变形、变硬而导致肝硬化。多见于乙肝所致者。

图 2-9-3　脂肪肝
肝回声增强细密

声像图表现：①肝脏形态异常，体积不规则缩小，肝左叶或尾叶增大；②肝包膜增厚不光滑，呈锯齿样改变（图 2-9-4A），肝实质回声粗糙，分布不均，有时可见结节样较强回声灶；③若为血吸虫性肝硬化，多呈"花斑状"或"网格状"回声（图 2-9-4B）；④若为胆汁性肝硬化，可显示肝内、外胆管扩张和结石；⑤若为淤血性肝硬化，可显示肝静脉、下腔静脉扩张；⑥脾肿大，脾静脉扩张，内径大于0.8cm；⑦胆囊壁水肿样增厚模糊，可呈"双环征"改变；⑧可查及腹水液性暗区。

彩色多普勒：肝静脉扭曲、变细或显示不清，频谱多普勒可呈连续性频谱或反向波消失的门静脉样频谱。门静脉高压时主干扩张，内径大于1.3cm，血流速度降低甚至出现反向血流，血流信号不充盈，可出现脐静脉重新开放。肝静脉、门静脉在肝硬化失代偿期可查及局灶性低或稍强回声的血栓。

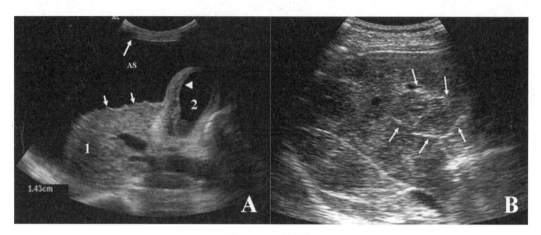

图 2-9-4 肝硬化
图A 胆囊壁呈水肿样增厚，并可见锯齿样肝包膜（短箭头）、腹壁（长箭头）；
图B 血吸虫性肝硬化：肝回声呈花斑状改变（箭头）。1.腹水 2.胆囊

3. 原发性肝癌 原发性肝癌分为巨块型、结节型、弥漫型和混合型。

声像图表现：①早期病灶以单发居多；②病灶回声常分为高回声型、低回声型、等回声型、混合回声型，多呈圆形或类圆形，肿块较大内部出现出血、坏死时，内部可见不规则的无回声暗区；③部分肿块周围常显示"低回声晕"，有较高的诊断特异性（图2-9-5）；④当有转移时，可伴有门静脉、肝静脉、下腔静脉癌栓及腹腔淋巴结肿大；⑤可查及腹腔积液无回声暗区。

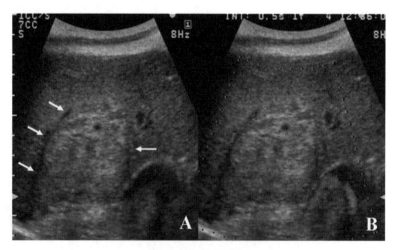

图 2-9-5 原发性肝癌
肿块周围可见"低回声晕"（箭头）

彩色多普勒：对肝内占位性病灶的良恶性鉴别有重要意义。肿块内血流信号丰富，并查及动脉频谱，阻力指数（RI）超过0.6，当肿块出现"低回声晕"时，显示血管包绕。

肝脏超声声学造影有助于肝癌的确诊，主要特点为与周边肝实质相比，肿块增强表现为快进

快出型，即注射造影剂后，从动脉期开始，肿块出现增强的时间早，迅速呈高回声，至门静脉期及延迟期，绝大多数肿块回声快速消退，呈低回声改变。此特点有较高的特异性和敏感性。

4. 转移性肝癌　常见于消化道和盆腔肿瘤转移，乳腺、甲状腺、肺等部位的恶性肿瘤亦可经肝动脉转移至肝脏。

声像图表现：①肝内多发肿块，呈圆形或类圆形，可弥漫性分布或融合成团块；②内部回声可为多种类型，典型表现为"靶征"（图 2-9-6），即肿块内部呈高回声区，周围为无回声环包绕，偶尔中央高回声内可有少许低或无回声区。

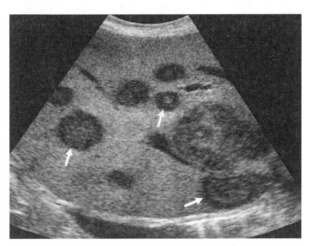

图 2-9-6　转移性肝癌
肝内转移灶呈低回声"靶征"（箭头）

彩色多普勒：肝脏肿块内血流信号较为丰富，有时可查及动脉频谱。

5. 单纯性肝囊肿　一般为先天性真性囊肿。

声像图表现：①肝内查及圆形的无回声暗区（图 2-9-7），囊壁薄而光滑，边界清楚；②后方可见回声增强效应；③极少数囊肿内可有分隔。

彩色多普勒：无血流信号显示。

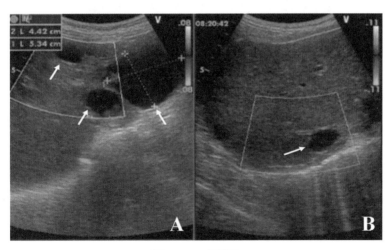

图 2-9-7　肝囊肿
肝囊肿呈无回声暗区（箭头）

6. 多囊肝　多囊肝绝大多数为先天性，系肝内胆小管发育障碍所致。在胚胎发育时期，多余的胆管自行退化而不与远端胆管连接。若肝内多余胆管未发生退化和吸收，并逐渐呈分节状和囊状扩张，则可形成多囊肝。多囊肝常伴有多囊肾、胰腺囊肿、肺或脾囊肿及其他畸形，如脑动脉瘤、憩室、双输尿管、马蹄肾或室间隔缺损等，部分中晚期多囊肝患者可出现肝功能损害甚至衰竭。

声像图表现：①肝脏形态失常，呈不规则增大；②肝内布满无数紧密相连、大小不等的囊性无回声暗区，囊肿直径几毫米至十几厘米不等；③正常肝组织被囊肿挤压或占据而减少，甚至显示不清（图 2-9-8）；④多囊肝可合并多脏器多囊改变，如多囊肾。

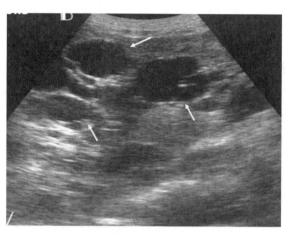

图 2-9-8 多囊肝
肝内见多个无回声暗区（箭头）

7. 肝血管瘤 是常见的肝脏良性肿瘤之一，原因不明。以肝海绵状血管瘤最为常见。

声像图表现：①可为单发或多发；②血管瘤大多表现为较强回声（图 2-9-9），内部回声均匀，呈筛网状；③有的为低回声，周边常有强回声条状结构环绕，形态呈镶嵌状；④较大的海绵状血管瘤可为不均匀混合回声或偏低回声。

彩色多普勒：因血流速度较低，多数不能显示血流信号，只有较大海绵状血管瘤可显示局灶性血流信号。

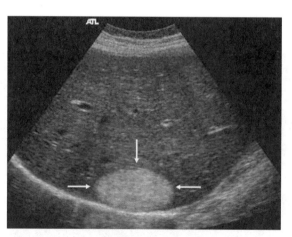

图 2-9-9 肝血管瘤
血管瘤呈较强回声团块（箭头）

肝脏超声声学造影有助于血管瘤的确诊，动脉期表现为病灶周边环状增强，中央无增强，系血管瘤所特有征象，此后增强范围呈向心性填充扩大，至延迟期发展为全瘤均匀性增强。

8. 肝包虫病 指棘球蚴或泡球蚴绦虫的幼虫寄生在人体肝脏所致的寄生虫病，具有特定性流行病学史，是畜牧地区人畜共患的地方性疾病。

声像图表现：①肝区查及单个或大小、数目不等的囊性无回声暗区，有的囊液可有沙粒状回声沉积，可随体位改变；②囊壁较厚，可呈双层样，壁可有钙化灶强回声；③囊腔常有分隔，还可表现为包虫病特征性表现"囊中囊"征象，即大的囊腔内见小囊（图 2-9-10），为子囊、孙囊；④肝内血管、胆管因囊肿挤压可移位或引起梗阻性改变。

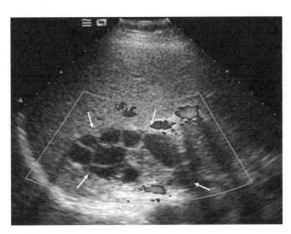

图 2-9-10　肝包虫病
肝内可见"囊中囊"回声（箭头）

二、胆道系统

（一）正常胆道系统声像图

声像图表现：①胆囊壁薄而光滑，胆汁呈无回声暗区（图 2-9-11）；②胆囊管不易显示，胆总管内径小于 0.8cm，可显示左、右肝管及近端分支，左右肝管内径约 0.2cm，肝内二级以下胆管不显示。

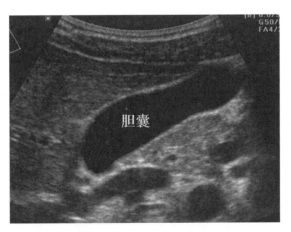

图 2-9-11　正常胆囊声像图

（二）胆道系统疾病的超声诊断

超声能动态观察胆囊、胆管内病变，是胆道系统的首选检查方法，可对胆囊炎、胆囊息肉、胆囊癌、胆管炎、胆道结石、胆道蛔虫、胆管囊性扩张症、胆管癌等进行诊断。

1. 急性胆囊炎　指各种原因所致的急性胆囊炎性疾病。

声像图表现：①胆囊可增大（长径和横径均增大，以横径超过 4cm 更具有诊断意义），胆汁回声正常或轻微浑浊，胆囊壁增厚，炎症严重时胆囊壁可水肿样增厚，可见"双边"征；②胆囊有化脓倾向时，无回声暗区中出现弥散点状或絮状回声，胆囊内可见沉积物回声，胆囊壁呈"双层"或"多层"弱回声带（图 2-9-12）；③如发生穿孔，可显示胆囊变小，囊壁局部膨出或缺损，以及周围局限性积液；④常可查及结石。

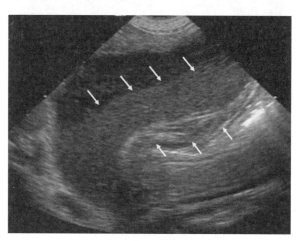

图 2-9-12　急性胆囊炎
胆囊内可见沉积物回声（箭头）

2. 慢性胆囊炎　由急性胆囊炎反复发作迁延形成，胆囊壁因纤维增生以及慢性炎性细胞浸润而增厚，毛糙，继而引起胆囊收缩功能减退，最终萎缩变小。

声像图表现：胆囊大小正常或萎缩，胆囊壁增厚，囊内透声差，多伴有结石，"脂餐试验"显示胆囊收缩功能下降或消失。

3. 胆囊息肉　是指胆囊壁向囊腔内呈息肉样隆起的一类病变，又称为胆囊息肉样病变，为胆囊增生性疾病，绝大多数为胆固醇性息肉，其余为腺肌瘤、腺瘤、炎症性息肉。

声像图表现：①胆囊的形态、大小一般正常；②息肉可单发或多发；③自囊壁向腔内突起的乳头状或隆起状稍强回声结节（图 2-9-13A），较大者通常不超过 1cm，息肉基底较窄，不随体位改变而移动，一般无声影；④如果基底较宽，或短期内生长迅速，需注意恶变可能。

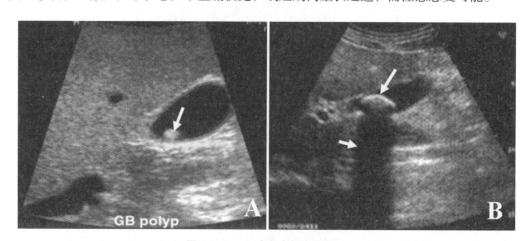

图 2-9-13　胆囊息肉与胆囊结石
图 A　胆囊内强回声团（箭头），为息肉；图 B　胆囊内强回声团，为结石，其后方可见声影（箭头）

彩色多普勒：胆囊息肉常无血流信号，如果显示血流信号，需排除恶变可能。

4. 胆囊结石 最常见的胆囊疾病，可单发或多发，甚至充满胆囊。有时可无症状，仅在体检中被检出。超声检查是诊断胆囊结石较准确的手段之一。

声像图表现：①胆囊内结石表现为强回声团，后方伴有声影（图2-9-13B），较大者多呈新月形或者圆形，多发结石常较小，常常聚集成团，后伴宽带状声影；②结石嵌顿于颈部或胆囊管时，胆囊可肿大；③伴发炎症时可见胆囊壁增厚，或可出现胆汁浑浊。

5. 胆管结石 包括肝内、外胆管结石。肝内胆管结石多为原发性，一般不引起明显症状。肝外胆管结石多为继发性，近端胆管可扩张，当发生胆道梗阻和感染时可引起梗阻性黄疸和化脓性胆管炎。

声像图表现：①肝外胆管内结石表现为肝外胆管内强回声团，后方伴有声影，结石堵塞部位可出现胆道梗阻，梗阻部位以上胆管可扩张；②肝内胆管结石表现为肝内出现点状或团块状强回声，后方有声影，沿肝内胆管分布。

6. 胆囊癌 多发生在胆囊底部，其次为体部和颈部，多为腺癌。根据形态，可分为结节型、蕈伞型、厚壁型和实块型。

声像图表现：①结节型：为胆囊癌的早期声像图表现，自囊壁向囊腔内突起的乳头状中等回声，基底部较宽，表面不平整，一般为1～2.5cm。②蕈伞型：局部胆囊壁回声不连续，肿块呈蕈伞状突向囊腔，基底部较宽，边缘不整。③厚壁型：胆囊壁呈局限或者弥漫性不均匀增厚，逐渐浸润整个胆囊。晚期可导致整个胆囊壁僵硬。④实块型：为胆囊癌的晚期表现。胆囊肿大，边缘不规则，胆囊内液性无回声缩小或消失，胆囊内实性低回声肿块，回声不均，向周围组织浸润生长，界限不清。

7. 胆道蛔虫 是肠蛔虫症的常见并发症，蛔虫有钻孔的特性，常通过十二指肠乳头的开口钻入胆道致病。

声像图表现：胆道蛔虫可导致肝内外胆管不同程度扩张，管腔内查及"双线状"较强回声。有时可显示蛔虫在胆管内蠕动，具有特异性。

三、胰腺

胰腺为腹膜后器官，无包膜，横卧于上腹部，分为头、颈、体、尾四部分。胰头被十二指肠曲包绕，胰尾达脾门，胰内有胰管。超声可通过周围结构定位胰腺。右前侧是肝左叶，正前方是胃，后方有脾静脉、下腔静脉、腹主动脉和肠系膜上动脉。

（一）正常胰腺声像图

声像图表现：胰腺实质回声分布均匀（图2-9-14），包膜光滑，胰头前后径小于2.5cm，胰体尾前后径小于2.0cm，由于个体差异，测量时还应结合胰腺内部回声和形态综合分析，胰管居中，管壁纤薄，管腔直径小于2mm。

（二）胰腺疾病的超声诊断

胰腺疾病包括急慢性胰腺炎、胰腺良恶性肿瘤、胰腺真假性囊肿、胰腺外伤等，超声诊断有重要价值。

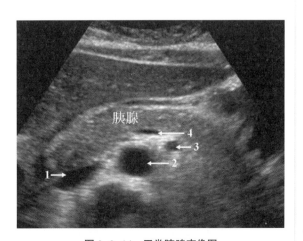

图2-9-14 正常胰腺声像图
1. 下腔静脉 2. 腹主动脉 3. 肠系膜上动脉 4. 脾静脉

1. 急性胰腺炎 是常见的急腹症之一，分为急性水肿型胰腺炎和急性出血坏死型胰腺炎。

声像图表现：①胰腺弥漫性肿大，水肿型胰腺炎实质回声均匀，坏死型胰腺炎实质内或周围回声不均匀（图 2-9-15）；②胰管可扩张；③发病后 2 ~ 4 周可在胰腺内（外）形成假性囊肿，典型表现为胰腺实质内或周围无回声区，边界清楚，后方回声增强；④胰腺内、外积液。

彩色多普勒：胰腺血流信号可相对丰富。

2. 慢性胰腺炎 多由急性炎症反复发作演变而来。

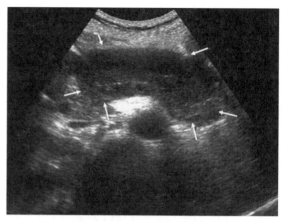

图 2-9-15 急性胰腺炎
胰腺肿大，周围呈局灶低回声（箭头）

声像图表现：①胰腺缩小，急性发作时可轻度肿大，实质回声粗糙、增强，分布不均匀；②胰腺与周围组织的界限不清；③胰管不规则扩张或壁增厚，常伴结石或钙化灶；④胰腺实质或周围可查及囊性无回声区，提示有假性囊肿形成。

彩色多普勒：胰腺血流信号无明显增加。

3. 胰腺囊肿 分假性囊肿与真性囊肿两大类，前者多见，常有胰腺炎病史或外伤史。

声像图表现：①胰腺局部可见囊性无回声区，边界清楚或欠清楚，多呈圆形，囊内可有分隔；②囊肿巨大时可挤压周围组织，使其受压或移位，也可使胰腺失去正常的形态。

4. 胰腺癌 胰头部多见，胰腺的体尾部亦可发生，全胰腺癌少见。

声像图表现：①胰头部或胰体尾部查及实性低回声，形态不规则，出现浸润时，呈蟹足样生长，早期胰腺局灶性肿大，晚期胰腺呈弥漫性肿大；②如系胰头癌，多浸润和压迫胆总管，常可查及胆道系统广泛扩张，主胰管扩张（图 2-9-16）；出现转移时，胰腺周围腹膜后及腹腔内可见肿大的淋巴结或局限性肿块。

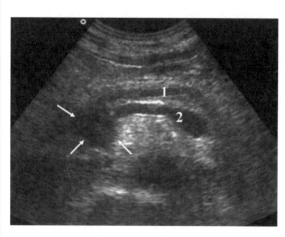

图 2-9-16 胰头癌
胰头部低回声肿块（箭头）
1. 扩张的主胰管　2. 脾静脉

彩色多普勒：胰腺肿块内常查及血流信号和动脉频谱。

四、脾脏

脾脏位于左季肋部深处，膈面被第 9 ~ 11 肋遮盖，其长轴平行于第 10 肋。脾脏个体差异较大，一般长 12 ~ 14cm，厚 3 ~ 4cm。脾脏毗邻胃、胰尾、左肾和左肾上腺、结肠脾曲、膈肌。脾脏质软且脆，易因外伤破损。

（一）正常脾脏声像图

声像图表现：脾实质呈均匀低回声（图 2-9-17），回声低于正常肝组织，包膜光滑。脾门区脾动静脉和脾内分支可清楚显示，脾内小血管常不易显示，脾静脉直径小于 0.7cm。常有副脾，可有单个或多个，常位于脾门区及胰尾部，靠近脾动脉。副脾表现为包膜及边界清楚，实质呈均匀低回声（图 2-9-17B），需与肿大淋巴结鉴别。

彩色多普勒：能显示脾动、静脉的血流及其流速。

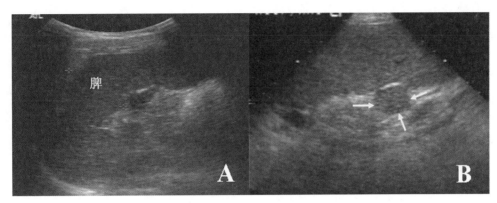

图 2-9-17　脾与副脾声像图
图 A　脾脏呈均匀低回声；图 B　副脾呈类圆形低回声（箭头）

（二）脾脏疾病的超声诊断

1. 脾脏肿大　常见于门静脉高压、淋巴瘤、寄生虫病或疟疾等病所致。

声像图表现：①厚度超过 4cm 或长度超过 12cm；②仰卧位探测时，可在左侧肋缘下查及脾脏回声。

2. 脾外伤　根据受外伤的途径和程度，脾外伤可分为脾包膜下血肿、脾实质内血肿和脾破裂三种情况。

声像图表现：①包膜下血肿：表现为包膜下扁平状或梭形无回声暗区，内部可有散在分布的细小微弱回声，脾包膜局灶性隆起。②脾实质血肿：表现为实质内不规则无回声或低回

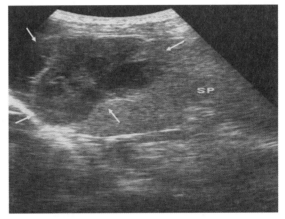

图 2-9-18　脾实质血肿
脾脏内局灶性出血灶，呈低回声区（箭头）

声区。血肿机化，回声内可出现点状或絮状高回声，脾脏体积可增大。③脾破裂：表现为脾脏形态不规则，实质回声不均匀，内部可见局灶性出血灶低回声区（图 2-9-18），重要的是可在腹腔内查及游离无回声暗区。④需注意有些外伤导致脾脏延时破损，需要多次复查。

第二节　泌尿系统与前列腺

一、肾脏、输尿管

肾脏是腹膜后器官，位于腹膜后脊柱两旁。肾脏包括肾实质和肾窦。肾实质包括边缘的皮质和深部的髓质，髓质内有 8 ～ 15 个肾锥体，尖端为肾乳头，指向肾盏。肾窦内有肾大盏、肾小盏、肾盂、肾动静脉分支。乳头管汇成肾小盏，再汇成肾大盏、肾盂。肾脏内缘凹陷，为肾门，肾盂在此与输尿管相连。

两侧输尿管沿脊柱两侧下行，于膀胱三角区进入膀胱。

（一）正常肾脏声像图

声像图表现：肾包膜光滑，肾实质为低回声，实质内肾锥体回声更低于皮质，肾窦区（也称集合系统）呈较强回声，肾盂不分离或可轻微分离（图2-9-19），当膀胱极度充盈时，可见生理性扩张。

彩色多普勒：可显示肾动、静脉及肾内的肾叶、肾段、弓形动静脉血流信号分布和走向，动静脉频谱也能清晰显示。

（二）肾脏疾病的超声诊断

肾脏疾病中囊肿、结石、积水、肿瘤、慢性肾功能不全、外伤等，超声检查可作为首选；急慢性肾炎、肾盂肾炎、肾病综合征、肾结核及肾的先天畸形等，超声检查有一定价值；对移植肾，超声检查主要观察有无术后并发症，如尿路梗阻（肾积水）、肾周围积液、肾血管病变（肾动脉狭窄阻塞、肾静脉血栓）、肾实质病变（急慢性肾排异、急性肾小球坏死）等。

1. 肾、输尿管结石 可以发现阳性和阴性结石，确定结石的部位、大小和数量。

声像图表现：

（1）肾结石 肾区查及点、团状强回声，有的结石后方伴声影或彗星尾征（图2-9-20），有时可见铸形结石。

（2）输尿管结石 结石多位于输尿管生理性狭窄处，并可致输尿管梗阻、肾盂积水。输尿管中段结石常因肠管气体干扰而不易显示。检查前嘱患者排空大便，充盈膀胱，可提高输尿管结石检出率。

2. 肾积水 各种原因造成尿路梗阻，导致肾盂、肾盏扩张，引起肾积水。梗阻部位可在泌尿系统的任何部位，也可以因周围肿块和妊娠子宫增大压迫输尿管而导致积水。

声像图表现：①肾窦部或肾盏分离大于1cm，呈液性无回声暗区。②积水形态可呈"调色盘"形等（图2-9-21）。肾盏局灶性积水需

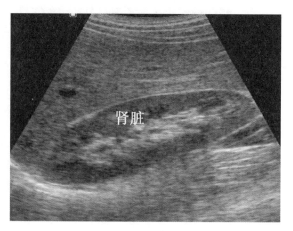

图 2-9-19 正常肾脏声像图

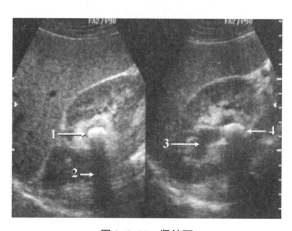

图 2-9-20 肾结石
1. 肾结石 2. 肾结石后方声影
3. 肾盂积水呈无回声暗区 4. 肾结石

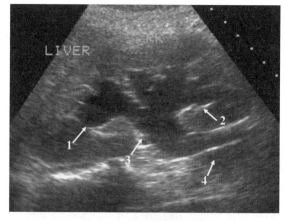

图 2-9-21 肾盂肾盏积水
1. 扩张的肾上盏 2. 扩张的肾下盏 3. 肾盂积水
4. 扩张的输尿管

与肾囊肿鉴别，积水的无回声区彼此相通，囊肿不相通。中、重度积水时，肾脏体积增大，肾实质受压变薄。发现肾积水后，需进一步向下延伸检查梗阻部位和原因。③当肾积水分离小于1～1.5cm时，应嘱患者排尿后复查，以排除膀胱过度充盈引起的一时性肾盂扩张。

3. 单纯性肾囊肿　为肾的囊肿性病变。

声像图表现：肾内见一个或多个圆形无回声暗区，壁薄，后方回声增强（图2-9-22A）。囊肿可向包膜外突起，亦可向内压迫肾窦部。囊肿多发时，多个暗区互不相通。

4. 多囊肾　为先天发育异常性疾病，有家族遗传倾向，双肾多受累，可合并多囊肝，后期常出现肾功能不全。

声像图表现：①肾实质内查及多个大小不等的囊性无回声暗区，较大囊肿甚至可超过10cm，正常肾组织回声明显减少，或不能查及（图2-9-22）；②肾脏体积增大，形态失常，肾包膜不规则；③肾区内常查及肾结石。

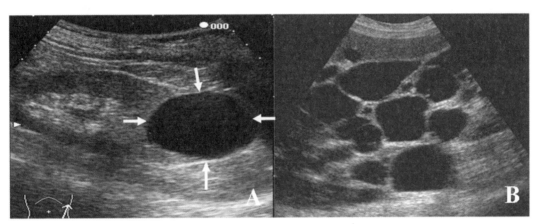

图2-9-22　肾囊肿与多囊肾
图A　肾下极的囊肿（箭头）；图B　多囊肾

彩色多普勒：肾内血流信号明显减少，分布紊乱。

5. 肾血肿　肾血肿按发病原因可分为三类，即外伤性、医源性和自发性。其中外伤性肾血肿由闭合性或开放性肾外伤而引起，医源性血肿常见于肾活检或碎石后肾脏出血。超声检查主要观察肾周围和肾组织破裂处的血肿，以及因肾撕裂伤所致的腹腔积血或尿液外溢。

声像图表现：肾周围及肾实质查及血肿，呈无回声区或低回声区；肾脏破裂时在损伤处可见血肿低回声区；血肿可位于肾的中部，或上、下极等处，随伤情而不同。陈旧性血肿由于血块机化，回声增加，类似实质。

6. 肾错构瘤　亦称血管平滑肌脂肪瘤，起源于肾间质细胞，较多见，是一种良性肿瘤，由成熟的血管、平滑肌和脂肪组织交织构成。

声像图表现：①肿瘤一般较小，可为边界清晰的圆形强回声，无声影，常位于肾的表面或接近肾的表面，在肾上极者尤为常见（图2-9-23）；②肿瘤较大时，可呈洋葱样图形，由层层高低回声间隔组成，低回声区为肿瘤出血所致。

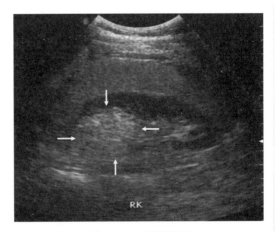

图2-9-23　肾错构瘤
肾上极错构瘤，呈圆形强回声团，边界清晰（箭头）

7. 肾癌 即肾细胞癌，大多发生于一侧。

声像图表现：①肾内查及圆形或椭圆形实性肿块，形态欠规则；②肿块回声因大小而异，直径为 2 ～ 3cm 的小肿瘤多为高回声，4 ～ 5cm 的中等肿瘤多为低回声，较大肿瘤可导致肾脏外形异常，内部易出血坏死、液化、钙化，呈不均匀回声区（图 2-9-24）；③同时要注意检查肾门周围及输尿管、膀胱，以发现是否有转移病灶和肿大淋巴结。

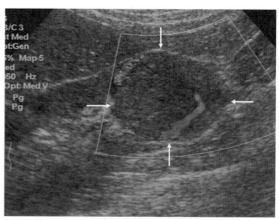

图 2-9-24 肾癌
肿瘤内丰富血流信号（箭头）

彩色多普勒：肾癌血流信号丰富，查及动脉频谱，彩色血流图常见有抱球型、星点型、丰富血流型和少血流型四种。肾癌的转移途径主要为血行转移，肾静脉和下腔静脉内常见癌栓的实性低回声灶，肾静脉、下腔静脉血流受阻或中断。

二、膀胱

膀胱为贮存尿液的锥体形囊状肌性器官，位于盆腔，其颈部接近耻骨联合上缘。膀胱壁可分为浆膜层、肌层、黏膜下层和黏膜层。成人膀胱容量为 300 ～ 500mL。

（一）正常膀胱声像图

声像图表现：膀胱内尿液呈无回声暗区，充盈时见膀胱壁光整，无明显隆起，高分辨仪器可显示膀胱各层次结构。正常膀胱壁厚度 1 ～ 3mm，尿液充盈时壁较薄。

（二）膀胱疾病的超声诊断

膀胱疾病主要有肿瘤、结石、异物、憩室及炎症等。

1. 膀胱结石 多继发于肾结石下移至膀胱，亦可由膀胱内异物原发形成。

声像图表现：膀胱无回声暗区内出现强回声团伴有声影（图 2-9-25A），并能随体位改变而滚动。应注意与血凝块鉴别，后者常为扁平状，易飘动于尿液内，声影不明显。

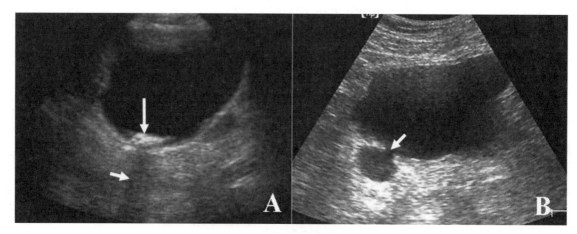

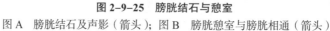

图 2-9-25 膀胱结石与憩室
图 A 膀胱结石及声影（箭头）；图 B 膀胱憩室与膀胱相通（箭头）

2. 膀胱憩室 多由前列腺增生症、尿道狭窄等下尿路梗阻性疾病导致膀胱排尿困难、压力增高引起。憩室常发生在膀胱三角区周围，单发或多发。

声像图表现：膀胱壁处见囊性无回声暗区，紧靠膀胱，憩室和膀胱之间有口相通，呈椭圆形或圆形，壁薄，颇似囊肿（图 2-9-25B），但排尿后囊腔缩小。

3. 膀胱癌 为常见的泌尿系恶性肿瘤，分为上皮细胞性肿瘤、非上皮细胞性肿瘤及转移性肿瘤，前者发病率最高，其中以移行上皮乳头状癌为最常见，膀胱三角区好发。主要临床症状为无痛性血尿，尤其是老年患者要及时检查确诊，超声可以早期发现肿瘤。

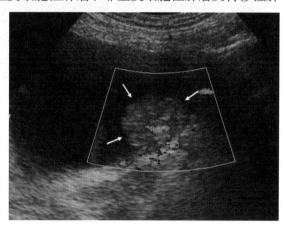

图 2-9-26 膀胱癌
膀胱癌为膀胱内突起的肿块（箭头），
肿瘤内可见丰富血流信号

声像图表现：①在膀胱壁上可查及突向腔内的团状、菜花状、蕈状较强回声灶，较小者呈息肉状，不随体位而移动；②如肿瘤向膀胱肌层、浆膜层侵润，可见膀胱壁黏膜回声局部连续性中断。若膀胱壁黏膜回声连续，肌层回声清晰，则预后较好。

彩色多普勒：较小肿瘤内血流信号较少，较大者血流信号丰富，可见动脉频谱（图 2-9-26）。

三、前列腺

前列腺呈尖端向下的栗子形，分为前叶、中叶、后叶和两侧叶，前叶和中叶相当于内腺，包括尿道周围组织和移行区，左、右侧叶和后叶相当于外腺，包括中央区和周围区。其表面有筋膜鞘，称为前列腺囊。前列腺内有尿道通过，其分泌物是精液的主要组成部分。

（一）正常前列腺声像图

正常声像图表现：前列腺横切面呈栗状均匀低回声，纵切面中叶无突出。正常前列腺横径约4cm，长径约3cm，前后径约2cm。前列腺实质致密，边缘光滑，一般不显示血流信号。

（二）前列腺疾病的超声诊断

前列腺疾病主要包括增生、结石、肿瘤、炎症等。

1. 前列腺炎 中青年常见，临床表现常有腰痛、尿道口烧灼感、尿急、尿频等症状，尿道口可有白色分泌物。

声像图表现：前列腺大小无改变或稍大，急性期实质回声偏低，慢性前列腺炎则显示回声不均，内有增强斑状回声。若有脓肿形成，可查及小的低回声暗区。部分前列腺炎亦可无异常表现。

2. 前列腺增生 50 岁以上多见，前列腺增生是因体内性激素代谢紊乱所致。临床表现有排尿不畅，次数增多，尿流变细无力，甚至排尿中断，严重者可出现血尿和尿潴留。

声像图表现：①前列腺体积增大，以内腺增大为主，外腺萎缩变薄，可见中叶突出（图2-9-27A）；②实质内部回声偏强，分布欠均匀，或有较强回声结节；③实质内常查及局灶性结石强回声，多分布于内外腺交界处。

彩色多普勒：前列腺内腺见增多的血流信号。

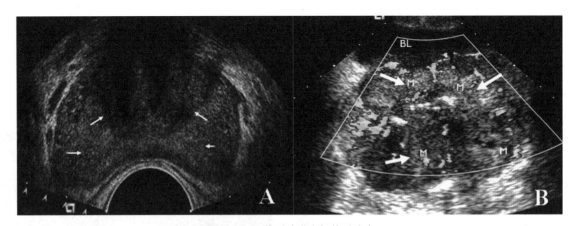

图 2-9-27 前列腺增生与前列腺癌
图 A 前列腺增生，增生的内腺（短箭头）与外腺（长箭头）；
图 B 前列腺癌，前列腺内可见多个边界模糊、强弱不均的低回声结节（箭头）

3. 前列腺癌 发生于前列腺内的恶性肿瘤，其病理发展为局限于前列腺内→侵犯前列腺包膜→突破前列腺包膜→侵犯精囊腺→转移至邻近区域淋巴结→转移至骨骼和其他脏器，为男性常见的恶性肿瘤。

声像图表现：①前列腺肿大，形态不规则，实质回声不均匀；②实质内部显示边界模糊、强弱不均的不规则低回声结节，外腺多见（图 2-9-27B）；③晚期可向精囊腺、膀胱、直肠浸润；④用经直肠探头探查，可排除肠气干扰，提高对前列腺癌的检出率，在可疑部位用探头轻压，癌性结节质硬，压之不变形。

彩色多普勒：前列腺结节内血流丰富，常可查及动脉频谱。

第三节　女性生殖系统

超声检查在女性生殖系统应用广泛，为主要检查方法，因其简便、无辐射的特点，成为妇产科的常规检查方法。

一、正常声像图

1. 子宫、附件 子宫位于膀胱与直肠之间，呈倒置梨形或长茄形，是厚壁肌性器官，分为底、体、颈部。宫颈外口开口于阴道。子宫壁由外向内分为三层，即浆膜层、肌层和黏膜层。子宫体部和颈部长度比例随年龄而不同。子宫底两侧角部与输卵管相连。子宫两侧卵巢由韧带与子宫相连，位置可有变异（图 2-9-28）。

膀胱充盈后方可进行腹部超声检查。子宫长径 5.5～7.5cm，左右径 4.5～5.5cm，前后径 3.0～4.0cm。子宫肌层呈中等回声，分布均匀，内膜线居中。内膜厚度和回声随月经周期的不同时期而变化。宫颈回声稍强，宫颈管不分离。正常情况下双侧输卵管不显示。双侧卵巢大小约 4cm×3cm×1cm，随月经周期时期的不同卵巢大小可发生变化。

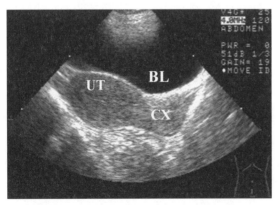

图 2-9-28 子宫正常声像图（前位子宫）
BL：膀胱　UT：子宫　CX：子宫颈

2. 正常妊娠 临床分三期，早期妊娠为妊娠第 12 周末前，中期妊娠为妊娠第 13 ～ 27 周末，晚期妊娠为妊娠第 28 周以后。

（1）早期妊娠 宫内孕第 5 周时即可显示孕囊，第 6 ～ 7 周囊内可见胚芽组织。第 7 ～ 8 周胚芽组织内可见规律有力的原始心管搏动。一般孕 5 周可见卵黄囊，12 周消失。孕 9 周胎盘雏形出现。随妊娠周数增加，孕囊逐渐增大，胚芽组织逐渐增大，分出头体，出现胎动。第 12 周孕囊消失，可测量胎头臀径（图 2-9-29A）。

（2）中、晚期妊娠 第 12 周出现胎头的椭圆形光环，第 15 周出现脑中线。可测胎儿双顶径、股骨长径、头围及腹围等。腹腔内肝、肾、胃、膀胱等组织均可清晰辨认。胎儿有脐带和胎盘相连，彩色多普勒血流显像可清晰显示脐带血流，测量脐动脉各参数，有助于了解有无胎儿宫内发育迟缓（图 2-9-29B）。

（3）晚期妊娠 可观察胎位，确定胎头位置。亦可观察胎儿生理功能，如呼吸运动，胎动和肌张力；并可观察有无脐带绕颈；同时可观察胎盘的位置、厚度、成熟度、羊水量的多少等。

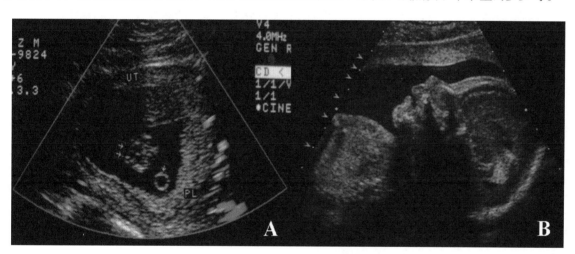

图 2-9-29 正常妊娠声像图
图 A 早期妊娠（孕 8 周）；图 B 中晚期妊娠，可见胎儿颜面

二、生殖系统疾病的超声诊断

1. 子宫肌瘤 系妇科常见的良性肿瘤，与雌激素有关，主要由子宫平滑肌细胞增生而成，又称子宫平滑肌瘤，绝大多数发生在子宫体部。临床表现与肿瘤生长的部位有关，可有月经改变、肿块压迫症状、疼痛、阴道分泌物增多、不孕症、贫血等。

声像图表现：①子宫增大，形态不规则。②肌瘤可生长在浆膜下（图 2-9-30）、肌壁间、黏膜下。③单发肌瘤多表现为结节状弱回声；多发浆膜下肌瘤常表现为子宫表面凹凸不平，如黏膜下肌瘤压迫宫腔，可见宫腔线偏移或消失。肌瘤可有液化、钙化、脂肪变性等改变，声像图表现为瘤体内出现不规则无回声、斑点状强回声、高回声等。

彩色超声多普勒：周边血流多于内部，动脉血

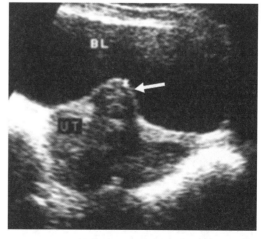

图 2-9-30 浆膜下肌瘤
肌瘤呈结节状弱回声（箭头）
UT：子宫 BL：膀胱

流阻力指数 RI > 0.50。

2. 子宫癌 是女性生殖器官最常见的恶性肿瘤之一，绝经期妇女多见。肿瘤发生在子宫内膜，且绝大多数为腺癌，分为弥漫型、局限型和息肉型，可向肌壁及宫颈浸润。临床表现有阴道流血、下腹痛、贫血和消瘦等。

声像图表现：早期多无特殊异常表现。中晚期的声像图表现有：①外形改变：子宫体积增大，其轮廓尚规则。如合并子宫肌瘤时形态可不规则，呈分叶状；②宫内回声异常：宫腔内内膜为不规则高、中、弱回声或杂乱分布粗糙不整的点状、小线状及团块状回声；③宫腔内有积液、积脓时，可见透声度减弱的无回声或弱回声区。

彩色多普勒：病灶多呈星点状血流，周边与肌壁间可见树枝状血流，频谱舒张期血流丰富，呈高速低阻型，RI < 0.50。

3. 卵巢肿瘤 为妇科常见的肿瘤，可发生于任何年龄，以 20 ～ 50 岁最为常见。卵巢肿瘤组织形态极为复杂，可分为功能性囊肿、出血性囊肿、囊腺瘤（包括浆液性囊腺瘤和黏液性囊腺瘤）、内膜样囊肿、畸胎瘤及卵巢癌。其声像图上大致分为三类，即囊性、实性和囊实性。

（1）囊腺瘤 是发生于体腔上皮的良性上皮瘤，系来自覆盖卵巢表面的生发上皮，具高度多能性，如向输卵管上皮化生则形成浆液性肿瘤，向宫颈柱状上皮化生则形成黏液性肿瘤。卵巢囊腺瘤较为常见，且恶变率高。若无蒂扭转，则临床无症状。

声像图表现：子宫一侧或两侧呈圆形或类圆形的无回声暗区，囊壁纤薄，光滑完整，形态规则。浆液性囊腺瘤暗区内可清亮无物，囊壁也可有少许小乳头状实质回声，暗区内可有光带分隔（图 2-9-31）。黏液性囊腺瘤壁稍厚，暗区内可见散在低回声细小光点，常有光带暗区分隔成多房。

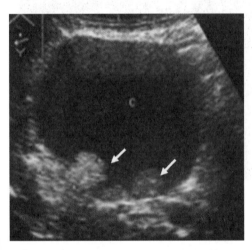

图 2-9-31 卵巢乳头状浆液性囊腺瘤（箭头）

彩色多普勒：囊壁和囊内乳头上可见血流信号，可查见低速动脉频谱，囊内无回声区无血流信号。

（2）卵巢内膜样囊肿 子宫内膜可异位于许多器官，以卵巢为多见，50% 以上累及双侧，又称"巧克力"囊肿。有痛经史。

声像图表现：子宫一侧或两侧后方出现圆形或不规则无回声暗区，壁厚，内壁欠光滑，中等大小，囊内见细小光点。

（3）畸胎瘤 卵巢囊性畸胎瘤又称皮样囊肿，是常见的卵巢肿瘤。肿瘤内容物主要为外胚层组织，包括皮肤、皮脂腺、毛发，部分含牙齿及神经组织，亦可见中胚层组织如脂肪、软骨等，内胚层组织少见。

声像图表现：子宫旁可见类圆形混合回声暗区，其内可见如下征像：①面团征：暗区内可见附壁强光团，系毛发、脂质等紧密相裹所致（图 2-9-32）；②脂液分层征：暗区内可见分界，上层为均匀密集的细小光点，是脂质回声，下层为无回声暗区；③瀑布

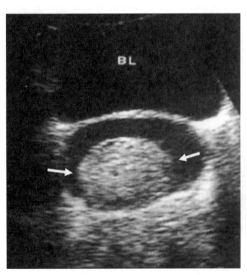

图 2-9-32 卵巢囊性畸胎瘤的面团征（箭头）

征：暗区内附壁强光团后方逐渐衰减变暗，形如瀑布，是毛发与脂质相裹的松散结构；④紊乱混合结构征：暗区内可见强光团、光斑，扭曲乱绕的细光条、光点，后方可伴声影，可有衰减，是毛发、骨骼、牙齿、脂质等结构散在的组织回声，又叫复杂型。

（4）卵巢实性占位病变　以恶性为主，较囊性占位病变少见。

声像图表现：卵巢区的实质性光团。①良性光团形态规则，内光点分布均匀；②恶性光团边缘形态不规则，光团内光点杂乱不均，可出现不规则无回声暗区。

彩色多普勒：光团内有丰富血流信号。

4. 子宫发育异常　常见的有：①先天性无子宫：膀胱后方无子宫回声，有时可发现两侧卵巢；②幼稚子宫：子宫各径线小于正常，尤其前后径小于2cm，宫颈与子宫全长的比例为1∶1或1∶2，有宫腔内膜线，卵巢发育正常；③双子宫：盆腔见两个子宫回声，横切时呈蝴蝶形，宫颈较宽。

5. 病理产科

（1）流产　胎儿小于1000g、妊娠不足28周，胎儿及附属物从子宫腔内排除者称流产。根据临床发展过程不同，可分为7种类型，即先兆流产、难免流产、不全流产、完全流产、过期流产、习惯性流产、感染性流产，以先兆流产、难免流产及过期流产为常见。

声像图表现：①先兆流产：孕囊边界清，光滑规整；囊内具有胎芽及胎心搏动；宫壁与胎囊之间可见片状或线状液性暗区。②难免流产：孕囊形态不规则，呈低张性，孕囊下移，上界距宫底大于2cm，呈泪滴状，孕囊周边呈液性暗区，宫颈内口扩张（图2-9-33）。③过期流产：胚胎停止发育，超声见孕囊变形，胚芽组织较小，未见原始心管搏动，甚至只见空囊，无明显胚芽组织。

（2）异位妊娠　孕卵在子宫体腔以外部位着床，又称为宫外孕。按着床部位不同分为输卵管妊娠（间质部、峡部、壶腹部、漏斗部、伞端）、宫颈妊娠、卵巢妊娠、腹腔妊娠等。输卵管妊娠为最常见的异位妊娠，可发生在输卵管的任何部分，壶腹部多见。

声像图表现：①未破裂者：子宫稍增大，宫腔内无妊娠囊，而在子宫外某一侧见妊娠囊，壁厚，回声强，有时其内可见胚芽组织及原始心管搏动（图2-9-34）；②已破裂者：子宫某一侧见一个囊实性包块，形态不规则，回声不均，在包块周围和子宫直肠陷凹可见多少不等的液性暗区，内见细小光点。

彩色多普勒：未破裂者显示在妊娠囊周边可见彩环状血流信号。

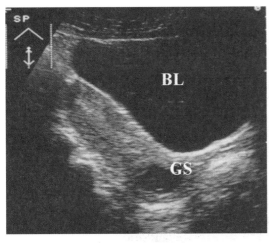 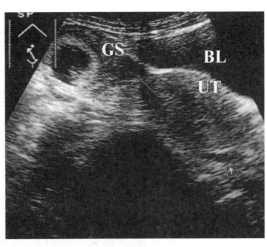

图2-9-33　难免流产　　　　图2-9-34　输卵管、卵巢妊娠
BL：膀胱　GS：孕囊　　　BL：膀胱　UT：子宫　GS：孕囊

（3）滋养细胞疾病　妊娠滋养细胞疾病是一组
来源于胎盘绒毛滋养细胞的疾病，绝大部分继发于
妊娠，包括葡萄胎、侵蚀性葡萄胎、绒毛膜癌（简
称绒癌）和一类少见胎盘部位滋养细胞肿瘤。

声像图表现：①葡萄胎：子宫明显增大，宫腔
中布满大小不等的无回声区或分布均匀的光点、光
斑，呈蜂窝状或落雪样改变；宫内常无妊娠囊及胎
儿和胎心搏动（图2-9-35）；②侵蚀性葡萄胎和绒
毛膜癌：子宫增大，宫腔内未见孕囊，可见落雪状
结构，病灶局部与子宫肌层界限不清，病灶侵蚀子
宫肌层间杂液性暗区，其内间杂丰富血流，呈火海
状，动脉频谱呈高速低阻型，RI < 0.4。

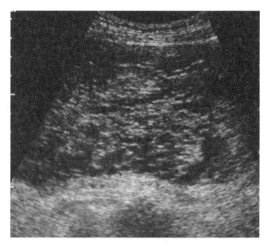

图 2-9-35　完全性葡萄胎
宫腔中布满大小不等分布均匀的光点、
光斑，呈蜂窝状改变

（4）前置胎盘　妊娠晚期若胎盘附于子宫下段，
甚至胎盘下缘达到或覆盖宫颈内口，其位置低于胎
先露部，则可导致前置部分的胎盘自附着处剥离出血，是晚期妊娠出血的常见原因。

声像图表现：①边缘性前置胎盘：胎盘下缘紧靠宫颈内口边缘，但未覆盖；②部分性前置胎
盘：胎盘部分覆盖宫颈内口；③完全性前置胎盘：胎盘分布于子宫峡部以下的前后壁，完全覆盖
宫颈内口（图2-9-36，图2-9-37）。

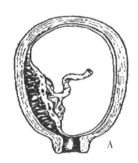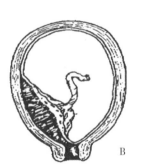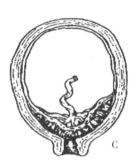

图 2-9-36　前置胎盘示意图
图 A　边缘性前置胎盘；图 B　部分性前置胎盘；图 C　完全性前置胎盘

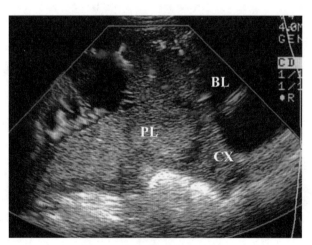

图 2-9-37　边缘性前置胎盘
PL：胎盘　CX：宫颈　BL：膀胱

注意事项：超声检查时要求膀胱适度充盈；膀胱过度充盈易造成假象。妊娠中期，胎盘部分遮盖宫颈内口，不宜过早诊断前置胎盘。

（5）胎儿先天畸形 如无脑儿、脑积水、脊柱裂、内脏外翻、单脐动脉、先天胸水或腹水、阴囊鞘膜积液等先天畸形，均可在中期妊娠超声检查时发现特征性声像图改变。故中期妊娠超声常规检查，有助于优生。

第四节 心血管系统

心血管系统由心脏和血管组成。超声心动图在心脏检查中为常用检查方法，常用体位为左侧卧位及仰卧位。

一、正常声像图

心脏位于胸腔内纵隔的前下部，前面大部分由右心室和右心房构成，左侧部分由左心耳和左心室构成。心底朝向右后上方，心尖朝向左前下方。冠状沟将心脏分为在上的心房和在下的心室。心内由上方的房间隔和下方的室间隔将心脏分为左心和右心。房室口为二尖瓣和三尖瓣，发出的腱索和乳头肌相连。

1. 二维超声心动图 常用胸骨旁左室长轴切面、胸骨旁左室短轴切面、心尖四腔心切面等。

（1）胸骨旁左室长轴切面（图2-9-38） 自前向后依次为右室前壁、右室腔、前室间隔（室间隔的前部）、左室流出道和左室腔、二尖瓣前后叶及其腱索与乳头肌和左室后壁。于心底部分则为右室流出道、主动脉根部、主动脉瓣和左心房。瓣膜随心动周期规律性开放、关闭，室壁、房壁和主动脉壁随心动周期规律性的收缩、舒张。

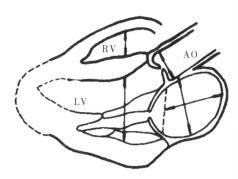

图 2-9-38 胸骨旁左心室长轴切面
AO：主动脉 RV：右心室 LV：左心室

（2）胸骨旁左室短轴切面 心底短轴观，可见中间的显示主动脉根部横切面，其中有三个随心动周期开放与关闭的半月瓣，舒张期瓣膜关闭呈"Y"形关闭线，主动脉根部后方为左右心房，中间有房间隔。二尖瓣水平短轴观，可见二尖瓣菲薄纤细，前后叶呈镜像运动，于舒张期呈鱼口样张开，有足够的开放面积，收缩期关闭。左室呈圆形，于收缩期呈一致性向心性收缩。左心室乳头肌短轴观，左、右心室与二尖瓣短轴切面所见相仿，可看到前外侧乳头肌和后内侧乳头肌。（图2-9-39）

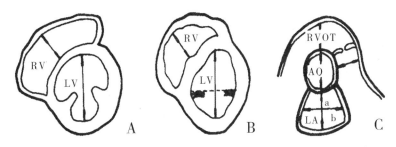

图 2-9-39 左心室系列短轴切面
图 A 胸骨旁左室短轴切面乳头肌水平；图 B 胸骨旁左室短轴切面腱索水平；
图 C 胸骨旁主动脉要部短轴切面
RV：右心室 LV：左心室 AO：主动脉 RVOT：右心室流出道 LA：左心房

（3）心尖四腔心切面　可见房间隔、室间隔、二尖瓣、三尖瓣将心脏分为左、右心室和左、右心房四个腔（图 2-9-40）。在心尖四腔观的基础图像上，将探头略向心底部上抬可同时显示左室流出道与主动脉根部称心尖五腔观。

2. M 型超声心动图　是在 B 型实时图像上利用 M 型取样线，取得心脏各层组织在心动周期各时相上的活动曲线，用于测量腔室内径、瓣膜、室壁及血管壁的运动幅度。检查方法是探头固定于胸骨旁 3 ～ 4 肋间，超声束在二维超声心动图胸骨旁左室长轴观的引导下，由心尖向心底作弧形扫描可获得以下 5 个标准曲线（图 2-9-41）。

（1）二尖瓣前后叶波群（2b 区）　声束通过二尖瓣前后叶，从前向后依次为右心室前壁、右心室、室间隔、左心室、二尖瓣前后叶及左心室后壁。左室腔内有二尖瓣前后叶曲线，前叶曲线依次见 A、B、C、D、E、F、G 点。舒张期曲线上升形成 A 峰、E 峰。E 峰是快速充盈的高峰，A 峰是心房收缩形成舒张晚期的缓慢充盈高峰。正常情况下 E 峰大于 A 峰。前叶曲线呈 "M"样，后叶曲线似 "W"样，二者呈镜像运动。此区主要用于测量右心室内径及观察二尖瓣前后叶的运动关系。

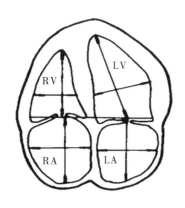

图 2-9-40　心尖四腔切面
RV: 右心室　RA: 右心房
LV: 左心室　LA: 左心房

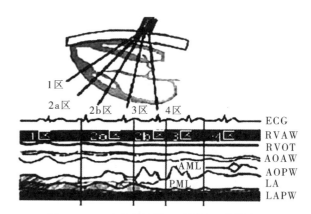

图 2-9-41　左室长轴及 M 型连续扫描模式图
1 区：心尖波群　2a 区：腱索水平波群　2b 区：二尖瓣
前后叶波群　3 区：二尖瓣前叶波群　4 区：心底波群

（2）心底波群（4 区）　由前至后声束依次通过右室流出道、主动脉根部和左心房。此区要测量主动脉瓣搏幅及主动脉和左房的宽度。可见主动脉前后壁两条平行曲线，收缩期向前，舒张期向后，舒张中期可见再次向前的重搏波。在主动脉根部管腔内可见主动脉瓣活动曲线，收缩期开放呈六边长方盒形，舒张期关闭呈一线。

3. 多普勒超声心动图

（1）彩色多普勒血流显像（CDFI）　在二维图像上将血流添加彩色编码，各切面上由于血流的方向不同而出现 "红迎蓝离"的血流信号。正常情况下，各瓣膜口无反流信号，心内无分流信号。

（2）频谱多普勒　横坐标表示时间，纵坐标表示频移血流速度。正常红细胞以比较一致的方向和速度流动，称为层流，频谱呈窄带中空形。异常血流（反流、分流或瓣口狭窄时产生的湍流）频谱呈宽带充填形，同时记录的可闻声信号，层流为平顺的乐音，湍流为刺耳的噪音。纵坐标测量出峰值血流速度。又分为脉冲多普勒（PW）和连续多普勒（CW）。

二、常见心脏疾病的超声诊断

1. 风湿性心瓣膜病　主要是慢性风湿性心脏病，为急性风湿性心脏炎后所致的以心脏瓣膜病变为主的一种心脏病。炎性水肿的反复发作引起瓣膜根粘连，瓣叶纤维化、增厚、僵硬，赘生物形成，腱索纤维化、缩短，导致瓣膜口狭窄或关闭不全。慢性风湿性心瓣膜病中最易累及二尖瓣，其次为主动脉瓣、三尖瓣。兹以二尖瓣病变为代表介绍如下。

（1）二尖瓣狭窄　二尖瓣狭窄是心脏瓣膜病中最常见的疾病，主要见于风湿性心脏病、先天性畸形和老年人。超声技术已成为诊断二尖瓣狭窄的最重要检查方法，可判断房室大小，直接观察瓣膜形态学改变和功能障碍，也可通过多普勒超声对其所导致的血流动力学改变进行定量分析。

二维超声心动图：左室长轴、心尖两腔及四腔观：可见二尖瓣前后叶增厚，回声增强及瓣膜交界处粘连、融合，瓣膜活动度减低，开放瓣口变小。正常瓣口面积约 4cm^2，舒张期跨二尖瓣口的平均压差为 0.667kPa（5mmHg）。轻度二尖瓣狭窄，跨二尖瓣口的平均压差约为 1.336kPa（10mmHg），瓣口面积 1.5～2.0cm^2；中度二尖瓣狭窄，平均压差 1.336～2.6767kPa（10～20mmHg），瓣口面积 1.0～1.5cm^2；重度二尖瓣狭窄，平均压差大于 2.67kPa（20mmHg），瓣口面积小于 1.0cm^2。

M 型超声心动图：二尖瓣曲线显示二尖瓣前叶于舒张期呈"城墙样"改变，EF 斜率减低；严重时，瓣膜联合处粘连，A 峰消失，前后叶呈同向运动（图 2-9-42）。

多普勒超声心动图：①彩色多普勒血流显像：在二尖瓣狭窄时，由于舒张期经过二尖瓣口的血流受阻，左房压增高，通过二尖瓣口血流速度加快。彩色多普勒显示左室流入道血流经过二尖瓣口时变细，形成射流，射流束主要显示为红色，色泽明亮，在离开二尖瓣尖后，直径迅速增大，在左室内形成五彩镶嵌的"烛火状"形态。②脉冲多普勒检查：左房内血流速度减低，二尖瓣口流速增高，当

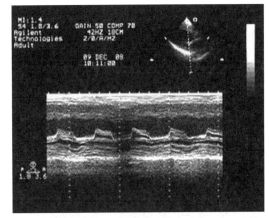

图 2-9-42　二尖瓣狭窄 M 超声心动图
二尖瓣前叶于舒张期呈"城墙样"改变

其流速超过脉冲式多普勒的测量范围时，在曲线图中会出现混叠效应。当心房纤颤时，A 峰消失，频谱曲线呈单峰状。③连续多普勒检查：可记录到二尖瓣口的舒张期射流频谱曲线，E 波上升速度增加，峰值高于正常，E 波下降速度明显减慢。A 波峰值高于正常，下降速度增加。

（2）二尖瓣关闭不全　二尖瓣关闭不全可由多种原因引起，且多数合并二尖瓣狭窄。

二维超声心动图：①二尖瓣关闭不全时两瓣叶不能合拢，在胸骨旁左室长轴观和四腔观，可显示二尖瓣关闭时对合欠佳。二尖瓣口短轴观可显示瓣叶部分或全部瓣叶收缩期关闭有缝隙，二尖瓣开放幅度增大，但在风湿性心脏瓣膜病时，舒张期瓣口开放变小。②左房、左室扩大，二尖瓣前叶、室间隔、左室后壁运动增强，表现为左室容量负荷过重，肺静脉增宽。

M 型超声心动图：二尖瓣曲线表现为二尖瓣活动增强，EF 斜率增快。左室舒张末期内径增大，左室射血分数增高。二尖瓣脱垂时，可见二尖瓣前叶 CD 段呈"吊床"样改变，"吊床"与 CD 段距离一般超过 3mm。风湿性二尖瓣狭窄合并关闭不全时，除二尖瓣活动受限，还可见 CD 段呈双线。

多普勒超声心动图：①彩色多普勒血流显像：测及收缩期起自二尖瓣口至左房的异常反流束是诊断二尖瓣反流最直接、最可靠的依据。反流束一般为蓝色或五彩镶嵌的血流信号。反流束的方向可指向左房中部或朝向心房侧壁。②脉冲多普勒检查：将取样容积置于二尖瓣环，可测及收缩期高速湍流血流信号。③连续多普勒检查：利用连续多普勒在左室流入道内扫查，记录到收缩期反流频谱曲线，可占据全收缩期，呈负向单峰波形。

2. 心肌病 心肌病是指主要以心肌病变为主要表现的一组疾病。按照病因学分类，心肌病可分为原发性和继发性两种，原发性心肌病又可分为肥厚型、扩张型、限制型三种。

（1）扩张型心肌病 又称充血性心肌病。二维超声心动图特征为：①各房室腔径增大，以左室、左房为主，左室明显增大，形似球样。②四个瓣膜开放幅度均减低，开放时间缩短，以二尖瓣为著。③室间隔与左室后壁厚度正常，晚期可稍增厚，但与明显扩大的左室相比相对变薄。M型超声心动图：二尖瓣口开放幅度小，类似"钻石"样改变的波形曲线。E峰距室间隔的距离明显增大，超过15mm。室壁运动幅度普遍减小。频谱多普勒：显示各瓣口血流速度减慢，心腔内血流显色暗淡，可见反流信号。

（2）肥厚型心肌病 肥厚型心肌病是以心室肌明显非对称肥厚，心室腔变小为特征，伴左室高动力性收缩和左室血液充盈受阻，舒张期顺应性下降为基本病变的原因不明心肌病。超声诊断要点：①室间隔增厚，室壁也可增厚，厚度≥15mm，多数呈非对称性局部心肌增厚。梗阻型心肌病，左室流出道变窄，二尖瓣前叶有SAM。②主动脉瓣可见收缩期扑动和收缩中期半关闭现象。③多普勒超声检查左室流出道可见射流，在SAM近主动脉瓣侧有湍流（梗阻型）。

（3）限制性心肌病 限制型心肌病较少见，其主要病理改变是心内膜－心肌的广泛纤维化，心腔可由纤维化和血栓形成而部分闭塞。心室腔中流入道为增生的纤维组织限制心室充盈，导致心室舒张功能的障碍。根据室间隔和左室后壁均匀增厚，心内膜呈弥漫性增厚，反射增强，活动幅度变小，左室舒张末期内径变小可做出诊断。

3. 先天性心脏病

（1）房间隔、室间隔缺损 均在二维超声心动图上见到房间隔或室间隔有回声连续中断，断口处可见穿隔分流血流信号（图2-9-43）。可见全心动周期分流频谱。

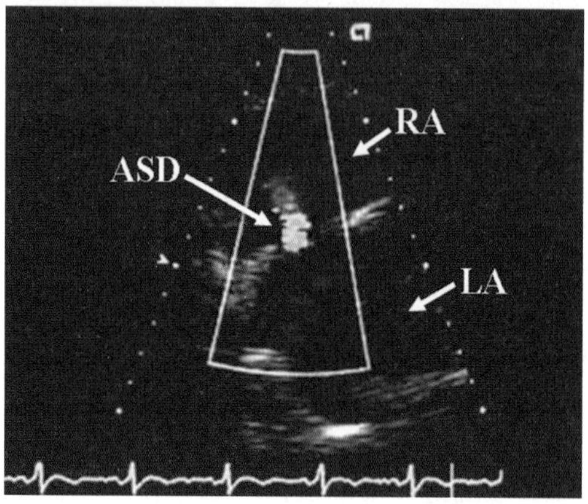

（2）动脉导管未闭 二维超声心动图可见降主动脉与肺动脉间有相通的液性管道和分流信号。缺损或导管细小时，二维超声图像显示不清，彩色多普勒血流显像观察分流的血流信号，频谱多普勒可测量其血流速度。

（3）法洛四联症 法洛四联症在紫绀型先天性心脏病中占首位，包括肺动脉狭窄、室间隔缺损、升主动脉骑跨及右心室肥厚的综合畸形，二维超声心动图和多普勒超声心动图呈特征性表现。

图2-9-43 房间隔缺损

RA：右心房 LA：左心房 ASD：房间隔缺损

4. 其他心脏病 超声心动图还能观察主动脉弹性、室壁节段运动等，因此，可用以辅助诊断冠状动脉粥样硬化性心脏病、高血压性心脏病及慢性肺源性心脏病等，但诊断要密切结合临床。高血压性心脏病表现为左心室肥厚，主动脉增宽，主动脉弹性减低。慢性肺源性心脏病可见肺动脉高压、右心室肥大、肺动脉增宽。

第五节 浅表器官

超声检查的浅表器官主要有眼、甲状腺、腮腺、颌下腺、乳腺、阴囊、睾丸等。随着高频探头、彩色多普勒技术的运用，超声在该领域的应用日趋广泛。

一、眼部

眼为人体视觉器官，位置浅表，结构规则，层次清楚，超声波易于探查。超声波探测范围包括眼球、视神经、眼外肌、泪器、眶后脂肪组织、眶壁等。超声检查时取仰卧位，双眼微闭。采用直接探测法，用实时线阵高频探头，频率一般 7.5 ～ 10.0MHz。

（一）正常眼部声像图

玻璃体呈圆形无回声区，玻璃体前方可见角膜及虹膜的带状回声和晶状体后囊缘线状强回声，玻璃体后方有脂肪、血管及视神经，呈三角形强回声区，其中视神经表现为一带状低回声贯穿球后组织（图 2-9-44）。眼部动脉血管主要包括视网膜中央动脉、睫状后动脉及眼动脉，血流频谱均呈三峰双切迹状。

（二）眼部疾病的超声诊断

眼部疾病主要有：①视网膜疾病：视网膜脱离、视网膜母细胞瘤。②色素膜疾病：脉络膜脱离、脉络膜黑色素瘤、脉络膜血管瘤。③眼外伤：眼内异物、晶状体脱位。④眼眶疾病：眼眶肿瘤，有横纹肌瘤、泪腺混合瘤、皮样囊肿等；眶血管疾病，有海绵状血管瘤、视神经肿瘤和视乳头炎等。

1. 视网膜脱离　系视网膜神经上皮层与视网膜色素上皮层分离，由外伤、炎症、高度近视、肿瘤或变性等引起。

声像图表现：视网膜部分脱离时，玻璃体内可出现明亮的"弧形"线形回声；视网膜全脱离时，玻璃体内则出现"V"或"Y"形强回声，后端连于视盘区，前端两侧与锯齿缘相连，回声可随眼球转动而抖动（图 2-9-45）。

彩色多普勒：线形回声内可见与视网膜中央动、静脉相延续的血流信号。

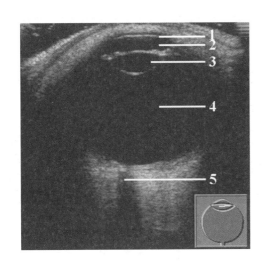

图 2-9-44　正常眼部声像图
1. 角膜　2. 前房　3. 晶状体
4. 玻璃体　5. 视神经

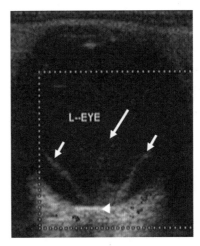

图 2-9-45　视网膜脱离
玻璃体内"V"形回声（短箭头），为视网膜脱离，玻璃体内积血（长箭头），视网膜可见血流信号（箭头）

2. 视网膜母细胞瘤　为眼内恶性肿瘤，多见于 3 岁以下儿童。临床表现为黑矇、猫眼、视力丧失、瞳孔区黄白色反应（白瞳症）。

声像图表现：玻璃体内见视网膜局部增厚，向玻璃体内隆起，呈半圆形回声团，内部回声分布不均，回声强弱不一，可见散在分布的钙化点，由于肿瘤推挤，常继发视网膜脱离。

彩色多普勒：肿瘤内血流较丰富，并与视网膜中央动脉、静脉连续。

3. 眼内异物 因外伤等意外引起，超声探查不受眼内异物是否是金属性质的限制。

声像图表现：玻璃体内可见各类形状强回声，金属异物可伴"彗星尾征"或"声影"，超声可准确定位异物位置，引导手术取出（图 2-9-46）。

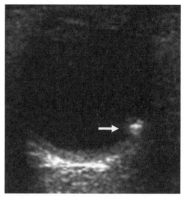

图 2-9-46 眼球内金属异物（箭头）

二、甲状腺

甲状腺位于颈前区，分左、右两侧叶及峡部，呈马蹄形或蝶形，随吞咽上下移动。甲状腺每一侧叶长 3 ~ 5cm，宽 2 ~ 3cm，厚 1 ~ 1.5cm。甲状腺超声检查前不需特殊准备，检查时取仰卧位。采用直接探测法，用实时线阵高频探头，频率一般 7.5 ~ 10.0MHz。

（一）正常甲状腺声像图

声像图表现：横切面呈马蹄形或蝶形，两侧叶之间为细长的峡部，甲状腺实质呈中等均匀细点状回声，包膜光滑完整，峡部后方为气管的低回声衰减暗带，侧叶外端分别有颈总动脉和颈内静脉（图 2-9-47A）。

彩色多普勒：甲状腺实质内呈均匀细点状血流信号（图 2-9-47B）。甲状腺上动脉较易显示，管径小于 2mm，频谱显示为单向，急速上升，峰值速度 Vmax < 30cm/s，阻力指数 RI 为 0.5 ~ 0.6。

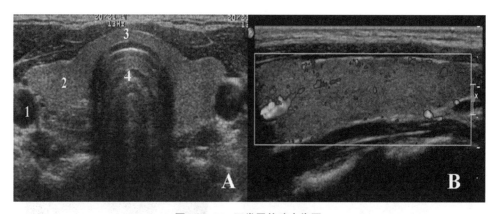

图 2-9-47 正常甲状腺声像图
图 A 甲状腺声像图横切面；图 B 甲状腺纵切面内血流信号
1. 颈总动脉 2. 甲状腺右侧叶 3. 甲状腺峡部 4. 气管食管

（二）甲状腺疾病的超声诊断

甲状腺疾病主要有：①甲状腺弥漫性肿大：包括单纯性甲状腺肿、毒性甲状腺肿、结节性甲状腺肿；②甲状腺炎：包括亚急性甲状腺炎、慢性淋巴细胞性甲状腺炎；③甲状腺肿瘤：包括甲状腺腺瘤、甲状腺癌等。

1. 毒性甲状腺肿　即 Graves 病，为代谢障碍引起甲状腺组织增生或腺体增大所致的甲状腺肿大。临床表现有心动过速、手部震颤、颈部肿大以及眼球突出等。

声像图表现：甲状腺呈弥漫性、对称性增大，左右两侧对称；内部回声正常或稍强，实质呈不均质粗糙回声（图 2-9-48A）。

彩色多普勒：可见甲状腺内血管扩张，血流信号极为丰富，呈"火海征"；血流加速，峰值速度可达 70 ～ 90cm/s 以上（图 2-9-48B）。

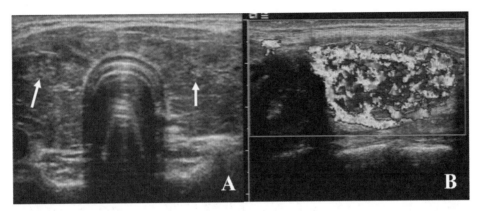

图 2-9-48　毒性甲状腺肿
图 A　甲状腺左右侧叶实质回声粗糙（箭头）；图 B　彩色多普勒，甲状腺实质血流呈"火海征"

2. 结节性甲状腺肿　由缺碘引起的甲状腺肿大、增生，补充碘后甲状腺可复旧，由于反复缺碘及复旧多次交替进行而形成多个增生结节。

声像图表现：甲状腺两侧叶增大，可不对称，表面不光滑，其内可见多发性大小不等的结节；结节之间有增强回声条形成，系纤维组织增生所致；结节无包膜，内部呈中低回声，囊性变或囊内出血时可见无回声区（图 2-9-49A）。

彩色多普勒：显示结节周围呈点状或在结节间穿行、绕行的血流信号，亦可沿结节包绕成环状。

3. 亚急性甲状腺炎　由病毒感染所致，女性多见。同时伴有上呼吸道感染、低烧、咽喉痛等，甲状腺轻度肿大、疼痛、局部压痛。

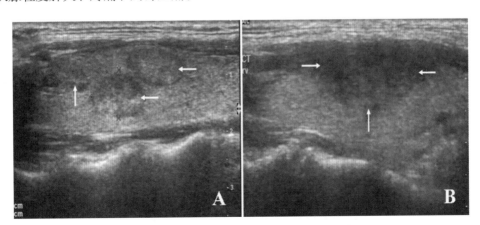

图 2-9-49　结节性甲状腺肿与亚急性甲状腺炎
图 A　结节性甲状腺肿，甲状腺内多发结节（箭头）；
图 B　亚急性甲状腺炎，呈不均匀炎性弱回声灶（箭头）

声像图表现：甲状腺呈对称性或不对称性轻度肿大，探头挤压时有压痛；边界模糊，表面不光滑，腺体内部回声偏弱不均匀；也可出现单个或多个弱回声团，边界不清，无包膜，后方无明显声衰减（图 2-9-49B）。

彩色多普勒：甲状腺内血流增多，呈点状并散在分布。

4. 慢性淋巴细胞性甲状腺炎 又称桥本病，是一种自身免疫性疾病，多见于中青年女性。早期甲状腺大小正常或略增大，晚期呈弥漫性肿大，常无特殊症状。

声像图表现：甲状腺呈弥漫性轻、中度增大，前后径及峡部增厚明显；腺体回声减弱不均匀，条状中强回声将实质分隔成网格状（图 2-9-50A）。

彩色多普勒：甲状腺内血流信号明显丰富，可近似"火海征"（图 2-9-50B）。甲状腺上、下动脉管径扩张，流速增快，其程度一般低于"原发性甲亢"。

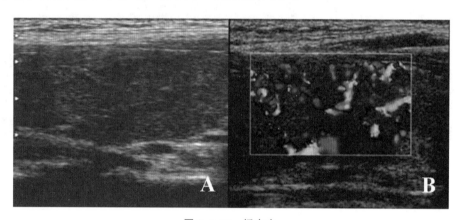

图 2-9-50 桥本病
图 A 甲状腺增大、实质回声减低；图 B 甲状腺内血流信号丰富

5. 甲状腺腺瘤 系甲状腺良性肿瘤，占甲状腺肿瘤的 70% ～ 80%，分为滤泡状腺瘤及乳头状腺瘤。以中青年女性多见，生长缓慢，一般无症状。部分腺瘤属高功能性，可引起甲状腺功能亢进。腺瘤较大时，可发生坏死、囊性变、钙化等。

声像图表现：患侧腺体多增大，腺瘤大多为单发，呈圆形或椭圆形，回声均匀，边界清楚，有包膜，周边有低回声晕，称为"晕环征"，后方无声衰减（图 2-9-51A）；可囊性变，表现为不规则的无回声区，部分可形成分隔或囊壁处残存少量实性回声。

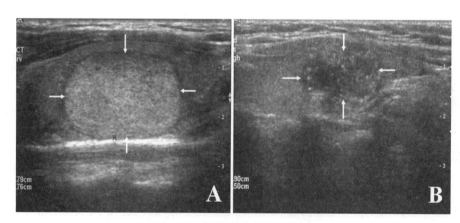

图 2-9-51 甲状腺腺瘤与甲状腺癌
图 A 甲状腺腺瘤，团块周围可见低回声的"晕环征"；
图 B 甲状腺癌，肿块回声不均匀（箭头），其内可见较多沙粒样钙化强回声

彩色多普勒：肿块内部及周边环绕较丰富的血流。

6. 甲状腺癌 多发生于中老年女性，常见病理类型有乳头状癌、滤泡癌、髓样癌等，肿块呈浸润性生长。

声像图表现：肿块形态多不规则，轮廓模糊，多无"晕环征"；肿块多为低回声且不均质，后方回声大多衰减，部分肿块内部可出现钙化而呈沙粒状强回声，此征象具有一定特异性；肿块较大时，可见出血坏死或囊性变，呈囊实混合性回声改变，有时还可累及邻近组织，如颈内静脉受压、气管移位、颈淋巴结肿大等（图2-9-51B）。

彩色多普勒：肿块内有较丰富的动静脉血流信号，杂乱无章，可见穿支血管。

三、乳腺

成年女性乳腺的腺体主要由腺叶、小叶、腺泡及导管组成，其中还有脂肪及纤维组织等。乳腺由浅层至深层，依次为皮肤、皮下脂肪、乳腺腺体（包括腺管及结缔组织）、乳腺后间隙、胸大肌及肋骨等，乳腺主要由腋动脉分支及乳内动脉供血。乳腺超声检查前患者无需特殊准备，检查时多取仰卧位。多采用直接探测法，用实时线阵高频探头，频率一般7.5～10.0MHz。

（一）乳腺正常声像图

乳腺受内分泌的影响而变化，在不同生理期超声图像有所不同。

性成熟期声像图表现：由浅至深，依次为皮肤，呈一增强回声带；皮下脂肪，呈点状低回声，库柏（Cooper）韧带穿行其间，呈线状强回声；腺体层呈强弱相间回声，排列整齐，层次清晰；乳腺导管呈管状无回声区；乳腺后间隙较菲薄，呈线状或带状弱回声；后方为胸大肌，呈长条形均匀低回声区（图2-9-52）。

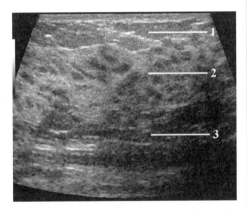

图2-9-52 正常乳腺性成熟期声像图
1.脂肪层 2.腺体组织 3.胸大肌

彩色多普勒：腺体内血流信号稀少，为稀疏点状或节段性细条状红、蓝色血流信号。

（二）乳腺疾病超声诊断

乳腺疾病主要有：①急性乳腺炎、化脓性乳腺炎：超声检查可作为首选；②乳腺组织增生；③占位性病变：良性者有乳腺囊肿、纤维腺瘤、乳管内乳头状瘤、脂肪瘤；恶性者有乳腺癌、乳腺肉瘤等，超声检查可作为首选。

1. 乳腺炎 多发生于哺乳期。

声像图表现：①当有炎性肿块时，乳腺内有局灶回声增强或减低，且不均匀，边缘局部增厚，边界模糊，肿块周边及内部可见散在点状血流信号；②若脓肿形成，可见不规则的低回声和无回声暗区，内部常有局灶性或弥漫性点状回声，探头加压时可见漂浮状，肿块后方可见增强效应（图2-9-53A）。

2. 乳腺增生 本病与卵巢功能失调有关，平时乳房胀痛，月经来潮前3～4天疼痛加剧。

声像图表现：腺体层内部结构较紊乱，回声增粗分布不均匀，如有囊性扩张，乳房内可见大小不等的无回声区（图2-9-53B）。

彩色多普勒：腺体内血流信号较正常乳腺增多。

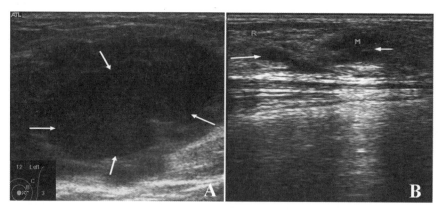

图 2-9-53 乳腺炎与乳腺增生
图 A 乳腺脓肿（箭头）内呈不规则的低回声；
图 B 乳腺囊性增生，增生结节（短箭头）和扩张的导管（长箭头）

3. 乳腺囊肿 声像图表现：腺体层内有圆形或椭圆形无回声区，边界清晰，囊肿后壁回声增强，可有侧方声影（图 2-5-54A）。

4. 乳腺纤维腺瘤 属良性肿瘤，年轻妇女多见。

声像图表现：乳腺组织内出现圆形或椭圆形肿块，边界清楚，包膜完整光滑，内部回声减低，分布均匀，后方可有增强（图 2-5-54B）。

彩色多普勒：在较大的肿块内部及周边可检测到血流信号。

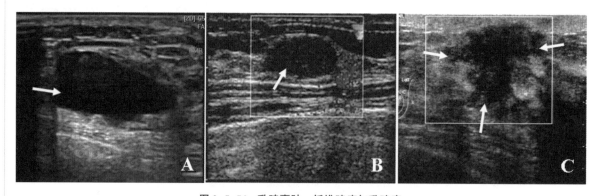

图 2-5-54 乳腺囊肿、纤维腺瘤与乳腺癌
图 A 乳腺囊肿为无回声区（箭头）；图 B 乳腺纤维腺瘤为低回声区（箭头）；
图 C 乳腺浸润性导管癌，为不均匀低回声（箭头）

5. 乳腺癌 病理类型较多，有低分化和高分化之分，最常见的为浸润性导管癌，其次为髓样癌和硬癌。

声像图表现：肿块无包膜，边界不规则，分叶状，呈浸润性生长，肿块前后径多大于横径，多呈不均匀低回声，后方常有衰减，可伴有沙粒状钙化强回声（图 2-5-54C）。

彩色多普勒：肿块周围和内部有丰富的动脉血流信号，常可见血管穿行于肿块，血流阻力指数多大于 0.7。

四、阴囊

阴囊分为左、右两部分，分别容纳两侧睾丸、附睾和部分精索。睾丸实质自外向内由鞘膜脏层、白膜和血管膜三层包裹。附睾呈新月形，分头、体、尾三部分，头部膨大，体尾部细长。输精管起自附睾尾，向上随精索通过腹股沟管进入盆腔。

（一）正常阴囊声像图

睾丸实质为均匀点状中等回声，成人正常测值一般为4cm×3cm×2cm。睾丸上方可见附睾头，回声比睾丸低，呈新月形（图2-9-55）。附睾体、尾部，位于睾丸背侧和下方，回声较低，易被遗漏。精索静脉呈管状无回声，彩色多普勒显示更清楚。

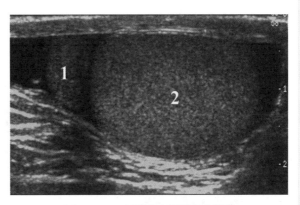

图2-9-55 正常睾丸及附睾声像图
1. 附睾头　2. 睾丸

（二）阴囊疾病的超声诊断

1.睾丸扭转 亦称精索扭转，是阴囊急症之一。好发于青少年，为精索工、睾丸活动度较大，因外力致睾丸发生360°或以上旋转。扭转后，精索静脉回流受阻，睾丸充血水肿，动脉血供被阻断后可造成睾丸缺血、坏死。临床表现为腹部或睾丸突然剧痛，睾丸肿大，伴恶心呕吐等。

声像图表现：早期睾丸肿大，数天后因缺血逐渐减小，位置可变异，呈横位或斜位；急性期睾丸内部回声减低欠均匀，如有细网状或小蜂窝状改变提示有坏死（图2-9-56）。

彩色多普勒：具有诊断特异性，睾丸实质内无血流信号，或较健侧血流明显减少。

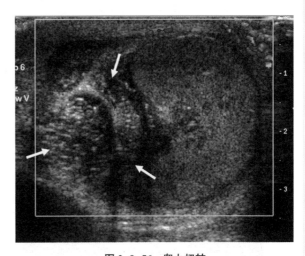

图2-9-56 睾丸扭转
睾丸实质内局部呈不均匀回声，未见血流信号，提示坏死

2.精索静脉曲张 好发于18～30岁的青年，多导致男性不育，左侧常见。临床多无症状，或在体检发现阴囊内蚯蚓状团块，或因不育就诊时发现。

声像图表现：在精索走行区出现迂曲的管状、蜂窝状低或无回声，管径增宽；管腔内若见烟雾状回声，多为血流淤滞所致。深吸气后，管径可进一步扩张，大于2mm者即可诊断（图2-9-57A）。

彩色多普勒：迂曲的管状结构中出现彩色血流信号，Valsalva试验时血流更为明显，甚至出现反流信号（图2-9-57B）。

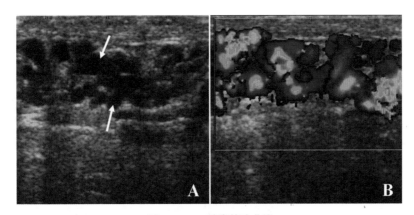

图2-9-57 精索静脉曲张
图A 扩张的精索静脉呈无回声区（箭头）；图B 彩色多普勒，可见迂曲的精索静脉血流信号

3. 睾丸肿瘤　分为原发性与继发性，其中原发性肿瘤分为生殖细胞瘤与非生殖细胞瘤，精原细胞瘤为生殖细胞瘤最常见类型，20～40岁多见，临床表现为睾丸无痛性肿大，睾丸沉重感，或乳房发育等。

声像图表现：患侧睾丸弥漫性肿大，并伴有局部隆起，形态不规则；精原细胞瘤表现为睾丸内低回声肿块，类圆形（图2-9-58）；胚胎细胞癌表现为低回声肿块，形状不规则，其内光点增粗、增强，结构紊乱，有出血、坏死时可见无回声区；畸胎瘤则肿块呈囊实性改变。

彩色多普勒：肿块内可见丰富血流信号和动脉频谱。

4. 鞘膜积液　包括睾丸鞘膜积液、精索鞘膜积液、睾丸精索鞘膜积液和交通性鞘膜积液。其中以睾丸鞘膜积液最常见。

声像图表现：阴囊肿大，睾丸周围可见大片状无回声暗区包绕睾丸、附睾，当暗区内有细小点状、带状或絮状回声时，常提示有感染、出血。睾丸及附睾的大小、形态及回声一般无异常（图2-9-59）。

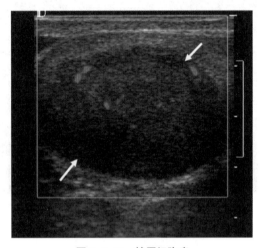

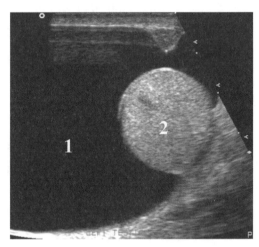

图2-9-58　精原细胞瘤　　　　　　　图2-9-59　睾丸鞘膜积液
肿块呈低回声（箭头）　　　　　　1.鞘膜积液暗区　2.睾丸

学习拓展

中西医结合影像学研究涉及范围较广，对生殖系统、消化系统等的超声研究较多，其中肝硬化的中西医结合影像学研究具有典型性。

中医古籍并无肝硬化病名，只有与肝硬化相类似的症状。相关描述最早见于《内经》，《灵枢·水胀》篇云："鼓胀何如？岐伯曰：腹胀，身皆大，大与肤胀等也。"现代医学的肝硬化或肝硬化腹水属中医的"水臌"范畴。病机多由肝、脾、肾三脏功能失调，气、血、水相搏结，而成本虚标实、错综复杂之证。肝气郁滞、血脉瘀阻、水湿内停是形成鼓胀的三个重要环节。中医辨证可分为肝郁脾虚、湿热蕴结、气滞血瘀、水湿内停、脾肾阳虚、肝肾阴亏等证型。

超声检查是肝硬化的重要检查手段，有研究发现各证型超声表现具有一定规律性。

肝郁脾虚型：①肝脏大小可正常或轻度增大，肝包膜光滑，肝实质见密集或较密集的细小光点，回声普遍增强，透声性较差，网络清晰或欠清晰。②门静脉及其侧支循环正常或轻度扩张，门静脉主干内径（1.14±0.11）cm。肝脏轻度肿大，脾门部和脾实质内脾静脉有扩张征象，脾静脉主干内径0.8～1.0cm。③胆囊壁增厚≥0.3cm，毛糙。④腹腔无液性暗区。

湿热蕴结型：①肝脏大小可正常或轻中度增大，肝包膜尚光滑，肝实质见密集的中小光点，回声明显增强，透声性差，网络清晰。②门静脉及其侧支循环轻度扩张，门静脉主干内径（1.21±0.08）cm。③脾脏轻中度肿大。脾门部和脾实质内脾静脉有扩张征象，脾静脉主干内径0.8～1.1cm。④胆囊壁增厚≥0.3cm，毛糙。⑤腹腔未见液性暗区。

气滞血瘀型：①肝脏大小正常或各径线测值略小于正常值，以肝左叶缩小较为显著，肝被膜增厚，肝表面不规整，失去正常光滑的纤维亮线。肝内回声略粗，且分布欠均匀，回声弥漫性增强，光点大小不均，粟粒样影散在。②肝静脉直径变小，管腔粗细不一，走向不清，许多小分支回声消失。③脾脏中重度肿大，脾静脉内经1.0～1.2cm，脾门明显扩张，脾静脉深入脾实质内呈树枝状分布。④门静脉主干内径（1.38±0.08）cm，肝左叶后方食管末端食管静脉增粗、曲张。⑤胆囊壁增厚，呈双边影。⑥腹腔无明显液性暗区或有少许暗区。

水湿内停型：①肝脏左右叶均缩小，肝表面凹凸不平，呈锯齿状或粗结节状，肝边缘角略变钝或不规整，肝内光点略粗或粗、密集，分布不均，网络不清。②肝内血管走向不清，门静脉主干内径（1.39±0.07）cm。肝左叶后方食管末端食管静脉增粗、曲张，脐静脉重新开放。③脾脏肿大明显，脾静脉明显扩张，脾门处脾静脉成网状。④胆囊壁增厚，呈双边影。⑤腹腔少许或中等量液性暗区，分布在缩小的肝脏周围。有少量腹水时，腹水先出现在肝、右肾间隙或肝边缘周围或下腹部盆腔处。

脾肾阳虚型：①肝脏体积明显缩小，肝表面凹凸不平，呈锯齿状或叠瓦状改变，肝边缘角变钝或不规则，肝内光点增粗，密集。少数病例可观察到较小的肝脏再生小结节，呈圆形或稍不规整低回声区，并有网状结构。②肝内血管走向不清，门静脉主干内径（1.43±0.26）cm。③脾脏肿大明显，脾静脉内径明显扩张，脾门处脾静脉成网状。④胆囊壁明显增厚，呈双边影。⑤肝脏周围有中量或大量液性暗区，其内可见飘浮的大网膜及间断蠕动的肠管。

肝肾阴亏型：①肝脏体积明显缩小，肝表面凹凸不平，呈锯齿状或粗结节状，肝边缘角变钝或不规整，肝内光点增粗、密集，分布明显不均，网络不清。部分病例可观察到直径0.3～1.5cm的肝脏再生小结节，呈圆形或稍不规整低回声区，并有网状结构，数目多。②肝内血管走行变异，门静脉主干内径（1.68±0.32）cm。③脾脏肿大明显，脾静脉明显扩张，脾门处脾静脉成网状。④胆囊壁呈双边影。⑤腹腔大量液性暗区分布在缩小的肝脏脾脏周围，腹水暗区可见飘浮的大网膜及间断蠕动的肠管。有的腹水暗区内可见纤维素带漂浮。

学习小结

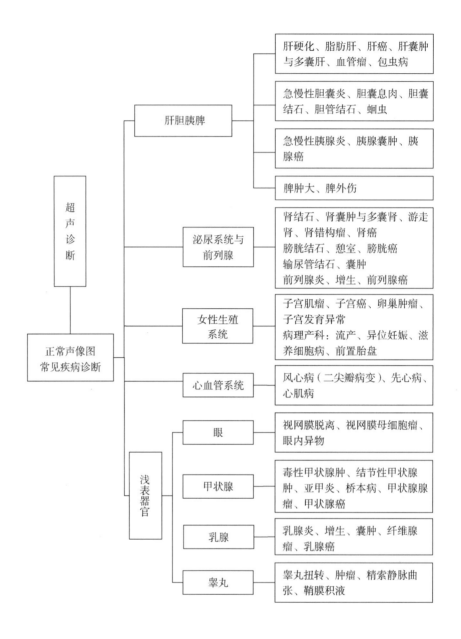

超声诊断

- 正常声像图常见疾病诊断
  - 肝胆胰脾
    - 肝硬化、脂肪肝、肝癌、肝囊肿与多囊肝、血管瘤、包虫病
    - 急慢性胆囊炎、胆囊息肉、胆囊结石、胆管结石、蛔虫
    - 急慢性胰腺炎、胰腺囊肿、胰腺癌
    - 脾肿大、脾外伤
  - 泌尿系统与前列腺
    - 肾结石、肾囊肿与多囊肾、游走肾、肾错构瘤、肾癌
    - 膀胱结石、憩室、膀胱癌
    - 输尿管结石、囊肿
    - 前列腺炎、增生、前列腺癌
  - 女性生殖系统
    - 子宫肌瘤、子宫癌、卵巢肿瘤、子宫发育异常
    - 病理产科：流产、异位妊娠、滋养细胞病、前置胎盘
  - 心血管系统
    - 风心病（二尖瓣病变）、先心病、心肌病
  - 浅表器官
    - 眼
      - 视网膜脱离、视网膜母细胞瘤、眼内异物
    - 甲状腺
      - 毒性甲状腺肿、结节性甲状腺肿、亚甲炎、桥本病、甲状腺腺瘤、甲状腺癌
    - 乳腺
      - 乳腺炎、增生、囊肿、纤维腺瘤、乳腺癌
    - 睾丸
      - 睾丸扭转、肿瘤、精索静脉曲张、鞘膜积液

第三篇

介入放射学

介入放射学（interventional radiology，IR）是以影像诊断为基础，在影像设备的引导下，利用穿刺针、导管等器材对疾病进行诊断和治疗的临床应用学科，是医学影像学的重要组成部分。介入放射学迅速兴起于20世纪70年代，使医学影像领域从单纯的影像诊断发展到诊断与治疗并重，影像诊断学逐渐形成为医学影像学。介入技术具有如下特点：①微创性；②可重复性；③定位准确；④疗效好，见效快；⑤并发症发生率低；⑥多种技术联合应用，简便易行。介入放射学正逐渐成为与内科学、外科学并列的第三大临床学科。

扫一扫，查阅本章数字资源，含PPT、音视频、图片等

介入放射学的形成和发展经历了漫长的探索过程，其中具有代表性的是：1904 年 Dawbon 对颜面血管瘤进行栓塞治疗；1928 年 Santos 等完成经皮直接穿刺主动脉造影；1953 年 Sven–Iver Seldinger 创立经皮血管穿刺技术；1964 年 Dotter 使用同轴导管技术，进行血管成形术；1967 年 Margulis 在《美国放射学杂志》最早提出介入放射学的概念；1976 年 Wallace 在《癌症》杂志上系统介绍。此后在全世界迅速推广，逐渐成为一门独立的专业学科。

介入放射学以影像诊断为基础，在影像设备的引导或定位下，利用穿刺针、导管、导丝或其他介入器材，经皮穿刺或通过人体生理通道，对病变部位进行诊断和治疗。介入放射学分为介入诊断学和介入治疗学。诊断主要包括取得病理细胞学、生理生化学、细菌学和影像学等资料，以明确病变性质；治疗包括局部药物注射、血管成形或栓塞、组织（包括肿瘤、神经、椎间盘等）毁损、腔道成形和支架植入等微创治疗方法。介入诊疗技术分为血管性介入技术和非血管性介入技术。

第一节　介入诊疗设备

介入诊疗中最常使用的影像设备为具有透视和 DSA 功能的 X 线机，因其机架形似英文字母"C"，故称之为 C 臂机。C 臂的两端为 X 线球管和影像增强器或数字平板，C 臂能以检查床为中心做多方向、多角度旋转，以获得多角度投照的图像（图 3-1-1）。另外还需配备高压注射器，可以控制对比剂注射总量、压力、流率等参数。

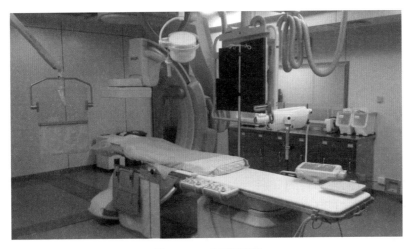

图 3-1-1　C 臂机实景

此外，多数影像设备均可用于介入诊疗。带有穿刺引导功能的数字乳腺X线机可为乳腺病灶活检精确定位。CT机因其横断面成像，对介入穿刺针的定位更为精确。超声检查使用方便，无辐射，在非血管性介入技术中应用较多。MRI亦无辐射，但其使用器械需具有磁共振兼容性，介入诊疗应用较少，目前已有移动式MRI机应用于临床。

第二节　介入诊疗器材与药物

介入放射学器材种类繁多，随着新技术的发明及机械工业的发展，不断有新的器材应用于临床。常用的有：

1. 穿刺针　为最基本的器材，主要用来建立进入体内通道。有血管穿刺针、肝胆管与肾脏穿刺针、组织活检穿刺针等（图3-1-2）。并可根据粗细、长短、是否带针芯与针鞘、针尖形状等分类。一般以"G"（gauge）表示穿刺针管径的大小，也有以"号"表示（表3-1-1）。

表 3-1-1　穿刺针标识对照表

号	G	管径
20	14	2.0mm
16	16	1.8mm
12	18	1.6mm
9	20	0.9mm
8	21	0.8mm
7	22	0.7mm

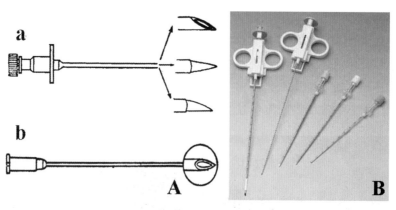

图 3-1-2　穿刺针（枪）示意图与实物
图 A　带针芯穿刺针（a）、不带针芯穿刺针（b）；图 B　实物图

2. 导管　是介入放射学的主要器材，种类繁多。根据用途分为造影导管（部分亦可用作药物灌注及栓塞治疗）、引流导管和球囊扩张导管等。导管前端形态各异（图3-1-3）。根据导管直径不同，有微导管或同轴导管的分别，微导管根据用途也分为造影导管和球囊扩张导管。粗细一般是指外径，常以"F"（french）表示，1F约为0.333mm。球囊长度和直径用厘米（cm）表示。

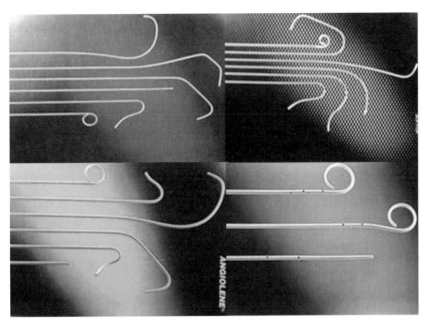

图 3-1-3　头端形态各异的导管图

　　3. 导丝　是对导管插入血管起到引导和支持作用的重要器材，在选择性和超选择性插管时能帮助导管安放到位。导丝细而长，根据导丝前端柔软段的形状可分为直形、弯形（即 J 形）。根据物理特性不同分超滑导丝、超硬导丝、超长的交换导丝。导丝直径以英寸表示（图 3-1-4D）。

　　4. 导管鞘　用于避免导管反复出入组织造成的局部损伤以及操作时造成的血管壁损伤。结构为带反流阀的外鞘及中空内芯，在防止血液外溢的同时导管可以反复通过。外鞘直径用 F 表示，一般表示内径导管大小必须与导管鞘一致或小于导管鞘（图 3-1-4C）。

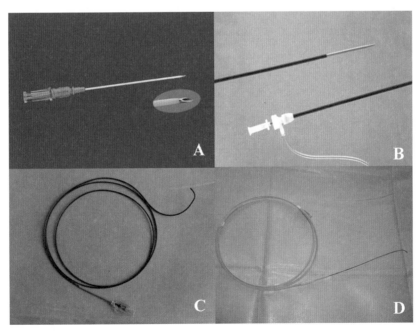

图 3-1-4　常用介入诊疗器材
图 A　穿刺针；图 B　导管鞘；图 C　导管；图 D　导丝

　　5. 支架　用于管腔成形、支撑狭窄管腔，有血管及非血管的金属支架和内涵管。常用自膨式裸支架、球囊扩张式支架和覆膜支架。自膨式支架有不锈钢自膨式支架和镍钛记忆合金支架，支架释放后依靠自身弹力或温度记忆效应而扩展并支撑狭窄的管腔；球囊扩张式支架则需借助球囊扩张展开支架；覆膜支架用聚合物覆盖支架以阻止管腔内膜过度增生和炎症反应，可有效地阻止肿瘤长入支架内，降低管腔闭塞及再狭窄的发生率，还可封堵瘘口及防止出血等。

6. 滤器 可以预防腔静脉系统栓子脱落而引起肺动脉栓塞。分临时性（置入 1 周内取出）、永久性（不取出）和可回收腔静脉滤器，目前已不推荐应用永久性滤器。

7. 其他介入器材 包括扩张器、连接管、引流管、活检针或活检枪、切割器、网篮，还有激光、微波、冷冻器材等。

8. 介入常用药物 造影用对比剂（主要为水溶性含碘对比剂，常用非离子型）、麻醉镇痛药、镇静药、止血药（如止血芳酸、止血敏等）、溶栓药（如尿激酶、链激酶等）、抗凝药（如肝素）、血管收缩药（如肾上腺素、加压素等）、血管扩张剂（如罂粟碱、硝苯地平）、相关的抗生素及抗肿瘤类药物等。

第二章

介入诊疗技术

第一节 血管性介入技术

血管性介入技术是在 Seldinger 技术基础上，将导丝、导管插至靶血管进行造影、样本采集或施行治疗的技术。其创伤小、操作简便、定位准确、并发症及副作用少，临床应用愈趋广泛，尤其是在恶性肿瘤和心血管疾病的治疗方面越来越受到重视。

血管性介入技术主要包括以下内容：① Seldinger 技术；②选择性和超选择性血管插管技术；③选择性血管造影术和药物性血管造影术；④经导管局部药物灌注术和（或）栓塞术；⑤经导管腔内血管成形术和（或）支架置放术；⑥经颈静脉肝内门腔分流术；⑦经皮血管内异物和血栓取出术；⑧选择性血样本采集；⑨心血管瓣膜成形术；⑩射频消融术等。以下介绍几种常用技术。

一、Seldinger 技术的原理及方法

Seldinger 技术最初只用于血管穿刺，目前已被广泛用于各种腔道的置管。其技术方法和步骤（图 3-2-1）：①局部皮肤消毒，铺巾。②穿刺局部麻醉。③确定穿刺点后，用尖头手术刀片切开皮肤 1cm 左右。④左手食指、中指固定穿刺动脉近侧并指引穿刺方向，右手持穿刺针，经皮肤切口穿刺动脉，穿刺针与皮肤成 30°～ 45°，当针尖触及动脉时，快速进针，如有突破感则表明已进入动脉腔内，但常会同时穿透动脉前后壁（图 3-2-1A）。⑤拔出穿刺针内芯，如无血液喷出，则应缓慢向外拔针，直至有动脉血自针尾喷出（图 3-2-1B、C）。⑥经针尾插入导丝（图 3-2-1D）并深入血管内 20cm 以上，以确保不会滑出。在穿刺点近端压住导丝，拔出穿刺针。在导管进入以前用手压住穿刺点，以防出血或形成血肿。⑦沿导丝送入导管（目前多使用导管鞘）（图 3-2-1E、F），导管插到位后进行造影或其他操作。

1974 年，Driscoll 对 Seldinger 技术进行改良，将穿刺针改为无内芯针，边穿刺边观察针尾有无血液喷出，一旦血液喷出即刻停止进针。此法可避免穿透血管后壁。经皮静脉穿刺及其他腔道穿刺方法与动脉穿刺基本相同（图 3-2-1C ～ F）。由于介入器材日趋微小化，目前穿刺点皮肤大多可以免除刀尖切开步骤。

二、选择性和超选择性血管插管技术

随着插管技术不断提高，目前已能将导管插入主动脉的 2 ～ 3 级分支，利用同轴微导管，则可以进入 4 ～ 5 级或更小的分支。将导管插入主动脉称为非选择性插管，主动脉第 1 级分支插管称为选择性插管，2 级或以下分支的插管称为超选择性插管。

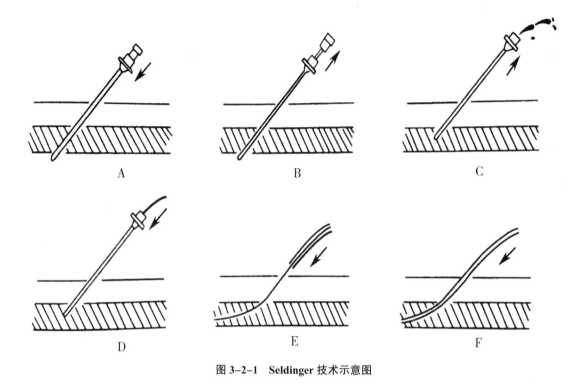

图 3-2-1　Seldinger 技术示意图

三、经导管动脉药物灌注和栓塞术

经导管动脉药物灌注和栓塞术（transcatheter arterial chemotherapy and embolization，TACE），包括经动脉内局部药物灌注和经导管动脉栓塞术。

经动脉内局部药物灌注主要针对恶性肿瘤的局部化疗、血栓性病变的溶栓、胃肠道出血性病变的动脉内灌注血管收缩剂、顽固性慢性炎症的抗炎等，将相应的治疗药物灌注入靶动脉，提高局部药物浓度和疗效，减轻全身副作用。

经导管动脉栓塞术是经插入靶动脉导管并注入栓塞剂以达到阻断血供的治疗目的。适用于多种实体性富血供性肿瘤的术前和姑息性治疗，常与动脉内化疗术合用；内科性内脏切除，如脾肿大和脾功能亢进的脾动脉栓塞减容、难治性肾性高血压肾动脉栓塞等；各种动静脉畸形、外伤性动静脉瘘的栓塞；难以控制的小动脉出血的止血等。

TACE 的禁忌证主要包括严重出血倾向；严重心肺肝肾功能不全；严重恶病质等；对不能超选择插入靶动脉或靶动脉有重要器官附属支者；栓塞后可能造成某重要器官功能衰竭者。

栓塞剂种类繁多，常用的有：①生物栓塞物质：如自体血凝块、冻干硬脑膜。②海绵类：如明胶海绵，为中期栓塞剂，栓塞后 14 ～ 19 天开始吸收，3 个月后完全吸收（图 3-2-2A）。聚乙烯醇颗粒也常用。③簧圈类：有不锈钢圈和微型铂金丝圈，为大型栓塞剂（图 3-2-2B）。④可脱离球囊：常用 Serbinenko 球囊和 Debrun 球囊。⑤组织坏死剂：有无水乙醇和鱼肝油酸钠。⑥微粒、微球、微囊类（图 3-2-2C）：是指 50 ～ 1200μm 颗粒状栓塞剂，其中微球较常用，微球能栓塞微小动脉，克服了其他栓塞剂栓塞后短期形成侧支循环的缺点，近来有多种载药微球上市，能将药物与微球有机结合并缓慢释放，又弥补了单纯药物灌注一冲即过的不足。其他还有氧化纤维、微纤维胶原、聚丙烯腈、真丝微粒与线段、葡聚糖凝胶等。⑦碘油：主要应用于肝癌，碘油经肝动脉注射后长期滞留于肝癌组织内达数月甚至 1 年以上，而正常肝组织内数天后消失（图3-2-2D）。⑧中药类：有白及和鸦胆子油微囊。

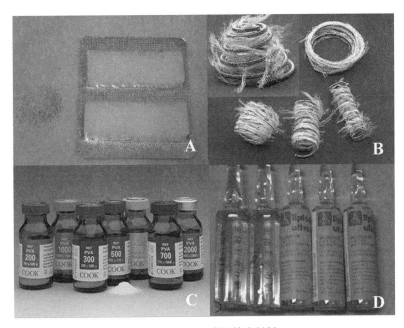

图 3-2-2 介入常用栓塞材料
图 A 明胶海绵；图 B 弹簧栓；图 C 聚乙烯醇颗粒栓塞剂；图 D 碘油

四、经皮腔内血管成形术

经皮腔内血管成形术（percutenous intraluminal angioplasty，PTA）是指经皮穿刺置入球囊导管、支架等器材，对狭窄段或闭塞血管进行扩张的技术。

适应证：动脉粥样硬化、大动脉炎、布 - 加综合征、放射治疗后等引起的血管狭窄或闭塞。

禁忌证：①严重出血倾向；②缺血器官功能已经丧失；③大动脉炎症活动期；④导管和导丝不能或未能插过血管狭窄（闭塞）段；⑤严重心肺肝肾功能不全。

第二节 非血管性介入技术

非血管介入技术是指经皮穿刺各部位器官，或通过自然孔道进入消化道、呼吸道、尿道等腔道所进行的介入诊疗操作。主要有两类：①实质性脏器穿刺介入技术：主要有经皮针吸活检术、经皮局部药物注射或消融术、经皮穿刺脓肿引流术、经皮椎间盘切割或消融术、经皮肺大泡固化术等。②非血管腔道介入技术：主要有非血管腔道（如消化道、胆道、泌尿道）的扩张成形和（或）支架植入术、输卵管再通术、腹水 - 静脉转流术、脑积水 - 腹腔或静脉转流术、经皮胃造瘘术、结石处理技术、T 形管置换术等。

一、经皮穿刺技术

经皮穿刺技术是多种非血管介入技术的基本操作，穿刺到位后才能进行各种后续操作，包括取得细胞学或组织学标本，病灶内药物注射或消融，脓肿、胆汁、尿液的引流等。

（一）适应证

1.需明确各部位特别是实质性脏器占位性病变，长期慢性的浸润性病变的组织学、病理学类型，以明确诊断及确定治疗方案。

2.肿瘤内的药物注射、射频或冷冻消融等治疗。

3.椎间盘突出症选择经皮椎间盘切吸术等微创介入疗法。

4.因肿瘤、骨质疏松等引起椎体压缩、疼痛明显者的椎体成形术或后凸成形术等。

5.胆道或泌尿道结石经皮穿刺置入简单器械进行直接取石、碎石等介入处理，避免大开放式外科手术。

6.非血管腔道阻塞所致的体液积聚，如胆道梗阻引起的阻塞性黄疸、泌尿道梗阻所致的肾积水和尿潴留等的穿刺引流。

7.炎症、外伤等引起的体腔积液，如胸腔积液、血胸、脓胸、心包积液、腹腔积血或盆腔脓肿等的穿刺引流。

8.实质脏器病变，如肝、脾、肾等的脓肿或巨大囊肿的穿刺引流。

（二）禁忌证

严重心肺肝肾功能不全、严重凝血功能障碍和出血倾向、无法避开的重要脏器等。

二、非血管腔道介入技术

非血管腔道介入技术可以微创的方式解除腔道狭窄造成的梗阻、取出结石等。

（一）适应证

1.消化道　放疗、烧伤、强酸强碱灼伤所致的食管狭窄；术后吻合口狭窄；肿瘤浸润或外压所致狭窄（图 3-2-3）；贲门失弛缓症等。

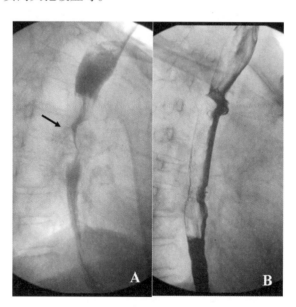

图 3-2-3　食管内支架植入图
图 A　食管癌，食管中度狭窄（箭头）；
图 B　支架术后狭窄变通畅

2.气道　先天性气管支气管狭窄；气管软化和气道塌陷；放疗后或术后吻合口狭窄；肿瘤浸润或外压所致狭窄等。

3.胆管　良性狭窄，如术后、放疗后或结石所致狭窄；恶性狭窄，如胆管癌和肝脏、胆囊、肝门部或胰胃十二指肠区恶性肿瘤侵犯、压迫胆管造成狭窄或阻塞（图 3-2-4）。

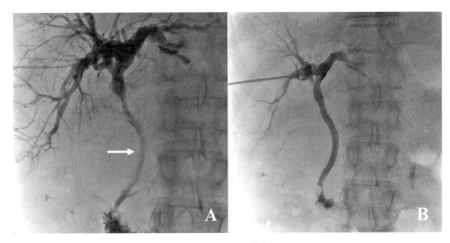

图 3-2-4　胆总管内支架植入图
图 A　胆总管狭窄（箭头）伴狭窄以上胆道扩张；
图 B　胆总管狭窄支架术后，胆总管通畅，以上胆道扩张解除

4. 泌尿道　良性狭窄，如前列腺增生、手术创伤、结石、放疗后、感染、先天性及腹膜后纤维化所致狭窄；恶性狭窄，如腹盆部恶性肿瘤侵犯、压迫输尿管造成狭窄或阻塞，膀胱癌所致尿道梗阻等。

5. 输卵管　输卵管阻塞性不孕症特别是近中段输卵管阻塞者。

（二）禁忌证

严重心肺肝肾功能不全、严重凝血功能障碍和出血倾向、穿刺部位感染或全身感染、输卵管壶腹部远端和伞段阻塞、输卵管结核或术后闭塞不适宜行再通术。

第三节　中西医结合介入放射学

中医药与介入放射学结合应用，形成中西医结合介入放射学这门交叉学科，是医学领域颇有前途的学科之一。中西医结合介入放射学丰富了中医药的诊治方法，同时也促进中药剂型的改革，丰富了给药途径。

一、恶性肿瘤的介入治疗

在恶性肿瘤的诊治中，介入治疗是有效的治疗方法。但是，由于化疗药物及栓塞剂的毒副作用，尤其是在肝癌的介入治疗中，对肝脏的物理损伤和化学毒性作用较大，同时肝癌病人常合并肝硬化，因此，易出现肝损害、黄疸而不得不终止治疗。因此，在进行介入化疗栓塞时选择高效低毒的抗癌药物，是提高疗效、改善预后的一个重要方面。发掘并以介入的方法应用某些有抗癌作用的中药，已日益受到重视。

抗癌中药多为攻邪之品，或清热解毒，或祛痰化湿，或软坚散结。一些中药如斑蝥素、莪术油、华蟾素、鸦胆子油、康莱特、丹参以及乌骨藤的提取物制成的"消癌平"等，已在临床上使用，不但有抗癌作用，而且低毒，甚至有提高机体免疫力、保肝益肾的功效，可提高肿瘤近期缓解率，改善患者生活质量，延长生存期。研究这类中草药的有效成分，制成适当的剂型，选择合适的给药途径（如局部灌注），可提高疗效，减少毒副作用，祛邪而伤正不甚。

中医药应用还可以缓解介入化疗栓塞所引起的肝肾功能损伤、骨髓抑制、消化道反应以及全

身毒副作用。如采用健脾理气方法可有效缓解肝动脉插管化疗和栓塞所引起的肝损伤等毒副作用，缩短疗程，疗效显著。采用中药配合针灸方法治疗肝癌介入栓塞后综合征如发热、腹痛、恶心、呕吐、呃逆等，均取得了较好疗效。

二、非肿瘤疾病的介入治疗

在非肿瘤介入治疗中，中医药也起到了积极作用。如在动脉灌注血管扩张、溶栓、疏通微循环药治疗股骨头缺血性坏死的同时，使用灯盏细辛注射液，利用活血祛瘀、通络止痛作用，在临床上取得了较好疗效。在介入治疗急性胰腺炎时，配以内服攻下、解毒、活血化瘀的中药，可以减轻胰酶的全身毒性反应，改善症状，缩短病程。如大承气汤的攻下作用能减轻全身炎症反应，降低多器官损害的发生率和程度，还能较快恢复胃肠道功能，改善毒血症状，减少细胞因子和炎性物质的过度产生，有利于胰腺炎患者的康复。另外在输卵管阻塞性不孕症介入治疗、冠心病介入治疗术后再狭窄的防治方面，结合中医药治疗，也取得了一定疗效。

第一节　原发性肝癌

目前治疗原发性肝癌仍以手术切除为主。对于不能切除的肝癌，介入治疗为首选治疗方法；对于能手术切除者，亦可配合介入治疗，包括术前化疗栓塞可以防治卫星病灶、缩小瘤灶、预防转移；术后动脉化疗可以减少复发、延长生存期等。

一、治疗方法

（一）血管介入治疗

包括经肝动脉化疗或化疗栓塞、经门静脉化疗或化疗栓塞、经肝动脉 – 门静脉联合化疗或化疗栓塞（图 3-3-1）。

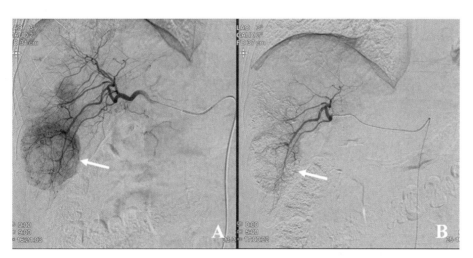

图 3-3-1　原发性肝癌化疗栓塞前后 DSA

图 A　原发性肝癌肝动脉栓塞前 DSA 显示肿瘤血管团（箭头）；

图 B　原发性肝癌化疗栓塞后 DSA 显示肿瘤血管团不显影（箭头）

（二）非血管介入治疗

包括经皮穿刺瘤内注射（如注射无水乙醇、醋酸等）、经皮穿刺消融术（包括激光、射频、微波、超声刀、氩氦刀等）、经皮穿刺置入放射性粒子内放疗等。

二、适应证

1. 不适宜手术切除的中晚期肝癌或希望非手术治疗的小肝癌。

2. 外科手术的术前与术后介入治疗。

3. 外科手术失败、术后复发或其他方法治疗失败者。

4. 肝癌动静脉瘘的堵塞、病灶破裂出血的止血、肝癌疼痛的止痛。

5. 肝癌肝移植术后复发者。

三、禁忌证

1. 肝功能严重障碍。

2. 大量腹水、恶液质。

3. 门脉主干完全被癌栓堵塞。

4. 严重凝血功能障碍。

5. 严重感染未控制。

6. 严重心肺肾功能不全。

四、疗效评价

治疗肝癌应强调综合治疗的重要性，如肝癌术前术后的介入化疗、介入治疗结合靶向治疗、生物免疫治疗，以及多种介入治疗手段的综合运用，配合中药治疗能够进一步提高疗效。其临床疗效取决于肿瘤大小与类型、肿瘤动脉供血、门静脉供血、动静脉短路、肝硬化、碘油充填等。

介入治疗成功的重要保证是术前认真评估，术中仔细造影检查确定栓塞剂用法与用量，术后密切观察、护理及支持治疗等环节。

非血管介入治疗的重要特点：①凝固坏死区有较规则的形态，坏死灶内无存活细胞，通过一次或多次消融，局部肿瘤有希望得到根治。②远期疗效可与外科手术相媲美。③该疗法最大程度地保护肝脏，有效预防肝切除术后的手术并发症。④微创手术，术后恢复快，避免了外科手术的较大创伤及其导致的免疫力下降。⑤凝固坏死后仍保持了肿瘤细胞的抗原特性，能刺激机体产生针对肿瘤的特异性免疫，治疗后免疫指标明显改善。

第二节　冠心病

经皮冠状动脉介入治疗（percutaneous coronary intervention，PCI）经外周动脉穿刺，在影像设备监视下引入导管、支架等器械，治疗冠状动脉狭窄或闭塞，恢复血流畅通。方法主要有腔内成形术、切割球囊技术、支架植入术、冠脉内旋切（旋磨）术、冠脉内血栓抽吸术等。最常用的是腔内成形术和支架植入术。

一、治疗方法

1. 经皮冠状动脉腔内成形术（percutaneous transluminal coronary angioplasty，PTCA） 经股动脉或桡动脉穿刺，将导管、导丝、球囊送至冠状动脉相应的狭窄部位，进行扩张，消除冠脉狭窄。

2. 支架植入术 冠脉内支架是一种可被球囊扩张开、由多孔不锈钢（或其他金属如钴合金）

制成、起支撑作用的管状物。它附着在球囊的表面，在导管、导丝的引导下，由输送系统释放至血管狭窄处。

二、适应证

主要是不稳定心绞痛与急性心肌梗死。

急性心肌梗死发病 6 ～ 12 小时以内者应行急诊 PCI。急性心肌梗死溶栓疗法失败者、急性期后的心肌梗死者、已行 PCI 或冠脉搭桥出现再狭窄者皆可应用经皮冠状动脉介入治疗。

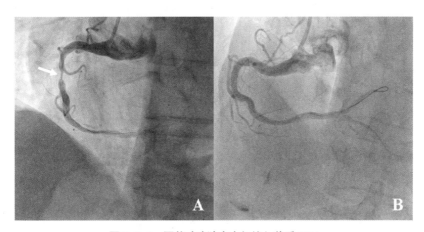

图 3-3-2　冠状动脉狭窄支架植入前后 DSA
图 A　右侧冠状动脉近端狭窄（箭头）；图 B　右侧冠状动脉支架植入后原狭窄处恢复通畅

三、禁忌证

1. 冠脉狭窄＜ 50%。
2. 未控制的严重电解质紊乱或洋地黄中毒。
3. 活动性出血或严重出血倾向。
4. 严重肾功能衰竭或无尿。
5. 并发感染性疾病或其他未控制的全身性疾病。
6. 肿瘤的终末期，出现恶病质。

四、疗效评价

球囊扩张的机理是由于球囊的高压扩张导致血管内膜、中膜不规则撕裂，故 PTCA 有其自身的缺陷，具体有扩张时的血管壁撕裂、球囊撤离后血管的弹性回缩、血管壁夹层形成、血管急性闭塞等。单纯 PTCA 术后的再狭窄率仍较高。

支架植入解决了 PTCA 术后血管弹性回缩、负性重构所引起的再狭窄，但会加重局部内膜增生，有支架内急性血栓形成等并发症，药物涂层支架使支架术后的再狭窄率明显降低。若出现了支架内的再狭窄，可再次使用冠状动脉腔内切割球囊成形术。

第三节　脑血管疾病

神经介入治疗因其微创、效果好、恢复快，近年来发展很快，在脑血管疾病的治疗中应用日趋广泛，主要有脑动脉瘤、脑动静脉畸形、脑栓塞的介入治疗。

一、脑动脉瘤

（一）介入方法

全麻下经 Seldinger 穿刺法建立动脉入路，在导丝引导下将导引导管置于动脉瘤侧的目标血管（颈内动脉或椎动脉），然后将微导管送入动脉瘤腔内，再将微弹簧圈沿微导管依次送入动脉瘤，机械解脱或电解解脱，弹簧圈最好能将动脉瘤完全致密填塞（图 3-3-3）。这种方法适用于瘤颈/瘤体 ≤ 1/3；如果瘤颈/瘤体比值介入 1/3 ～ 1 之间，则有可能不能完全栓塞；当比值大于 1 时，则不适宜栓塞。

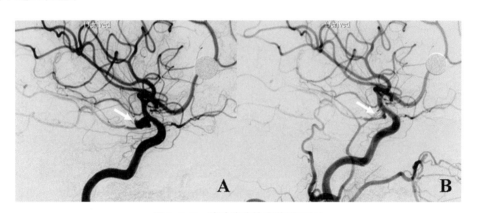

图 3-3-3　脑动脉瘤栓塞前后 DSA
图 A　颈内动脉瘤（箭头）；图 B　颈内动脉瘤微弹簧圈栓塞后（箭头）

（二）技术要点

1. 放置微弹簧圈前应对动脉瘤的部位、形态、大小、与载瘤动脉关系等充分了解，制定手术方案。

2. 为防治脑血管的痉挛，术前、术中使用尼莫地平，必要时可通过微导管缓注罂粟碱。

3. 由于血管内操作时间长，需全身肝素化至操作结束，预防脑血栓形成，操作结束后用鱼精蛋白 1∶1 中和。

4. 为了使微导管准确进入动脉瘤腔，应在操作中使用路径图（roadmap）。

5. 介入栓塞弹簧圈选择与释放，是介入治疗是否成功的关键。第一枚微弹簧圈的直径应与动脉瘤的宽径相吻，过大容易撑破动脉瘤，过小则不能完全填塞，术前须精密测量。最后一枚的释放应慎重，过长易游离出动脉瘤，因此应宁短勿长。

二、脑动静脉畸形

脑动静脉畸形（arterio-venous malformation，AVM）是常见的颅内血管畸形，血管内栓塞治疗、显微外科手术切除和立体定向放射治疗是三种主要方法，目前介入治疗越来越受重视。

（一）介入方法

经股动脉入路，导管置入颈内动脉或椎动脉，漂浮微导管沿导引导管进入，漂入 AVM 供血血管，抵近 AVM 血管团，造影后将栓塞剂（常用化学胶 NBCA、Ivalon、硅胶、真丝线段等）注入 AVM 血管团内，使其弥散、铸型，回抽栓塞剂的同时撤管，然后造影复查确认。

（二）技术要点

1. 对于供血血管的栓塞顺序，一般原则是先颈外动脉、后颈内动脉，先粗大的、后细小的。如合并动脉瘤者则先处理动脉瘤，后栓塞 AVM。如另有功能区的血管参与供血，则先栓塞非功能区的血管，后栓塞功能区的血管。

2. 由于 AVM 的盗血，正常脑组织长期处于低血流状态，相应的脑血管亦长期处于低灌注、低充盈状态。AVM 供血血管栓塞后，AVM 血供减少，而增加了其他脑血管的血流量和充盈程度，极易造成破裂出血，称为"正常灌注压突破机制"（normal perfusion pressure break-through mechanism）。所以，较大 AVM 的介入栓塞需分次进行，且栓塞后实行强制降压 48～72 小时，以利于脑血管的适应。

3. 在 AVM 介入治疗中，需使用微导管技术。常用 1.5F 或 1.2F 甚至更细的导管。一般用漂浮的方法进管，或用 0.010 英寸或 0.009 英寸的微导丝导引。

三、急性脑梗死

梗塞后的脑组织严重缺血，在很短时间内可造成不可逆的损害，但存在"缺血性半暗带"，即脑血管急性闭塞后，在很短的时间内对缺血中心的脑组织造成不可逆损害，缺血周围的脑组织即"半暗带"，虽然失去正常的突触传递功能，但仍可存活数小时，如及时恢复血供，可改善脑功能。其恢复半暗带时间窗为 6 小时，因此在 6 小时以内使闭塞的血管再通，恢复脑组织的血供是治疗脑梗死的关键。

（一）介入方法

经股动脉常规插管，先做全脑血管造影以发现血栓。若血栓位于较大动脉，则可将微导管抵住血栓，或是配合导丝将导管插入血栓内进行接触性溶栓；若血栓位于豆纹动脉、脉络膜动脉等穿支动脉或细小的动脉分支，导管不能进入时，可将导管尽量接近血栓，进行非接触性溶栓。

（二）技术要点

1. 病例选择很重要，通过影像学检查（如 CT、MRI 检查），诊断为 6 小时以内的脑梗死，排除脑出血或出血性脑梗死。

2. 因脑梗死患者的血液处于高凝状态，在导管操作过程中，极易形成新的血栓栓子，造成新的血栓。如进行接触性溶栓应行全身肝素化，如仅是非接触性溶栓可用半肝素化。

3. 导管到位后，尽快接注射泵，泵入溶栓剂。溶栓剂的剂量、流速的控制应准确，一般尿激酶每 15 分钟注射 25 万 U 为宜，总量不超过 80 万 U。溶栓过程中间隔 10 分钟造影观察一次，发现血管再通后，可再进 5 万～10 万 U，然后停止溶栓，再造影证实。

4. 溶栓后可留置导管鞘 24 小时，因有些血栓在溶栓时并未完全溶解，而在数小时后溶解，血管再通，因此需 24 小时后再造影观察溶栓效果。

5. 溶栓过程中应监测凝血酶原时间、出凝血时间、纤维蛋白原等生化指标，尤其在拔管前必须检测，以免出血。

6. 约 50% 的患者，由于脑组织的损害，造成应激性溃疡，导致消化道出血。尤其在溶栓后，出血的几率较高。因此，在急诊溶栓过程中，应给予 H2 受体阻滞剂，以预防出血。

7. 介入溶栓治疗后尚需继续抗凝治疗。可维持使用阿司匹林、低分子肝素等 30 天以上。

第四节　输卵管阻塞性不孕症

因输卵管堵塞，精子不能通过与卵子相遇而造成的不孕，称为输卵管阻塞性不孕。介入治疗输卵管再通术，近年来已取得较好临床疗效。

一、适应证

子宫腔正常，输卵管间质部、峡部和壶腹部近段阻塞所致不孕症。

二、禁忌证

急性炎症；月经期；凝血功能障碍；严重心、肺、肝、肾脏功能不全；输卵管壶腹部远端及伞部阻塞；结核性输卵管阻塞及盆腔炎症。

三、技术要点

1. 月经干净后 3 ～ 7 天，仰卧截石位，消毒外阴，清洁阴道，以窥阴器显示宫颈，将真空装置的中心管锥形头插入宫颈外口，使真空帽吸住子宫颈。

2. 经中心管注入对比剂到子宫腔，行子宫、输卵管造影确定病变。

3. 经中心管引入同轴导管，9F 引导导管放置宫颈内口 1 ～ 2cm 处，5F 导管的弯头放置子宫角部，内部导丝探索输卵管，回撤导丝注射对比剂显示输卵管。

4. 5F 导管置输卵管开口，3F 导管和软导丝，进行输卵管疏通，成功后注入对比剂，见对比剂沿输卵管进入盆腔，说明再通成功，术后用抗菌药物 3 天（图 3-3-4）。

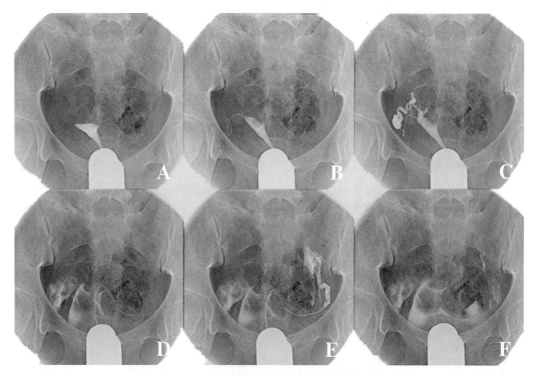

图 3-3-4　输卵管阻塞性不孕症输卵管再通术
图 A　两侧输卵管不通；图 B　右侧输卵管导丝疏通；图 C　右侧输卵管通畅；
图 D　左侧输卵管导丝疏通；图 E　左侧输卵管通畅；图 F　手术结束，回撤导丝、导管

四、疗效评价

1. 输卵管阻塞性不孕症介入治疗后妊娠率差异较大，主要与病例选择、术后的后续治疗等因素有关。

2. 术后并发症主要有感染，子宫颈管或内膜轻微损伤、少量出血，输卵管扩张所致腹痛等。

3. 术中输卵管内注药（包括抗生素、糜蛋白酶、地塞米松等）、介入治疗后的宫腔通液、中医药治疗等有助于降低再阻塞率。

4. 关于介入术后的输卵管妊娠，一方面介入治疗可改善输卵管通畅性，有利于防止输卵管妊娠的发生；另一方面，输卵管若由不通变成不完全通畅，反而可导致输卵管妊娠。因此应及时发现，及时处理。

第五节　椎间盘突出症

针对椎间盘突出症的微创治疗有多种，根据具体情况选择合适的介入治疗方法。主要适应证为 3 个月以上的椎间盘突出症，保守治疗效果不佳者；首次发作有明显的临床症状如持续性下腰背疼痛、腰腿痛或坐骨神经痛；经影像检查确诊为包容性或单纯性椎间盘突出症，影像学检查与临床一致。主要禁忌证为椎间盘穿刺通道感染；邻近椎体结核；凝血功能障碍；心、肺、肝、肾功能不全；椎管内肿瘤或椎体内转移性肿瘤；椎间盘脱出、碎裂、游离或完全钙化、骨化；严重退行性变伴椎间隙狭窄；合并椎体滑移等。

一、经皮椎间盘切吸术

经皮椎间盘切吸术是在 CT 等影像设备的引导下，利用介入器械经皮穿刺后，切吸部分髓核组织，使椎间盘内压力减低，缓解对神经根及椎间盘周围痛觉感受器的刺激，从而达到消除症状的目的。

（一）器械选择

目前可用于经皮椎间盘摘除术的介入器械较多，主要有气动或电动旋切和往复式切吸刀、手动式往复或旋转式切吸装置、椎间盘镜（可提供直视式的切吸引导）。

（二）技术要点

1. 在严密影像设备监测下操作，防止损伤大血管、神经和脊髓；穿刺后须确认切吸器械已经准确地位于责任椎间盘内。

2. 麻醉不宜过深，以保证神经的敏感性，避免穿刺过程中的误伤。

3. 切忌操作粗暴，椎间盘切吸器械相对较粗大，操作必须轻柔，尽量捻转前进，不可粗暴硬插。

4. 注意多角度切吸。

（三）临床疗效评价

经皮椎间盘摘除术创伤较小，恢复快，且不干扰椎管内结构，操作简单，改善症状的中、长期效果明显。影像学不能作为疗效评价的惟一依据，应以症状的缓解或消失为主。

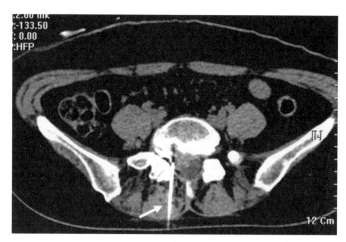

图 3-3-5   经皮穿刺椎间盘溶解术
CT 导引俯卧位行椎间盘穿刺，可见穿刺针
（箭头），针头位于突出的椎间盘内

二、经皮椎间盘髓核溶解术

（一）药物选择

胶原蛋白酶为目前化学性髓核溶解术最常用的药物，能特异性地作用于胶原分子的特定位置，使其裂解、灭活后被吸收。将其注射至突出的椎间盘组织后，可使其溶解吸收，使椎间盘内减压，解除其对神经根的刺激和压迫，达到消除临床症状的治疗目的。适应证和禁忌证与经皮椎间盘切吸术基本一致。

（二）技术要点

1. 确定诊断，选择病例。术前利用腰骶部正侧位 X 线摄片、CT 或 MRI 扫描更利于选择适应病例。

2. 定位准确，结合术前的影像学资料（主要使用 CT 定位），确定进针点和穿刺路径；穿刺后亦应再次进行影像学检查，并确认穿刺针头位置已准确位于责任椎间盘组织内。

（三）临床疗效评价

胶原酶能溶解髓核和纤维环，多不损伤邻近的组织和神经，被胶原酶溶解的椎间盘组织逐渐被透明纤维组织代替。缓解神经根压迫一般需 2 周，部分病例 1～2 个月才缓解，疗效观察应以 2 个月后临床表现来判断。

三、经皮椎间盘激光气化减压术

本法是利用激光的气化、变性和凝固作用，将部分椎间盘髓核组织气化并吸出，以降低髓核腔内的压力，达到治疗目的。适应证和禁忌证与经皮椎间盘切吸术基本一致。

（一）器械选择

影像导向设备可选择 C 臂 X 线机或 CT 机，18G 穿刺针用于穿刺椎间盘，光导纤维为传导激光能量所必备，而激光治疗机则为该项介入技术的核心器械。

（二）技术要点

1. 在影像设备监控下，将穿刺针刺入病变的椎间盘中，再将光导纤维通过穿刺针置入椎间盘的髓核，接通激光治疗机，设置激光量和气化时间，在微电脑控制下通过激光的热能将椎间盘髓核气化。

2. 其他部分参见经皮椎间盘切吸术。

（三）疗效评价

本项治疗具有出血少、损伤小、恢复快、安全性高的特点，整个操作过程时间短。部分患者会出现术后椎间盘内积气现象。

学习小结

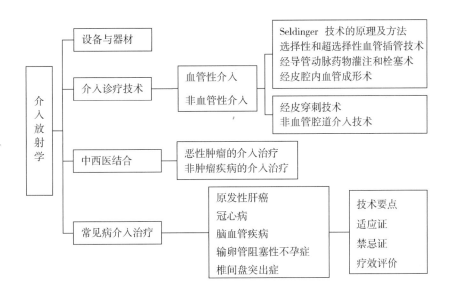

参考文献

1. 吴恩惠，冯敢生 . 医学影像学 . 第 6 版 . 北京：人民卫生出版社，2008

2. 郭启勇，刘玉清 . 实用放射学 . 第 3 版 . 北京：人民卫生出版社，2007

3. 白人驹，张学林 . 医学影像诊断学 . 第 3 版 . 北京：人民卫生出版社，2010

4. 陈星荣，沈天真 . 全身 CT 和 MRI. 上海：上海医科大学出版社，1994

5. 郭启勇 . 介入放射学 . 第 2 版 . 北京：人民卫生出版社，2005

6. 张东友 . 中西医结合影像学 . 武汉：湖北科学技术出版社，2000

7. 周翔平 . 医学影像学 . 北京：高等教育出版社，2008

8. 张云亭，于兹喜 . 医学影像检查技术学 . 第 3 版 . 北京：人民卫生出版社，2011

9. 李铁一 . 中华影像医学·呼吸系统卷 . 北京：人民卫生出版社，2010

10. 尹志伟 . 骨伤科影像学 . 北京：人民卫生出版社，2012

11. 张闽光 . 医学影像学 . 北京：科学出版社，2012

12. 李坤城 . 比较神经影像学 . 北京：科学技术出版社，2002

13. 金征宇 . 医学影像学 . 北京：人民卫生出版社，2005

14. 侯键，余朝骏 . 论中西医结合影像学研究 . 中国中西医结合影像学杂志，2003，1（1）：6-9

15. 侯键，李明富，余朝骏 . 中风先兆证的头颅 CT 影像及其与血液流变学关系研究 . 中国中西医结合影像学杂志，2004，2（2）：81-84

16. 耿道颖 . 脊柱与脊髓影像诊断 . 北京：人民军医出版社，2008

17. 郑穗生，高斌，鲍家启 . CT 诊断与临床 . 合肥：安徽科学技术出版社，2005

18. 金冠民 . 神经系统 CT 与 MRI 解读 . 北京：人民卫生出版社，2011

19. 王新房，张青萍 . 中华影像医学·超声诊断学卷 . 北京：人民卫生出版社，2002

20. 张兆琪 . 心血管疾病磁共振成像 . 北京：人民卫生出版社，2007

21. 周永昌，郭万学 . 超声医学 . 第 5 版，北京：科学技术文献出版社，2007

22. Higgins C.B.，Roos A.D. 主编，程敬亮，张勇等主译 . 心血管 MRI 和 MRA. 郑州：河南科技出版社，2008

23. Ohnesorge B. M.，Flohr T.G.，Becker C.R.，et al. Multi-slice and Dual-source CT in Cardiac Imaging. Springer，Verlag Berlin Heidelberg，Second Edition，2007

24. Dondelinger RF. A Short History of Non-vascular Interventional Radiology. J Belge Radiol. 1995，78（6）：363-370

25. Johnson MH，Chiang VL，Ross DA. Interventional Neuroradiology Adjuncts And Alternatives in Patients with Head And Neck Vascular Lesions. Neurosurg Clin N Am. 2005，16（3）：547-560

26. Bari K，Garcia-Tsao G. Treatment of Portal Hypertension. World J Gastroenterol. 2012，18（11）：1166-1175

教材目录（第一批）

注：凡标☆号者为"核心示范教材"。

（一）中医学类专业

序号	书 名	主编		主编所在单位	
1	中国医学史	郭宏伟	徐江雁	黑龙江中医药大学	河南中医药大学
2	医古文	王育林	李亚军	北京中医药大学	陕西中医药大学
3	大学语文	黄作阵		北京中医药大学	
4	中医基础理论☆	郑洪新	杨 柱	辽宁中医药大学	贵州中医药大学
5	中医诊断学☆	李灿东	方朝义	福建中医药大学	河北中医学院
6	中药学☆	钟赣生	杨柏灿	北京中医药大学	上海中医药大学
7	方剂学☆	李 冀	左铮云	黑龙江中医药大学	江西中医药大学
8	内经选读☆	翟双庆	黎敬波	北京中医药大学	广州中医药大学
9	伤寒论选读☆	王庆国	周春祥	北京中医药大学	南京中医药大学
10	金匮要略☆	范永升	姜德友	浙江中医药大学	黑龙江中医药大学
11	温病学☆	谷晓红	马 健	北京中医药大学	南京中医药大学
12	中医内科学☆	吴勉华	石 岩	南京中医药大学	辽宁中医药大学
13	中医外科学☆	陈红风		上海中医药大学	
14	中医妇科学☆	冯晓玲	张婷婷	黑龙江中医药大学	上海中医药大学
15	中医儿科学☆	赵 霞	李新民	南京中医药大学	天津中医药大学
16	中医骨伤科学☆	黄桂成	王拥军	南京中医药大学	上海中医药大学
17	中医眼科学	彭清华		湖南中医药大学	
18	中医耳鼻咽喉科学	刘 蓬		广州中医药大学	
19	中医急诊学☆	刘清泉	方邦江	首都医科大学	上海中医药大学
20	中医各家学说☆	尚 力	戴 铭	上海中医药大学	广西中医药大学
21	针灸学☆	梁繁荣	王 华	成都中医药大学	湖北中医药大学
22	推拿学☆	房 敏	王金贵	上海中医药大学	天津中医药大学
23	中医养生学	马烈光	章德林	成都中医药大学	江西中医药大学
24	中医药膳学	谢梦洲	朱天民	湖南中医药大学	成都中医药大学
25	中医食疗学	施洪飞	方 泓	南京中医药大学	上海中医药大学
26	中医气功学	章文春	魏玉龙	江西中医药大学	北京中医药大学
27	细胞生物学	赵宗江	高碧珍	北京中医药大学	福建中医药大学

序号	书 名	主 编		主编所在单位	
28	人体解剖学	邵水金		上海中医药大学	
29	组织学与胚胎学	周忠光	汪 涛	黑龙江中医药大学	天津中医药大学
30	生物化学	唐炳华		北京中医药大学	
31	生理学	赵铁建	朱大诚	广西中医药大学	江西中医药大学
32	病理学	刘春英	高维娟	辽宁中医药大学	河北中医学院
33	免疫学基础与病原生物学	袁嘉丽	刘永琦	云南中医药大学	甘肃中医药大学
34	预防医学	史周华		山东中医药大学	
35	药理学	张硕峰	方晓艳	北京中医药大学	河南中医药大学
36	诊断学	詹华奎		成都中医药大学	
37	医学影像学	侯 键	许茂盛	成都中医药大学	浙江中医药大学
38	内科学	潘 涛	戴爱国	南京中医药大学	湖南中医药大学
39	外科学	谢建兴		广州中医药大学	
40	中西医文献检索	林丹红	孙 玲	福建中医药大学	湖北中医药大学
41	中医疫病学	张伯礼	吕文亮	天津中医药大学	湖北中医药大学
42	中医文化学	张其成	臧守虎	北京中医药大学	山东中医药大学

（二）针灸推拿学专业

序号	书 名	主 编		主编所在单位	
43	局部解剖学	姜国华	李义凯	黑龙江中医药大学	南方医科大学
44	经络腧穴学☆	沈雪勇	刘存志	上海中医药大学	北京中医药大学
45	刺法灸法学☆	王富春	岳增辉	长春中医药大学	湖南中医药大学
46	针灸治疗学☆	高树中	冀来喜	山东中医药大学	山西中医药大学
47	各家针灸学说	高希言	王 威	河南中医药大学	辽宁中医药大学
48	针灸医籍选读	常小荣	张建斌	湖南中医药大学	南京中医药大学
49	实验针灸学	郭 义		天津中医药大学	
50	推拿手法学☆	周运峰		河南中医药大学	
51	推拿功法学☆	吕立江		浙江中医药大学	
52	推拿治疗学☆	井夫杰	杨永刚	山东中医药大学	长春中医药大学
53	小儿推拿学	刘明军	邰先桃	长春中医药大学	云南中医药大学

（三）中西医临床医学专业

序号	书 名	主 编		主编所在单位	
54	中外医学史	王振国	徐建云	山东中医药大学	南京中医药大学
55	中西医结合内科学	陈志强	杨文明	河北中医学院	安徽中医药大学
56	中西医结合外科学	何清湖		湖南中医药大学	
57	中西医结合妇产科学	杜惠兰		河北中医学院	
58	中西医结合儿科学	王雪峰	郑 健	辽宁中医药大学	福建中医药大学
59	中西医结合骨伤科学	詹红生	刘 军	上海中医药大学	广州中医药大学
60	中西医结合眼科学	段俊国	毕宏生	成都中医药大学	山东中医药大学
61	中西医结合耳鼻咽喉科学	张勤修	陈文勇	成都中医药大学	广州中医药大学
62	中西医结合口腔科学	谭 劲		湖南中医药大学	

（四）中药学类专业

序号	书 名	主 编		主编所在单位	
63	中医学基础	陈 晶	程海波	黑龙江中医药大学	南京中医药大学
64	高等数学	李秀昌	邵建华	长春中医药大学	上海中医药大学
65	中医药统计学	何 雁		江西中医药大学	
66	物理学	章新友	侯俊玲	江西中医药大学	北京中医药大学
67	无机化学	杨怀霞	吴培云	河南中医药大学	安徽中医药大学
68	有机化学	林 辉		广州中医药大学	
69	分析化学（上）（化学分析）	张 凌		江西中医药大学	
70	分析化学（下）（仪器分析）	王淑美		广东药科大学	
71	物理化学	刘 雄	王颖莉	甘肃中医药大学	山西中医药大学
72	临床中药学☆	周祯祥	唐德才	湖北中医药大学	南京中医药大学
73	方剂学	贾 波	许二平	成都中医药大学	河南中医药大学
74	中药药剂学☆	杨 明		江西中医药大学	
75	中药鉴定学☆	康廷国	闫永红	辽宁中医药大学	北京中医药大学
76	中药药理学☆	彭 成		成都中医药大学	
77	中药拉丁语	李 峰	马 琳	山东中医药大学	天津中医药大学
78	药用植物学☆	刘春生	谷 巍	北京中医药大学	南京中医药大学
79	中药炮制学☆	钟凌云		江西中医药大学	
80	中药分析学☆	梁生旺	张 彤	广东药科大学	上海中医药大学
81	中药化学☆	匡海学	冯卫生	黑龙江中医药大学	河南中医药大学
82	中药制药工程原理与设备	周长征		山东中医药大学	
83	药事管理学☆	刘红宁		江西中医药大学	
84	本草典籍选读	彭代银	陈仁寿	安徽中医药大学	南京中医药大学
85	中药制药分离工程	朱卫丰		江西中医药大学	
86	中药制药设备与车间设计	李 正		天津中医药大学	
87	药用植物栽培学	张永清		山东中医药大学	
88	中药资源学	马云桐		成都中医药大学	
89	中药产品与开发	孟宪生		辽宁中医药大学	
90	中药加工与炮制学	王秋红		广东药科大学	
91	人体形态学	武煜明	游言文	云南中医药大学	河南中医药大学
92	生理学基础	于远望		陕西中医药大学	
93	病理学基础	王 谦		北京中医药大学	

（五）护理学专业

序号	书 名	主 编		主编所在单位	
94	中医护理学基础	徐桂华	胡 慧	南京中医药大学	湖北中医药大学
95	护理学导论	穆 欣	马小琴	黑龙江中医药大学	浙江中医药大学
96	护理学基础	杨巧菊		河南中医药大学	
97	护理专业英语	刘红霞	刘 娅	北京中医药大学	湖北中医药大学
98	护理美学	余雨枫		成都中医药大学	
99	健康评估	阚丽君	张玉芳	黑龙江中医药大学	山东中医药大学

序号	书 名	主 编		主编所在单位	
100	护理心理学	郝玉芳		北京中医药大学	
101	护理伦理学	崔瑞兰		山东中医药大学	
102	内科护理学	陈燕	孙志岭	湖南中医药大学	南京中医药大学
103	外科护理学	陆静波	蔡恩丽	上海中医药大学	云南中医药大学
104	妇产科护理学	冯进	王丽芹	湖南中医药大学	黑龙江中医药大学
105	儿科护理学	肖洪玲	陈偶英	安徽中医药大学	湖南中医药大学
106	五官科护理学	喻京生		湖南中医药大学	
107	老年护理学	王燕	高静	天津中医药大学	成都中医药大学
108	急救护理学	吕静	卢根娣	长春中医药大学	上海中医药大学
109	康复护理学	陈锦秀	汤继芹	福建中医药大学	山东中医药大学
110	社区护理学	沈翠珍	王诗源	浙江中医药大学	山东中医药大学
111	中医临床护理学	裘秀月	刘建军	浙江中医药大学	江西中医药大学
112	护理管理学	全小明	柏亚妹	广州中医药大学	南京中医药大学
113	医学营养学	聂宏	李艳玲	黑龙江中医药大学	天津中医药大学

（六）公共课

序号	书 名	主 编		主编所在单位	
114	中医学概论	储全根	胡志希	安徽中医药大学	湖南中医药大学
115	传统体育	吴志坤	邵玉萍	上海中医药大学	湖北中医药大学
116	科研思路与方法	刘涛	商洪才	南京中医药大学	北京中医药大学

（七）中医骨伤科学专业

序号	书 名	主 编		主编所在单位	
117	中医骨伤科学基础	李楠	李刚	福建中医药大学	山东中医药大学
118	骨伤解剖学	侯德才	姜国华	辽宁中医药大学	黑龙江中医药大学
119	骨伤影像学	栾金红	郭会利	黑龙江中医药大学	河南中医药大学洛阳平乐正骨学院
120	中医正骨学	冷向阳	马勇	长春中医药大学	南京中医药大学
121	中医筋伤学	周红海	于栋	广西中医药大学	北京中医药大学
122	中医骨病学	徐展望	郑福增	山东中医药大学	河南中医药大学
123	创伤急救学	毕荣修	李无阴	山东中医药大学	河南中医药大学洛阳平乐正骨学院
124	骨伤手术学	童培建	曾意荣	浙江中医药大学	广州中医药大学

（八）中医养生学专业

序号	书 名	主 编		主编所在单位	
125	中医养生文献学	蒋力生	王平	江西中医药大学	湖北中医药大学
126	中医治未病学概论	陈涤平		南京中医药大学	